血液浄化療法
ポケットハンドブック

- 監修　岡田一義
- 編集　岡田一義・阿部雅紀・及川 治

日本大学医学部附属板橋病院腎臓高血圧内分泌内科

患者

医師　薬剤師　理学療法士　臨床工学技士　作業療法士　言語聴覚士　栄養士　訪問看護師　ボランティア　看護師　心理士　MSW

家族

東京医学社

執筆者一覧

■**監修** 岡田一義

■**編集** 岡田一義・阿部雅紀・及川 治

■**執筆者一覧**（五十音順）

東　　龍英	日本大学医学部附属板橋病院腎臓高血圧内分泌内科
阿部雅紀	
井下篤司	
及川　治	
岡田一義	
岡村雅広	
小澤康太	
小林伸一郎	
小林洋輝	
佐々木裕和	
鈴木紘子	
高島弘至	
鄭　立晃	
奈倉千苗美	
根岸英理子	
馬場晴志郎	
藤井由季	
古川哲也	
逸見聖一朗	
堀越　周	
松本史郎	
丸山高史	
丸山範晃	
村田悠輔	
森内正理	
吉田好徳	
石井里美	日本大学医学部附属板橋病院透析室
太田一美	
大塚恵子	
水村　恵	
水盛邦彦	
宮下安奈	
山本翔平	

序

　血液浄化療法には，血液透析・腹膜透析・急性血液浄化・血漿交換・LDL 吸着・免疫吸着・ビリルビン吸着・エンドトキシン吸着・β_2-ミクログロブリン吸着・白血球除去などがあり，体液恒常性が破壊されて生命の維持が困難となった患者に蓄積した毒物や病因物質を体外循環により除去することにより，多くの患者の命を救ってきました．

　透析療法の長期継続とともにさまざまな合併症が出現し，新しい治療薬や治療法も生まれていますが，通常量を投与できる薬・減量する薬・禁忌薬があり，薬の代謝経路および活性体を考えたうえで，適切な投与法と投与量に調節する必要があります．治療薬の種類は多く，適応・用法・副作用・慎重投与・禁忌・相互作用・薬物動態などが「日本医薬品集」に詳細に記載されていますが，内容が煩雑のため，透析患者によく投与する治療薬の使い方と禁忌薬を記載しました．また，患者がよく訴える症状の治療薬，症状別の鑑別診断，血液透析に伴う偶発症，透析処方と変更のタイミング，透析療法以外の血液浄化療法などもわかりやすく記載しました．

　多くの職種で構成された医療チームが，それぞれの専門性を前提に，目的と情報を共有し，お互いに連携し，患者の状況に対応した医療を提供することが重要です．各職種が自分の専門領域の範囲内で連携するのではなく，自分の領域を越えて相手の領域に乗り入れる連携により，より良い治療とケアが提供できます．患者（主治者）を中心とし，家族（サポーター）が支援し，医師（主治医）が指揮官となり，他職種（連携者）が参謀となるチーム医療を目指し（患者/家族中心多職種相互乗り入れ型チーム医療），病状によっては患者/家族対医療チームの構図ではなく，患者/家族も医療チームの一員となって協力して（患者/家族参加多職種相互乗り入れ型チーム医療），

患者に巣食っている病気と闘うことも重要であり，このチーム医療のイメージ像を表紙に使用しました．

　透析チームの目標は，患者の生活の質と生命の質を維持・向上することであり，血液浄化療法の重要なポイントや疑問点をわかりやすく解説した本書がチーム連携に役立つものと確信しています．

　　日本大学医学部附属板橋病院
　　腎臓高血圧内分泌内科

　　　　　　　　　　　　　　　　　　岡田　一義

英略語表

	英略語	正式英語名称	日本語名称
A	ABI	ankle brachial systolic pressure index	足関節上腕血圧比
	ACE	angiotensin converting enzyme	アンジオテンシン変換酵素
	ACT	activated coagulation time	活性化凝固時間
	AKI	acute kidney injury	急性腎障害
	ALT	alanine aminotransferase	アラニンアミノ基転移酵素
	APD	automated peritoneal dialysis	自動腹膜透析
	APTT	activated partial thromboplastin time	活性化部分トロンボプラスチン時間
	ARB	angiotensin Ⅱ receptor blocker	アンジオテンシンⅡ受容体拮抗薬
	ARF	acute renal failure	急性腎不全
	ASO	arteriosclerosis oblirerans	閉塞性動脈硬化症
	AST	aspartate aminotransferase	アスパラギン酸アミノ基転移酵素
	AVF	arteriovenous fistula	自己血管による動静脈瘻
	AVG	arteriovenous graf	人工血管による動静脈瘻
B	BNP	brain natriuretic peptide	脳性ナトリウム利尿ペプチド
	BUN	blood urea nitrogen	血液尿素窒素
	β_2-MG	β_2-microglobulin	β_2-ミクログロブリン
C	Ca	calcium	カルシウム
	CABG	coronary artery bypass graft surgery	冠動脈バイパス術
	CAPD	continuous ambulatory peritoneal dialysis	連続携行式腹膜透析
	CCPD	continuous cyclic peritoneal dialysis	連続周期的腹膜透析
	Ccr	creatinine clearance	クレチニンクリアランス
	CHD	continuous hemodialysis	持続的血液透析
	CHDF	continuous hemodiafiltraion	持続的血液濾過透析
	CHF	continuous hemofiltraion	持続的血液濾過
	CK	creatine kinase	クレアチンキナーゼ
	CKD	chronic kidney disease	慢性腎臓病

	英略語	正式英語名称	日本語名称
	CKD-MBD	CKD-mineral bone disorder	CKDに伴う骨・ミネラル代謝異常
	CK-MB	creatine kinase myocardial band	クレアチンキナーゼ心筋分画
	Cl	chloride	クロール
	CPR	cardio pulmonary resuscitation	心肺蘇生法
	Cr	creatinine	クレアチニン
	CRF	chronic renal failure	慢性腎不全
	CRP	C-reactive protein	C反応性蛋白
	CRRT	continuous renal replacement therapy	持続的腎代替療法
	CT	computed tomography	コンピュータ断層撮影
	CTR	cardio thoracic ratio	心胸比
	CVD	cardiovascular disease	心血管病
D	DFPP	double filtration plasma apheresis	二重膜濾過血漿交換
	DHP	direct hemoperfusion	直接血液吸着
	DIC	disseminated intravascular coagulation	播種性血管内凝固
	DW	dry weight	ドライウェイト，適正体重
E	ECUM	extracorporeal ultrafiltration method	体外限外濾過法
	eGFR	estimated glomerular filtration rate	推算糸球体濾過量
	EPO	erythropoietin	エリスロポエチン
	EPS	encapsulating peritoneal sclerosis	被嚢性腹膜硬化症
	ESA	erythropoiesis stimulating agent	赤血球造血刺激因子製剤
	ESKD	end-stage kidney disease	末期腎臓病
F	FFP	fresh frozen plasma	新鮮凍結血漿
G	GA	glycated albumin	グリコアルブミン
	GCS	Glasgow coma scales	グラスゴー式昏睡尺度
	GFR	glomerular filtration rate	糸球体濾過量
	Glu	glucose	ブドウ糖
H	HANP	human atrial natriuretic peptide	ヒト心房性ナトリウム利尿ペプチド
	Hb	hemoglobin	ヘモグロビン
	HbA1c	hemoglobin A1c	ヘモグロビンA1c

	英略語	正式英語名称	日本語名称
	HBV	hepatitis B virus	B 型肝炎ウイルス
	HCV	hepatitis C virus	C 型肝炎ウイルス
	HD	hemodialysis	血液透析
	HDF	hemodiafiltration	血液透析濾過
	HDL-C	high density lipoprotein cholesterol	高比重リポ蛋白コレステロール
	HF	hemofiltration	血液濾過
	HHD	home hemodialysis	在宅血液透析
	HIT	heparin induced thrombocytopenia	ヘパリン起因性血小板減少症
	HIV	human immunodeficiency virus	ヒト免疫不全ウイルス
	Ht	hematocrit	ヘマトクリット
I	INR	international normalized ratio	国際標準率
	IRRT	intermittent renal replacement therapy	間欠的腎代替療法
	IVC	inferior vena cava	下大静脈
J	JCS	Japan coma scales	日本式昏睡尺度
	JSDT	Japan Society for Dialysis Therapy	日本透析医学会
K	K	potassium（独語：kaliumu）	カリウム
	KDIGO	Kidney Disease : Improving Global Outcomes	国際的腎臓病予後改善機構
	K/DOQI	Kidney Disease Outcomes Quality Initiative	〃
L	LDL-C	low density lipoprotein cholesterol	低比重リポ蛋白コレステロール
M	Mg	magnesium	マグネシウム
	MRI	magnetic resonance imaging	核磁気共鳴画像
	MRSA	methicillin resistant *Staphylococcus aureus*	メチシリン耐性黄色ブドウ球菌
N	Na	sodium（独語：natrium）	ナトリウム
P	P	phosphate	リン
	PA	plasma adsorption	血漿吸着
	PAD	peripheral arterial disease	末梢動脈疾患
	PCI	percutaneous coronary intervention	経皮的冠動脈血管内治療
	PD	peritoneal dialysis	腹膜透析

	英略語	正式英語名称	日本語名称
	PE	plasma exchange	単純血漿交換
	PT	prothrombin time	プロトロビン時間
	PTA	percutaneous transluminal angioplasty	経皮的血管形成術
	PTH	parathyroid hormone	副甲状腺ホルモン
Q	Q_B	quantity of blood flow (=blood flow rate)	血（液）流量
	Q_D	quantity of dialysate flow (=dialysate flow rate)	透析液流量
	Q_F	filtration flow rate	濾液流量
	QOL	quality of life	生活の質，生命の質
R	RRT	renal replacement therapy	腎代替療法
S	SLE	systemic lupus erythematosus	全身性エリテマトーデス
T	TC	total cholesterol	総コレステロール
	TDM	thepapeutic drug monitoring	治療薬物濃度モニタリング
	TG	triglyceride	中性脂肪
	TMP	trans membrane pressure	膜間圧較差
	TP	total protein	総蛋白
V	VA	vascular access	バスキュラーアクセス

目 次
contents

英略語集 …………………………………………………………………… v

第Ⅰ章　腎代替療法

1　慢性腎臓病と腎代替療法
1. 慢性腎臓病と慢性腎不全 ………………………………………… 1
2. 血液透析の導入基準 ……………………………………………… 7
3. 血液透析拒否時の対応 …………………………………………… 11
4. 腹膜透析の導入基準 ……………………………………………… 15
5. 腎移植の情報提供 ………………………………………………… 18

2　血液透析療法
6. 血液浄化療法の種類と適応 ……………………………………… 21
7. 深夜（オーバーナイト）血液透析 ……………………………… 26
8. 在宅血液透析 ……………………………………………………… 29
9. ドライウェイトの設定 …………………………………………… 32
10. 血液透析の適正指標 ……………………………………………… 35
11. 抗凝固薬の種類と用量 …………………………………………… 39
12. 血液透析液の種類と選択 ………………………………………… 43
13. Column 血液濾過補充液 ………………………………………… 47
14. 透析液水質基準 …………………………………………………… 49
15. ダイアライザの種類と選択 ……………………………………… 55
16. Column ヘモフィルタとヘモダイアフィルタ ………………… 59

3　体外循環時の偶発症
17. 空気混入 …………………………………………………………… 62
18. 血液漏出 …………………………………………………………… 66
19. Column 溶血 ……………………………………………………… 71

- 20. 回路内血液凝固 ……………………………… 72
- 21. 静脈圧異常 …………………………………… 76
- 22. 透析液濃度異常 ……………………………… 79
- 23. 透析液温度異常 ……………………………… 82

4 バスキュラーアクセス
- 24. バスキュラーアクセスの種類と選択 ………… 84
- 25. ボタンホール ………………………………… 90
- 26. アクセストラブルの管理 …………………… 93
- 27. バスキュラーアクセスにおける血液再循環 … 98
- 28. ミルキング法 ………………………………… 102

5 腹膜透析療法
- 29. 腹膜透析の種類と適応 ……………………… 104
- 30. 腹膜透析液の種類と選択 …………………… 108
- 31. 腹膜透析休息日 ……………………………… 111
- 32. 腹膜機能検査の意義 ………………………… 114
- 33. 腹膜機能検査の操作手順 …………………… 119
- 34. 腹膜透析の適正指標 ………………………… 125
- 35. Column 腹膜透析患者の血糖異常 ………… 128
- 36. ペリトネアルアクセスのトラブル ………… 130
- 37. 出口部ケア …………………………………… 133
- 38. 出口部感染ケア ……………………………… 136
- 39. 腹膜炎が疑われたときの検査 ……………… 140
- 40. 腹膜炎の治療 ………………………………… 143
- 41. Column 腹膜炎発症時の透析処方 ………… 149
- 42. 被囊性腹膜硬化症 …………………………… 150
- 43. 横隔膜交通症 ………………………………… 154

第Ⅱ章 透析患者の臓器別病態と治療

1 呼吸器・循環器
- 44. 呼吸困難 ……………………………………… 156

45. 胸水貯留	162
46. 胸背部痛	165
47. 高血圧	169
48. 低血圧	173
49. ショック	178
50. 心停止	181
51. 虚血性心疾患	184
52. Column 抗血小板薬と一次予防	189
53. 抗凝固薬の適応と投与方法	191
54. 抗血小板薬と抗凝固薬の休薬法	195
55. 心不全	198
56. Column バソプレシン V_2 受容体拮抗薬の使用方法	201
57. 心嚢液貯留	203
58. 不整脈	206
59. 抗不整脈薬の透析用量	215
60. 心臓弁膜症の手術適応	218
61. Column 経皮的心肺補助装置	222

2 脳血管・末梢血管

62. 脳血管障害（急性期）	225
63. 透析不均衡症候群	233
64. 意識障害	236
65. Column 意識障害の評価方法	240
66. Column 認知症	242
67. 末梢動脈疾患	245
68. フットケア	250

3 消化器

69. 急性腹症	255
70. 腹水貯留	259
71. 便秘症	262
72. 下痢症	266
73. ヘリコバクター・ピロリ除菌の透析用量	270

74. Column 味覚障害 ……………………………………… 273

4 血液

75. 腎性貧血 ………………………………………………… 274
76. Column 慢性ウイルス肝炎への鉄剤補充 ……………… 278
77. Column ヘプシジン ……………………………………… 279
78. ヘパリン起因性血小板減少症 ………………………… 281
79. Column 播種性血管内凝固症候群の診断基準 ………… 286

5 代謝

80. 血糖管理の指標と目標値 ……………………………… 291
81. Column 血糖自己測定と持続血糖モニタリング ……… 294
82. Column 導入期の血糖コントロール …………………… 297
83. 透析中血糖値異常への対処 …………………………… 299
84. 糖尿病治療―経口薬 …………………………………… 301
85. 糖尿病治療―注射薬 …………………………………… 305
86. 脂質異常症 ……………………………………………… 309
87. 慢性腎臓病に伴うミネラル骨代謝異常 ……………… 313
88. Column FGF-23 と Klotho ……………………………… 319
89. ビスホスホネート製剤の透析用量 …………………… 320
90. 透析アミロイドーシス ………………………………… 323
91. カルニチン代謝異常 …………………………………… 326
92. 高カリウム血症の緊急治療 …………………………… 328

6 感染症

93. インフルエンザウイルス ……………………………… 331
94. ノロウイルス …………………………………………… 337
95. 水痘・帯状疱疹ウイルス ……………………………… 341
96. B 型肝炎ウイルス ……………………………………… 344
97. C 型肝炎ウイルス ……………………………………… 348
98. 結核菌 …………………………………………………… 352
99. メチシリン耐性黄色ブドウ球菌 ……………………… 358
100. バンコマイシン耐性腸球菌 …………………………… 362

- 101. 真菌症 …………………………………………… 366
- 102. ヒト免疫不全ウイルス ……………………… 371
- 103. 不明熱 …………………………………………… 375
- 104. 敗血症 …………………………………………… 379
- 105. Column プロカルシトニンの意義 ……………… 384
- 106. 抗菌薬のスペクトルと透析用量……………… 386

7 筋・神経・精神

- 107. 筋痙攣 …………………………………………… 390
- 108. しゃっくり ……………………………………… 392
- 109. レストレスレッグス症候群 ………………… 395
- 110. 不眠症 …………………………………………… 399
- 111. プレガバリンの透析用量 …………………… 404

8 アレルギー

- 112. 瘙痒症 …………………………………………… 407
- 113. アナフィラキシー …………………………… 410

第Ⅲ章 透析患者の栄養

- 114. 食事療法 ………………………………………… 413
- 115. Column カリウムの多い食品と飲料 ………… 418
- 116. Column 旅行先での食事管理 ………………… 419
- 117. 経腸栄養 ………………………………………… 420
- 118. 中心静脈栄養 …………………………………… 425
- 119. 透析中経静脈栄養 …………………………… 429
- 120. Column 肝硬変合併時のアミノ酸補充 ……… 432
- 121. 栄養障害の評価法 …………………………… 434
- 122. Column MICSとMIA症候群 ……………………… 441

第Ⅳ章　急性血液浄化療法と適応疾患

1 急性腎障害と血液浄化療法
- 123. 急性腎障害と急性腎不全 ………………………………… 443
- 124. 急性腎不全の鑑別診断 …………………………………… 446
- 125. 血液浄化療法の導入基準 ………………………………… 450

2 急性血液浄化療法
- 126. 急性血液浄化療法の適応と種類 ………………………… 456
- 127. 持続的腎代替療法 ………………………………………… 460
- 128. Column 持続緩徐式血液濾過器 ………………………… 463
- 129. 間欠的腎代替療法と長時間低効率血液透析 …………… 465
- 130. 急性呼吸窮迫症候群 ……………………………………… 471
- 131. 劇症肝炎 …………………………………………………… 474
- 132. 急性膵炎/重症急性膵炎 …………………………………… 476
- 133. 多臓器不全と多臓器機能障害 …………………………… 479
- 134. Column 吸入器酸素濃度計算式 ………………………… 485

第Ⅴ章　特殊血液浄化療法

- 135. アフェレシスと適用疾患 ………………………………… 487
- 136. 血漿交換療法 ……………………………………………… 491
- 137. 二重膜濾過血漿交換療法によるウイルス除去療法 …… 497
- 138. クリオフィルトレーション ……………………………… 499
- 139. エンドトキシン吸着療法 ………………………………… 501
- 140. LDL 吸着療法 ……………………………………………… 504
- 141. 免疫吸着療法 ……………………………………………… 507
- 142. ビリルビン吸着療法 ……………………………………… 510
- 143. β_2-ミクログロブリン吸着療法 ………………………… 513
- 144. 白血球・顆粒球除去療法 ………………………………… 516
- 145. 腹水濾過濃縮再静注療法 ………………………………… 520

第Ⅵ章 透析患者の周術期管理と輸血

- 146. 周術期管理 ……………………………………………… 523
- 147. 赤血球濃厚液の適正使用 ……………………………… 526

第Ⅶ章 透析患者の検査

- 148. 定期的な画像検査 ……………………………………… 531
- 149. 腫瘍マーカーの異常値 ………………………………… 534

第Ⅷ章 透析患者の禁忌薬

- 150. 添付文書上の禁忌薬 …………………………………… 537
- 151. トラマドール/アセトアミノフェン配合錠の透析用量 …… 541
- 152. ピオグリタゾンの透析用量 …………………………… 543

索引 ………………………………………………………… 545

腎代替療法	第Ⅰ章
透析患者の臓器別病態と治療	第Ⅱ章
透析患者の栄養	第Ⅲ章
急性血液浄化療法と適応疾患	第Ⅳ章
特殊血液浄化療法	第Ⅴ章
透析患者の周術期管理と輸血	第Ⅵ章
透析患者の検査	第Ⅶ章
透析患者の禁忌薬	第Ⅷ章

1. 慢性腎臓病と慢性腎不全

岡田一義

概　要

以前は，慢性腎疾患で血清 Cr 濃度 2 mg/dL 以上，または GFR 50 mL/min/1.48 m² 未満を CRF と総称していた。しかし，CRF に至る前の早期の段階からすでに末期腎不全の高危険群であるのみならず，CVD の高危険群であることが判明した。早期に慢性腎疾患をとらえ，治療介入する必要性が認識され，米国腎臓財団は CKD と総称する概念を提唱した[1]。

何らかの腎疾患により，機能するネフロン数が減少すると，残存ネフロンに過剰な負荷がかかり，糸球体高血圧と糸球体過剰濾過が起こり，残存ネフロンが破壊され（糸球体硬化），機能するネフロン数がさらに減少する。この悪循環は，CKD の原疾患にかかわらず共通したメカニズムであり，アンジオテンシンⅡ（AⅡ），炎症，増殖因子，インスリン抵抗性などが深くかかわっている。AⅡは輸出細動脈を収縮するため，糸球体血圧を上昇させ，糸球体濾過量を増加させる。この結果，糸球体で濾過される蛋白尿が増加すると，尿細管・間質障害をさらに進展させる。

定　義

CKD は，①尿異常，画像診断，血液，病理で腎機能障害の存在が明らかで，特に 0.15 g/g Cr 以上の蛋白尿（30 mg/g Cr 以上のアルブミン尿）と，②GFR 60 mL/min/1.73 m² 未満のいずれか，または両方の 3 カ月以上の持続と定義する[2]。

分　類

1．CKD の重症度分類（表1）[2]

CKD の重症度分類は，GFR とアルブミン/クレアチニン比（albumin-creatinine ratio：ACR）か尿蛋白/Cr 比で分類され

表1 CKDの重症度分類

原疾患	蛋白尿区分		A1	A2	A3
糖尿病	尿アルブミン定量 (mg/day)		正常	微量アルブミン尿	顕性アルブミン尿
	尿アルブミン/Cr比 (mg/g Cr)		30未満	30～299	300以上
高血圧 腎炎 多発性嚢胞腎 移植腎 不明 その他	尿蛋白定量 (g/day)		正常	軽度蛋白尿	高度蛋白尿
	尿蛋白/Cr比 (g/g Cr)		0.15未満	0.15～0.49	0.50以上
GFR区分 (mL/min/ 1.73 m^2)	G1	正常または高値	≧90		
	G2	正常または軽度低下	60～89		
	G3a	軽度から中等度低下	45～59		
	G3b	中等度から高度低下	30～44		
	G4	高度低下	15～29		
	G5	末期腎不全 (ESKD)	<15		

重症度は原疾患,GFR区分,蛋白尿区分を合わせたステージにより評価する。CKDの重症度は死亡,末期腎不全,心血管死亡発症のリスクを ■ のステージを基準に,■,■,■ の順にステージが上昇するほどリスクは上昇する。(KDIGO CKD guideline 2012を日本人用に改変) 〔文献2)より引用〕

る。通常,GFRは,年齢,性別,血清Cr濃度を用いたeGFRを使用するが,筋肉量が少ない症例や多い症例では血清シスタチンC濃度を用いたeGFRを使用する(表2)[2)]。

2. C(原因)G(GFR)A(ACR)分類

CGA分類は,重症度分類にCKDの原疾患も記載して,糖尿病G3bA1のように表記する。

3. 糖尿病性腎症病期分類2014

旧厚生省糖尿病調査研究班で作成され,糖尿病性腎症合同委員会で改訂された糖尿病性腎症病期分類は,CKDの重症度分類と解離しており,再度改訂された(表3)。CKDの重症度分

表2 eGFRの計算式

1. 血清Crを用いる式
   eGFRcreat (mL/min/1.73 m^2) = 194×Cr$^{-1.094}$×年齢（歳）$^{-0.287}$
   （女性は×0.739）

   Cr：mg/dL
   注1：酵素法で測定されたCr値を用いる。血清Cr値は小数点以下2桁表記を用いる。
   注2：18歳以上に適用する。小児の腎機能評価には小児の評価法を用いる。

2. 血清シスタチンCを用いる式
   男性：eGFRcys (mL/min/1.73 m^2) = (104×Cys-C$^{-1.019}$×0.996$^{年齢(歳)}$) − 8
   女性：eGFRcys (mL/min/1.73 m^2) = (104×Cys-C$^{-1.019}$×0.996$^{年齢(歳)}$×0.929) − 8
   Cys-C：血清シスタチンC濃度（mg/L）
   注1：18歳以上に適用する。
   注2：GFR推算式の正確度は血清Crに基づく推算式と同程度である。
   注3：血清Cys-C値は筋肉量や食事，運動の影響を受けにくいため，血清Cr値によるGFR推算式では評価が困難な場合に有用である。
   ・筋肉量が少ない症例（四肢切断，長期臥床例，るいそうなど）
   ・筋肉量が多い症例（アスリート，運動習慣のある高齢者など）
   注4：血清Cys-C値は妊娠，HIV感染，甲状腺機能障害などで影響されるため注意する。

〔文献2）より引用〕

類との関係を表4に示す[3]。

治療

1．残存ネフロンへの負荷軽減

糸球体高血圧を是正するためには全身血圧を適切なレベルに維持することが重要であり，一般的な降圧目標は130/80 mmHg未満である。降圧薬の第一選択には，AⅡを抑制し糸球体高血圧を是正するレニン・アンジオテンシン系抑制薬を使用する[2]。腎毒性物質であるインドキシル硫酸を減少させる経口吸着薬は血清Crに基づく腎機能の推移を改善するが，腎代替療法の開始を改善させたランダム化比較試験はない。

2．対症療法

血糖コントロールには糖尿病治療薬，脂質異常症には高脂血症改善薬，腎性貧血にはESA，高K血症にはK吸着レジン（陽イオン交換樹脂）や代謝性アシドーシス改善薬，高P血症にはP吸着薬，低Ca血症にはCa製剤やビタミンD製剤，高尿酸血

表3 糖尿病性腎症病期分類 2014[注1]

病期	尿アルブミン値（mg/g Cr）あるいは尿蛋白値（g/g Cr）	GFR（eGFR）（mL/min/1.73 m^2）
第1期（腎症前期）	正常アルブミン値（30未満）	30以上[注2]
第2期（早期腎症期）	微量アルブミン尿（30〜299）[注3]	30以上
第3期（顕性腎症期）	顕性アルブミン尿（300以上）あるいは持続尿蛋白値（0.5以上）	30以上[注4]
第4期（腎不全期）	問わない[注5]	30未満
第5期（透析療法期）	透析療法中	

注1：糖尿病性腎症は必ずしも第1期から順次第5期まで進行するものではない。本分類は，厚生労働省研究班の成績に基づき予後（腎，心血管，総死亡）を勘案した分類である。
注2：GFR 60 mL/min/1.73 m^{2}未満の症例はCKDに該当し，糖尿病性腎症以外の原因が存在しうるため，他の腎臓病との鑑別診断が必要である。
注3：微量アルブミン尿を認めた症例では，糖尿病性腎症早期診断基準に従って鑑別診断を行ったうえで，早期腎症と診断する。
注4：顕性アルブミン尿の症例では，GFR 60 mL/min/1.73 m^{2}未満からGFRの低下に伴い腎イベント（eGFRの半減，透析導入）が増加するため注意が必要である。
注5：GFR 60 mL/min/1.73 m^{2}未満の症例は，尿アルブミン値あるいは尿蛋白値にかかわらず，腎不全期に分類される。しかし，特に正常アルブミン尿・微量アルブミン尿の場合は，糖尿病性腎症以外の腎臓病との鑑別が必要である。
【重要な注意事項】本表は糖尿病性腎症の病期分類であり，薬剤使用の目安を示した表ではない。糖尿病治療薬を含む薬剤，特に腎排泄性薬剤の使用にあたっては，GFRなどを勘案し，各薬剤の添付文書に従った使用が必要である。〔文献3）より引用〕

症には尿酸生成抑制薬，浮腫にはループ利尿薬を使用する。

3．合併症治療

　CVDの予防や治療として，抗血小板薬と抗凝固薬を使用することが多いため，手術の際に注意が必要である（「54．抗血小板薬と抗凝固薬の休薬法」の項を参照）。しかし，血栓形成がハイリスクとなる患者もいるため，抗血小板薬と抗凝固薬を処方している医師に休薬の可否を確認しなければならない。

表4 糖尿病性腎症病期分類 2014 と慢性腎臓病の重症度分類との関係

	アルブミン尿区分	A1	A2	A3
	尿アルブミン定量 尿アルブミン/Cr 比 (mg/g Cr) (尿蛋白定量) (尿蛋白/Cr 比) (g/g Cr)	正常 アルブミン尿 30 未満	微量 アルブミン尿 30～299	顕性 アルブミン尿 300 以上 (もしくは 高度蛋白尿) (0.50 以上)
GFR区分 (mL/min/ 1.73 m^2)	≧90 60～89 45～59 30～44	第1期 (腎症前期)	第2期 (早期腎症期)	第3期 (顕性腎症期)
	15～29	第4期 (腎不全期)		
	<15 (透析療法中)	第5期 (透析療法期)		

〔文献 3〕より引用〕

4. 生活指導

1) アルコール摂取

少量から中等量のアルコール摂取（エタノール 10～20 g/day 程度）は蛋白尿を減少させ，腎機能を維持する可能性がある[2]。

2) 運動

運動が CKD の進展に影響を与えるかは明らかでないが[2]，個々の患者の病状を考えた適度な運動量を指導し，肥満を是正するようにしなければならない。

3) 睡眠

短時間睡眠，睡眠障害，睡眠時無呼吸症候群（sleep apnea syndrome：SAS）は CKD の進行に関連する可能性があり[2]，SAS は診断して治療しなければならない。睡眠薬を安易に処方するのではなく，睡眠障害を改善する生活指導を行うことが重要である（「110. 不眠症」の項を参照）。

4) 喫煙

喫煙は CKD の進行因子であるので，禁煙指導を行う[2]。

5) 水分摂取量

早期の CKD の場合，水分負荷は腎機能保持に有効であるが，

進行すると水分負荷により腎機能が悪化する可能性がある。適切な水分量の維持が重要である[2]。

5．食事療法（「114. 食事療法」の項を参照）

6．RRT（「2 血液透析療法」「5 腹膜透析療法」の項、「5. 腎移植の情報提供」の項を参照）

進行性に腎機能障害があり、GFR が $15～30\ mL/min/1.73\ m^2$ に至った時点で、RRT に関する情報を提供する[4]。

対 策

CKD を早期に発見して介入すれば腎障害の進行を抑制でき、進行した場合でも RRT を回避できる可能性があるため、**かかりつけ医と専門医の連携**が重要である。CKD は症状がほとんどないため、**患者自身が CKD および CVD などの合併症を正しく認識し、指導を厳守できる教育の場（腎臓教室、市民公開講座など）を提供する**ことが重要である。

参考文献

1) National Kidney Foundation/K/DOQI clinical practice guidelines for chronic kidney disease : evaluation, classification and stratification. Am J Kidney Dis 39 : S1-266, 2002
2) 日本腎臓学会：エビデンスに基づく CKD 診療ガイドライン 2013, 東京医学社, 東京, 2013
3) 糖尿病性腎症合同委員会：糖尿病性腎症病期分類 2014 の策定（糖尿病性腎症病期分類改訂）について. 日透析医学会誌（in press）
4) 日本透析医学会維持血液透析ガイドライン：血液透析導入. 日透析医学会誌 46：1107-1155, 2013

2. 血液透析の導入基準

逸見聖一朗

概要

これまで,「厚生科学研究腎不全医療研究事業研究報告書[1]」が作成した慢性維持透析療法の導入基準が用いられてきた。しかし, この20年で透析導入患者の現況が大きく変貌を遂げたことで[2], RRTであるHD, PD, 腎移植は, 各治療法の利点を最大限に活かせる治療開始時期の見直しを求められるようになった。JSDTは, わが国のエビデンスに基づいた「維持血液透析ガイドライン:血液透析導入」を作成した[3]。

導入基準

透析導入前の診療では, 将来, 不可逆的な腎機能障害に進展し, RRTが必要になると予想されるCKDステージ4 (GFR<30 mL/min/1.73 m^2) から, 患者に対して十分説明をし同意を得たうえで, 適切なRRTが行われるように配慮する必要がある。CKDステージ5 (GFR<15 mL/min/1.73 m^2) になった時点で, 経時的な血清CrやeGFRの変化, 体重, 尿量, 腎不全徴候 (尿毒症症状) (表1), 日常生活の活動度 (表2), 栄養

表1 腎不全症候

体液貯留	浮腫, 胸水, 腹水, 心外膜液貯留, 肺水腫
体液異常	高度の低Na血症, 高K血症, 低Ca血症 高P血症, 代謝性アシドーシス
消化器症状	食欲不振, 悪心, 嘔吐, 下痢
循環器症状	心不全, 不整脈
神経症状	中枢神経障害:意識障害, 不随意運動, 睡眠障害 末梢神経障害:かゆみ, しびれ
血液異常	高度の腎性貧血, 出血傾向
視力障害	視力低下, 網膜出血症状, 網膜剝離症状

〔文献3〕より抜粋〕

表2 透析導入期に出現する日常生活の活動度低下

家庭生活：家事，食事，入浴，排せつ，外出などの支障
社会生活：通勤，通学，通院の支障

〔文献3〕より抜粋〕

状態などより総合的に導入タイミングを評価する。

患者が血液透析を選択した場合，導入期に必要とされる VA の準備を行う。VA は，生命予後の観点から透析導入の少なくとも1カ月以上前に作製し，長期開存率や感染症合併リスクの観点から自己血管を用いた動静脈瘻（arteriovenous fistula：AVF）を第一選択とすべきである。**CKD ステージ 5（GFR<15 mL/min/1.73 m^2）**で，十分な保存的治療によっても改善しない腎不全症候が存在する場合に HD が必要となる。HD 導入時期の判断のアルゴリズムを図に示す[3]。

対 策

IDEAL 研究[4]では，CRF 症例のなかで eGFR 10～14 mL/min/1.73 m^2 で導入する早期導入群と eGFR 5～7 mL/min/1.73 m^2 で導入する晩期導入群の2群間の生命予後を比較した。その結果，2群間において，死亡，心血管合併症，感染症，透析合併症などに差は認められなかった。2007 年に導入した患者の，導入時の平均 eGFR と1年以内の死亡リスクとの関連を検討した結果，eGFR<2 mL/min/1.73 m^2 では eGFR 4～8 mL/min/1.73 m^2 に比較し有意に生命予後が不良であった[5]。そのため，血液透析ガイドラインでは，GFR 8 mL/min/1.73 m^2 までは十分な治療を行いながら経過観察できること，また **GFR<2 mL/min/1.73 m^2 未満では死亡リスクが高い**ため，症状の有無にかかわらず早期に HD を導入すべきであるという見解を示している[3]。

GFR と腎不全症候の相関性は明確でなく，糖尿病性腎症は早期から症状が出現しやすい特徴がある。HD は計画的な導入が望ましいが，重度なうっ血性心不全や高 K 血症などの急激な変化によっては緊急導入を余儀なくされることがあり，HD の導

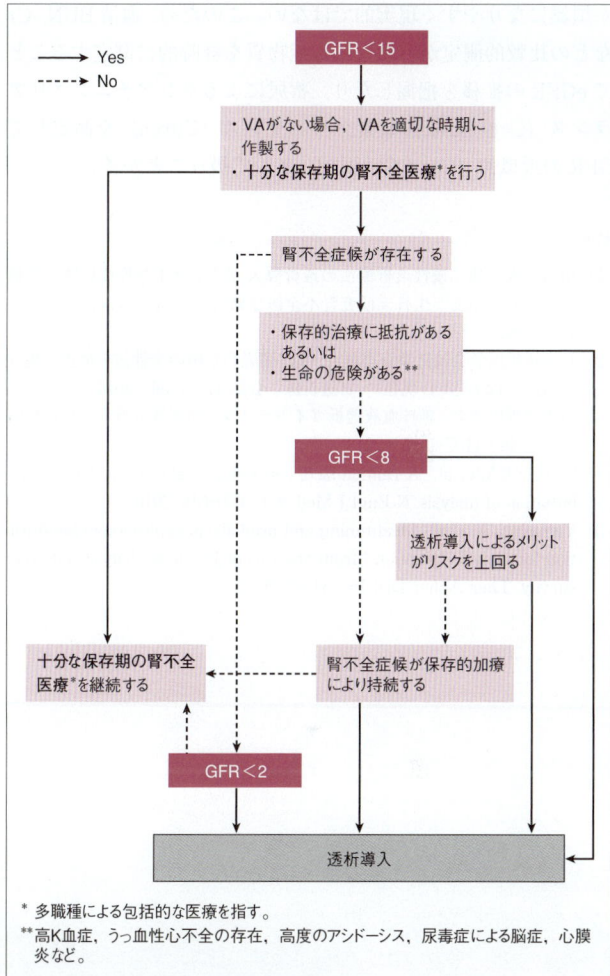

図 HD導入時期の判断のアルゴリズム 〔文献3〕より引用,一部改変〕

入のタイミングを見極める必要がある。

ガイドラインではGFRを判定基準としているが,GFRの測定にはイヌリンクリアランスを計測する必要があるため,検査

が煩雑になりやすく現実的ではない。このため，血清 BUN, Cr などの比較的測定が容易な尿毒症物質を経時的に測定することで eGFR の推移を把握したり，蓄尿によるクレアチニンクリアランス（Ccr）と尿素窒素クリアランス（Curea）を測定して GFR の近似値（Ccr＋Curea/2）として扱うことが多い。

参考文献

1) 川口良人，他：慢性透析療法の透析導入ガイドライン作成に関する研究．平成3年度厚生科学研究腎不全医療研究事業研究報告書，pp125-132，1992
2) 日本透析医学会統計調査委員会，他：図説わが国の慢性透析療法の現況（2012年12月31日現在）．日透析医学会誌 47：1-56，2014
3) 日本透析医学会：維持血液透析ガイドライン：血液透析導入．日透析医学会誌 46：1107-1155，2013
4) Cooper BA, et al：A randomized, controlled trial of early versus late initiation of dialysis. N Engl J Med 363：609-619, 2010
5) Yamagata K, et al：Ideal timing and predialysis nephrology care duration for dialysis initiation：from analysis of Japanese dialysis initiation survey. Ther Apher Dial 16：54-62, 2012

1 慢性腎臓病と腎代替療法

3. 血液透析拒否時の対応

岡田一義

概　要

維持 HD の治療目標は，患者の生活および生命の質を向上させ維持することであるが，患者がこれから開始する，または，現在継続している HD を拒否する事態もある。外来 HD 患者が来院しない場合には，患者が家で意識不明になっていたり，HD を受けに行きたくないなどという事態が予測されるため，透析室スタッフは患者や家族に連絡をして何が起こっているのかを確認しなければならない。

厚生労働省は，2007 年に，患者本人の意思尊重を基本とした延命治療中止プロセスの指針，「終末期医療の決定プロセスに関するガイドライン」を作成した[1]。しかし，事前指示書[注1]による尊厳死に対する医師の刑事訴追免責基準は明記されておらず，事前指示書と尊厳死が法的に保証されていないため，終末期[注2]における維持 HD の不開始や継続中止という対応は，わが国の臨床現場で混乱を招いている。JSDT は，厚生労働省のガイドラインに準じて**「維持血液透析の開始と継続に関する意思決定プロセスについての提言（案）[2]」**を作成したが，本提言に沿って，終末期患者の治療とケアの方針を決定した場合であっても，法的に免責されるわけではない。

意思表示能力のある終末期患者が，自らの意思で HD を拒否した場合には，医療チームは安易な決定はできないが，生命維持治療である HD を見合わせる決定を下す前に行うべきプロセスがあり，それを表に示す。臨床の場では，非終末期患者が HD を拒否することも少なくはない。HD を開始しない場合には 1 週以上，HD の継続を中止した場合には 1 週以上の延命は困難であり，HD を拒否した時点で終末期が始まる治療特殊性があ

表 意思決定能力のある終末期患者が維持 HD を拒否した場合の医療チームに必要なプロセス

1. 患者および家族と十分に話し合う。
   1) 医療チーム[注3]は,討論した内容すべてを,日時と参加者名とともに診療録と看護記録に記載する。
   2) 生命維持のために HD が必要なことを理解できるまで患者および家族と話し合いを継続する。十分理解に達していない高齢者などの場合には,家族とも協力して説明を繰り返し,患者が正しく理解できるように努める。意思決定能力の評価がむずかしい高齢者などの場合には,より十分な時間をかける。
   3) ケア計画と緩和ケアについても説明する。
   4) 医療チームは,患者が HD 拒否を意思決定する過程を共有する。
2. 医療チーム内で十分に話し合う。
   1) 維持 HD の見合わせを検討する状況に置かれているかを確認する。
     (1) 維持 HD を安全に施行することが困難な場合
       ・生命維持が極めて困難な循環・呼吸状態などの多臓器不全や持続低血圧などの場合
       ・HD の実施のたびに器具による抑制および薬物による鎮静をしなければ,バスキュラーアクセスと透析回路を維持して安全に体外循環を実施できない場合
     (2) 患者の全身状態が極めて不良な場合
       ・脳血管障害や頭部外傷の後遺症など,重篤な脳機能障害のために HD や療養生活に必要な理解が困難な状態
       ・悪性腫瘍などの完治不能な悪性疾患を合併しており,死が確実に迫っている状態
       ・経口摂取が不能で,人工的水分栄養補給によって生命を維持する状態を脱することが長期的にむずかしい状態
   2) HD の見合わせについて十分に討議し,合意を形成する。なお,見合わせとは,HD を実施しないという判断を決定した場合であっても,経過をみながらその実施を検討することを意味する[4]。
3. 医療チームの間で合意を形成できない場合には,複数の専門家からなる委員会[注4]を別途設置し,その助言により合意形成に努める。
4. 維持 HD の見合わせについての自己決定を尊重する。
   1) 医療チームは,患者が望む治療とケアを受けるために事前指示書を作成する権利があることを説明する。
   2) 医療チームおよび家族は,**尊厳生の立場**[注5]で,HD の見合わせについての意思を表示した事前指示書の内容を最大限尊重し,患者が望む治療とケアを継続する。
5. 医療チームは,HD を見合わせる前に患者と家族から同意書を取得する。

〔文献 2, 3〕より引用,一部改変〕

り，終末期患者に準じたプロセスは最低限必要である。

対　策

意思表示能力があるときに患者自らが作成した事前指示書の内容を尊重することが重要であり，提言（案）にある**事前指示書の雛型**を参考に，各施設で事前指示書を作成し，患者に事前指示書を作成する権利があることを説明する。

注1：将来自己決定ができなくなった状態に備えて，自分の自己決定権を尊重してもらうために，前もって自己決定ができるうちに意思を書いた書面である。米国では，法的に事前指示書による患者の自己決定権が尊重されており，患者の治療拒否権も認められている。しかし，わが国では法的根拠はないが，患者の意思を推定できる重要な書類である。HDの継続中止についての意思表示もできる尊厳生のための事前指示書やHDの見合わせの事前指示書もある。

注2：厚生労働省の「終末期医療の決定プロセスに関するガイドライン解説編」では，がんの末期のように，予後が数日から長くとも2～3カ月と予測ができる場合，慢性疾患の急性増悪を繰り返し予後不良に陥る場合，脳血管疾患の後遺症や老衰など数カ月から数年にかけて死を迎える場合があり，どのような状態が終末期かは，患者の状態を踏まえて，医療・ケアチームが適切かつ妥当に判断すべきとした。日本医師会第X次生命倫理懇談会の「終末期医療に関するガイドライン」では，狭義の終末期を，臨死の状態で，死期が切迫している時期と定義し，広義の終末期を，最善の医療を尽くしても，病状が進行性に悪化することを食い止められずに死期を迎えると判断される時期と定義し，主治医を含む複数の医師および看護師，その他必要な複数の医療関係者が判断し，患者もしくは患者が意思決定できない場合には患者の意思を推定できる家族などが理解し納得した時点で"終末期"が始まるとした。

注3：HDにおける医療チームは，担当医師，看護師，臨床工学技士で構成され，医療機関の規模や人員によって構成人数は変わりうるが，それぞれ複数で構成されることが望ましい。可能であれば，これら以外の医療従事者（ソーシャルワーカー，栄養士，薬剤師など）や福祉従事者を加えて，医療・ケアチームとする。

注4：複数の専門家からなる委員会は，患者，家族，医療チームの間で合意に至らない場合，例外的に別途設置される。医療機関の規模や人員によっては，本委員会を構成することは困難であるが，他の医療機関などへ専門家の派遣を依頼して，設置する。倫理委員会が常設されている医療機関では，倫理委員会での検討が望ましいが，臨時開催できない場合には本委員会で検討する。

注5：岡田は，終末期でも自分が考える人間としての尊厳を保ちつつ，自分

らしく最期のときを生きる"尊厳生（そんげんい）"という新しい概念を提唱した．尊厳死と尊厳生の具体的な違いは，①尊厳死は死の迎え方の選択であるが，尊厳生は**最期の生き方の選択**である．②尊厳死は延命治療のすべてを自己決定できるが，尊厳生は**水分補給を原則とし，延命治療の自己決定を行う**．③尊厳死は法的に認められていないが，尊厳生の後にある死は法的に認められている**自然死**であることである[5]．

参考文献

1) 厚生労働省：終末期医療の決定プロセスに関するガイドライン．http://www.mhlw.go.jp/shingi/2007/05/dl/s0521-11a.pdf（access：2014年4月1日）
2) 日本透析医学会：維持血液透析療法の開始と継続に関する意思決定プロセスについての提言（案）．http://www.jsdt.or.jp/info/1569.html（access：2014年4月1日）
3) 岡田一義，他：慢性血液透析療法の導入と終末期患者に対する見合わせに関する提言（案）．日透析医学会誌 45：1090-1095，2012
4) 岡田一義：透析患者の終末期における治療見合わせ．大阪透析研究会会誌 30：5-8，2012
5) 岡田一義，他：透析医への意識調査：維持血液透析患者の悪性腫瘍終末期における透析中止について．日透析医学会誌 36：1315-1326，2003

1 慢性腎臓病と腎代替療法

4. 腹膜透析の導入基準

逸見聖一朗

概要

末期腎不全に対するRRTには，HD，PDおよび腎移植がある。患者の選択したRRTによって，導入期の準備や開始基準は異なる。わが国で広く受け入れられているCRF患者の透析導入基準として，厚生科学研究班が作成した慢性維持透析療法の導入基準[1]がある。この導入基準は，HDの導入を想定して作成されたものであり，PDの導入基準としての妥当性は明らかではない。米国のKDOQI（Kidney Disease Outcomes Quality Initiative）からPDの導入基準に関するガイドライン[2]が発表され，そこではGFR<15 mL/minになった時点で導入することを推奨している。JSDTは「腹膜透析ガイドライン[3]」を作成してPDの導入基準を示し，インフォームドコンセントの重要性，残存腎機能の維持されている時期にPDの有用性を活かした患者教育および計画的な導入を強調している。

導入基準

基本的には，CKDステージ5（GFR<15 mL/min）の患者で，保存的治療に抵抗性の腎不全症候が出現した場合に透析導入を考慮する[3]。主な腎不全症候を表[4]に示す。導入期の腎機能の評価は，血清Cr値から算出したeGFRのみでなく，24時間蓄尿による測定を行う。PDでは，残腎機能の有無が患者の予後に大きな影響を与える。**GFR 6 mL/min未満では自覚症状が認められない場合でもPDの導入が推奨される**[3]。

対策

1．インフォームドコンセント

CKDステージ4程度（GFR<30 mL/min/1.73 m^2）から，**患者に十分な説明をし同意を求め，適切なRRTが行われるように**

表 腎不全の症状

体液貯留	浮腫,胸水,腹水,心外膜液貯留,肺水腫
体液異常	高度の低Na血症,高K血症,低Ca血症,高P血症,代謝性アシドーシス
消化器症状	食欲不振,悪心,嘔吐,下痢
循環器症状	心不全,不整脈
神経症状	中枢神経障害:意識障害,不随意運動,睡眠障害
	末梢神経障害:かゆみ,しびれ
血液異常	高度の腎性貧血,出血傾向
視力障害	視力低下,網膜出血症状,網膜剥離症状

〔文献4)より抜粋〕

配慮する[2,4]。ESKDの治療に関する情報提供は施設によって偏りがあり,PDに関する情報提供はPDを実施している施設に限られる傾向がある。他職種を含めたチームでのインフォームドコンセントを心がけ,各療法の利点と欠点を説明し,患者の選択した医療が受けられるように医療連携を図る。

2. 患者教育

PDは在宅医療であり,患者自身の治療行為が予後に大きく影響する。そのため,導入前に十分な患者教育が必要である。カテーテルの無菌操作や,透析液の扱いなどを患者自身が実践していく必要がある。特に糖尿病性網膜症,脳梗塞後遺症,認知症などがあり,患者が単独で治療を行えない場合は家族なども含めて教育を行っていく必要がある。

3. 計画導入

PD導入前に腹膜透析カテーテル挿入術を計画する。ESKDの状態で行うカテーテル挿入術は,入院や手術に伴う合併症が問題となることがある。段階的なPDの導入のために,臨床症状が出現する前から,カテーテルの挿入と皮下への埋め込みを行い,PD開始時にカテーテル接続部の出口部を作製するSMAP (stepwise initiation of PD using Moncrief and Popovich) 法も実践されている[5]。PDはHDと比べて,持続的で緩徐な透析である。うっ血性心不全や高K血症など切迫した腎不全症候を速やかに改善することはむずかしく,腎不全症候の出

現を見極めて計画的に導入することが望まれる。

参考文献

1) 川口良人，他：慢性透析療法の透析導入ガイドライン作成に関する研究．平成3年度厚生科学研究「腎不全医療研究事業」報告書，pp125-132，1992
2) Peritoneal Dialysis Adequacy Work Group：Clinical practice guidelines for peritoneal dialysis adequacy. Am J Kidney Dis 48(Suppl 1)：98-129, 2006
3) 2009年版日本透析学会　腹膜透析ガイドライン．日透析医学会誌 42：285-315，2009
4) 日本透析医学会：維持血液透析ガイドライン：血液透析導入．日透析医学会誌 46：1107-1155，2013
5) Kubota M, et al：Implantation of presternal catheter using Moncrief technique：aiming for fewer catheter-related complications. Perit Dial Int 21 (Suppl 3)：205-208, 2001

1 慢性腎臓病と腎代替療法

5. 腎移植の情報提供

岡田一義

概　要

　RRT には，腎移植，HD，PD がある。腎移植には，**生体腎移植**（親，子，血縁者または配偶者などの臓器提供者（ドナー）から腎臓の１つを提供）と**献腎移植**（日本臓器移植ネットワークに登録）がある。腎移植後は，**免疫抑制薬を毎日服用**しなければならないが，その他は**健常人と同様の生活**ができる。腎移植は，CKD の唯一の根治的治療法である。

　新しい免疫抑制薬による移植成績の向上，腹腔鏡下ドナー手術の導入によるドナーの負担軽減，**ABO 式血液型不適合生体腎移植**の普及などにより，実施件数は増加しているが，**献腎移植を受けるためには 10 年以上かかっているのが現状である**[1]。

　なお，脳死下での臓器提供を可能とした臓器移植法が1997年に施行，2010 年に改正臓器移植法が施行され，脳死下での献腎移植体制が整備された。

手術方法

　全身麻酔下で，患者（レシピエント）の機能低下した２つの腎臓はそのまま残し，ドナーの腎臓を１つ骨盤のなかに入れ，腎動脈と内腸骨動脈，腎静脈と外腸骨静脈，尿管と膀胱を吻合する（図）[2]。

移植成績

　生体腎移植の生存率は１年 98.3%，５年 95.9%，生着率は１年 97.0%，５年 90.7%，献腎移植の生存率は１年 95.4%，５年 89.1%，生着率は１年 89.2%，５年 77.8%と良好である。一方，移植腎廃絶の原因は，患者死亡（29.2%），慢性拒絶反応（25.4%），急性拒絶反応（7.9%）である[1]。

図 腎移植術

ラベル: 下大静脈、移植腎、腎静脈、尿管、腹部大動脈、腎動脈、膀胱、腎臓移植手術、下腹部を20〜25cm切開する

〔文献2〕より引用〕

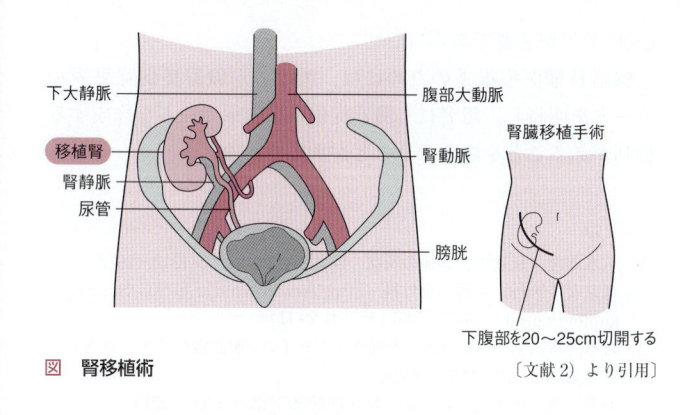

対　策

　近年，**先行的腎移植（preemptive kidney transplantation：PEKT）**が増加している。PEKTの定義はまったく透析治療を施行しないで直接腎移植を受けることであるが，移植直前のみ一時的に透析治療を施行する場合も含めている。腎移植を実施できる施設は限られているが，進行性に腎機能の障害がみられ，**GFRが15〜30 mL/min/1.73 m^{2}に至った時点で，医療者は患者にPEKTも含めたすべてのRRTに関する情報を適切に提供しなければならない**[3]。60歳以上の腎移植者は生体腎で18.7％，献腎で16.5％，60歳以上のドナーは生体腎で43.7％であり，高齢化が進んでいる[1]。高齢者の腎移植と高齢者からの腎提供は高リスクであり，高齢者が腎移植や腎提供を希望した場合には年齢のみでは適応を決められないため，移植実施施設へ紹介する。原疾患が糖尿病の場合は，非糖尿病と比較して，急性拒絶反応や移植腎喪失など高リスクが問題点である。しかし，移植待機で透析を継続するよりも生存率が良好であるため，移植を躊躇する理由はない[4]。

　生体腎ドナーは腎提供後に片腎となるが，術前に十分に評価されたドナーでは術後腎機能の予後は良好である。しかし，高齢者の場合，移植後に腎機能障害をきたすことが多く，高血圧の管理など非移植CKD患者と同様な，長期的かつ定期的な

CKD ケアが必要である[5]。

　臓器移植医療推進のためには，医療者が臓器提供意思表示カードを所持し，患者にも臓器提供意思表示カードを作成する権利があることを説明することが重要である。

参考文献

1) 八木澤隆：最近の腎移植の現状．臨牀透析 29：1305-1312，2013
2) 東京女子医科大学腎不全外科．http://www.twmu.ac.jp/KC/Surgery/kidneytx.html（access：2014 年 3 月 29 日）
3) 日本透析医学会：維持血液透析ガイドライン：血液透析導入．日透析医学会誌 46：1107-1155，2013
4) 酒井　謙：糖尿病と腎移植．臨牀透析 29：1359-1366，2013
5) 日本腎臓学会：エビデンスに基づく CKD 診療ガイドライン 2013，東京医学社，東京，2013

2 血液透析療法

6. 血液浄化療法の種類と適応

根岸英理子

概 要

血液浄化療法とは，血液中の病因物質/病因関連物質や血液成分が存在する疾患において，その物質や血液成分を除去する治療法である。体外循環を行い，バスキュラーアクセス，血液回路，ダイアライザ，抗凝固薬注入器などで構成されるが，体外循環のないPDも含まれる。治療時間の観点からは，IRRTとCRRTに分類され，ESKD患者に主に用いられるIRRT（HD，HF，HDF，ECUM）について概説する[1]。

種類と適応

主な血液浄化療法の種類と特徴について表に示す。

1. HD

血液を体外循環し，透析液を供給したダイアライザで不要な物質や水分を除去するとともに，不足した物質を補給する治療法である。ダイアライザの透析膜を介して，血液と透析液の間で，拡散による物質交換（血液中の老廃物を透析液側へ移動させて除去，また体内に不足している物質を透析液側から血液側に補充）と圧力差による限外濾過を行う。標準的なHD条件は，1回4〜5時間，週3回で，血流量は150〜250 mL/min，透析液は拡散移動効率を高めるために血液の流れと反対方向に流し，ダイアライザを1回通過させて廃棄するシングルパス方式で，流量は500 mL/min前後である。限外濾過量は，HD開始前体重からDWを引いた水分量である。血清浸透圧の低下率が大きいため，循環動態が不安定な患者や頭蓋内圧が亢進している患者には不向きである[1,2]。近年，深夜（オーバーナイト）HDやHHDの患者も増加しつつある。

(適応) ESKD，急性腎障害の尿毒症病態と症状の是正を必要

表 主な血液浄化療法の種類と特徴

種類	特徴	備考
HD	小分子量物質（分子量500以下：水，BUN，Cr，Na，K，P，アンモニア，尿酸，Mg，Alなど）の除去に優れている。	
HF	中分子量物質（分子量500〜5,000：ポリペプチド，ポリオールなど）と低分子量蛋白の除去に優れている。	
HDF	小・中分子量物質と低分子量蛋白の除去に優れている。	
On-line HDF	$β_2$-MGの除去に優れている。補充液を大量に使用できる。透析低血圧症の改善を期待できる。	
アセテートフリーバイオフィルトレーション（acetate free biofiltration：AFBF）	HDFの特徴に加え，代謝性アシドーシスの是正効果と血圧の安定に優れる。	透析液と補充液が他のHDFと違う。

〔文献1〜3）より引用，一部改変〕

とするものに適応がある。

2．HF

血液を体外循環し，多量の補充液を補充し，ヘモフィルタで濾液を抽出することにより，水分と濾液中に含まれている不要な物質を除去する治療法である。ヘモフィルタの濾過膜を介して，膜間圧較差による限外濾過を行う。拡散がないため，溶質除去効果を得るためには大量置換が必要になる。補充液の投与部位により，前希釈HFと後希釈HFに分けられる。ヘモフィルタの前から補充液を投与する前希釈法は，血液が希釈されヘモフィルタの目詰まりが防げるが，1回の治療で70L以上の大量置換が必要になる。ヘモフィルタの後から補充液を投与する後希釈法は，目詰まりに注意が必要であるが，補充液量は少なくてすむ（20L程度/回）。濾過量は，HF開始前体重からDWを引いた水分量に補充液量を加えた量である。

(適応) 血清浸透圧や酸塩基平衡の変化が緩徐であるため，細胞内と組織間液の浸透圧較差が少なく，**透析導入時の不均衡症候群の予防や透析アミロイドーシス，心不全，脳浮腫，緑内障，**

横紋筋融解症による急性腎障害などで適応がある。尿毒症物質の一部である中分子量物質の除去に優れる[1,2]。

3．HDF

1）off-line HDF

HF は，中分子量から大分子量物質の除去効率は良いが，濾過のみで拡散がないため，HD のように小分子量物質の除去効率は良くない。そこで，HF の利点を活かし，欠点を改善するために HDF が確立されたが，小分子量物質の除去効率が良いため，HF の利点であった血清浸透圧や酸塩基平衡の緩徐な変化は消失する。血液を体外循環し，1 回の治療で 5 L 以上の補充液を投与するとともに，透析液を供給したヘモダイアフィルタで不要な物質や水分を除去する治療法である。少量置換 HDF（後希釈 5 L 以上/回）では，置換による小分子量から大分子量物質の除去効率の増加はほとんどなく，血清浸透圧の維持や体温低下などによる血圧保持効果が期待できる[1]。

(適応) 関節痛，不眠，皮膚掻痒感，イライラ感，レストレスレッグス症候群，透析アミロイドーシス，透析困難症に有効である[2]。

2）on-line HDF

濾液量を増加して HDF を行う場合，置換液の費用と装置による正確なバランス制御（置換液と濾過液）の問題を解決するために，エンドトキシンフリー化した透析液を補充液として使用する on-line HDF が開発された。透析液の一部を血液回路内に補液ポンプで注入し，等量をヘモダイアフィルタで除水するため，簡便に大量置換 HDF が施行できる。on-line HDF には前希釈法と後希釈法の 2 つの方法がある。

前希釈法は，補充液を濾過前に加える方法である。血液が希釈されるためヘモダイアフィルタでの溶質濃度は低下し，透析液との濃度差も小さくなり，拡散による除去効率は低下する。しかし，血液希釈後に濾過されるため，ヘモダイアフィルタの濾過性能の低下を起こしにくい。on-line HDF が可能な施設であれば，補充液を大量に用いることにより除去効率は後希釈法

と同等になるとされている。

　一方，後希釈法はヘモダイアフィルタ通過後に補充液を加える方法で，溶質除去率は前希釈法より優れる。しかし，ヘモダイアフィルタ内で血液が濃縮されるため，疎水性の高いヘモダイアフィルタを使用しても目詰まりを起こしやすい。また，前希釈法に比べアルブミン漏出が多い[3]。なお，細菌汚染を避け，消毒や保守点検については十分な注意が必要である。

　(適応) 中等量置換 HDF（後希釈 12 L 以上/回，前希釈 24 L 以上/回）や大量置換 HDF（前希釈 48 L 以上/回）では，小分子量から大分子量物質の除去効率が増加するため，透析低血圧症だけではなく，血中 $β_2$-MG 濃度の高い症例，ESA 抵抗性貧血，不定愁訴（イライラ感，瘙痒），尿毒症性心膜炎，末梢神経障害などの患者で使用されている[1,2]。

3）アセテートフリー（無酢酸）バイオフィルトレーション（AFBF）

　透析液には少量の酢酸が含まれており，生体適合性を不良にしている一因となっていた。そこで，酢酸をまったく含まないアセテートフリーバイオフィルトレーション（acetate-free biofiltration：AFBF）が開発された。緩衝液をまったく含まない透析液（バイフィル® 透析剤）と高濃度（1.4％）重炭酸 Na 溶液（バイフィル® 専用炭酸水素 Na 補充液）を置換液として用いアルカリ化を行う少量置換 HDF（後希釈法）がある。治療後の HCO_3^- 濃度を 25.0〜28.0 mEq/L とした場合，必要な Q_F は，Q_B の約 13％程度となる[4]。そのため Q_B 200 mL/min の場合，バイフィル® の Q_F は 1.5 L/h（Q_B 170 mL/min 未満の患者には 1.3 L）から開始し，至適投与量が決まるまで血液ガス分析を週 1 回は行う[2]。

　(適応) 酢酸代謝が遅延しやすい症例（酢酸不耐症，筋肉量が少ない症例，高齢者，肝機能障害，糖尿病）や循環動態が不安定な症例，透析困難症，代謝性アシドーシスの是正が不十分な症例などである。

4．ECUM

HDと同様に血液を体外循環するが，透析液を使用せずにダイアライザで過剰な水分を除去する治療法であり，溶質の除去が少ないので血漿浸透圧の低下がほとんどなく，循環動態が保たれやすい。**HDのみでは血圧低下などの理由で除水困難なときにHDに引き続いて施行することが多い。あらかじめECUMを行うことが予定されている場合は**，ECUMによりHCO_3^-が減少し，代謝性アシドーシスを助長し，高K血症を招くことがあるので，**ECUMを先に行うべきである。**

(適応) 肺水腫，心不全，肝硬変，胸腹水や心囊液貯留を合併した腎不全などである[2]。

対 策

ECUMを目的とした血液浄化療法はそれぞれ特徴があるため，その病態に応じた治療法を選択することが重要である。

参考文献

1) 岡田一義：血液浄化療法の種類とその適応．Medical Technology 38：1174-1178，2010
2) 鈴木正司（監）：血液浄化療法の原理．透析療法マニュアル，改訂第7版，pp49-78，日本メディカルセンター，東京，2010
3) 秋澤忠男（監），衣笠えり子，他（編）：血液透析導入基準と維持血液透析のあり方 on-line HDFは最良の手段か．変革する透析医学，pp76-82，医薬ジャーナル社，東京，2012
4) 福島昭典，鈴木祥史：血液浄化法の技術と装置．チャート式腎臓病学/血液浄化法，pp193-213，東京医学社，東京，2009

2 血液透析療法

7. 深夜（オーバーナイト）血液透析

及川 治

概　要

深夜（オーバーナイト）血液透析（in-center nocturnal hemodialysis：INHD）[1]では，21～22時頃に透析施設に来院し，夜間就寝しながら"1回8時間程度，週3回透析"を1泊して治療を行う（図1）。HD患者の日常生活では，透析日に日中の労働時間が制限されないという長所を持つ（図2）。

わが国の慢性透析療法の治療形態は昼間HD83.3％，夜間HD13.5％の割合を占めており[2]，標準的な透析時間と回数は平均"1回4時間，週3回透析"である。

Charraらは，"1回8時間，週3回透析"の累積生存率と生命予後が他の患者群に比較して良好であり，降圧薬投与量を減量できることを報告した[3]。わが国でも，"1回6時間，週3回透析"の累積生存率が慢性透析療法の統計調査と比較して明らかに良好であったと報告されている[4]。Davidらは，"1回4時間，週3回"の標準的なHDから"1回8時間，週3回"のINHDへ変更した前向き検討の結果，透析前血圧，降圧薬投与量，細胞外液量，ESA投与量，鉄剤投与量が有意に低下したと報告した[5]。Ercanらは，"1回8時間，週3回"のINHD群と"1回4時間，週3回"の標準的なHD群を比較した前向き検討を行い，血清アルブミン値が有意に上昇し，左室拡張末期径，左室心筋計量係数，血清P値，P吸着薬投与量が有意に低下したと報告した[6]。以上のことにより，INHDなどによる長時間透析は生命予後の独立した規定因子と考えられている[7]。

対　策

INHDの適応に明確な基準はないが，安定した標準的HDを実施できており，夜間に実施するため心機能が正常なことを条

透析用個室　　　　　　　　　透析中

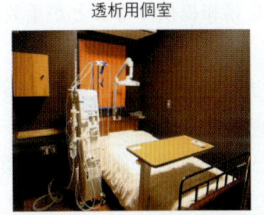

夜間巡視用モニター画面

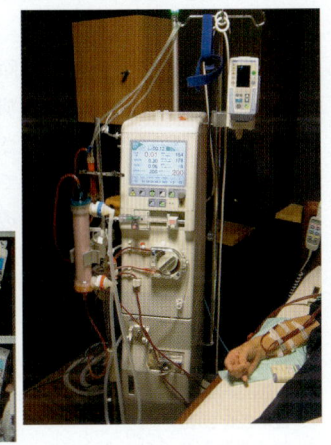

図1　INHDの実際

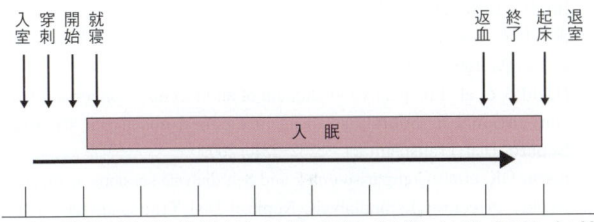

入室　穿刺　開始　就寝　　　　　　　　返血　終了　起床　退室

入　眠

21:00　22:00　23:00　24:00　1:00　2:00　3:00　4:00　5:00　6:00
退室後は直接または一時帰宅してから仕事へ。

図2　INHDのスケジュール（入室から退室まで）

件としている施設が多い。しかし，設備投資費用や夜勤スタッフ確保などの問題があり，実施している施設が少ない問題点がある。また，患者側には不慣れな環境下による睡眠障害などの問題や長時間透析による長所よりも透析施設での週3回の宿泊を嫌がりINHDを拒否することが多く，わが国におけるINHDは普及していないのが現状である。近年，HHDでINHDを実施している患者の報告も増えている。長時間透析はより生存期間を長くする透析療法の1つであり，透析医療従事者は患者に

すべての RRT の長所および短所を情報提供することが重要となる。

　INHD は，緩徐な除水と溶質除去の向上に優れており，循環動態への影響が少なく，心血管病の合併を低下させ，骨ミネラル代謝異常などの合併症を軽減させ，ESA 投与量や P 吸着薬，降圧薬などを減らすことが期待できる。よって，多くの HD 患者が長時間透析を実施すれば，透析患者の医療費低下につながると考えられる。

参考文献

1) Lacson E, et al：Outcomes associated with in-center nocturnal hemodialysis from a large multicenter program. Clin J Am Soc Nephrol 5：220-226, 2010
2) 日本透析医学会統計調査委員会：図説わが国の慢性透析療法の現況（2012 年 12 月 31 日現在）. 日透析医学会誌 47：1-56，2014
3) Charra B, et al：Survival as an index of adequacy of dialysis. Kidney Int 41：1286-1291, 1992
4) 前田利明：6 時間透析による生存率—20 年間の経験から—. 日透析医会誌 25：95-100，2010
5) David S, et al：Prospective evaluation of an in-center conversion from conventional hemodialysis to an intensified nocturnal strategy. Nephrol Dial Transplant 24：2232-2240, 2009
6) Ercan OK, et al：Comparison of 4-and 8-h dialysis sessions in thrince-weekly in-center hemodialysis. Nephrol Dial Transplant 26：1287-1296, 2011
7) Saran R, et al：Longer treatment time and slower ultrafiltration in hemodialysis：associations with reduced mortality in the DOPPS. Kidney Int 69：1222-1228, 2006

8. 在宅血液透析

岡田一義

概　要

　HDは，保険上，月14回までしか実施できないため，施設で1回4時間，週3回受けている患者が多い。一方，HHDには回数の制限がなく，1回5～6時間以上，週4回または隔日に，あるいは1回2時間以上，週6～7回実施している患者が多い。1回4時間，週3回と1回2時間，週6回のHDを比較すると，週あたりの透析時間は12時間と同じであるが，後者のほうがKt/Vが増加し，ESAの使用量が減量したにもかかわらず貧血が改善し，血圧が低下したにもかかわらず透析低血圧が改善し，かゆみや全身倦怠感なども改善するため，**通常のHDは透析量不足である可能性がある**[1]。

　HHDの長所は，十分な透析量が確保でき，心機能や栄養状態も改善し，患者のライフスタイルに合わせて治療を実施でき，通院が月1回程度であり，周囲に気兼ねしないで透析を実施でき，家族と接する時間も増加し，精神的な安定が得られ，活動的な生活も可能となる。**長期継続HHD患者の増加により，HHDは生命予後の面で腎移植と同等に近いことも明らかになった**[2]（「7．深夜（オーバーナイト）血液透析」の項を参照）。

　施設の長所としては，大きな設備投資が不要であり，透析室ベッド数や透析スタッフを増やすことなく，患者を確保することが可能になる。

　HHDの短所は，患者と介助者への教育期間が必要で，HHDの長期化とともに透析開始のための準備と透析終了後の処理などに時間を要するため，介助者のストレスも増加する。経済的には，設備（電気，水）工事費，自宅改修費，HHDに関連する光熱費・水道費の自己負担があり，透析実施（機器，配管，電

```
インフォームドコンセント → 面接 → 下見訪問 → 判定審査 → 教育 → 移行審査 → HHD開始
```

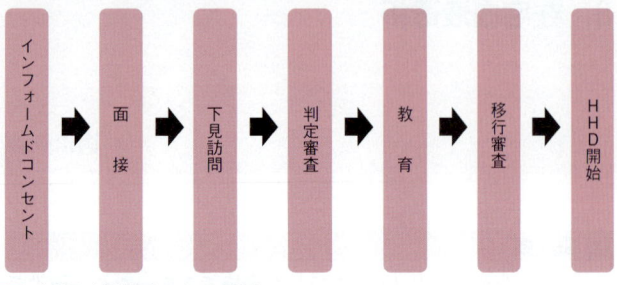

図　HHDを開始するまでの流れ

源ケーブル）と物品（ダイアライザ，血液回路，透析液，医療廃棄物など）の保管場所が必要となる。

施設の短所としては，経済的にHHDの保険点数はHDより低く，透析液供給装置加算は，個人用の透析装置などのレンタル費や保守管理費などにあてられ，包括化されている材料も多い。さらに，教育訓練加算もなく，配送料（透析器材，薬品，医療廃棄物），医療廃棄物の処理料，医師・看護師・臨床工学技士による家庭訪問料などもない。

対　策

社会復帰率が高く，より前向きに生きることが可能になるHHDだが，それを選択する患者数は少ない。透析スタッフは，**透析患者中心の医療のために，QOL（生活および生命の質）の向上のためにHHDを実施できる体制を早急に整備**し，医療従事者はHHDの安全性や生命予後などについての正確な知識を持ち，腎代替療法の適切なインフォームドコンセントを行わなければならない。今後，透析患者数は減少するため，将来展望の面からも透析ベッドを増床するのではなく，HHDに取り組むべきである。

HHDを開始するまでの流れを図に示す。末期腎臓病治療法についての情報提供を行い，患者がHHDを自己選択した場合，HHDの適応基準として，介助者の同意，自己管理能力，家庭環境（透析関連機器の設置場所，透析関連医療材料の保管場所），

経済的負担などを確認する。問題がない場合,心血管病のスクリーニング検査を行い,HHD希望患者の合併症を把握する。介助者とともに面接を行い,これらの問題点を再確認するとともに,患者と介助者の人間関係,介助者の能力,HHDに取り組む姿勢も確認する。自宅を訪問し,家庭環境を確認し,HHDの適格者であるか,判定会議において最終判断をする。適格と判断した場合,患者と介助者に教育(講義,実技)を行う。HHDは患者または介助者による穿刺が基本であり,この技術の習得に最も時間がかかる。AVFニードルによる穿刺法も用いられているが,ボタンホールの挿入が広がりをみせている(「25. ボタンホール」の項を参照)。

参考文献

1) Okada K, et al：Prolonged protective effect of short daily hemodialysis against dialysis-induced hypotension. Kidney Blood Press Res 28：68-76, 2005
2) Kjellstrand CM, et al：Short daily haemodialysis：survival in 415 patients treated for 1006 patient-years. Nephrol Dial Transplant 23：3283-3289, 2008

9. ドライウェイトの設定

鈴木紘子

概 要

JSDT では「体液量が適正であり透析中の過度の血圧低下を生ずることなく,かつ長期的にも心血管系への負担が少ない体重」を DW と定義している[1]。適正な体液管理は,透析患者の QOL の向上と生命予後の改善につながる重要な問題である[2]。ここでは,日本透析医学会が新たに掲げる維持血液透析ガイドラインにおける血液透析処方「ドライウェイトの設定[2]」に準じて DW の目標,評価,設定,対策について述べる。

目 標

透析患者の体液管理は,最大透析間隔日の体重増加を中2日で6%未満,平均除水速度15 mL/kg/h 以下を目標とし,体重増加が多い患者への管理指導は,ガイドラインで**至適食塩摂取量6 g/day 未満**を目標に推奨することを検討しており(Kidney Disease Outcomes Quality Initiative (K/DOQI) では1日食塩摂取量5 g 以下),**適正な塩分制限と水分制限**を行うとしている[2]。

評 価

JSDT の指標とする DW の評価は,**症状,胸部 X 線所見**(心胸郭比,胸水の有無など),**血圧,HANP,下大静脈**(inferior vena cava:IVC)**径,循環血液量**(blood volume:BV)などの指標を基準として総合的に判断する(表)[1〜5]。各指標は各施設によって異なるため,施設基準に沿って行う。DW の設定が適正であっても,時間あたりの除水量が多すぎると透析中の血圧低下を認めることがあるため,注意が必要である。血圧高値が続く場合は,DW の設定が高すぎるため溢水となっている可能性も考えられる。

表 DW評価の指標

	DWが低い	適正	DWが高い
症状	血圧低下，倦怠感，筋攣縮，欠伸，嘔気・嘔吐，腹痛・便意，嗄声，耳閉塞感 など	なし	呼吸苦，浮腫，頸静脈怒張など
*胸部X線	心胸郭比＜45%	心胸郭比45〜50%	心胸郭比＞50% 胸水貯留，肺うっ血
血圧	低血圧	正常	高血圧
*HANP	＜25 pg/mL	40〜60 pg/mL	100 pg/mL＜
**下大静脈径	＜6 mm	6〜10 mm	20 mm＜ 呼吸性変動なし

*透析後，**透析後・最大吸気時 〔文献2〜4)より引用，一部改変〕

1．CTR

HD終了後のCTRの目標値は45〜50%であるが，長期透析や高血圧の影響で心筋肥大や心室拡張がすでに生じている患者に50%以下のCTRを求めることは困難であり，現実的ではない。

2．HANP

HANPは，心房圧上昇時に分泌が促進されるため，溢水の指標とされる。HANPは体液量とよく相関する[3]が，心房から産生されるホルモンであるため，**心房細動や発作性上室性頻拍の既往のある患者では状態を正しく反映しない**。その際にはBNPを指標とすることもある。

3．IVC径

IVC径は，患者の体液量や循環血漿量を反映し[1]，透析後に超音波を用いて測定する。IVCの拡張や呼吸性変動の消失は，右房圧上昇，つまり体液量が過剰である可能性を示している。

4．BV

BVの測定では，非観血的連続ヘマトクリット測定装置（クリットライン®）を用いて，ヘマトクリット値の変化からBVの変化（⊿BV）を測定し，除水量の過不足や除水速度の設定によりDWの設定の適正を判断することができる。近年では，⊿BVを測定する機能を持った透析用コンソールも生産されている。

設 定

適正なDWの設定には，定期的なDWの評価と患者状態の把握をする．DWの設定が不適正と判断した場合は直ちにDWの上方または下方修正を行う．ただし，呼吸困難，急激な血圧低下，急激なCTRの増加などを認めた場合，心血管イベントの発症を否定したうえで，DWの変更を行うべきである．

対 策

透析間の体重増加量（⊿BW）を抑制することは，透析中血圧が低下することへの未然防止に有効作用し，**透析間隔中1日の場合はDWの3％以内**[6]，**中2日の場合は6％以内**[2]の⊿BWの増加を目標に，患者への指導が必要である．心血管イベントやシャント不全が既存する場合，過除水は誘発増悪因子となりうるため，総除水量を再評価すべきである．

参考文献

1) 日本透析医学会：血液透析患者における心血管合併症の評価と治療に関するガイドライン．日透析医学会誌 44：337-425，2011
2) 日本透析医学会：ドライウェイトの設定．維持血液透析ガイドライン：血液透析処方．日透析医学会誌 46：587-632，2013
3) 秋澤忠男，他：透析療法ゴールデンハンドブック．ドライウェイトの評価法，pp123-126，南江堂，東京，2007
4) 石井恵理子，他：血液透析（HD）患者の血中心房性ナトリウム利尿ペプチド（ANP）値によるドライウェイト（DW）の判断基準に関する検討．日透析医学会誌 37：1417-1422，2004
5) 加藤明彦：理想体重を決める．若手医師のための透析診療のコツ，pp113-118，文光堂，東京，2011
6) 桜井靖久，他：Q51 基礎体重（ドライウェイト）の算出方法を教えてください．ME早わかりQ&A 6血液透析・血液濾過・血液灌流，p47，南江堂，東京，2008

10. 血液透析の適正指標

及川 治

概 要

　至適透析とは，十分な透析量確保と適切な体液量維持，良好な栄養状態などが得られる適切な透析量のことである（表1）[1]。HD量の指標は，尿素クリアランス（K）と透析治療時間（t）の積を尿素分布体液量（V）で除した"Kt/V"の概念が確立され[2]，溶質除去の指標の1つとして用いられている（表2）。Kt/Vは尿素が体内に均一分布したsingle pool model Kt/V（spKt/V）を用い，「K/DOQI（Kidney Disease Outcome Quality Initiative）ガイドライン」では，spKt/V 1.2以上1.4を目標至適透析量としており[3]，1.0未満の死亡リスクが顕著に上昇し，Kt/Vは生命予後の独立した規定因子であることが示されている[4]。

　わが国のHD患者におけるspKt/Vと1年および5年死亡リスクは，spKt/V 1.4以上1.6未満を基準として，spKt/V 1.2未満で有意に高く，spKt/V 1.8以上まで有意に低かった（図）[5]。また，透析歴1年以上週3回のHD患者を対象としたKt/Vは平均1.33（諸外国平均1.41）であるが，1.2未満が32.4%と諸外国22.4%に比し多かった[6]。

　近年，慢性透析治療の多様化や透析機器の進歩・向上に伴い，患者に合わせた透析処方を選択することでQOLの改善および向上につながると考えられ，至適透析量が見直されるようになってきた。

対 策

　わが国の透析処方の特徴は，諸外国と比較すると，平均透析量Kt/Vが少なく，Kt/V 1.2未満の患者割合が高く，透析時間が244分と長く，Q_Bが195 mL/minと少なく，ダイアライザの膜面積が1.51 m^{2}と小さく，合成高分子膜の使用割合が51%と

表1 至適透析の条件

1. 尿毒症物質が十分に除去でき，適正な体液量を維持できる。
2. 良好な栄養状態が維持できる。
3. 腎不全，透析に関連する合併症がない。
4. 社会復帰，QOL(生活の質)，生存率が腎不全状態，透析療法に影響を受けない。

〔文献1）より引用，一部改変〕

表2 HDにおける"Kt/V"の定義と計算法

1. Kt/Vの定義
   K：ダイアライザの尿素クリアランス（mL/min）
   t：透析治療時間（min）
   V：尿素分布体液量（総体液量）（L）
2. Kt/Vの計算法
   1）標準化透析量
   Kt/V=ln（C_0/C_1)
   2）Daugirdasの二点法
   Kt/V=−ln（R−0.008×t)+(4−3.5R)×UF/BW
3. Kt/Vの計算例
   尿素クリアランスが198 mL/minのダイアライザを，BW 60 kgの患者が4時間透析治療を行った場合のKt/Vを求めると以下の計算となる。ただし，総体液量（L）を透析治療前体重（kg）の60%，Q_B，透析液流量（mL/min）の変化，使用ダイアライザの尿素クリアランスの低下などは考えない。
   計算式上のKt/V=198(mL/min)×[4×60](min)/[60(kg)×0.6×1000](mL)
   =198×240/36×1000=1.32

血清尿素窒素濃度：HD開始時（C_0），終了時（C_1）
R：除去率，UF：ultrafiltration 限外濾過，BW：透析前体重

〔文献1）より引用，一部改変〕

少なかった[6]。絶対的に透析量が不足している患者では，Q_B や膜面積を増やし，透析時間を4時間以上に延長するなどの対策が必要である[5,6]。「維持血液透析ガイドライン」におけるHD量はspKt/Vを用い，**spKt/Vは月1回以上の定期的な測定で，最低値1.2，目標値1.4以上としている**[7]。痩せている患者や高齢者などでは，Vが小さくなるため，Kt/Vは1.4を目標値にすべきと思われる。

Kt/Vは小分子量物質である尿素窒素の除去を対象とした指標であるため，透析治療の効果をすべて判定できるわけではない。近年の維持透析治療は，短時間連日頻回透析や長時間透析，

1年死亡率

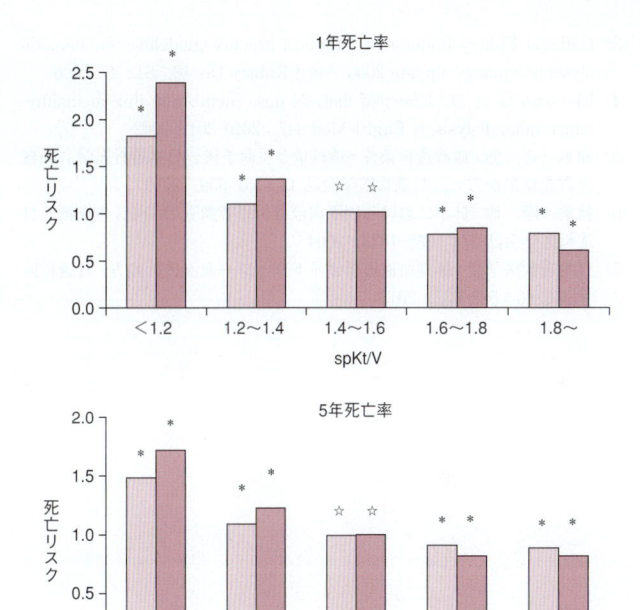

5年死亡率

■：透析歴60カ月未満　■：透析歴60カ月以上
☆　基準値　1.4以上1.6未満　＊　有意差あり（p<0.005）

図　わが国のspKt/Vと1年および5年死亡リスクの関係

〔文献5）より抜粋〕

HHDなどの多様化や生体適合性膜であるハイパフォーマンス膜が普及してきており，透析量不足の解消が期待されている。

参考文献

1) 鈴木正司（監），信楽園病院腎センター（編）：【血液透析療法】至適治療指標．透析療法マニュアル，改訂第7版，pp207-212，日本メディカルセンター，東京，2010
2) Lowrle EG, et al：Effect of the hemodialysis prescription of patient morbidity：report from the National Cooperative Dialysis Study. N Engl J Med 305：1176-1181, 1981

3) National Kidney Foundation：Clinical practice guidelines for hemodialysis adequacy：update 2006. Am J Kidney Dis 48：S12-47, 2006
4) Eknoyan G, et al：Effect of dialysis dose membrane flux in maintenance hemodialysis. N Engl J Med 347：2010-2019, 2002
5) 鈴木一之,他：血液透析条件・透析量と生命予後―日本透析医学会の統計調査結果から―. 日透析医学会誌 43：551-559, 2010
6) 秋葉　隆,他：日本における国際血液透析患者調査 DOPPS の成績. 日透析医学会誌 37：1865-1873, 2004
7) 日本透析医学会：維持血液透析ガイドライン―血液透析処方. 日透析医学会誌 46：587-632, 2013

2 血液透析療法

11. 抗凝固薬の種類と用量

丸山高史

概　要

　血液浄化療法における体外循環時には，血液が血液回路やダイアライザなどと接触し，凝固系の活性化や血小板の粘着・凝集などの凝固反応を引き起こしやすい。安全な血液浄化療法を施行するためには，凝固系および血小板の活性化を抑制する必要があり，血液回路を介して抗凝固薬を投与する。抗凝固薬の作用機序は主に内因系凝固因子の活性化を抑制することであるが，抗凝固薬の種類によって作用点が異なる（図）[1]。

　透析患者の場合，抗凝固薬はヘパリンを用いることが多いが，出血性病変を急速に増大させる危険性を伴うため注意を必要とする。不適切な抗凝固薬の使用は回路内凝血や体内出血傾向の増大などの血液損失につながる重大な事態を起こしうるため，抗凝固薬の選択は十分に慎重に行わなければならない。

種　類

　血液浄化療法に用いられる代表的な抗凝固薬には，ヘパリン（非分画ヘパリンと低分子ヘパリン）やメシル酸ナファモスタット，アルガトロバンがある。その特徴と副作用，主な適応疾患などについて述べる（表）[1]。

1．非分画ヘパリン

　アンチトロンビンⅢ（anti-thrombin Ⅲ：ATⅢ）と結合して抗凝固作用が発現される。機序としてはATⅢ-ヘパリン複合体が**トロンビン（Ⅱa）**，第Ⅻ，Ⅺ，Ⅸ因子やとりわけ**第Ⅹ因子の活性を阻害する**ことによる。副作用は出血傾向やHITなどで，拮抗薬はプロタミン硫酸塩（ノボ・硫酸プロタミン®）をヘパリン1,000単位に対して10〜15 mg（1回50 mgを超えない）用いる。

<内因系>

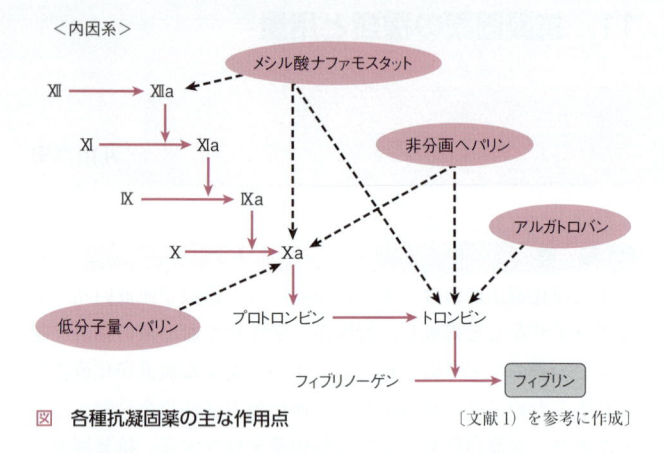

図　各種抗凝固薬の主な作用点　　　　　　　〔文献1）を参考に作成〕

2．低分子ヘパリン

作用点として抗トロンビン（Ⅱa）作用が弱く，第Ⅹa因子の活性を阻害する作用が強い。非分画ヘパリンと比べて出血助長作用が弱く，**軽度の眼底出血や出血傾向などに使用しやすい**。半減期は非分画ヘパリンと比べて2〜3時間と長く，透析性もほとんどないため，出血の伴わない患者では開始前に3,000〜4,000単位の単回投与も可能である。

3．メシル酸ナファモスタット

半減期が約8分と短いため体内で速やかに失活する。出血性病変を有する場合や出血の可能性が高い場合，侵襲の大きな術後，ATⅢ欠乏を有する患者などで使用する。まれに**アナフィラキシーショック**やアレルギー反応を生じることがある。

4．アルガトロバン

ATⅢを介さずに単独で抗トロンビン作用があるため，ATⅢ欠乏状態でも使用可能となる。透析時の抗凝固法としての適応は先天性ATⅢ欠乏症，あるいはATⅢが正常の70％以下で，かつヘパリンの使用下では透析回路の凝血が改善しない場合である。HIT発症後のHD施行時の抗凝固薬として有用であるが，わが国ではHITⅡ型の血栓症の発症抑制のみに保険適用が

表 **主な抗凝固薬の種類と特徴，半減期，使用量，モニタリング，主な適応疾患**

抗凝固薬	分子量	半減期	使用量	モニタリング	適応疾患
非分画ヘパリン（ヘパリンNa®，ノボ・ヘパリン®など）	2,000～25,000	1～1.5時間	2,000～3,000単位初回注入し，以後500～1,000単位/hで持続投与。原則として透析終了30分前に中止。	APTT，ACT投与前の1.5～2倍になるように用量調整する。	出血症例を除く。安定期透析患者。
低分子量ヘパリン（ミニヘパ®，クリバリン®，フラグミン®など）	4,000～6,000	2～3時間	初回注入は1,000単位，持続注入は300～800単位/hで投与する。原則として透析終了前に中止する必要はない。出血のない場合，初回3,000～4,000単位単回投与も可。	抗Xa活性。ベッドサイドでの簡易なモニタリングができない。	低侵襲の術後や軽度の出血または出血の危険性がある場合。
メシル酸ナファモスタット（フサン®，コアヒビター®，ナファタット®など）	539	約8分	プライミングとして20 mg注入。通常30～40 mg/hで持続注入。	ACT（CCT）	眼底出血など既存の出血性病変を有する場合や侵襲の大きな術後，消化管出血などの手術症例，出血の可能性が高い場合。ATⅢ欠乏を有する患者。
アルガトロバン（アルガロン®，ガルトバン®，スロバスタン®，スロンノン®，ノバスタン®など）	527	約30分	開始時10 mg。25（5～40）mg/hで持続投与。	APTT，ACT	ATⅢ欠乏状態でヘパリンが使用できない場合。HIT（保険適用は透析ではない）。

〔文献1，2）を参考に作成〕

ある。抗トロンビン作用があるため，出血を助長する可能性やメシル酸ナファモスタットと同様にショックやアナフィラキシーショックが現れる可能性もある。

対 策

非分画ヘパリンは，出血の危険性がない安定した患者に最も多く用いられている。透析患者は抗血小板薬などによる抗血栓療法を行っていることも多く，体外循環時の抗凝固薬の選択および用量に十分に注意が必要となる。メシル酸ナファモスタットを使用する場合には，アレルギー歴を確認し，不明な場合にはアレルギーテストを実施できるフサン®を使用する。また，保険算定上の期間限度があることも念頭に入れながら，病状に応じた最適な抗凝固薬へ変更していく必要がある。

参考文献
1) 矢尾　淳, 他：抗凝固薬. 腎と透析 70（増刊号）：75-78, 2011
2) 芳田　工, 秋葉　隆：抗凝固薬の種類と選択. CE技術シリーズ　血液浄化療法, pp56-61, 南江堂, 東京, 2004
3) Warkentin TE, et al：Heparin-induuced thrombocytopenia：towards consensus. Thromb Haemost 79：1-7, 1998

2 血液透析療法

12. 血液透析液の種類と選択

岡村雅広

概 要

HD における透析液は,末期腎臓病患者の代謝性アシドーシスを是正する効果を持つことを特徴にしている。透析療法が普及した当初に用いられていたアルカリ化剤(炭酸水素ナトリウム＋酢酸ナトリウム)は,殺菌性や安定性,保存性に優れていたが,心機能抑制作用や末梢血管拡張作用に起因した透析中の血圧低下などの副作用が問題となり[1],酢酸不耐症が表面化した。

National Kidney Foundation-Kidney Disease Outcomes Quality Initiative (K/DOQI) ガイドラインでは,**透析前血中 HCO_3^- 濃度を 22 mEq/L 以上に維持すべき**であると推奨している[2]。

重炭酸系透析液が主流となり[3],無酢酸透析液であるカーボスター透析液は,従来型重炭酸系透析液に比べ,HCO_3^- 濃度が 5〜10 mEq/L 程度高く設定されている(HCO_3^- の濃度較差が大きいほど,濃度勾配により効果的に HCO_3^- が血中に移行するため,代謝性アシドーシスの優れた是正効果が期待できる)。わが国で初めて重炭酸ナトリウムのみをアルカリ化剤とした透析液である。代表的な血液透析液とアセテートフリー(無酢酸)バイオフィルトレーション (acetate-free biofiltration: AFBF) 専用透析液を表に示す。

対 策

重炭酸濃度が高い透析液は透析中や透析後に過度の代謝性アルカローシスを引き起こすこともあるが,透析前血中 HCO_3^- 濃度を 22 mEq/L 以上に維持できる患者が多くなるので,嘔気・嘔吐などの偶発症や,長期的な合併症である異所性石灰化

表 代表的な透析型人工腎臓灌流液

電解質濃度：mEq/L、Glu：g/dL、容量：L

血液浄化療法	会社	商品名	剤形	Na	K	Ca	Mg	Cl	HCO$_3^-$	Acet	Glu	容量
HD	陽進堂	カーボスター®透析剤・L****	液-液	140	2	3	1	111	35	—	—	6
		カーボスター®透析剤・M	液-粉								1.5	9
		カーボスター®透析剤・P	粉末									10
		AKーソリタ®透析剤・DP	液-粉	140	2	3	1	111*	25	10	—	10
		AKーソリタ®透析剤・DL	液-液								1	9
		AKーソリタ®透析剤・FP	液-粉	143	2	2.5	1	112*	27.5	9	—	9
		AKーソリタ®透析剤・FL	液-液								1	9
	扶桑薬品工業	キンダリー®透析剤 AF-1P号	液-粉	135	2.5	3.5	1.5	106.5	30	6**	—	10
		キンダリー®透析剤 AF-1号	液-液									9
		キンダリー®透析剤 AF-2P号	液-粉	140	2	3	1	110	30	6**	1	10
		キンダリー®透析剤 AF-2号	液-液									6
		キンダリー®透析剤 AF-3P号	液-粉									9
		キンダリー®透析剤 AF-3号	液-液	140	2	2.5	1	112.5*	25	8	1.5	10
		キンダリー®液 AF-4P号	液-粉									9
		キンダリー®透析剤 AF-4号	液-液	140	2	2.75	1	112.25	27.5	6**	1.25	10
												6

第Ⅰ章 腎代替療法

ニプロ	キンダリー® 2D号		140	2	3	1	110	30	6**	1	10
	キンダリー® 2E号		140	2	2.5	1	114.5	25	6**	1.5	10
	キンダリー® 透析剤 T-30	粉末									
	キンダリー® 透析剤 3D号		140	2	2.5	1	114.5	25	6**	1.5	10
	キンダリー® 透析剤 3E号										
	キンダリー® 透析剤 4D号		140	2	2.75	1	112.25	27.5	6**	1.25	10
	キンダリー® 透析剤 4E号										
	リンパック® 透析剤 1号	粉末	138	2	2.5	1	110	28	6**	1	9
	リンパック® 透析剤 TA1										
	リンパック® 透析剤 3号		140	2	3	1	113	25	8***	1	9
	リンパック® 透析剤 TA3										
日機装	Dドライ® 透析剤 3.0S	粉末	140	2	3	1	113	25	8**	1	9
	Dドライ® 透析剤 2.5S		140	2	2.5	1	112.5	25	8**	1	9
陽進堂	バイフィル® 透析剤*****	液	139	2	3.3	1	145.3	—	—	—	—
AFBF											

Acet：acetate　酢酸，AFBF：acetate-free biofiltration　アセテートフリーバイオフィルトレーション，HCO₃⁻：bicarbonate　重炭酸イオン
＊：別に pH 調整剤の塩酸 2 mEq/L を含む．
＊＊：別に pH 調整剤の氷酢酸 2 mEq/L を含む．
＊＊＊：別に pH 調整剤の氷酢酸 2.2 mEq/L を含む．
＊＊＊＊：pH 調整にクエン酸 2 mEq/L を含む．
＊＊＊＊＊：バイフィル® 透析剤は専用補充液を使用

（各社資料より作成）

などに注意をしながら使用するのが望ましいと思われる。

参考文献

1) Guarnieri GF, et al：Acetate intolerance in chronic uremic patients. Nephron 24：212-216, 1979
2) NKF-DOQI：Clinical practice guidelines for nutrition in chronic renal failure：management of acid base status. Am J Kidney Dis 35（Suppl 2）：S38-39, 2000
3) 松金隆夫：血液透析液．臨牀透析 29（増刊号）：935-939, 2013

Column

13. 血液濾過補充液

岡村雅広

　HDFはHDに比べて中分子量物質および大分子量物質の除去能に優れ，拡散だけでなく限外濾過も行う。そのため，失われた体液を補う役割を担うのが補充液である[1]。補充液の成分は透析液と同じく細胞外液に類似した組成に加えてアルカリ化剤を添加している。アルカリ化剤は重炭酸Naを主体としているため，心機能抑制や末梢血管拡張作用に起因した透析中の血圧低下を起こしにくい。

　HDF用補充液を表に示す。

　バイフィル®はAFBF（acetate-free biofiltration）専用の透析液および補充液である。off-line HDFおよびon-line HDFで

表　人工腎臓用補充液

電解質濃度：mEq/L，Glu：g/L

血液浄化療法	会社	商品名	Na	K	Ca	Mg	Cl	HCO_3^-	Lact	Acet
HDF	陽進堂	HF-ソリタ®血液濾過用補充液・L	138	2	3.8	1.5	107.3	—	38	—
	陽進堂	HF-ソリタ®血液濾過用補充液・BWキット	140	2	3.5	1	110	35	—	—
	扶桑薬品工業	サブラッド®血液濾過用補充液BSG	140	2	3.5	1	111.5	35	—	—
	ニプロ	サブパック®血液濾過用補充液-Bi	140	2	3.5	1	113	35	—	—
AFBF	陽進堂	バイフィル®専用炭酸水素Na補充液1.39%	166	—	—	—	166	—	—	—

AFBF：acetate-free biofiltration　アセテートフリー（無酢酸）バイオフィルトレーション
HCO_3^-：bicarbonate　重炭酸イオン
Lac：lactic acid　乳酸
Acet：acetate　酢酸

〔各社資料より作成〕

は透析液と補充液の組成は類似または同一であるのに対し，AFBFでは透析液と補充液の組成がまったく異なる。AFBFは他のHDFより置換液量が少ないが，酢酸がまったく含有されておらず，浸透圧がやや高いため，循環動態の安定化に優れている[2]。

参考文献

1) 松金隆夫：血液透析液 血液浄化機器2013．臨牀透析（増刊号）29：935-939，2013
2) 久野 勉：AFB療法の現状と展望．人工臓器39：72-76，2010

2 血液透析療法

14. 透析液水質基準

水盛邦彦

概　要

　JSDTは透析液水質基準を策定し[1]，2010年度の診療報酬改定より「**透析液水質確保加算**」が認められた。2012年度診療報酬より透析液水質確保加算が改定され，「on-line HDF（慢性維持透析濾過（複雑なもの））装置を導入している」施設において加算されるようになり，施設基準として分けられた（表1)[2]。透析液清浄化およびon-line HDFの普及は，透析患者の合併症軽減や，予後改善などにつながることが期待されている。

　また，通常の血液透析においても透析液が血液内に流入する逆濾過現象（内部濾過）が発生している。近年のダイアライザのハイパフォーマンス化に伴い，内部濾過流量は増加傾向にあり，Ⅳ型，Ⅴ型のダイアライザでは2L以上の透析液が血液に流入するといわれている[1]。透析液の清浄化は透析アミロイドーシスの進展防止や貧血の改善，栄養状態の改善，残腎機能の保持などに影響するという報告があり，**すべての透析療法において超純粋透析液を使用することが推奨され**[3]，**すべての透析施設で超純粋透析液基準を達成することが期待されている。**

水質管理基準

1．原水および透析用水化学物質管理基準

　HDでは血液と透析液が繰り返し，大量に曝露されるため化学物質の蓄積による合併症が危惧される。透析液の水質管理における化学物質汚染は厳密に管理する必要があり，特に地下水を使用している施設では非常に重要になってくる[4]。原水においては水道水，地下水を問わず水道法による水質基準を満たす必要がある。透析用水化学物質管理基準値は，国際標準化機構（International Organization for Standardization：ISO）によっ

表1 透析液水質確保加算の施設基準

透析液水質確保加算1（8点）
1. 関連学会から示されている基準に基づき，水質管理が適切に実施されている。
2. 透析機器安全管理委員会を設置し，その責任者として専任の医師または専任の臨床工学技士が1名以上配置されている。

透析液水質確保加算2（20点）
1. 月1回以上水質検査を実施し，関連学会から示されている基準を満たした血液濾過用の置換液を作製し，使用している。
2. 透析機器安全管理委員会を設置し，その責任者として専任の医師または専任の臨床工学技士が1名以上配置されている。

（　）内は2012年度の診療報酬改定における診療報酬点数。

〔文献2）より引用，一部改変〕

表2 透析用水化学物質管理基準

No	混入物質	最大濃度(mg/L)	No	混入物質	最大濃度(mg/L)
1.	Ca	2 (0.1 mEq/L)	12.	水銀	0.0002
2.	Mg	4 (0.3 mEq/L)	13.	セレン	0.09
3.	K	8 (0.2 mEq/L)	14.	銀	0.005
4.	Na	70 (3.0 mEq/L)	15.	アルミニウム	0.01
5.	アンチモン	0.006	16.	総塩素	0.1
6.	ヒ素	0.005	17.	銅	0.1
7.	バリウム	0.1	18.	フッ化物	0.2
8.	ベリリウム	0.0004	19.	硝酸塩（窒素として）	2
9.	カドミウム	0.001	20.	硫酸塩	100
10.	クロム	0.014	21.	タリウム	0.002
11.	鉛	0.005	22.	亜鉛	0.1

〔文献3）より引用，一部改変〕

て提言されたISO13959に準ずる（表2）。水質の確認は年1回以上行い，水質データは最低5年間保管する必要がある[5]。

2．透析用水および透析液生物学的汚染管理基準[1,4~6]

現在提示されている水質基準を表3に示す。基本的にはすべての透析施設において超純粋透析液の使用が推奨されるが，水質管理において透析装置のエンドトキシン捕捉フィルタ（endotoxin retentive filter：ETRF）のみに依存する管理ではなく，透析用水上流部からの水質管理を徹底することで，より安全で清浄度の高い透析液の安定供給が可能となる。

対　策

1．透析液安全管理体制

透析液ならびに透析装置の管理は適切な管理マニュアルに基づいて行わなければならない。そのため，各施設は透析液安全管理体制を確立し，以下の整備を行う必要がある[1]。

1) 透析教育修練カリキュラムの整備。
2) 透析液管理マニュアルの完備。
3) 管理記録，測定記録を作成，診療録に準じて保管する。関係文書は作成の日から3年間または有効期間に加え1年間は保存されなければならない。
4) 透析装置および透析液水質管理のために医療機器安全管理責任者の下に透析機器安全管理委員会を設置し以下を行う。
    ・透析機器および水処理装置の管理計画を立て，適切な保守管理を実施し報告書を管理保管する。
    ・職員への適正使用のための研修会を開催する。
    ・関連医療情報の一元管理と使用者へ周知徹底し，またアクシデント情報を管理者へ報告する。
5) オンライン補充液は透析液製造者によってバリデートされた状態においてのみ使用可能である。そのため上記委員会の承認ならびに保障の下で使用される必要がある。

2．バリデーションの構築

バリデーションとは，システムや設備，工程を科学的根拠，妥当性をもって設計し，それらが初期の目的どおり機能していることを検証し，文書化することである。**透析施設は透析液製造所としての側面を持ち，透析液の水質について責任を有する。**多くの透析施設では多段階の機器の連続的設置により透析液の作製工程が構築されている。また，JSDTによる「透析液水質基準2008」では，オンライン補充液の生菌数基準値は

表3 透析液清浄化における各水質基準

	ISO基準 2011		JSDT基準 2008		Ver. 2.00	
	生菌数(CFU/mL)未満	ET活性値(EU/mL)未満	生菌数(CFU/mL)未満	ET活性値(EU/mL)未満	生菌数(CFU/mL)未満	ET活性値(EU/mL)未満
透析用水	100(アクションレベル50)	0.25	100	0.05	100	0.01
標準透析液	100(アクションレベル50)	0.5	100	0.05	10	0.001
超純粋透析液	0.1	0.03	0.1	0.001	0.1	0.001
透析液由来オンライン補充液	適切な局方の要求事項に準じ、生存する各微生物がいないこと。	0.03	10^{-6}	検出感度未満	専用装置製造販売メーカの添付文書に記載された品質管理基準に準ずる。専用装置入口の水質レベルは標準透析液の基準を推奨する。	
測定方法	平板培養検査法:MF法 培養温度:17〜23℃ 培養期間:7日間 培地:R2A・TGEA寒天平板培地または同等のもの	リムルス試験法(比濁法・比色法・ゲル化法)	平板培養検査法:MF法 培養温度:17〜23℃ 培養期間:7日間 培地:R2A・TGEA寒天平板培地または同等のもの	リムルス試験法(比濁法・比色法)	平板培養検査法:MF法 培養温度:20〜25℃ or 30〜35℃ 培養期間:4〜7日間 培地:R2A培地または同等のもの	リムルス試験法(比濁法・比色法)

測定頻度	・透析用水:1回/月以上	・透析用水:1回/月以上	・透析用水:1回/月以上
	・透析液:1回/月以上、1年で全台	・透析液:1回/3カ月	・透析液:1回/月以上、1年で全台
		・透析液:2台/月以上、1年で全台 備考1,2)	

ISO 基準 2011:2011 年に成立した ISO23500、JSDT 基準 2008:日本透析医学会による水質基準 2008.
Ver.2.00:日本臨床工学技士会 透析液清浄化ガイドライン Ver.2.00
ET:エンドトキシン、MF 法:メンブレンフィルター法、R2A:Reasoner's agar No2、TGEA:tryptone glucose extract agar
備考1) 超純粋透析液においてはシステムが安定するまでは2週間ごと、透析液製造者によってバリデートされたと判断された後は、毎月少なくとも末端透析装置2基が試験され、各装置が少なくとも年1回試験されるように装置を順番に測定する。
備考2) オンライン補充液の生菌測定においては10^{-6} CFU/mL 未満の測定は不可能であり、オンライン補充液は超純粋透析液を担保する。ET 測定においてはシステムが安定するまでは2週間ごと、透析液製造者によってバリデートされたと判断された後は、毎月すべての末端透析装置および補充液を測定する。

(文献 1、5、6) より引用、一部改変)

10^{-6} CFU/mL 未満となっているが，これを検査で証明することは不可能である．そのため，透析液製造工程におけるシステムの適格性と製品の品質を保証するためにバリデーションの概念の導入が必要となる[1,3]．

参考文献

1) 秋葉　隆，他：透析液水質基準と血液浄化器性能評価基準 2008．日透析医学会誌 41：159-167, 2008
2) 川西秀樹：透析液水質基準とエンドトキシン捕捉フィルタ（ETRF）管理基準．腎と透析 74：944-948, 2013
3) 土田健司，他：透析液清浄化の最前線〜バリデーションって難しくない〜．日血浄化技会誌 19：26-32, 2011
4) 内野順司：具備すべき透析液清浄度．臨透析 29：555-561, 2013
5) （社）日本臨床工学技士会透析液等安全委員会：透析液清浄化ガイドライン Ver. 2.00．http://www.ja-ces.or.jp/03publish/pdf/touseki_guideline2.00.pdf,2012
6) （社）日本臨床工学技士会透析液等 WG（編）：透析液安全管理マニュアル，pp109-214, 先端医学社，東京，2010

2 血液透析療法

15. ダイアライザの種類と選択

岡村雅広

概 要

わが国の透析患者数は30万人を超えているが,HD患者数の年間粗死亡率,10.0%は世界で最も低いとされている。それは1回4時間以上,週3回透析,ハイパフォーマンス膜の使用なども要因と考えられる[1,2]。

分 類

JSDTは「血液浄化器の機能分類2013」を新たに策定し[2],診療報酬上の機能区分をβ_2-ミクログロブリン(β_2-microglobu-rin:β_2-MG)の除去性能によりⅠ～Ⅴ型および特定積層型に分類している(表1, 2)[3]。ダイアライザは生体適合性が求められ,血管内皮細胞に類似した生体適合性膜であるハイパフォーマンス膜が主流となっている。

素材別では,尿素やCrなどの小分子量物質の除去に優れているセルロース系膜と,β_2-MGなどの低分子量蛋白の除去が優位で生体適合性に優れている合成高分子系膜に大別される[3]。ハイパフォーマンス膜は後者に相当する。

選 択

近年,維持HDの長期合併症である透析アミロイドーシスを考慮し,**β_2-MGの低分子量蛋白除去率が優れているⅣ,Ⅴ型のハイパフォーマンス膜が選択される傾向**となっている。しかし,低アルブミン血症が循環動態に影響を与える危険性もあるため,1回あたりの透析でアルブミン漏出を4g以下に抑える必要性がある[3]。膜の安定性や良好な生体適合性を理由に**ポリスルフォン(polysulfone:PS)膜やポリエーテルスルフォン(polyethlsulfone:PES)膜**が多く用いられている。代表的なダイアライザを表3に示す。

表1 血液浄化器の機能分類 2013

機能分類型	尿素クリアランス (mL/min)	β_2-MG クリアランス (mL/min)
Ⅰ型	125 以上	70 未満
Ⅱ型	185 以上	70 以上
S型	希少な特徴を有するもの (生体適合性に優れる,吸着性能を有する,抗炎症作用を有するなど)	

〔文献2〕を参考にして作成〕

表2 β_2-MG の除去性能による機能区分

機能区分	β_2-MG (mL/min)
Ⅴ	70 以上
Ⅳ	50 以上 70 未満
Ⅲ	30 以上 50 未満
Ⅱ	10 以上 30 未満
Ⅰ	10 未満
特定積層型	膜材質がアクリロニトリル・メタリルスルホン酸 Na 共重合体の積層型であること

〔文献3〕を参考にして作成〕

1. HD 導入時の選択

導入初期にハイパフォーマンス膜のダイアライザを用い維持 HD と同じ透析条件で施行すると,急激な BUN の低下を招き不均衡症候群を引き起こす危険性がある[3]。そのため**膜面積の小さいダイアライザを使用し,短時間かつ Q_B を減じて透析を行う**。導入時 HD 条件としては,膜面積 1.1 m^2 のダイアライザを使用し,Q_B 100〜120 mL/min,1 回 2 時間の治療を 3 日間連続して行い,その後 1 回 3 時間,週 3 回の透析に変更している。

2. 高齢者,心血管疾患合併・術後患者への選択

高齢者,心血管疾患合併・術後患者の場合,過度の除水速度によって一時的に循環血漿量が低下し,低血圧を引き起こす危険性がある[3]。そのため**プライミングボリュームが少なく,膜**

表3 代表的なダイアライザ

膜素材	商品名	膜面積 (m²)	機能分類	特徴
EVAL	KF	0.8〜2.0	ⅠおよびⅡ型	低分子除去能に優れており,抗血栓性に優れる。導入期や高齢者によく使用される。
CTA	FB-U	0.5〜2.5	Ⅲ型	機械的強度が優れており,小分子除去能は高いが,低分子蛋白除去能は低い。生体適合性は劣る。
PEPA®	FDY-GW	1.0〜2.1	Ⅳ型	エンドトキシンの通過を阻止する性能がある。膜に$β_2$-MGが吸着するため透過性は継時的に低下する。
PS	APS-SA	0.8〜2.5	Ⅳ型	膜の安定性,生体適合性が高く,最も使用頻度が高い。
PMMA	BG-PQ	1.0〜2.1	Ⅳ型	$β_2$-MGの除去は主に吸着で行う。血小板の活性化に注意しなければならない。
PES	PES-Eαeco	0.9〜2.5	Ⅳ型	$β_2$-MGの除去だけでなく,それ以上の大分子の除去も可能。過剰な蛋白の漏出に注意する。
PAN (AN69)	H12	1.04〜1.53	特定積層型	血管拡張作用がある。他のダイアライザに比べ炎症反応を抑えることができる。メシル酸ナファモスタットの使用ができず,アンジオテンシン変換酵素(ACE)阻害薬の使用は禁忌である。

EVAL:ethylene vinyl alcohol エチレンビニルアルコール,CTA:cellulose triacetate セルローストリアセテート,PEPA:polyester polymer alloy ポリエステル系ポリマーアロイ,PS:polysulfone ポリスルホン,PMMA:polymethyl methacrylate ポリメチルメタクリレート,PES:polyethylsulfone ポリエーテルスルホン,PAN:polyacrylonitrile ポリアクリロニトリル 〔文献3)を参考にして作成〕

面積が小さいダイアライザの使用が推奨される。また,透析効率をコントロールする場合はQ_Bを漸減することが望ましい。同時に補液を行うことにより循環動態への影響を抑えることができるHDFに変更する場合が多い。

3. 特定積層型膜の選択

特定積層型は合成高分子系膜のポリアクリロニトリル(polyacrylonitrile:PAN(AN69))膜である。適応疾患の制限はないが,血管拡張作用を有するため糖尿病性腎症,または併発するASOの患者に良い適応となることが多い。また他のダイア

ライザに比べ炎症反応も抑えられるため，透析時のかゆみの軽減も期待できる。一方で，**抗凝固薬であるメシル酸ナファモスタットは，膜に吸着されるため使用できない。ACE 阻害薬は血圧低下を引き起こすため使用禁忌**となっている。

対 策

ダイアライザの選択は，性別，体格，透析効率および血圧の変動など患者の状態に適した条件に加えて，β_2-MG などの低分子量蛋白の除去効率を考慮して処方をする必要がある。

参考文献
1) 日本透析医学会統計調査委員会：図説わが国の慢性透析療法の現況 (2012 年 12 月 31 日現在)．日透析医学会誌 47：1-56，2014
2) 川西秀樹，他：維持血液透析ガイドライン 血液透析処方．日透析医学会誌 46：614-632，2013
3) 石崎直人，川崎忠行：透析器．臨牀透析 29：751-765，2013

16. ヘモフィルタとヘモダイアフィルタ

岡田一義

　ヘモフィルタ（血液濾過器）はHFに，ヘモダイアフィルタ（血液透析濾過器）はHDFに専用で使用する。どちらの膜も透水性（UFR）が高く，低分子量蛋白に対する篩係数（SC）が大きい[1]。

1. ヘモフィルタ（表1）

　UFはドライタイプであり，非特異的吸着がなく，同時に溶質吸着から生じる濾過性能の変化が少なく，治療中の白血球数や補体などの変化もわずかである。HFは，ウエットタイプで膜面積は1.8 m^{2}の1種類のみである。

2. ヘモダイアフィルタ（表2）

　ABH-Fは中空糸内径を220 μmに拡大して圧力損失を低減しており後希釈HDFによい。ABH-Pは中空糸の細孔径を大きくしてファウリング抑制に寄与しており前希釈HDFによい。MFX-U ecoはアルブミンの漏出が多くなり，前希釈HDFによい。

参考文献

1) 柴田昇典：血液濾過器，血液透析濾過器～血液浄化機器 2013. 臨牀透析 29（増刊号）：768-772, 2013

表1 血液濾過器の仕様

メーカー	品名	膜面積 m^2	膜素材	内径 μm	膜厚 μm	血液容量 mL	滅菌法	Dry/Wet
ニプロ	UF-50	0.5	CTA	200	15	35	γ線	Dry
	UF-110	1.1	CTA	200	15	65	γ線	Dry
	UF-190	1.9	CTA	200	15	115	γ線	Dry
	UF-210	2.1	CTA	200	15	125	γ線	Dry
	UF-50F	0.5	CTA	200	15	35	γ線	Dry
	UF-110F	1.1	CTA	200	15	65	γ線	Dry
	UF-190F	1.9	CTA	200	15	115	γ線	Dry
	UF-210F	2.1	CTA	200	15	125	γ線	Dry
東レ・メディカル	HF-1.8	1.8	PS	200	40	116	γ線	Wet

CTA：セルローストリアセテート，PS：ポリスルホン
*代表的臨床値（TMP=100 mmHg）
**水 URF：測定条件，Q_B 200±4 mL/min，37±1℃，TMP 5〜10 mmHg

表2 血液透析濾過器の仕様

メーカー	品名	膜面積 m^2	膜素材	内径 μm	膜厚 μm	血液容量 mL	滅菌法	Dry/Wet
ニプロ	MFX-11 eco	1.1	PES	200	40	68	γ線	Dry
	MFX-13 eco	1.3	PES	200	40	73	γ線	Dry
	MFX-15 eco	1.5	PES	200	40	93	γ線	Dry
	MFX-17 eco	1.7	PES	200	40	108	γ線	Dry
	MFX-19 eco	1.9	PES	200	40	118	γ線	Dry
	MFX-21 eco	2.1	PES	200	40	128	γ線	Dry
	MFX-25 eco	2.5	PES	200	40	148	γ線	Dry
	MFX-11S eco	1.1	PES	200	40	68	γ線	Dry
	MFX-13S eco	1.3	PES	200	40	78	γ線	Dry
	MFX-15S eco	1.5	PES	200	40	93	γ線	Dry
	MFX-17S eco	1.7	PES	200	40	108	γ線	Dry
	MFX-19S eco	1.9	PES	200	40	118	γ線	Dry
	MFX-21S eco	2.1	PES	200	40	128	γ線	Dry
	MFX-25S eco	2.5	PES	200	40	148	γ線	Dry
	MFX-15U eco	1.5	PES	200	40	93	γ線	Dry
	MFX-19U eco	1.9	PES	200	40	118	γ線	Dry
	MFX-21U eco	2.1	PES	200	40	128	γ線	Dry
	MFX-25U eco	2.5	PES	200	40	148	γ線	Dry
旭化成メディカル	ABH-13F	1.3	PS	220	45	87	γ線	Wet
	ABH-15F	1.5	PS	220	45	98	γ線	Wet
	ABH-18F	1.8	PS	220	45	118	γ線	Wet
	ABH-21F	2.1	PS	220	45	135	γ線	Wet
	ABH-13P	1.3	PS	200	45	84	γ線	Wet
	ABH-15P	1.5	PS	200	45	92	γ線	Wet
	ABH-18P	1.8	PS	200	45	110	γ線	Wet
	ABH-21P	2.1	PS	200	45	124	γ線	Wet
東レ・メディカル	TDF-10M	1.0	PS	210	40	67	γ線	Wet
	TDF-13M	1.3	PS	210	40	84	γ線	Wet
	TDF-15M	1.5	PS	210	40	95	γ線	Wet
	TDF-17M	1.7	PS	210	40	108	γ線	Wet
	TDF-20M	2.0	PS	210	40	130	γ線	Wet
	TDF-10H	1.0	PS	210	40	67	γ線	Wet
	TDF-13H	1.3	PS	210	40	84	γ線	Wet
	TDF-15H	1.5	PS	210	40	95	γ線	Wet
	TDF-17H	1.7	PS	210	40	108	γ線	Wet
	TDF-20H	2.0	PS	210	40	130	γ線	Wet

PES：ポリエーテルスルフォン，PS：ポリスルホン

透水性（UFR）in vitro (mL/h/mmHg) (mL/0.13 kPa/h)	篩係数 ミオグロビン	篩係数 アルブミン
9.9* 21.8* 37.7* 41.7*	0.81	0.01
12.4* 27.2* 46.9* 51.9*	0.92	0.02
820**		

〔文献1より引用〕

第Ⅰ章　腎代替療法

クリアランス 尿素	クリアランス クレアチニン	クリアランス リン	クリアランス ビタミンB₁₂	透水性（UFR）in vitro (mL/h/mmHg) (mL/0.13 kPa/h)	篩係数 イヌリン	篩係数 β₂-ミクログロブリン	篩係数 アルブミン
230 239 243 247 249 249 250	214 228 235 242 244 247 249	200 214 223 233 236 241 245	142 160 176 191 199 213 223	46 53 62 68 71 78 85	1.15	1.04	0.01
234 241 245 247 249 249 250	219 231 237 243 246 248 249	205 219 227 236 240 245 246	148 168 179 196 206 220 230	50 60 67 73 75 82 89	1.24	1.13	0.01
246 249 250 250	239 246 248 250	228 241 244 247	164 209 222 235	71 78 83 91	1.09	0.91	0.01
184 188 193 196	172 178 185 190	165 172 180 186	118 128 139 149	52 60 72 84	1.07	0.86	0.02以下
185 190 194 196	184 189 193 196	169 176 183 188	125 135 146 155	62 67 74 82	1.13	0.81	0.01以下
185 191 194 195 196	170 179 185 187 189	166 176 182 184 187	120 133 143 148 155	38.5 43.3 46.6 49.8 54.7	1.0	0.9	0.11以下
187 191 194 195 196	172 180 185 187 189	168 177 182 185 187	122 135 145 149 155	38.5 43.3 46.6 49.8 54.7	1.0	0.9	0.015以下

〔文献1より引用〕

3 体外循環時の偶発症

17. 空気混入

太田一美

概　要

血液浄化療法における**空気混入**とは，体外循環回路内に誤って混入した空気が血管内へ流入することである。多量の空気が心血管へ進入すると"**空気塞栓症**"を併発するため，最も危険な医療事故の1つとして周知しておかなければならない。

透析用監視装置には気泡検知器が設置されており，0.01～0.03 mLの単独気泡を検出すると，静脈側血液回路遮断および血液ポンプを停止するように安全構築されている。空気混入の予防には，日常の透析医療業務における安全対策が必須であり，非常時の対応についても周知徹底することが重要となる。

症　状

激しい連続性の咳嗽や胸痛，胸部苦悶，呼吸困難などを自覚し，重篤な場合はショックや心停止に至る。

対　処

症状の程度は，空気混入の量により異なる。体外循環中に連続する咳嗽を認める場合，血液回路内に空気の混入がないかどうかを確認する。誤入した空気は左心系へ流入し，肺動脈を通過して肺塞栓や，全身循環へ入って脳梗塞などの臓器障害に至る[1]。左心系への空気流入を防止するために，直ちに下記の対処を行う[1~3]。

1) **血液ポンプを停止**
2) **静脈側血液回路を鉗子で遮断**
3) **トレンデレンブルグ体位（頭部低位，下肢挙上，左側臥位）**
4) 心電図モニター装着
5) 100％酸素吸入

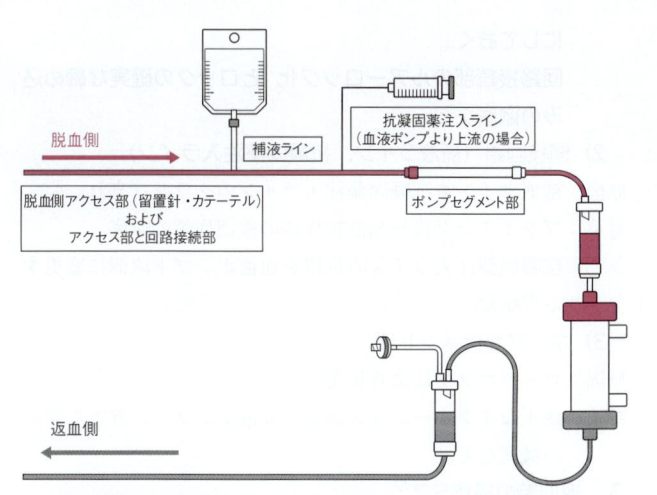

図 血液回路内で空気混入が生じやすい部位

〔文献 3) より引用,一部改変〕

6) バイタルサインのチェック,気道確保や昇圧薬投与などを行い循環動態の維持,高圧酸素療法の検討

原因と対策

1. 血液回路のプライミング操作ミスや回路不良[1,3]

原因:不十分なプライミングによる空気の残留,回路の初期不良(接着不良やピンホール)。

対策:プライミング時の回路の確認やプライミング後の他者によるチェックの徹底。

2. 血液回路陰圧部分(血液ポンプより上流部)からの混入 (図)[1,3]

1) 脱血側アクセス部

原因:患者による穿刺針の自己抜去や自然抜去,VA カテーテルと回路との接続不良など。

対策:**テープ固定の強化(ループ固定や U 字固定など)やシーネ固定の活用など。**
静脈圧下限アラーム値の適切な設定。
穿刺部を布団などで覆わずに常に目視で確認できるよう

にしておく。

回路接続部のルアーロック化[4]**とロックの確実な締め込みの徹底**など。

2) 側枝回路（補液ライン，抗凝固薬注入ライン）

原因：補液ラインや抗凝固薬注入ラインのクランプ忘れ。

対策：プライミング後や補液操作後の確認作業の徹底。

抗凝固薬注入ラインの位置を血液ポンプ下流側に変更する[4]など。

3) ポンプセグメント部

原因：ローラポンプによる損傷。

対策：適正なオクルージョン調整，血液ポンプへの確実な装着の徹底など。

3．返血時の操作ミス[5]

原因：空気返血法による返血，返血操作後の輸液ポンプを用いた回路からの輸液。

対策：**生理食塩水置換返血法の徹底。**

返血操作後の血液回路をそのまま輸液などに利用しないなど。

4．気泡検知器動作不良[1,3]

原因：スイッチ入れ忘れ，誤操作，感度低下。

対策：透析開始前の確認の徹底，気泡検知器の強制機能停止の禁止。

定期の保守点検の確実な実施など。

5．VAカテーテルの操作不良

原因：血管内脱水や出血性ショックなどの患者は，治療開始と終了時にカテーテルクランプを誤開放すると陰圧負荷がかかるため，空気が引き込まれることがある（カテーテル先端が上大静脈起始部に位置している場合，吸気時に起こりやすい）。

対策：クランプの開閉にはカテーテル内に陰圧がかからないように細心の注意をする。特に，内頸静脈（または鎖骨下静脈）留置カテーテルを操作するときは，仰臥位で頭部

拳上はしない。

参考文献

1) 山家敏彦, 篠田俊雄：安全対策. 透析療法合同専門委員会（編）：血液浄化療法ハンドブック 2014, pp73-74, 協同医書出版社, 東京, 2014
2) 阿部哲哉：空気の誤入. 中本雅彦, 他（編）：透析療法事典, pp224-225, 医学書院, 東京, 2005
3) 杉山 斉, 山家敏彦：人または機械に起因するトラブル. 大平整爾・伊丹儀友（編）：血液透析施行時のトラブルマニュアル, 改訂第2版, pp352-380, 日本メディカルセンター, 東京, 2008
4) （社）日本臨床工学技士会透析装置安全委員会：透析用血液回路標準化基準 Ver. 1.00, 2012
5) 平成12年度厚生科学特別研究班（主任研究者；平澤由平）：透析医療事故防止のための標準的透析操作マニュアル, 2001

3 体外循環時の偶発症

18. 血液漏出

山本翔平, 水盛邦彦

概 要

血液浄化療法における血液漏出は, 体外循環時の留置針の抜針や回路接続部不良による**外部漏出**と, ダイアライザ内部破損などによる**内部漏出**(図1)に大きく分けられる[1]。

外部漏出は, 失血量によっては出血性ショックを引き起こし, 致命的な状態に陥る可能性がある。内部漏出は失血のみならず, 透析液が血液側に流入する可能性があり, 透析液の清浄度の程度によって, 菌血症などの重篤な状態に陥るおそれがある。

ともに重大な医療事故につながりうるため, 周知しておかなければならない。

原因と対策

1. 外部漏出

主な部位と原因, 症状, 初期対応, 合併症について表に示す[1,2]。

1) 回路接続部の緩みや外れ[1,2]

原因:穿刺針と回路接続部や抗凝固薬注入ラインとシリンジ接続部, 液面調節ラインのクランプ部などの接続不良やクランプ不良など。

対策:プライミング時や治療開始時の確認の徹底, **回路接続部のルアロック化とロックの確実な締め込みの徹底。**

2) 穿刺留置部からの抜去[1,2]

原因:患者自身による自己抜去や回路が牽引されることによる牽引抜去, わずかな動きによる自然抜去など。

対策:穿刺針外套部を血管内に十分に挿入し留置する。**回路固定の強化**(種類の異なるテープの使用やΩ固定, ループ

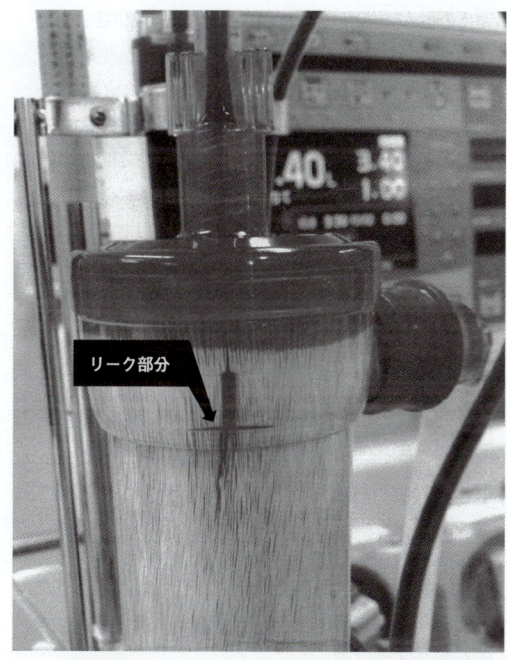

図1 血液内部漏出

（リーク部分）

　固定，シーネの活用など）や可能な限り**穿刺部を毛布や布団で覆わず，常に目視で確認できるようにしておく。**
　意識障害などで抜針の可能性が高い場合は漏血検知シートの使用も考慮する。

2．内部漏出

　主な部位と原因，症状，初期対応，合併症について表および図2に示す[1〜3]。

1）製造時の不良[1,2]

原因：製造の最終段階で全品検査が行われるため，非常にまれである。

対策：初期不良が疑われる場合には，製品を保管して製造番号を控えメーカーに連絡する。また，院内の医療安全対策

表 血液漏出の主な部位と原因,症状,初期対応,合併症

	血液外部漏出	血液内部漏出
部位	穿刺留置部 回路接続部	ダイアライザ内部
原因	穿刺留置部からの抜去 回路接続の不良	透析膜の破損
症状	顔面蒼白,動悸,冷感,呼吸苦など	発熱,悪寒など
初期対応	直ちに血液ポンプの停止,漏血の部位と量の確認,バイタルサインの確認,生理食塩水の急速補液,ショック体位,酸素投与,昇圧薬など	直ちに血液ポンプの停止 血液目視の有無を確認 バイタルサインの確認 目視高度 ①返血操作は行わない ②ダイアライザと血液回路は全破棄する ③セフェム系抗菌薬投与 目視軽度～まったくできない ①透析液の供給を止める ②血液ポンプを低速にする(回路内圧は陽圧に保つ)
合併症	出血性ショックなど	溶血,敗血症など

〔文献 1,2) を参考にして作成〕

指針に従い,医薬品医療機器総合機構(PMDA)への不具合報告も行う[3]。

2) 外的衝撃による膜破損[1,2]

原因:配送中や使用前の衝撃や落下,プライミング時の不適切な操作による過度の圧力。

対策:ダイアライザの適切な保管,保管環境の整備,プライミング時におけるダイアライザの外装の傷や破損の有無の確認の徹底,落下やプライミングのミスが明らかな場合は,リークテストを行う。

リークテストの方法を下記に示す[4]。

①プライミングを行い,ダイアライザ内および回路内を生理食塩水で満たす。

②ダイアライザ血液側入口部付近を鉗子でクランプする。

③静脈側回路の患者接続部付近を鉗子でクランプする。

④ダイアライザ透析液側の液をすべて排出し,透析液側を開放状態にする。

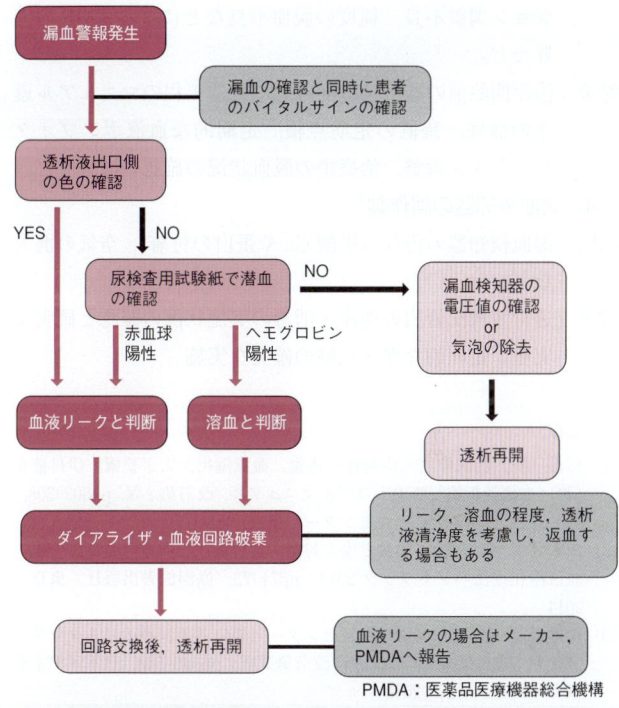

```
漏血警報発生
 ↓
漏血の確認と同時に患者のバイタルサインの確認
 ↓
透析液出口側の色の確認
 ├─ YES → 血液リークと判断 → ダイアライザ・血液回路破棄 → 回路交換後，透析再開
 └─ NO → 尿検査用試験紙で潜血の確認
          ├─ 赤血球陽性 → 血液リークと判断
          ├─ ヘモグロビン陽性 → 溶血と判断 → ダイアライザ・血液回路破棄
          └─ NO → 漏血検知器の電圧値の確認 or 気泡の除去 → 透析再開

リーク，溶血の程度，透析液清浄度を考慮し，返血する場合もある

血液リークの場合はメーカー，PMDAへ報告

PMDA：医薬品医療機器総合機構
```

図2 血液内部漏出時の対処フローチャート　〔文献1）より引用，一部改変〕

⑤静脈側の回路末端をダイアライザの下部にもっていき，プライミング用のバケツに受け，静脈側の鉗子を外す。

⑥透析液側から血液側へ空気が引き込まれ，ダイアライザ血液側出口部分から気泡が発生しないか確認する。

⑦リークテストにより気泡が確認された場合は膜破損をしている可能性が強いため，ダイアライザを交換する。

3) 溶血の場合は低濃度透析液・高温透析液，物理的要因によるもの[1,2]

原因：透析液製造工程における機器故障や人為的ミスによる濃度異常，温度制御機構の異常，血液ポンプのオクルー

ジョン調整不良，極度の脱血不良などによる TMP の上昇など。
対策：治療開始前の透析液濃度確認や製造工程のマニュアル遵守の徹底，装置の定期点検，定期的な血液ポンプオクルージョン調整，治療中の脱血状況の確認の徹底など。

4) 漏血検知器の誤作動[3]

原因：漏血検知器の汚れ（炭酸 Ca や蛋白の付着），空気の混入など。
対策：透析装置配管内の洗浄・消毒の実施状況の確認と確実な実施，定期的な保守点検の確実な実施。

参考文献

1) 杉山　斉，乙部伸之：穿刺針の逸脱，血液漏出．大平整爾，伊丹儀友（編）：血液透析施行時のトラブルマニュアル，改訂第 2 版，pp302-308, 316-321，日本メディカルセンター，東京，2008
2) 山家敏彦，篠田俊雄：事故と安全対策．透析療法合同専門委員会（編）：血液浄化療法ハンドブック 2014，pp71-72，協同医書出版社，東京，2014
3) 鈴木正司（監），信楽園病院腎センター（編）：透析医療のリスクマネジメント．透析療法マニュアル，改訂第 7 版，pp546-548，日本メディカルセンター，東京，2010
4) 星野敏久：血液回路の組み立て・プライミング・圧テスト．中本雅彦他（編）：透析療法事典，pp226-227，医学書院，東京，2005

Column

19. 溶血

岡田一義

　溶血は，HD 中に透析液濃度異常，透析温度異常，回路の折れ曲がりなどが原因で，赤血球が破壊されてヘモグロビンが溶出した状態である。

直ちに静脈側をクランプして溶血した血液の体内への流入を避け，ポンプを停止し，回路内とダイアライザ内の血液を全破棄する。

　溶血により，高カリウム血症と貧血を認める。

　バイタルサインが安定していれば，溶血を起こした原因を是正し，新しいダイアライザと血液回路に交換して，HD を再開するが，溶血が高度の場合には検査を実施し，**酸素投与，輸血，ステロイド薬静注，ハプトグロビン静注，PE** などを考慮し，HD を再開する場合にはヘモグロビン（分子量 68,000）を除去できる蛋白漏出型の透析膜の使用，あるいは HDF に変更することが望ましい。

3 体外循環時の偶発症

20. 回路内血液凝固

水盛邦彦

概　要

　血液浄化療法は体外循環によって血液をダイアライザや血液回路などの異物と接触させ，内因系凝固因子と血小板を活性化する。

　血液回路内のピロー部やエアドリップチャンバー，ダイアライザ内部において流速の低下や乱流の発生，空気との接触などにより内因性凝固反応が促進され，回路内血液凝固の原因となる。そのため，適切な抗凝固薬の使用により回路内血液凝固の発生を抑制する必要がある[1]。

診　断

1) 回路内血液凝固が疑われる場合には，**エアトラップチャンバーのメッシュ部に凝血塊（暗赤色）が形成されていないか目視確認**する。ダイアライザの凝固であれば膜表面が暗赤色や赤紫色に変色する[2]。
2) 体外循環中の目視確認がむずかしければ，血液回路内に生理食塩水を100〜300 mL程度注入し，凝固の部位・程度を確認する場合もある[3]。
3) 体外循環中の血液凝固においては，**血液浄化装置の回路内圧の監視が重要である。回路内圧により凝固部位の特定がある程度可能である**（表）[4]。

対　処

1) 血液回路の目視確認にて回路内凝固が確認でき，治療継続がむずかしい場合は，血液回路または血液浄化器の交換を行う。その際，可能な限り返血を試みるが，**返血中も回路内圧が上昇する場合は，凝血を血管内に押し込む可能性があるため，無理な返血は行わない**[2]。

表 主な凝固部位と回路内圧

考えられる凝固部位	静脈圧	透析液圧	TMP（膜間圧力差）
静脈側エアトラップチャンバー	上昇	上昇	不変または上昇
動脈側エアトラップチャンバー	低下	低下	上昇
血液浄化器	低下	低下	上昇

TMP：trans membrane pressure 〔文献4）を参考にして作成〕

2) 静脈圧が上昇していて，血液回路の目視確認にて回路内凝固がみつからなかった場合は，返血側留置針内（またはカテーテル内）の凝固も考えられる。その場合はいったん体外循環を停止し，注射器で留置針内の吸引および生理食塩水でのフラッシュを行い，留置針内の凝固を確認する。
3) 脱血不良が原因であれば，穿刺針およびカテーテルの位置の調整や再穿刺，VA の再評価が必要となる。

原因と対策

1．抗凝固薬の投与量不足[2,3]

原因：初回投与量または持続投与量の絶対的不足またはシリンジポンプの動作不良。

対策：活性化凝固時間（ACT）などを測定し，投与量が適切か検討する。ただし，低分子ヘパリン投与時の ACT は指標とならないため，注意が必要である。シリンジポンプの動作不良の場合は過負荷警報の調整や保守点検を確実に実施する。

2．人為的な抗凝固薬の投与ミス[2,3]

原因：治療開始時の投与忘れ，装置の注入速度設定間違い，シリンジポンプへの装着ミス，薬剤の間違いなど。

対策：治療開始前後でのダブルチェックを徹底し，薬剤の種類や装置設定，シリンジの装着状況の確認を行う。

3．脱血不良，実血流量不足[2,3]

原因：穿刺ミスや VA 不全に伴う実血流量の低下による。血液回路内の滞留時間延長および血液浄化器内での過濃縮な

対策：十分な血流量が得られるような部位への穿刺やカテーテルの位置を調整する。

VA不全については日頃からの脱血状況のモニタリングやVAの定期的な評価が重要である（「4 バスキュラーアクセス」の項を参照）。

また，治療中は脱血圧モニタや実血流量モニタなどのモニタリングで脱血状況を定量的に常時確認することも有用である[5]。

4．患者側の要因によるもの[2,3]

原因：高Ht値，炎症などによる凝固能亢進，HITなど。

対策：Htの上昇についてはESAの投与量の確認および調整や抗凝固薬の投与量の増量など。

感染症などによる炎症反応についてはそれらの治療に準ずる。

HITが疑われる場合は速やかに抗凝固薬をヘパリンからアルガトロバン（ノバスタン®など）またはメシル酸ナファモスタット（フサン®など）へ変更する。

5．陰性荷電膜への抗凝固薬メシル酸ナファモスタットの吸着

原因：陽性荷電であるメシル酸ナファモスタットがAN69膜などの陰性荷電膜への吸着。

対策：AN69膜以外の膜かメシル酸ナファモスタット以外の抗凝固薬に変更する。

参考文献

1) 岩元則幸：回路内の凝血．中本雅彦，他（編）：透析療法事典，pp227-228，医学書院，東京，2005
2) 山家敏彦，篠田俊雄：安全対策．透析療法合同専門委員会（編）：血液浄化療法ハンドブック2014，pp72-73，協同医書出版社，東京，2014
3) 芝田正道，佐中 孜：血液回路内・ダイアライザ内の溶血・凝血．大平整爾，伊丹儀友（編）：血液透析施行時のトラブルマニュアル，改訂第2版，pp345-351，日本メディカルセンター，東京，2008
4) 鈴木正司（監），信楽園病院腎センター（編）：血液回路関連．透析療法マニュアル，改訂第7版，pp548-550，日本メディカルセンター，東京，

2010
5) 大澤貞利,久島貞一：実血流量・脱血圧モニタ．臨牀透析 28：719-724,
2012

3 体外循環時の偶発症

21. 静脈圧異常

水盛邦彦

概　要

透析装置には必ず静脈圧モニタが装備されている。体外循環時に静脈圧を測定することによって，回路内血液凝固や留置針の抜針，脱血不良，VAの狭窄など，血液透析療法にかかわるさまざまなトラブルを発見することが可能であり，静脈圧は血液透析療法において必要不可欠で，重要なモニタリングである。静脈圧の異常は臨床現場で最も多く経験するトラブルの1つであり，異常の原因と適切な対処法を知っておく必要がある。

原因と対策

1．静脈圧の上昇

1) **静脈側エアトラップチャンバおよび返血側留置針内の血液凝固**（「20. 回路内血液凝固」の項を参照）。

・静脈側エアトラップチャンバ内の凝固であれば，静脈側回路のみを交換する場合もあるが，清潔および安全に行う必要があり，手技を確実に習得した臨床工学技士が行う。手技に不安があれば全回路の交換が望ましい。

・抗凝固薬にメシル酸ナファモスタット（フサン®など）を使用していて，静脈側エアトラップチャンバ内に凝固を生じ，投与量を増量しても改善がみられない場合，ダイアライザでのメシル酸ナファモスタットの除去を考慮する。当院ではメシル酸ナファモスタットの投与量を 40 mg/h まで増量しても改善がなく，静脈側エアトラップチャンバ内のみに凝固を生じている場合に，ダイアライザ前後で投与している（抗凝固薬注入ラインおよび静脈側エアトラップチャンバ直前から 20 mg/h ずつの投与）。

2) **静脈側回路の屈曲およびクランプの開放忘れ。**
3) 穿刺ミスなどによる**返血側 VA のトラブル**（穿刺部の血液漏れ，血管壁や静脈弁への接触，血管外への留置など）。
- 返血側穿刺部の腫脹が明らかな場合は，直ちに血液ポンプを停止し，止血後に再穿刺を行う。
- 留置針の位置の問題が考えられる場合は位置の調整を行う。

4) **VA の狭窄。**
- JSDT による「慢性血液透析用バスキュラーアクセスの作製および修復に関するガイドライン」では，VA 狭窄に伴う主な臨床所見として「静脈圧が上昇傾向を示し，50 mmHg 以上の上昇値がみられた場合や常時 150 mmHg 以上の圧が持続した場合」と示されており[1]，このような場合はVAの再評価および治療を考慮する必要がある（「4 バスキュラーアクセス」の項を参照）。

2．静脈圧の低下

1) **脱血不良。**
- 留置針の位置または穿刺部に問題がある場合は位置の調整や適切な部位への再穿刺を行う。
- VA の狭窄などによる VA の血流量低下が考えられる場合は VA の再評価および治療を考慮する必要がある（「4 バスキュラーアクセス」の項を参照）。

2) **返血側留置針の抜針**（「18．血液漏出」の項を参照）。
- 静脈圧の警報範囲は透析装置が透析開始後に自動で設定を行うが，各施設で透析装置の警報範囲の初期設定が適切に設定されているか確認しておく。また，静脈圧の下限警報は抜針時に必ず発生するものではないため，回路や留置針の固定強化や留置部を布団などで覆わないなどの安全対策が必須である。

3) **動脈側エアトラップチャンバおよび血液浄化器の凝固**（「20．回路内血液凝固」の項を参照）。

4) **動脈側回路の屈曲およびクランプの開放忘れ。**

参考文献

1) 久木田和丘, 他：慢性血液透析用バスキュラーアクセスの作製および修復に関するガイドライン. 日透析医学会誌 44：855-937, 2011

22. 透析液濃度異常

宮下安奈，水盛邦彦

概　要

　透析液供給装置には個人用と多人数用の2種類がある。多人数用透析液供給装置には安全装置を有した二重の電導度計の設置が義務づけられ[1]，さらに末端の透析監視装置にも電導度計が設置されている。**透析液濃度異常**は同時に多人数の患者に重篤な合併症を引き起こすため，透析液濃度異常が発生した場合には警報表示および音で知らせ，透析液供給を停止するように安全構築されている。しかし，電導度計は透析液Na濃度を主に反映しており，透析液のNaやKなどの実濃度を測定しているわけではない。したがって，治療開始前の電解質分析装置・浸透圧計による電解質濃度，浸透圧の確認を必ず行い，日常の透析業務における安全管理と機器の定期点検を行うことが重要となる。

対　処

　バイタルサインや症状（表）の有無を確認し，直ちに透析液の供給を停止する[1,2]。透析液濃度を電解質分析装置・浸透圧計で確認し，装置の電度計トラブルによる表示異常や透析液作製工程のトラブルを判断し，下記の対処を行う[1,2]。

1．低濃度透析液

1) **血清Na濃度80 mEq/L（血清浸透圧150 mOsm/L）以下で溶血を引き起こす。**
2) **溶血を起こすと静脈側回路内の血液が赤ワイン色となる**（「19. 溶血」の項を参照）。速やかに血液ポンプを停止し，返血操作は行わない。ダイアライザおよび血液回路は全破棄して全交換を行う。
3) 溶血した場合は，血液検査（Hbおよび電解質など）を緊

表 透析液濃度異常に伴う主な症状

1. 低濃度透析液
   気分不快, 頭痛, 悪心, 嘔吐, 筋痙攣, 意識障害, 血圧低下, 背部痛・腹痛を伴うショックなど
2. 高濃度透析液
   頭痛, 口渇感, 意識障害, 血圧上昇など

〔文献1, 2) を参考にして作成〕

急で行い, 場合によっては輸血や血漿交換などが必要になる。

4) 溶血がない場合は正常濃度透析液であることを確認して, 透析を再開する。
5) 血清Na濃度の急激な補正は, 痙攣や意識障害などを生じる場合があるので, 注意が必要である。

2. 高濃度透析液

正常濃度透析液になるまで供給を停止して, 程度によっては5% Glu液の点滴と血清Na濃度の測定を行いながら透析を再開する。

原因と対策

1. 透析液作製関連装置のトラブル

原因：水処理装置の異常, 溶解・供給装置の異常（電磁弁や配管の劣化など), 電導度計の異常など。

対策：各装置の始業前点検や定期の保守点検を確実に行い, トラブルを未然に防止することが重要である。

2. 人為的ミス

原因：原液の不足や投入量のミス, 原液の種類の間違い, 原液タンクとの接続の緩みやチューブの折れ, 供給装置の希釈混合比の誤りなど。

対策：透析液作製マニュアルなどを作成し, 業務安全確認の周知徹底を行うことが重要である。

参考文献

1) 仲里　聰, 熊谷　誠, 他：透析液供給装置の異常. 大平整爾, 伊丹儀友

（編）：血液透析施行時のトラブルマニュアル，改訂第 2 版，pp352-380，日本メディカルセンター，東京，2008
2) 山家敏彦，篠田俊雄：事故と安全対策．透析療法合同専門委員会（編）：血液浄化療法ハンドブック 2014，pp73-74，協同医書出版社，東京，2014

3 体外循環時の偶発症

23. 透析液温度異常

宮下安奈, 水盛邦彦

概 要

透析液供給装置の温度制御機構はヒータ部, 熱交換器, 温度制御および温度監視サーミスタから構成され, 供給する透析液温度を 35～40℃ に加温調整している。**透析液温度異常**が発生した場合は警報表示および音で知らせ, 透析液供給を停止するように安全構築されている[1]。

対 処

1) バイタルサインや症状（表）の有無を確認する[1,2]。
2) 供給装置の温度表示を確認し, ダイアライザを触れてみる。異常があれば透析装置のカプラを外し, すぐにダイアライザ内の透析液を排液する。装置内蔵以外の温度計で透析液温度を測定し, 正常温度になることを確認し, 透析を再開する。
3) 溶血した場合は速やかに血液ポンプを停止し, 返血操作は行わないで, ダイアライザおよび血液回路を破棄して, 全交換を行う（「19. 溶血」の項を参照）。

原因と対策

1. 温度制御機構の故障

原因：電子基盤の制御異常や誤作動, サーミスタの故障など。
対策：始業前点検や定期の保守管理を確実に行うことが重要である。サーミスタへの炭酸カルシウムの付着によって, サーミスタが誤作動を起こす場合があるので[3], 配管の洗浄消毒が確実に行われているか確認する。

2. 透析用水の水温異常

原因：供給装置の調整能力では対応できない透析用水の原水温の低下や上昇（特に冬季の低下）。

表 透析液温度異常に伴う主な症状

1. 低温透析液（35℃以下）
   冷感，悪寒戦慄，除脈，一過性の血圧上昇，頭痛，シャント部血管痛など
2. 高温透析液（41℃以上）
   熱感，発汗，血圧低下，呼吸数増加，血管痛，意識障害，痒みなど
   43℃を超える高温では，赤血球の熱傷による溶血を引き起こす場合がある。

〔文献1，2）を参考にして作成〕

対策：水処理装置の水温，動作状況を確認し，水温低下の場合は水処理装置のヒータでの加温を試みる。

参考文献

1) 仲里 聰，熊谷 誠，他：透析液供給装置の異常．大平整爾，伊丹儀友（編）：血液透析施行時のトラブルマニュアル，改訂第2版，pp352-380，日本メディカルセンター，東京，2008
2) 山家敏彦，篠田俊雄：事故と安全対策．透析療法合同専門委員会（編）：血液浄化療法ハンドブック 2014，pp73-74，協同医書出版社，東京，2014
3) 岩元則幸：透析液温度異常．中本雅彦，他（編）：透析療法事典，pp226-227，医学書院，東京，2005

24. バスキュラーアクセスの種類と選択

佐々木裕和

概　要

　HDやHDFなどの血液浄化療法は，患者の血管から血液を取り出し（脱血），ダイアライザで浄化した後に再び患者の血管に血液をもどす（返血）操作であり，脱血および返血に必要な部位をVAと称する。安全な血液浄化療法を実施するには，患者の状態に合わせたVAが必要不可欠であり，有効な血流量，150～250 mL/min程度を確保する必要がある。

　末梢表在静脈では十分なQ_Bを確保できないため，AVFやAVGを作製する必要がある。しかし，わが国の新規透析導入患者は高齢化が進み，糖尿病性腎症が導入原疾患の44％を占め[1]，血管の動脈硬化が強く，VAの作製に難渋することが多くなってきており，JSDTは，「慢性血液透析用バスキュラーアクセスの作成および修復に関するガイドライン」を作成した[2]。

種類と選択

　バスキュラーアクセスには，代表的な形態として，①**動静脈瘻**，②**動脈表在化**，③**留置カテーテル**がある（表1）[2,3]。

1．動静脈瘻

　新規作製のVAはAVFが第一選択である。AVFはBrescia & Ciminoらが1966年に報告[4]して以降，わが国でも約9割で使用されて普及している[1]。AVF作製部位は手関節部もしくはタバチエール（Tabtiere-anatomical box），吻合術は橈骨動脈-橈側皮静脈端吻合の術式を第一選択とする。この部位での作製が困難な場合もあるが，安易に同側肘窩部や対側上肢を選択せずに，末梢静脈血管から中枢側へ作製可能な部位を検索してみることである。表在静脈での作製が困難な場合は，AVGの適応となり，その植え込みは上肢を第一選択とする。人工血管の移

植はループ型またはストレート型があり，ループ型は血管選択と穿刺の範囲を広くとれるため作製頻度が高い。わが国では，expanded-poly-tetrafluoroethylene（ePTFE：ゴアテック®），polyurethane（PU：ソラテック®），polyolefin-elastomer-polyester（PEP：グラシル®）の3種類が人工血管として使用可能である[2,3]（表2）。AVGはAVFと比べ開存率に劣り，術後の感染や止血困難，早期から心負荷が増大する危険性が高いことを認識しておかなければならない。

作製時期は，HDの導入準備として，AVF初回穿刺より最低でも2〜4週間前に，AVG初回穿刺よりも3〜4週間前に作製することが望ましい[5]。米国のK/DOQI（Kidney Diseases Outcomes Quality Initiative）ガイドラインでは導入6カ月前か，少なくとも数カ月以内のVA作製を推奨している[6]。AVFの作成部位を決定するのに考慮する因子を表3に示す[2]。

2．動脈表在化

動静脈瘻が何らかの理由で作成できない症例などに適応[2]となる（表1）。表在化が可能な動脈は上腕動脈または大腿動脈であるが，わが国では約9割以上で上腕動脈を使用している[7]。問題点は動脈を毎回直接穿刺するため動脈損傷を合併することや，返血に使用する静脈血管が荒廃することなどである。動脈表在化を作製する前には，返血として使用する末梢静脈の有無を確認する必要がある。

3．留置用カテーテル

留置用カテーテルは，主に末期腎不全や急性腎障害患者の緊急血液透析導入や，前記動静脈瘻や動脈表在化の使用困難時の緊急避難，四肢血管の荒廃，小児末期腎不全などに適応となり（表1），主にブリッジユース（bridged use）として用いられる。留置部位は右側の内頸静脈を第一選択とする。留置カテーテルには非カフ型とカフ型の2種類がある。短期間の使用を目的とした非カフ型の1回使用期間は3週間程度が妥当である。長期間の使用を目的としたカフ型の1回使用期間は3カ月程度が妥当である[2]。

表1 VAの種類と適応，特徴

	AVF	AVG	動脈表在化
選択順位	第一選択 (緊急時以外)	第二選択	第三選択
適応	心機能が問題ない	心機能が問題ない 表在静脈での作製が困難	1. 左室駆出率30〜40%以下 2. 表在化静脈の荒廃により内シャント作製が困難 3. 吻合する適当な静脈が存在しない 4. AVFもしくはAVGでスチール症候群を生ずる 5. AVFにて静脈高血圧を生ずる 6. 頻回なアクセストラブルを発症している 7. その他
主な作製部位	前腕	上肢 または 下肢	上腕
使用開始時期	術後14日前後	術後14日前後	術後14〜28日後
感染発症率	低い	やや高い	低い
心臓への負荷	負荷あり	自己血管より負荷大	なし
一次初回開存率(3年)	80〜90%(若年群) 60〜70%(高齢者群) 50〜60%(糖尿病群)	50%以上(ePTFE)	85%
開存期間	最も長い	長い	長い
その他の問題点	静脈高血圧 穿刺痛 スチール症候群	静脈高血圧 穿刺痛 スチール症候群	動脈閉塞 穿刺痛

ePTFE：expanded-polytetrafluoroethylen

　問題点は，留置することによる細菌感染や中心静脈狭窄，血栓形成のリスクと挿入時の合併症である気胸，血胸，縦隔血腫，不整脈，心タンポナーデ（以上は内頸静脈または鎖骨下静脈使用時）や随伴動脈を含めた血管損傷などである。

留置用カテーテル	
非カフ型	カフ型
第一選択（緊急時）	第四選択
1. ESKDや急性腎障害患者の緊急HD導入時 2. 他のVAが使用不能となった場合の緊急避難 3. その他	1. 四肢の血管荒廃低血圧などで，内シャント作製困難 2. 高度の心不全 3. 高度の四肢拘縮や穿刺痛不耐，不意の体動で穿刺が危険 4. 小児末期腎不全 5. その他
内頸静脈 または 大腿静脈	内頸静脈
挿入当日	挿入当日
最も高い	
なし	
—	
最も短い	やや短い
カテーテル挿入時合併症 カテーテル関連感染症 中心静脈血栓閉塞	

〔文献 2, 3) を参考にして作成〕

対 策

　VA の選択は，VA を作製する十分な準備期間のある HD の場合，AVF の作製を第一選択とし，VA がない緊急 HD の場合，非カフ型留置用カテーテルを挿入し，その後 AVF の作製を原則とする。AVF 以外の VA は病態に応じて適宜選択して

第Ⅰ章　腎代替療法

表2 わが国で使用可能な AVG に用いられる人工血管の種類と特徴

	ePTFE	PU	PEP
長所	抗屈曲性がある 長期成績が良好	術後浮腫が少ない 術中の出血が少ない 早期穿刺が可能	唯一の国産人工血管 抗屈曲性がある 早期穿刺が可能
短所	術後浮腫が強い 術中の止血に時間がかかる 早期穿刺は不可能	屈曲しやすい	長期成績が得られていない やや吻合の難易度が高い
穿刺可能時期	術後 14〜21 日前後	術後 2 日以降	術後 2 日以降

ePTFE：expanded-polytetrafluoroethylen　PU：polyurethane　PEP：polyolefin-elastomer-polyester

〔文献 2, 3）より引用，一部改変〕

表3 AVF の作成部位を決定するのに考慮する因子

1. 動脈の径と壁の石灰化
2. 静脈の径と連続性
3. 動静脈の走行と相互の位置関係
4. 患者の全身状態，予後
5. 末梢循環不全の有無
6. 心機能

〔文献 2）から引用〕

いく必要がある。

参考文献

1) 日本透析医学会統計調査委員会：わが国の慢性透析の現況（2008 年 12 月 31 日現在）．日透析医学会誌 43, 1-35, 2009
2) 日本透析医学会バスキュラーアクセス改訂 ワーキンググループ委員会：慢性血液透析用バスキュラーアクセスの作製および修復に関するガイドライン．日透析医学会誌 44：855-937, 2011
3) 西田隼人, 他：バスキュラーアクセスの作製と修復. 腎と透析 74：907-913, 2013
4) Brescia MJ, el al：Chronic hemodialysis using veni-puncture and a surgically created arterionenous fistula. N Engl J Med 275：1089-1092, 1966
5) 日本透析医学会維持血液透析ガイドライン：血液透析導入．日透析医学会誌 46：1107-1155, 2013
6) Vascular Access 2006 Work Group：Clinical practice guidelines for vascular access. Am J Kidney Dis 48（Suppl 1）：S176-247, 2006

7) 阿岸鉄三, 他：慢性血液透析患者用ブラッドアクセスの現況―全国透析施設集計例の分析を中心に―. 臨牀透析 16：1447-1452, 2008

25. ボタンホール

岡田一義

概　要

　Twardowski は，HD ごとに AVF の穿刺部位を変えるのではなく，同一部位に反復穿刺することにより，穿刺痛が軽減されるうえ，合併症の頻度が低下し，開存率が向上することを報告し，ボタンホール（BH）穿刺と命名した[1]。しかし，鋭い穿刺針で同一穿刺孔を正確に穿刺することは困難で，穿刺孔が広がる欠点もあった。Toma らは，バイオホールスティック®と先端が鈍の穿刺針を考案し，穿刺孔が 1 点しかできない BH 穿刺法を確立したが[2]，このスティック®は保険適用外であり，コストがかかることと，BH の作製に 2 週間前後の期間が必要であった。

　そこで，Twardowski らの方法と Toma らの方法の長所を組み合わせ，われわれが確立した特別な器具が不要な簡易 BH 作製法を図に示す[3,4]。

　まず，穿刺したことがない部位に，通常穿刺針で穿刺し，次回，同じ部位に BH 専用針（セーフレットカニューラ GA®，クランプキャス P ペインレスニードル®）**を挿入する**。初回通常穿刺針の穿刺と次回 BH 専用針の挿入は，スタッフを固定せずに行ったが，8 症例中 7 症例で BH 専用針を挿入できた。BH 作製前の挿入痛と BH 作成 30 日後の挿入痛を比較すると，6 症例で低下し，疼痛をまったく自覚しなくなった症例も認められた。また，20 分かかっていた止血時間が 10 分へ短縮した症例も認めた。

　穿刺孔の広がり，コスト面，穿刺スタッフの固定などの BH 作製法の短所を改善できる，1 回穿刺による簡易 BH 作製法は，多くの症例に安全に施行できる有用な方法であり，BH の普及

①通常針にて穿刺

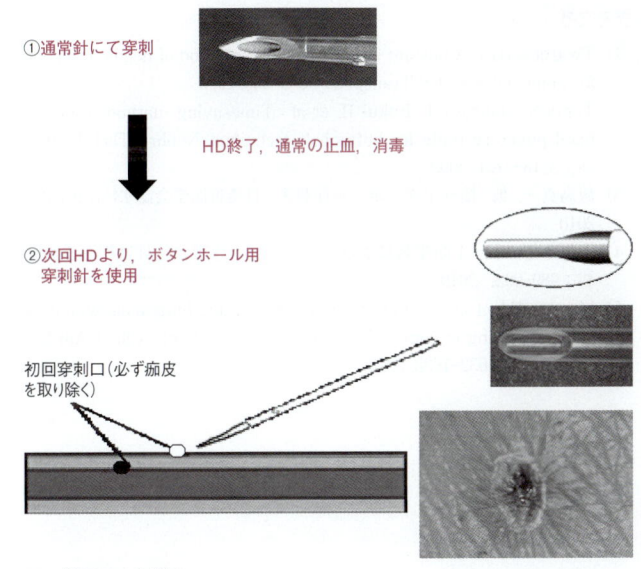

HD終了，通常の止血，消毒

②次回HDより，ボタンホール用穿刺針を使用

初回穿刺口（必ず痂皮を取り除く）

図　簡易BH作製法

につながることが期待される。

対　策

　BHのルートとしては，AVF吻合部より距離をあけ，腕の動きで皮膚と血管がなるべくずれず，血管痛が少ない部位で，血液リサキューレーションが少なく，HDの治療効率が十分得られる2カ所の部位を選択することが重要である。また，**BH専用針を挿入する前に，穿刺孔に形成された痂皮を18G注射針などを用いて丁寧に剥がさなければならない。**

　ランダム化比較試験ではBH穿刺の有用性は確かめられていないため[5]，BH穿刺を実施していない施設では，穿刺困難な症例，穿刺痛が強い症例，止血時間が長い症例などに限定して取り組み，針刺し事故の防止にもつながるBHは医療安全の面からも推進することが重要である。

参考文献

1) Twardowski Z：Constant site (buttonhole) method of needle insertion for hemodialysis. Dial Transpl 24：559-560, 1995
2) Toma S, Shinzato T, Fukui H, et al：Timesaving method to create fixed puncture route for buttonhole technique. Nephrol Dial Transpl 18：2118-2121, 2003
3) 飯島真一, 他：簡易ボタンホール作製法. 日透析医学会誌 43：839-842, 2010
4) 小川千恵, 他：1回穿刺によるボタンホール作製法. 日透析医学会誌 43：989-992, 2010
5) MacRae JM, et al：A randomized trial comparing buttonhole with rope ladder needling in conventional hemodialysis patients. Clin J Am Soc Nephrol 7：1632-1638, 2012

4 バスキュラーアクセス

26. アクセストラブルの管理

佐々木裕和

概　要

VA は，RRT である維持 HD を円滑に継続していくうえで最も必要不可欠なものである。わが国の慢性透析治療の形態は HD が約 97％を占めており[1]，VA の長期的な使用が望まれる。しかし，基礎疾患である糖尿病性腎症や腎硬化症，あるいは高齢者導入患者および透析患者平均年齢 68.4 歳という高齢化，10 年以上の長期継続症例など動脈硬化の強い症例が増加しているため[1]，VA の作製と修復は難易度が高くなっている。また，血液浄化に必要な Q_B が確保できない状態に至ることも少なくない。JSDT は，「慢性血液透析用バスキュラーアクセスの作製および修復に関するガイドライン」のなかで VA トラブルの管理についての指針を作成した[2]。

診　断

VA の種類には，「24. バスキュラーアクセスの種類と選択」の項で述べたように，自己血管および人工血管を用いた動静脈瘻（AVF および AVG），動脈表在化，留置カテーテルがある。**VA の診断と評価には視診・触診・聴診などの基本的な理学所見と血流不全・穿刺困難・静脈圧上昇あるいは再循環による透析効率の低下などの臨床所見が重要となってくる。**

アクセストラブルは，理学所見と臨床所見を総合的に判断し，各々の VA に応じた特有な症状から診断に至ることが多く，診断には血管超音波や血管造影などの画像検査を用いて，各種のトラブルの病態を把握する。主なアクセストラブルの治療を表 1 に示す[2,3]。

治　療

わが国の統計調査では，動静脈瘻が慢性 HD 患者における

表1 主なアクセストラブルの症状・診断方法・治療

種類	トラブル	症状	診断方法	治療
AVF または AVG	狭窄	音の減弱、狭窄音（高調音）を聴取、脱血不良、静脈圧の上昇（160 mmHg以上）、狭窄部位の触知、再循環による透析効率の低下（AVFもAVGも吻合部静脈側近傍が最多）	血管超音波で血流量評価（AVFは500 mL/min未満、AVGは650 mL/min未満、またAVF・AVGともにベース流量より20％以上の減少）、それらが4カ月続く場合血管造影を推奨	AVF：狭窄部位にPTA、場合によってはステント留置、短期間頻回再狭窄の場合は再建も考慮 AVG：狭窄部位にPTA、短期間頻回再狭窄の場合は再建も考慮
	閉塞	AVF：音の完全消失、スリルの完全消失、吻合部の拍動、疼痛、発赤、閉塞部前の怒張 AVG：音の完全消失、疼痛、閉塞部の吻合部および近傍静脈の怒張		AVF：閉塞部へのマッサージ、ウロキナーゼ投与、改善なければ外科的処置として血栓除去、もしくはシャント再建術 AVG：ウロキナーゼ投与、改善なければ外科的処置として血栓除去、もしくはVA再建術
	静脈高血圧症	VA肢上肢の発赤腫脹（心臓近位側の静脈狭窄では肩、顔まで腫脹することがあり）	血管超音波もしくは血管造影で狭窄部・閉塞部を確認	吻合部より中枢の主静脈の閉塞：PTA、外科的処置として手背静脈に流出する末梢静脈の結紮
	スチール症候群	吻合静脈の過剰血流により末梢動脈の虚血性循環障害を起こす、指・手掌・前腕などの蒼白・冷感、時に疼痛、壊死を伴う	血管超音波もしくは血管造影で狭窄部を確認	吻合部より末梢動脈の狭窄部位に対してPTA、外科的処置としては吻合部の静脈中枢側の縫縮術
	瘤	狭窄の手前に発生することが多い、また同部位は頻回穿刺により発生する、疼痛を伴わないことも多い	血管超音波もしくは血管造影で瘤を評価	感染や短期間の急激な拡大などの破裂兆候がなければ治療の必要なし、美容的に外科的切除をする例もある（径3cm以上は注意する）

第Ⅰ章 腎代替療法

AVG	感染	発熱、熱感、発赤、排膿、腫脹など	血液検査、培養検査	広域スペクトルの抗菌薬+VCM投与、改善なければ早急に外科的切除。人工血管の感染の場合は切除となる可能性が高い
	返血血流	心臓への前負荷増大によるうっ血、心拡大	血管超音波で血流を評価。VA血流が1,500～2,000 mL/min以上、もしくは手術前から血流が拍出流量の30～35%以上で高心拍出性心不全をきたすことがある	高血圧・心不全に対し降圧や除水強化、吻合部の静脈中枢側の縫縮術。改善なければVAを閉塞した後再建
	血清腫	ePTFE人工血管の合併症。人工血管壁面から持続漏出する血清成分。黄色半透明なゼリー状の腫瘤	血管造影やCT血管超音波検査で腫瘤内に血流がないことを確認	手術は切開ドレナージ、腫瘤の摘出。人工血管部分置換または全抜去。人工血管置換を含めた腫瘤摘出が確実
留置カテーテル	感染	排膿、汚臭、発赤、発熱	血液検査、排膿時はカテーテル先端の細菌培養検査提出。カテーテル交換時にカテーテル先端の細菌培養を行う。起因菌はブドウ球菌が最も多い	カテーテル入れ替え、必要に応じて抗菌薬投与
	閉塞	脱血不良、返血圧上昇	X線で位置異常の有無を確認。カテーテル先端が血管壁に付着している。血栓による閉塞、カテーテルの迷入、カテーテルの破損がある	ウロキナーゼでカテーテル内に注入または持続注入。非カフ型の場合はカテーテルの位置を変更もしくは入れ替え、カフ型の場合は入れ替えを考慮

VCM：vancomycin バンコマイシン、ePTFE：expanded-poly-tetra-fluoro-ethylene

[文献2, 3) より引用]

表2 バスキュラーアクセスの作製と修復を困難にする諸因子

1. 透析期間の長期化
   - (病態) 血管の損傷 → (対応) AVG または留置カテーテル
   - (病態) 心機能低下 → (対応) 動脈表在化または腹膜透析へ移行
2. 新規導入患者の高齢化
   - (病態) 血管の損傷 → (対応) AVG
   - (病態) 心機能低下 → (対応) 動脈表在化または腹膜透析の選択
3. 心機能障害患者の増加
   - (病態) 心機能低下 → (対応) 過剰血流の是正,動脈表在化,血管内留置カテーテル
4. PTA 関連手技の保険適用
   - (病態) アクセストラブル → (対応) PTA または再建術,PTA 回数制限
5. 血管アクセス作製医の不足
   - → (対応) VA 作製医の育成,手技の標準化,大規模臨床研究 (エビデンス)
6. 血管アクセスの維持管理
   - → (対応) 医師・看護師・技師・患者による協同作業,維持管理マニュアル

〔文献2) より引用,一部改変〕

VA の約 96.8％ を占め[4],AVF と AVG で多少トラブルは異なるが,高頻度なトラブルは狭窄または閉塞である[2]。狭窄または閉塞の治療法は PTA に代表されるバスキュラーアクセスインターベンション治療 (vascular access intervention therapy:VAIVT) や外科的治療となる。

2012 年の保険診療の改定以降,PTA は3カ月ごとに1回の適応となっており,3カ月以内に PTA を2回以上必要とする症例においては外科的再建術が選択肢の1つとなる。

その他のアクセストラブルとして,瘤,静脈高血圧症,スチール症候群,過剰血流,感染,血清腫などがあげられる[2,3]。

対 策

VA の作製と修復を困難にする因子 (表2) は,VA 関連合併症を伴いやすい[2]。VA 関連合併症の出現率は,AVF が最も低い[2]。VA の形態別 (動静脈瘻,動脈表在化,留置カテーテル) 1年生存率を比較してみると,AVF の死亡リスクが最も低かった[4]。AVF の維持が生存率につながることから,透析医療

従事者は患者本人または家族に理学所見である視診・触診・聴診を日常的に行うことを指導し，VAの重要性を認識してもらうことが大切である．

参考文献

1) 日本透析医学会統計調査委員会，他：わが国の慢性透析療法の現況（2012年12月31日現在）．日透析医学会誌 47：1-56，2014
2) 日本透析医学会：2011年度版 慢性血液透析用バスキュラーアクセスの作製および修復に関するガイドライン．日透析医学会誌 44：855-937，2011
3) 赤松 眞（編著）：バスキュラーアクセス修復術 感染に対する外科的治療．バスキュラーアクセス完全マスターガイド，pp83-86，メディカ出版，東京，2010
4) 日本透析医学会統計調査委員会：わが国の慢性透析の現況（2008年12月31日現在）．日透析医学会誌 42：1-35，2009

27. バスキュラーアクセスにおける血液再循環

水盛邦彦

概　要

VAにおける**血液再循環**とは，返血側アクセス部に環流された血液の一部が直ちに再度脱血側アクセス部より脱血されてしまうことであり，結果として**透析効率の低下を引き起こす**。血液再循環では臨床における特異的な所見は少なく，見逃されやすいため，血液再循環に対する意識を常に持ち，日常的なスクリーニングを行うことが重要となる。

臨床所見

血液再循環を疑う所見を表に示す[1]。血液再循環が疑われる場合，VAと血液回路の接続間違いや穿刺部位，VAの狭窄や閉塞がないかを確認する。原因が明らかでなければ再循環率を測定する。再循環を認めた場合，血管造影などによるVAの評価が必要になる[1]。

再循環率の測定

JSDT「慢性血液透析用バスキュラーアクセスの作製および修復に関するガイドライン」では，AVF，AVGのサーベイランスとして再循環率の測定が可能であるとされ，そのなかで「再循環率は参考として可能であれば測定する。再循環率の測定は尿素法によらない希釈法または尿素希釈法により測定す

表　血液再循環を疑う臨床所見

1. 静脈圧上昇
2. 血液回路内の異常な濃縮
3. 脱血開始直後の動脈側血液の希釈
4. 透析条件に見合わない透析効率の低下
5. 透析前の尿素窒素・クレアチニン値の上昇傾向

〔文献1）より引用，一部改変〕

る。3点法の尿素希釈法は使用してはならない。2回以上の再循環率の測定で，尿素希釈法を用いた場合は15％以上，尿素法以外の希釈法を用いた場合は5％以上であればその原因を検索する必要がある。」とされている[2]。近年，VAの再循環率の測定をスクリーニング的に実施することによるVA管理の有用性も報告されており[3]，日常的なVA管理法の1つとして今後の普及が期待されている。再循環率の測定方法を以下に示す。

1．尿素希釈法[2]

HD開始後30分に限外濾過を停止して測定する。

1）動脈側（A）と静脈側（V）からサンプルを採血する。
2）採血後すぐにQ_Bを120 mL/minに低下させる。
3）血流を下げた後，10秒後に血液ポンプを停止する。
4）動脈側のサンプルポートの下流をクランプする。
5）動脈側のサンプルポートより採血する（S）。
6）クランプをはずし，HDを再開する。
7）A，V，SのBUN濃度を測定し，再循環率（R）を計算する。

$$R = (S - A)/(S - V) \times 100$$

2．CRIT-LINE® 法[4]

CRIT-LINE® モニタ（JMS）は専用のクリットラインチャンバをダイアライザ直前に接続し，センサクリップで挟むことでクリットラインチャンバ内の患者血液にセンサ部から近赤外線を発光し，センサクリップの発光部と受光部の近赤外線量の差から血液中のヘマトクリット（Ht）値，酸素飽和度を非侵襲的かつ連続的に測定可能なモニタリング装置である。

CRIT-LINE® モニタは生理食塩水を動脈側，静脈側からそれぞれ注入したときの希釈の程度（Htの低下）から再循環率を推定する。静脈側に注入生理食塩水を注入したときの希釈曲線の面積と，動脈側に生理食塩水を注入したときの希釈曲線の面積との比から再循環率を算出する。実際の測定時には生理食塩水の注入時間や注入量を厳密に行う必要があり，日常的に行う場合にはマニュアル作成などによる手技の統一化が重要である。

3．超音波指示希釈法[4]

ニプロ社製透析モニタHD02®を用いる測定法である。HD02®は血液回路の動脈側と静脈側に超音波センサを接続し、センサ内の超音波伝達時間を測定することで、実血流量を測定可能なモニタリング装置である。また、血液と生理食塩水の超音波伝達速度の差を利用して、静脈側エアトラップチャンバの薬液注入ラインから生理食塩水を注入したときの動脈側と静脈側のセンサにおける希釈面積の比から再循環率を算出できる。

4．BV計による測定法[4]

日機装社製多用途透析装置DCG-03®、DBG-03®に組み込まれたBV計を用いる方法である。BV計に動脈側、静脈側血液回路を装着し、血液回路に近赤外光を照射する。その反射光の強度と血液の濃縮・希釈との相関性を利用して、循環血液量の変化率（ΔBV）を非侵襲的かつ連続的に測定可能なモニタリング装置である。

装置のスイッチを押すだけで急速除水(約10 mL)が行われ、血液濃縮を動脈側、静脈側で測定して再循環率を算出する。非常に簡便な方法であるが、推奨血液回路以外の血液回路を用いる場合には、あらかじめ補正を行う必要がある。また、患者の体動やHt値が低い場合などによっては誤差を生じる可能性があるため留意する必要がある。

5．クリアランスギャップ法

クリアランスギャップ（CL-Gap）は設定透析効率と実測透析効率の差、つまり透析膜側のクリアランス理論値（theoretical clearance：tCL）と生体側の有効クリアランス（effective clearance：eCL）との差で示され、

$$CL\text{-}Gap\ [\%] = (tCL-eCL)/tCL \times 100$$

で計算される（正常値10%以下）。eCLは $K = V/T \times Kt/V$ で計算され、Kはクリアランス[mL/min]、Vは体液量（Watoson PE式＋体重増加量）[mL] を表す。Kt/Vは、Shinzato式またはDaugirdas式を用いる[5]。VA機能不全が認められない場合にはtCLとeCLはほぼ等しくなり、結果としてCL-Gapは0に

近くなる。VA とダイアライザの間に血液再循環がある VA 機能不全では，tCL に対して eCL が低下することにより CL-Gap は上昇し，その差は再循環率が高いほど大きくなる。したがって，CL-Gap の上昇は VA における血液再循環の可能性を示唆しており，CL-Gap 法を用いることで VA での血液再循環による Kt/V 低下症例や VA 機能不全症例の検出に有用であるとされている[6]。

参考文献

1) 武本佳昭，他：血液再循環．大平整爾，伊丹儀友（編）：血液透析施行時のトラブルマニュアル，改訂第2版，pp274-281，日本メディカルセンター，東京，2008
2) 久木田和丘，他：慢性血液透析用バスキュラーアクセスの作製および修復に関するガイドライン．日透析医学会誌 44：855-937，2011
3) 鈴木雄太，他：再循環率測定による Vascular Access 管理：日血浄化技会誌 21：288-291，2013
4) 崎山亮一，他：バスキュラーアクセス機能のモニタリング：Clinical Engineering 23：751-757，2012
5) 鵜川豊世武：バスキュラーアクセスインターベンション治療とクリアランスギャップ．Clinical Engineering 23：772-780，2012
6) 小野淳一，他：常識 クリアランスから計算された標準化透析量．Clinical Engineering 18：154-160，2007

4 バスキュラーアクセス

28. ミルキング法

逸見聖一朗

概　要

ミルキング法とは，AVFが閉塞した場合，血管をマッサージするようにミルキングを行うことで，シャント血流を再開通させる方法である。**AVF閉塞後ミルキングまでの時間が短いほど，血流再開通の可能性は高い。**

方　法

AVFの静脈側吻合部は狭窄の好発部位である[1]。ミルキング法は，静脈を吻合部から中枢に向かって，止血圧程度の強さで，1分間程度マッサージをする用手法である[2]。

また，吻合部近傍の静脈から吻合部方向に穿刺し，**ウロキナーゼ（6〜12万単位）を持続注入**しながらミルキングを行うことも有効である[3]。ウロキナーゼの持続注入は，シャント肢の血栓形成予測部位よりも上方を駆血しながら行うことを念頭に置く。

禁　忌

ミルキング法が禁忌とされる項目を表にあげる[2]。

表　ミルキング法の禁忌

1. AVF作製後2週未満の血管
2. 狭窄部位に強度の痛みや腫脹がある場合，また感染兆候のあるVA
3. 外科的に処置が必要なVA瘤
4. 人工血管
5. ステントの挿入された血管およびステントの両端部分
6. ステロイド長期投与者，高齢者，皮膚が薄く内出血や表皮剥離のリスクがある患者
7. 心房中隔欠損，心室中隔欠損のある患者
8. 狭窄部位や閉塞部位が体表にない場合

〔文献2）より引用，一部改変〕

対　策

　原因は血栓性の閉塞が多く，低血圧や脱水，凝固異常，穿刺部圧迫，感染などが背景として存在する場合があり[3]，ミルキングを施行する際には，原因究明と予防的処置を行うことも大切である。

　ミルキング法は，AVF 閉塞時の簡便かつ緊急的な措置として位置づけられ，**医師の指示のもとで行わなければならない。**再開通が得られない場合は，PTA や VA 再建術など，次の手を考慮すべきである。

参考文献
1) 日本透析医学会（編）：慢性血液透析用バスキュラーアクセスの作製および修復に関するガイドライン．日透析医学会誌 38：1435-1551，2005
2) 石田容子，他：シャントミルキング法による狭窄音消失の報告．腎と透析 75（別冊）：84-85，2013
3) 小銭太朗，他：ブラッドアクセス急性閉塞に対するウロキナーゼマッサージ法の治療成績．日救急医会誌 17：76-78，1996

29. 腹膜透析の種類と適応

根岸英理子

概要

PD には大きく分けて，1 日 4 回のバッグ交換手技が必要な CAPD と，夜間に自動腹膜灌流装置（ゆめ®，ゆめプラス®，キャプディール® など）を用いてバッグを自動交換する APD がある[1,2]。さらに APD のなかに，① CCPD，② 夜間間欠的腹膜透析（nightly intermittent peritoneal dialysis：NIPD），③ タイダール腹膜透析（tidal peritoneal dialysis：TPD）がある[2]。PD の種類（表 1）と治療パターン（図）を示す。

PD は絶対的禁忌以外で施行可能であり，適切な情報提供のもとで患者の自己選択が基本である。

近年，PD first と PD last という適応概念が普及している。PD first とは，RRT として最初に PD を選択し，活動力の高い生活を過ごすことである[3]。PD の長所は残腎機能を長期に維持すること，QOL を高く維持できることであり，これらは PD first を積極的に推奨する理由となっている。残腎機能の低下に伴い PD 液のブドウ糖濃度を高くしたり，HD を併用し，最

表 1 PD の種類と方法

CAPD		就寝中 1 回および日中 2〜3 回のバッグ交換を行う方法
APD	CCPD	自動腹膜灌流装置を使用し夜間に透析を行い，昼間は長時間貯留する方法
	NIPD	自動腹膜灌流装置を使用し夜間に透析を行い，終了時に廃液し昼間は腹腔に液を貯留しない方法
	TPD	最初の透析液を注入後に各サイクルごとに，最後まで排液せず次の注液に移行する方法

NIPD：nightly intermittent peritoneal dialysis　夜間間欠的腹膜透析
TPD：tidal peritoneal dialysis　タイダール腹膜透析

〔文献 2）より引用，一部改変〕

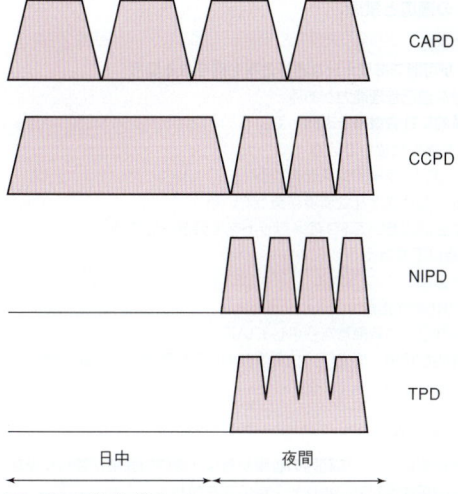

図　PDの治療パターン
NIPD：nightly intermittent peritoneal dialysis　夜間間欠的腹膜透析
TPD：tidal peritoneal dialysis　タイダール腹膜透析
〔文献1）より引用，一部改変〕

終的にHDへ移行する。一方，PD lastとは，心血管合併症やバスキュラーアクセスの確保が困難になれば消極的適応でPDを再度導入する考え方である。終末期を在宅で迎えたい患者や家族にとってPDの利点が最大限発揮される選択肢と考えられる。

適　応

PDの適応と禁忌について**表2**に示す[4]。

対　策

PDの処方を決定する際には腹膜平衡機能試験（peritoneal equilibration test：PET）が必須であり，少なくとも半年から1年に1回の施行が推奨されている[5]。尿素Kt/Vやweekly Ccr，β_2-MGなどで透析効率や透析量を評価し（「34. 腹膜透析の適正指標」の項を参照），PETの結果や患者のライフスタ

表2 PDの適応と禁忌

1. 積極的適応
   A. **PDが可能であり十分な透析効率を得られる場合**
   B. **十分な自己管理能力がある**
   C. **積極的に社会復帰を志向している**
   D. PDを強く希望している
   E. 高いコンプライアンスを有する
   F. 家族,会社など社会環境が整っている
   G. 日常生活においてPDのメリットを十分享受できる
   H. 60歳以下である
2. 消極的適応
   A. VAの作製が困難
   B. 重篤な心・血管障害を合併している
   C. 地理的な理由,低血圧,抗凝固薬の使用困難などでHDが施行できない
   D. 寝たきり症例
   E. 乳幼児,小児
3. 絶対的禁忌
   A. 腹膜機能低下や,**広範囲の腹膜癒着など腹腔内面積が著しく少ない場合**
   B. 感染の可能性が高い身体的欠損の存在がある
   C. 患者自身が腹膜透析に関する教育訓練に耐えられない
4. 相対的禁忌
   A. 多発性嚢胞腎で有効面積が得られないもの
   B. 鼠径ヘルニア,横隔膜ヘルニアがあるもの→手術治療後には可能になる
   C. 高度の換気障害者
   D. 人工肛門所有者
   E. 憩室炎をよく起こす患者
   F. ステロイド服用者
   G. 抗菌薬アレルギー患者
   H. 炎症性腸疾患

〔文献4〕より引用,一部改変〕

イルを踏まえた処方の調整が必要である。

参考文献

1) 細谷龍男(監),横山啓太郎,他(編):腹膜透析管理基準 PD療法の処方.腹膜透析療法マニュアル,pp103-107,東京医学社,東京,2011
2) 石崎 允(監),今井裕一,他(編):APDの選択.CAPD実践マニュアル,pp78-79,医学書院,東京,2003
3) 鈴木正司(監):血液浄化療法の原理.透析療法マニュアル,改訂第7版,pp221,日本メディカルセンター,東京,2010

4) 富野康日己：CAPD とは？よくわかる CAPD 療法，pp13-14，医療ジャーナル社，東京，2009
5) 中山昌明，他：2009 年版　日本透析医学会　腹膜透析ガイドライン．日透析医学会誌 42：285-315，2009

30. 腹膜透析液の種類と選択

岡村雅広

概　要

　PD は，透析液を腹腔内に貯留することにより体液との浸透圧差を利用して余剰な水分を除去し，また透析液と体液との拡散による老廃物の除去，電解質補正，アシドーシス補正を特徴としている[1]。これらの作用を行うため，PD 液には電解質，浸透圧物質，アルカリ化剤が含まれている。**浸透圧物質として，従来から使用されているブドウ糖だけでなく，イコデキストリンも使用されるようになった。**

種類と選択

　PD 液には Glu 液とイコデキストリン液があり，いずれも K を含有していない。代表的な PD 液を表に示す。

1．Glu 透析液

　浸透圧物質として Glu を使用している。Glu は安価で比較的安全であり，低栄養患者にはカロリー源となる。しかし高血糖を引き起こしやすく，特に糖尿病を合併している患者への使用は注意しなければならない。また，**高濃度の Glu 透析液は腹膜に対し障害を与え，腹膜劣化や EPS を招くおそれがある**[1]。腹膜機能検査および残存腎機能により透析処方を決定し，尿毒症性物質の除去効率によってバッグの交換回数および液量の変更，除水効率によってバッグの交換回数および PD 液の Glu 濃度の変更を行う。

2．イコデキストリン透析液（エクストラニール®）

　現在は，浸透圧物質として Glu ではなくイコデキストリンを使用していることが多い。イコデキストリンは Glu に比べ分子量が大きいので腹膜を通過しにくく長時間腹腔内に留まるため，持続的な除水が可能である[2]。8～12 時間の貯留が望まし

表 代表的な PD 液および組成成分

製造会社	名称	電解質 (mEq/L)					浸透圧物質		浸透圧 (mOsm/L)
		Na⁺	Ca²⁺	Mg²⁺	Cl⁻	乳酸	Glu (g/dL)	イコデキストリン (g/dL)	
バクスター	ダイアニール-NPD-2 1.5	132	3.5	0.5	96	40	1.36	—	346
	2.5	132	3.5	0.5	96	40	2.27	—	396
	4.25	132	3.5	0.5	96	40	3.86	—	483
	ダイアニール-NPD-4 1.5	132	2.5	0.5	95	40	1.36	—	344
	2.5	132	2.5	0.5	95	40	2.27	—	395
	4.25	132	2.5	0.5	95	40	3.86	—	483
	エクストラニール	132	3.5	0.5	96	40	—	7.5	282
テルモ	ミッドペリック® 135	135	4.0	1.5	105.5	35	1.35	—	353
	250	135	4.0	1.5	105.5	35	2.5	—	417
	400	135	4.0	1.5	105.5	35	4.0	—	500
	ミッドペリック®L 135	135	2.5	0.5	98	40	1.35	—	350
	250	135	2.5	0.5	98	40	2.5	—	414
JMS	ペリセート® N 360	132	4.0	1.0	102	35	1.55	—	358
	400	132	4.0	1.0	102	35	2.27	—	398
	ペリセート® NL 360	132	2.3	1.0	98.3	37	1.55	—	358
	400	132	2.3	1.0	98.3	37	2.27	—	398
日機装	ステイセーフ®バランス 1 1.5	132	2.5	0.5	95	40	1.36	—	344
	2.5	132	2.5	0.5	95	40	2.27	—	395
	4.25	132	2.5	0.5	95	40	3.86	—	483
	ステイセーフ®バランス 2 1.5	132	3.5	0.5	96	40	1.36	—	346
	2.5	132	3.5	0.5	96	40	2.27	—	396
	4.25	132	3.5	0.5	96	40	3.86	—	485

〔各社資料を参考にして作成〕

い[1]。除水不全の患者に良い適応であり，CAPD 患者の夜間長時間貯留や APD 患者の日中貯留に使用される[1]。また，Glu 透析液に比べて糖尿病合併 PD 患者の血糖変動を抑えることが可能である。**イコデキストリンはトウモロコシ澱粉から生成されているため，トウモロコシアレルギーの患者には使用禁忌である**[1]。さらに，トウモロコシは同じイネ科の穀物と交差抗原性が高いため，米，小麦，アワ，ヒエなどに対してアレルギーがある患者は事前に検査することが望ましい。

対 策

　PD 液の選択では，身体所見（性別や体格など）と臨床所見（透析効率など）を評価するとともに，患者のライフスタイルを考慮して総合的に適した条件を最優先にする。PD 液の多量貯留は腹腔内圧の上昇に伴うヘルニアを引き起こす原因になりうるため，自覚症状や随伴症状に注意する。腹膜劣化の促進因子は腹膜透析液の低 pH や Glu 分解産物（glucose degradation products：GDPs），終末期糖化産物（advanced glycation end-products：AGEs）といわれており，今後さらに PD 液の中性化や GDPs，AGEs の減少に努めることも必要となる[1]。

参考文献

1) 細谷龍男（監），横山啓太郎（編）：PD 液の特徴とシステムの種類．腹膜透析療法マニュアル，第 1 版，pp66-69，東京医学社，東京，2011
2) Steven Guest，木村健二郎（監訳）：腹膜透析における透析液 PD ハンドブック，pp39-46，東京医学社，東京，2012

5 腹膜透析療法

31. 腹膜透析休息日

岡田一義

概 要

　PD患者は毎日24時間透析を行っていたが，至適透析指標を容易に到達しやすい残存腎機能が比較的維持されている期間は，PD休息日（PD holiday）を設けても問題がないことを報告し，週に1日以上PD holidayがある間欠的なPD処方を間欠的携行式腹膜透析（intermittent ambulatory peritoneal dialysis：IAPD），間欠的自動腹膜透析（intermittent automated peritoneal dialysis：APDi）と命名し，1995年より患者管理をしている[1,2]。

　このような間欠的なPD処方は，生命予後を改善するために重要な残存腎機能の維持に悪影響を与える可能性も指摘されているが，まだ一定の見解は得られておらず，至適透析指標を維持しながらPD holiday処方を10年以上継続した症例も経験している[3]。

　現時点では**PD holidayの有用性のエビデンスはない**が，週1日のPD holidayはPD手技から解放される日が年間52日あることを意味し，多くの患者がPD holiday処方を希望する現状がある。**至適透析指標を維持（腹膜と腎のKt/Vを合計して1.7以上）したうえで，腹膜と透析液が接触しない時間を多くとることが腹膜の線維化を予防し，腹膜を長期間温存するために重要と考えている。**表1にKt/Vの計算式を示す[4]。

対 策

　残存腎機能が維持され，至適透析指標を維持できる期間は，IAPDやAPDiのPD holiday処方だけではなく，毎日PDを実施しても，1日のなかでPD休息時間がある処方も行われている。

　PD holidayを長期に継続するために**重要な対策**を表2に示す。残存腎機能を長期に維持するためには，栄養指導による塩

表1 PD 患者における至適透析指標の計算式

$$\text{腹膜 Kt/Vurea} = \frac{\dfrac{\text{排液中 UN}}{\text{UN}} \times \dfrac{\text{排液量}}{1,000}}{\text{体重} \times 0.58} \times \frac{\text{PD 施行日数}}{\text{週}}$$

$$\text{腎 Kt/Vurea} = \frac{\dfrac{\text{排液中 UN}}{\text{UN}} \times \dfrac{\text{尿量}}{1,000}}{\text{体重} \times 0.58} \times 7$$

単位
尿素窒素（urea nitrogen：UN）：mg/dL
Kt/Vurea：/week
排液量, 尿量：mL/day
体重：kg

〔文献4より引用，一部改変〕

表2 PD 休息日（PD holiday）を長期継続するための対策

1. 残存腎機能の長期維持の対策
    1) 栄養指導による塩分と水分の摂取量指導
    2) 薬物療法による体液量，血圧，CTR，血糖，脂質，尿酸，貧血などのコントロール
    3) PDによる体液量コントロール
        (1) 危険体重の設定
        (2) イコデキストリン透析液（エクストラニール®）の使用
2. 残存腎機能による体液量過剰時の対策
    1) 末梢静脈を用いた ECUM との併用
    2) HD との併用療法

分と水分の摂取量指導が基本であり，体液量，血圧，CTR，血糖，脂質，尿酸，貧血などのレベルを薬物療法で適切にコントロールする[3]。近年，ループ利尿薬で効果が期待できない乏尿PD患者にバソプレシン V_2 受容体拮抗薬（サムスカ®）を投与すると尿量および除水量が増加することが報告された[5]。しかし，保険適用はループ利尿薬など他の利尿薬で効果不十分な心不全における体液貯留であることを念頭に入れて使用する（「56. バソプレシン V_2 受容体拮抗薬の使用方法」の項を参照）。

PDによる体液量コントロールでは，危険体重（danger weight）を設定し，患者の体重が危険体重を上回ったときには，患者が塩分および水分制限をより厳しくしたり，透析液 Glu 糖濃度を一時的に増加させたり，PD holiday をキャンセルする

ことを指導しておき，早期に自宅で体液量を適正化する[6]。イコデキストリン透析液（エクストラニール®）の1日1回使用により除水量は増加するが，イコデキストリン透析液は酸性であり，Glu分解産物や終末糖化産物が蓄積し，腹膜透過性が亢進することも考え，慎重に使用する[7]。

　VAがないPD患者では，2本の末梢静脈が穿刺可能で60～100 mL/minのQ_Bが得られる場合，末梢静脈を用いたECUM（venovenous extracorporeal ultrafiltration method：VVECUM）は有用な除水方法となり，PD患者はVVECUMを経験すると，HDについて考えるようになり，患者が自己選択したPDの継続を希望し，塩分および水分制限を厳守するようになる[8]。PDの継続とともに残存腎機能が低下して体液量が過剰になり，除水量を増加させるときには，より高濃度なGlu PD液の使用方法やHD（週1日）との併用療法，VVECUMの長所と短所についての情報を患者に提供しなければならない。近年，導入時からの併用療法の報告も増えている[9]。

参考文献

1) Okada K, et al：New prescription of peritoneal dialysis：intermittent ambulatory peritoneal dialysis. Nephron 74：459-461, 1996
2) Okada K, Takahashi S：Modification of peritoneal dialysis：intermittent automated peritoneal dialysis. Nephron 77：109-110, 1997
3) 大川恵里奈，他：腹膜透析休息日継続因子についての検討．腎と透析 75：99-100, 2013
4) Okada K, et al：Implementation of a cooperative program for peritoneal dialysis. Suzuki T（ed）：Home Dialysis in Japan, pp84-92, Basel, Karger, 2012
5) Iwahori T, et al：Tolvaptan increases urine and ultrafiltration volume for patients with oliguria undergoing peritoneal dialysis. Clin Exp Nephrol（pubMed, 2013, 10, 11）
6) Okada K, Takahashi S：The concept of danger weight in intermittent peritoneal dialysis. Nephron 86：217, 2000
7) Moriishi M, et al：Correlation between peritoneal permeability and ultrafiltration volume with icodextrin-based peritoneal dialysis solution. Adv Perit Dial 20：166-169, 2004
8) 岡田一義，他：Venovenous extracorporeal ultrafiltration method（VVECUM）の有用性．日透析医学会誌 43：67-69, 2010
9) 鈴木紘子，他：腹膜透析と血液透析の併用療法で導入した糖尿病性腎症の1例．腎と透析 75：173-174, 2013

32. 腹膜機能検査の意義

村田悠輔

概　要

Towardowski らによって提案された腹膜平衡機能試験（peritoneal equilibration test：PET）の原法は，4時間のうちに透析液を6回，血液を初回と最後の2回採取する煩雑な方法であった。そのため，注液直後0時間，2時間および4時間後の透析液と2時間後の血清の Cr 濃度比（Cr D/P），2時間と4時間後の透析液 Glu 濃度とその初期濃度比（Glu D/D0）を測定する標準法 PET が用いられるようになり，D0 は注液前の透析液 Glu 濃度である 2.27 g/dL としてもよいとされた[1]。

また，近年，注液0時間と2時間後の検査を省略して4時間後のみの Cr，Glu，排液量を測定する簡易法 PET（frequently and short time PET：fast PET）も普及している（表1）[1〜5]。Cr D/P は小分子溶質の除去効率，Glu D/D0 は除水効率を評価する。

診　断

標準法 PET 検査は，2.27 w/v％ Glu 透析液（ダイアニール®

表1　PET の透析液と血液のデータ採取時間

PET の方法		時間 (h)					
		0	0.5	1	2	3	4
原法	透析液	○	○	○	○	○	○
	血液	○	—	—	—	—	○
標準法	透析液	○	—	—	○	—	○
	血液	—	—	—	○	—	—
簡易法	透析液	—	—	—	—	—	○
	血液	—	—	—	—	—	○

PET：peritoneal equilibration test　腹膜平衡機能試験，○：データ採取
〔文献1, 2）を参考にして作成〕

2.5％）2.0 L を用いて 4 時間貯留することが原則であり，その標準曲線により透過性の高いほうから"High""High average""Low average""Low"の 4 つのカテゴリーに分類される（図1）。fast PET は，Cr D/P，透析液 Glu 濃度，排液量でカテゴリー分類され（図2），血清 Glu 濃度が 300 mg/dL を超えると Glu 濃度と排液量の結果が Cr のカテゴリーと一致しない場合があり，**Cr D/P と Glu D/D0 が解離する場合は Cr D/P の結果を優先**することが推奨されている[3]。

夜間にイコデキストリン透析液（エクストラニール®）を使用している場合には，**PET 検査日の前夜は Glu 透析液**に変更しなければならない。

1. High
1) 透過性能が高いため溶質（老廃物）の除去は良好である。
2) 浸透圧物質である Glu も早期に血中に吸収される。
3) アルブミンが除去されやすい。
4) 浸透圧較差が保たれないため，水分の除去（限外濾過）＝除水は不良である。

2. High average
溶質除去，除水は比較的良好である。

3. Low average
溶質除去，除水は比較的良好である。

4. Low
1) 透過能性が低いため，溶質除去は不良である。
2) 浸透圧物質である Glu も吸収されにくい。
3) 浸透圧較差が保たれるため，除水は良好である。

治 療

PET 検査の各カテゴリーにおける腹膜透過性の特徴と好ましい透析処方を表2に示すが，残存腎機能が比較的保持されている場合には，すべての透析処方が可能である。残存腎機能が低下した場合，"High average"と"Low average"は，標準の CAPD や CCPD が選択できる。"High"は，短期間で頻回に透析液を交換する夜間間欠的腹膜透析（nightly intermittent peri-

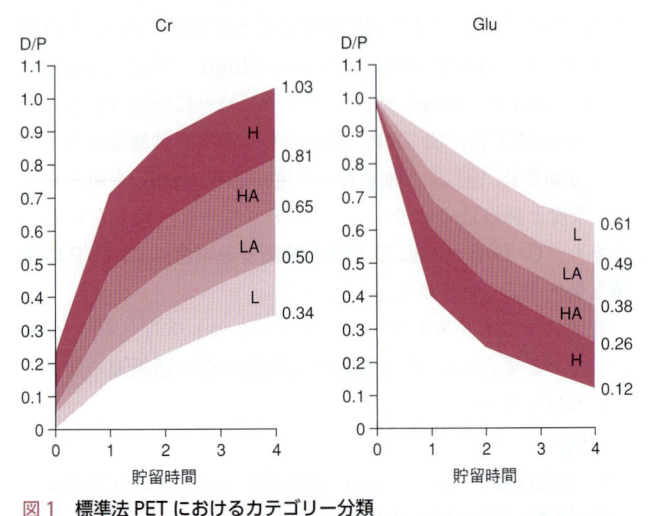

図1 標準法PETにおけるカテゴリー分類

■：Low (L)，■：Low average (LA)，■：High average (HA)，■：High (H)
〔文献1, 6) より引用〕

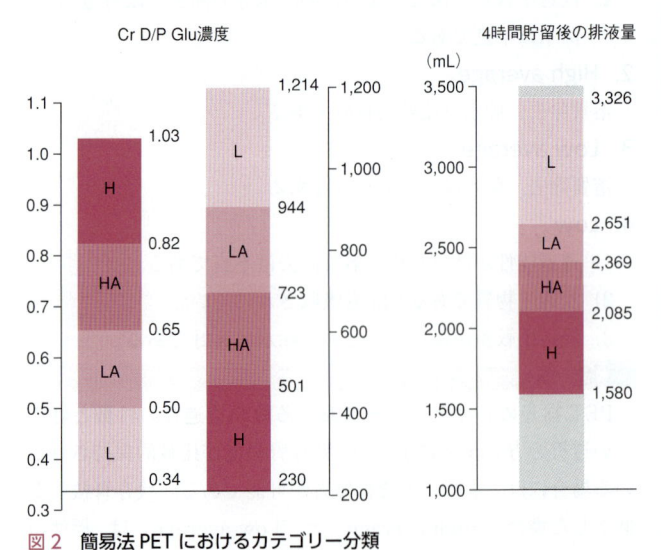

図2 簡易法PETにおけるカテゴリー分類

■：Low (L)，■：Low average (LA)，■：High average (HA)，■：High (H)
〔文献5, 6) より引用〕

表2 PETカテゴリーにおける腹膜透過性の特徴と好ましい透析処方

PETカテゴリー	溶質除去	水分除去	好ましいPD治療法と処方
High (0.82〜1.03)	良好	不良	NIPD DAPD
High average (0.65〜0.81)	比較的良好	比較的良好	Standard PD
Low average (0.50〜0.80)	比較的良好	比較的良好	Standard PD High dose PD
Low (0.34〜0.49)	不良	良好	High dose PD

標準腹膜透析であるCAPD 8 Lを使用する。
PET:peritoneal equilibration test 腹膜平衡試験
NIPD:nightly intermittent peritoneal dialysis 夜間間欠的腹膜透析
DAPD:daytime ambulatory peritoneal dialysis 昼間携行式腹膜透析
Standard PD:standard peritoneal dialysis 標準腹膜透析
High Dose PD:high dose peritoneal dialysis 高濃度ブドウ糖腹膜透析
〔文献2)より引用,一部改変〕

toneal dialysis:NIPD)や,昼間にバッグ交換を集中的に行う昼間携行式腹膜透析(daytime ambulatory peritoneal dialysis:DAPD)が適している。"Low"は,老廃物の除去のために透析液量を1日9L以上使用するhigh dose PDを考慮する。

対策

PETは定期的に6カ月から1年おきに行い,腹膜透過性や劣化を判断し,"High"に移行した場合にはEPSの合併を疑い精査する必要がある。fast PETは,患者やスタッフの拘束時間が少ない特徴があるが,患者側に依存しているため,精度が落ちないように正確な注液時間を把握し,4時間貯留後にサンプリングを行う必要がある。

参考文献

1) Twardowski ZJ, et al:Peritoneal equilibration test. Perit Dial Bull 7:138-147, 1987
2) 山下明泰:腹膜透析機能検査:PET(方法・結果・処方).腹膜透析スタンダードテキスト,pp80-83,医学書院,東京,2012
3) 日本透析医学会 腹膜透析ガイドライン.日透析医学会誌42:285-315,2009

4) 大塚康史,細谷龍男（監）：PD と腹膜機能.腹膜透析療法マニュアル,pp121-127,東京医学社,東京,2011
5) Twardowski ZJ：The fast peritoneal equilibration test. Semin Dial 3：141-142, 1990
6) PET（peritoneal equilibration test）操作手順マニュアル,バクスター

5 腹膜透析療法

33. 腹膜機能検査の操作手順

岡田一義

概　要

　PDの透析効率には腹腔内のさまざまな因子が影響し，それらは個々の患者によって異なる。そこで，腹膜機能を知るために考案された腹膜平衡機能試験（peritoneal equilibration test：PET）の手順をバクスターの資料に準じて示す[1]。標準法PETと簡易法PET（frequently and short time PET：fast PET）があり，患者に合った適切な処方を選択する際の参考や腹膜透過性が高くなっていないことの確認などのために定期的に実施する[2〜4]。

1. 標準法PET（ツインバッグシステム）

1）必要物品

1) ダイアニール-N® 2.5 ツインバッグ 2,000 mL
2) PET後注液用のダイアニール-N® ツインバッグ
3) ミニキャップキット2個（UVフラッシュシステムを使用の場合はUVフラッシュディスコネクトキット）
4) はかり
5) 時計
6) ポビドンヨード液
7) 滅菌注射器（10 mL）および23 G滅菌注射針（排液用）各4本
   滅菌注射器（5 mL）および21 G滅菌注射針（採血用）各1本
   検体用スピッツ（排液用4本，血液生化学用・血糖用）各1本

2）PET前貯留

1) PET直前は透析液を8〜12時間貯留する。

2) 使用する透析液の量とGlu濃度は限定しない。ただし，エクストラニール®はその後のPET結果に影響することが懸念されることから使用を避ける。

3) PET

1) ダイアニール-N® 2.5ツインバッグ2,000 mLを体温程度に温める。
2) ツインバッグシステム操作手順に従い，清潔操作にてツインバッグと接続チューブを接続する。
3) 立位または座位にて20分以上かけて完全にPET前貯留液を排液し，排液量を記録する。
4) 透析液バッグのフランジブルシールを90°に折り曲げ，さらに反対側に180°に曲げ，3 mm以上離れていることを確認する。
5) ツインバッグシステム操作手順に従い，透析液バッグから排液クランプ（白）までのプライミング操作後，仰臥位にて残りの透析液を400 mL/2 minの速度で注液し，400，800，1,200，1,600および2,000 mLの注液ごとに体を左右にゆする。
6) 10分で注液を終了し，時刻を確認する。この時間を貯留0時間とする。
7) 貯留0時間目（PET1），排液①：注液終了直後に200 mLを空バッグ（透析液バッグ）内に排液し，バッグを2〜3回混和する。空バッグの薬液注入部のシールをはがし，清潔操作で，排液10 mLを採取し，残り190 mLを腹腔内に再注液する。次回の検体採取時までツインバッグは接続した状態とし，接続チューブのツイストクランプと注液クランプ（青）はすべて閉じたままとする。
8) 貯留2時間目（PET2），排液②，血液①：貯留0時間と同様に空バッグに200 mLを排液し，薬液注入部をポビドンヨード液で5分間消毒する。バッグを2〜3回混和し，清潔操作で排液10 mLを採取する。残り190 mLを腹腔内に再注液する。併せて血液5 mLを採取する。この後ツイ

ンバッグと接続チューブを切り離し，ミニキャップを装着する。

9) PET前貯留液検体（PET前），排液前（前）：切り離したツインバッグの排液バッグに排液したPET前貯留液から検体を採取する。排液バッグを2～3回混和し，バッグを直接穿刺しPET前貯留液10 mLを採取する。

10) 貯留4時間目（PET3），排液③：4時間貯留後，接続チューブとPET後注液用のツインバッグとを接続し，立位または座位にて20分以上かけて完全に排液し，排液量を記録する。プライミングならびに注液終了後，接続チューブとツインバッグを切り離し，ミニキャップを装着する。排液バッグを2～3回混和し，バッグを直接穿刺し貯留4時間目の排液10 mLを採取する。

11) 検体（排液4本，血液2本）を検査室に出す。

12) 検査結果から腹膜機能を評価する。

2. 簡易法腹膜平衡検査（fast PET）（ツインバッグシステム）

1) 必要物品

1) ダイアニール-N® 2.5 ツインバッグ 2,000 mL
2) PET後注液用のダイアニール-N® ツインバッグ
3) ミニキャップキット2個（UVフラッシュシステムを使用の場合はUVフラッシュディスコネクトキット）
4) はかり
5) 時計
6) ポビドンヨード液
7) 滅菌注射器（10 mL）および23 G 滅菌注射針（排液用）各1本
8) 滅菌注射器（5 mL）および21 G 滅菌注射針（採血用）各1本
9) 検体用スピッツ（排液用4本，血液生化学用・血糖用）各1本

2) fast PET 前貯留

1) **PET直前は透析液を8～12時間貯留**する。

2) 使用する透析液の量と Glu 濃度は限定しない。ただし，エクストラニール® はその後の PET 結果に影響することが懸念されることから使用を避ける。

3) fast PET

・自宅にて

1) 患者はツインバッグ操作手順に従い，ダイアニール-N® 2.5 ツインバッグ 2,000 mL を接続し，排液バッグに PET 前貯留液を 20 分以上かけて完全に排液する。排液終了後プライミングを行い，注液する。10 分で注液を終了し，終了時刻を確認する。接続チューブとツインバッグを切り離し，ミニキャップを装着した後，貯留 4 時間の検体が採取できるように来院する。

・病院にて

2) 検体採取：貯留 4 時間後，PET 後注液用のツインバッグを接続し，排液を開始，20 分以上かけて完全に排液する。排液クランプ（白）までのプライミングならびに注液終了後，接続チューブとツインバッグの接続を外し，ミニキャップを装着する。排液バッグを 2～3 回混和し排液 10 mL を採取する。併せて血液 5 mL を採取する。

3) 検体（排液 1 本，血液 2 本）を検査室に出す。

4) 検査結果から腹膜機能を評価する。

対 策

腹膜機能を正確に評価するための注意事項を示す。

1. 検査にかかわる注意事項

1) 飲食・行動

検査前の飲食に制限はない。検査時間内の行動は検体採取時以外拘束せず。飲食も可能である。

2) 長時間貯留

1) PET 前は必ず 8～12 時間の長時間貯留を行う。

2) CAPD の場合は，夜間貯留をこの長時間貯留にあてる。

3) APD の場合は，次のいずれかの方法で長時間貯留を実施する。

- サイクラーによる最終注液を長時間貯留する。
- PET 前日は CAPD 処方に変更する。

3) 糖尿病患者のインスリン投与

検査に関係なく，通常どおりのインスリン投与を行う。

4) 清潔操作

検査中，透析液交換者（患者）ならびに検体採取者（医療従事者）はマスクの着用，手洗いなどの清潔操作に十分留意する。

5) 注液時間・排液時間

1) 注液時間：PET 試験液の注液時間は正確に 10 分とする。
2) 排液時間：PET 前の長時間貯留液ならびに PET 試験液の排液時間は 20 分以上とし，完全排液に心がける。
3) なお，排液に 30 分以上かかるようであればカテーテル機能異常を疑う。

2. 検体取り扱いの注意事項

1) 検体（排液，血液）は 4℃で冷蔵保存し，1〜3 日以内に測定を行う。測定前によく混和する。
2) 血液検体を血漿分離後に凍結保存した場合は，37℃で 2 時間かけて解凍する。
3) 検査法によっては，Cr 濃度の測定値に Glu 濃度が影響するので，補正が必要となる。

   ※酵素法で測定した場合は補正不要。

   ※比色法（ピクリン酸，Jaffe 法およびその改良法）は補正が必要。

   補正式：補正 Cr 濃度(mg/dL) = Cr 濃度(mg/dL) − [Glu 濃度(mg/dL) × X]

   X：各施設での測定装置，測定方法から設定される補正係数

3. カテゴリー判定における注意事項

1) カテゴリーが一致しない場合は再評価を行う。
2) 糖尿病などで血清 Glu 濃度が 300 mg/dL を超える患者では Glu 濃度と排液量の結果が Cr のカテゴリーと一致しない場合がある。

3) Cr D/P と Glu D/D0 が解離する場合は Cr D/P の結果を優先する[5]。

参考文献
1) PET（peritoneal equilibration test）操作手順マニュアル，バクスター
2) Twardowski ZJ, et al：Peritoneal Equilibration Test. Perit Dial Bull 7：138-147, 1987
3) Twardowski ZJ, et al：Clinical value of standard equilibration test in CAPD patients. Blood Purification 7：95-108, 1989
4) Twardowski ZJ, et al：The fast peritoneal equilibration test. Semin Dial 3：141-142, 1990
5) 日本透析医学会 腹膜透析ガイドライン．日透析医学会誌 42：285-315, 2009

34. 腹膜透析の適正指標

村田悠輔

概　要

PD量は，PDと残腎機能の週あたりの総和（尿素Kt/Vなど）を指標とする（表1，2）[1]。

総Kt/V 1.80を対照群とし，腹膜透析量を増やした介入群（総Kt/V 2.27）での死亡に差はなく，この範囲におけるPDによる透析量の違いは生存率の改善には寄与しないと報告されている[3]。さらに，総Kt/V 1.7未満，1.7～2.0群，2.0以上の3群の比較では生存率に有意差はみられなかったものの，医師判断によるPDからの離脱では1.7未満群に多く，総Kt/Vは1.7以上必要と結論された[4]。無尿患者を対象にした後ろ向き研究では，

表1　尿素Kt/Vの計算法

1. 通常使用している透析液を注液する。
2. t [min] 後に通常の排液を行い，排液量 $V_D(t)$ を記録するとともに，透析液排液のサンプル（$=C_D(t)$）を採取する。
3. 上記1，2を1日分繰り返す。
4. 1日の間に採血し，BUN濃度（C_B）を測定する。
5. 尿素窒素の除去量 $V_D(t) \times C_D(t)$ を1日分（4回分）合計し，これをC_Bで割る。
6. 上記5の結果を体液量V_Bで除し，1日あたりのKt/Vを算出する。V_B [mL] の算出には，身長HT [cm]，体重BW [kg] との相関を用いる。
代表的な相関式として下記がある。
HumeとWeyersの式
　$V_B=194.786×HT+296.785×BW-14012.934$（男性）
　$V_B=344.547×HT+183.809×BW-35270.121$（女性）
WatsonとWatsonの式
　$V_B=107.4×HT+336.2×BW+2447-95.16×$年齢（男性）
　$V_B=106.9×HT+246.6×BW-209.7$（女性）
7. 上記6の結果に7を掛けて，1週間あたりのKt/Vを算出する。

注）上記1～3の代わりに，1日分の排液全量を1つの容器に集め，この溶液中の尿素窒素濃度と溶液量から1日あたりの尿除去量を求めてもよい。

〔文献2）を参考にして作成〕

表2 weekly Ccr の計算法

1. 通常使用している透析液を注液する。
2. t [min] 後に通常の排液を行い,排液量 V_D (t) を記録するとともに,透析液のサンプル（＝C_D (t)）を採取する。
3. 上記1, 2を1日分繰り返す。
4. 1日の間に採血し,Cr 濃度（C_B）を測定する。
5. Cr の除去量 V_D (t)×C_D (t) を1日分（4回分）合計し,これを C_B で割り,1日あたりの Ccr とする。
6. 体表面積 BSA [m^2] を求め,5で求めた1日あたりの Ccr に 1.73/BSA を乗じて,1.73 m^2 に換算する。BSA [m^2] の算出には Du Bois の式を用いる。
   BSA＝0.007184×$HT^{0.725}$×$BW^{0.425}$
   HT：身長 [cm], BW：体重 [kg]
7. 上記6の結果に7を掛けて,1週間あたりの Ccr を算出する。

注）上記1～3の代わりに,1日分の排液全量（＝8～10 L）を1つの容器に集め,この溶液中の尿素窒素濃度と溶液量から1日あたりの総除去量を求めてもよい。

〔文献2) を参考にして作成〕

Kt/V 1.67～1.8にて生存率が最も良好であったことより,PDによる総 Kt/V は最低で 1.7 以上,そして 1.8 あれば良好と報告された[5]。以上から,**最低確保されるべき総透析量として総 Kt/V 1.7 が世界的に推奨されている**[1]。

CANUSA Study により,総 Kt/V が 2.1 以上,weekly Ccr 70 mL/min/1.73 m^2 以上で生命予後が優れるという結果が得られたが,再解析において総 weekly Ccr のうち,残腎機能である腎 weekly Ccr が生命予後を規定しており,PD weekly Ccr は生命予後に寄与しないことが証明されたため,腹膜透析ガイドラインにおいて推奨されていない[6]。

適切な体液量に関しては明確な指標の提示はされていない。体液量は摂取する塩分量,水分量に大きく影響され,一律の限外濾過の設定は困難であり,**体液量が過剰にならないように管理**することが重要である。

対 策

総 Kt/V と体液量を1～2カ月に1回程度評価し,溶質除去不足や体液量過剰を認めた場合には,腹膜機能検査の結果を参考に,透析液処方や PD 方法を変更する。PD 患者は,残存腎機能の低下とともに体液過剰になりやすく,腹膜劣化を促進する

Glu濃度が高い透析液を使用するのも1つの方法であるが，**HDの週1回併用療法によりGlu濃度を変更しなくても体液管理が容易にできる**[1]。

なお，小分子である尿素窒素を用いたKt/Vによる評価のみでは，残腎機能が低下した状態では中分子から大分子領域における尿毒素の評価が行われておらず，蓄積する可能性がある[1]。β_2-MGが上昇するとEPSや透析アミロイドーシスが発症しやすくなるため，30 mg/Lを超えるようであればHDへ移行することが望ましいと思われる[7]。

参考文献

1) 日本透析医学会：腹膜透析ガイドライン．日透析医学会誌42：292-294, 2009
2) 日本透析医学会：腹膜透析ガイドライン．日透析医学会誌42：305, 2009
3) Paniagua R：Effects of increased peritoneal clearances onmortality rates in peirtoneal dialysis：ADMEX, a prospective, randomized, controlled trial. J Am Soc Nephrol 13：1307-1320, 2002
4) Lo WK：Effect of Kt/V on survival and clinical outcome in CAPD patients in a randomized prospective study. Kidney Int 64：649-656, 2003
5) Lo WK：Minimal and optimal peritoneal KT/V target：results of an anuric peritoneal dialysis patient's survival analysis. Kidney Int 67：2032-2038, 2005
6) Bargman JM：Relative contribution of residual renal function and peritoneal clearance to adequacy of dialysis：a reanalysis of the CANUSA study. J Am Soc Nephrol 12：2158-2162, 2001
7) Yokoyama K, Yoshida H, Matsuo N, et al：Serum $\beta 2$ microglobulin (β 2MG) level is a potential predictor for encapsulating peritoneal sclerosis(EPS)in peritoneal dialysis patients. Clin Nephrol 69：121-126, 2008

Column

35. 腹膜透析患者の血糖異常

阿部雅紀

　PD液中には高濃度のGluが含まれているため，糖尿病患者にPDを行う場合，血糖値の上昇を招くことがある。表に示すように，透析液中のGluが吸収されることにより，血糖値は上昇しやすい[1]。通常，経口血糖降下薬やインスリン製剤で対応可能である。または，Gluを含まないイコデキストリン液の使用を考慮する。食事によるカロリー制限も重要である。

　HD患者においては，血糖管理指標としてGAが推奨されているが，現在のところPD患者に推奨されている指標はない。GAは血中アルブミンの代謝半減期に影響を受けるため，ネフローゼ症候群やPD患者の場合，**GAは低値**を呈することが知られている[2]。

　PD患者の場合，透析液中へのアルブミン漏出によって，アルブミンの血中代謝半減期が短縮するためGAは低値となる。しかし，PD液の貯留時間によりアルブミン漏出の程度は異なるため，PD患者において一概にGAを用いることができないわけではなく，症例によっては用いることも可能である。

　一方で，PD患者においても腎性貧血やESAの投与により**HbA1c値も低値**となり，過小評価をしてしまうことになるので注意が必要となる。

　それでも，**PD患者ではHbA1cよりGAのほうがより血糖状態を正確に反映している**との報告がある[3,4]。しかし，PD患

表　PD液のGlu吸収エネルギー量（2L・4時間貯留の場合）

1.5% Glu液	約70 kcal
2.5% Glu液	約120 kcal
4.25% Glu液	約220 kcal

〔文献1より引用，一部改変〕

者において GA を用いて血糖管理を行う有用性や目標値については今後の検討が必要である。

参考文献

1) 中尾俊之,他:腹膜透析 98,pp196-198,東京医学社,東京,1998
2) 日本透析医学会:血液透析患者の糖尿病治療ガイド 2012. 日透析医学会誌 46:311-57,2013
3) Freedman BI, Shenoy RN, Planer JA et al:Comparison of glycated albumin and hemoglobin A1c concentrations in diabetic subjects on peritoneal and hemodialysis. Perit Dial Int 2010:30:72-9.
4) 吉田好徳,他:糖尿病腹膜透析患者における血糖コントロール指標. 腹膜透析 2013,pp227-228,東京医学社,東京,2013

5 腹膜透析療法

36. ペリトネアルアクセスのトラブル

丸山範晃

概　要

　PDのアクセストラブルとして主に以下のものがあげられる。①カテーテルの先端位置異常，②大網巻絡などによるカテーテル通過障害，③カテーテル周囲への液漏れ，④皮下カフの体表への脱出。ここでは感染以外のトラブルについて述べる。わが国で最も多く用いられているのはスワンネック型腹膜透析用カテーテルである（図）。

症　状

　先端位置異常では注排液時間の延長と腹痛，カテーテル通過障害では排液量が注入量よりも減少することと排液中のフィブリンの増加，カテーテル周囲への液漏れでは出口部からの液の流出とカテーテル周囲の腫脹などを認める。

診　断

1) 先端位置異常は腹部単純X線で診断する。カテーテルの骨盤腔外への逸脱，皮下におけるねじれ，屈曲などが確認できる。また，位置異常の原因となりうる便秘の程度も確認できる。

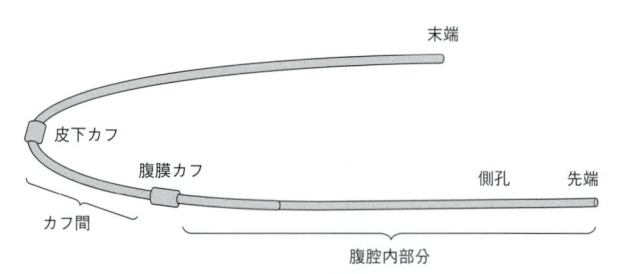

図　スワンネック型PDカテーテルの構造

2) **カテーテル通過障害の主な原因は大網によるカテーテルへの巻絡である。**診断にはカテーテル造影が有効である。透視下において，チタニウムアダプター部位から無菌的に水溶性造影剤を注入し，カテーテル内腔の開存の具合，先端または側孔からの造影剤の広がり，噴出具合を確認する。水溶性造影剤がカテーテルからスムーズに噴出せず，区画された部分に限局する場合は，大網などによるカテーテルへの巻絡が疑われる。その他の通過障害の原因として，腹膜炎罹患後などに生じやすいフィブリンによるカテーテル閉塞がある。注排液異常の症状と，排液中のフィブリンの増加はフィブリンによる閉塞を示唆する所見である。
3) 液漏れは，カテーテル挿入直後から標準の腹膜透析を開始した際に発症する頻度が高い。カテーテル出口部・術創から漏れ出た液体にブドウ糖が含まれていることを尿検査試験紙などで確認する。
4) 皮下カフの脱出は出口部の感染を併発していることが多いため，感染の確認も必要である。

治 療

1) **先端位置異常をきたす原因として一番多いのは便秘である。**便が大腸を膨張させ，限られた腹腔内容積のなかで，カテーテル先端が元の位置にもどりにくくなることによる。下剤や整腸剤を使用して便秘に対する治療や階段歩行などを行わせて経過観察する。カテーテル内腔に閉塞のない位置移動であれば，注排液の所要時間が多少延長するが，自然に元の位置にもどることが多い。
2) **カテーテルへの大網巻絡による注排液異常は，通常，外科的な治療が必要となる。**腹腔鏡下手術ができる環境であれば，大網巻絡の診断とともにカテーテルの大網からの解除・整復もできる。また，外科的に深部カフ近くに切開を加え，大網などの組織がからみついたカテーテルを体外に取り出して，カテーテルに付着した組織を取り外し，

同時に大網を切除して再巻絡を予防する方法もある[1]。
3) フィブリンによる閉塞の場合，まずは透析液バッグに圧力をかけて勢いよく腹腔内に注入してフィブリンを押し出すことを試みる。腹膜炎罹患時などのフィブリンの産生が亢進している場合にはヘパリンを一時的に透析液内に添加することを検討する。通常，透析液1Lに対してヘパリン500単位を加え，フィブリンの産生状況をみて継続する。
4) 液漏れに対しては，カテーテル挿入直後に発症したものであれば，PDを一時中止して，カテーテルと皮下組織との線維性癒着の発達を待つ。カテーテル留置時の手技の欠陥が自然経過では解決できない場合は，外科的修復術を行う。
5) 皮下カフの脱出部位は感染巣となる可能性が高いため，出口部から露出しているカフ部分は消毒液を使用して細菌量を抑制し，できる限り早く露出したカフを取り除く。

対 策

先端位置異常とカテーテルへの大網巻絡の対策として，PD用カテーテルを腹壁に固定する方法がある。液漏れ対策として，カテーテル留置後1週間程度PDを実施しない方法がよいが，留置後すぐにPDを開始するときには腹圧をかけないように少量（500 mL/回）から開始する。注排液異常については，注排液時間が長時間となっても何とか注排液ができている間は経過観察となることが多いが，原因検索に努め，外科的処置のタイミングを見逃さないことが重要である。

参考文献

1) 窪田 実：ペリトネアルアクセス．腎と透析65（増刊号）：193-196, 2008
2) 西澤欣子，窪田 実：腹膜灌流カテーテル挿入法，カテーテルトラブルとその処置．富野康日己（編）：よくわかるCAPD療法 腹膜透析のノウハウ，改訂3版，pp27-48, 医薬ジャーナル社，大阪，2009

5 腹膜透析療法

37. 出口部ケア

大塚恵子, 岡田一義

概　要

出口部をケアすることは，PDを継続するための基本である。出口部ケアは，PD用カテーテル留置後経過日数や出口部の状態により内容が異なるが，出口部に異常がなくても各施設によってケア方法が異なっている。以前は，ポビドンヨード（イソジン液10%®）で消毒後にガーゼで出口部を保護し，保護材を貼って入浴しており，出口部を水で濡らすことは論外であったが，現在は，出口部の石鹸洗浄やオープン洗浄（保護材を貼らないシャワー，入浴）も一般的になってきている[1]。

消　毒

皮膚に存在する病原性微生物（細菌など）を死滅もしくは減少させ，病原性をなくし，微生物による潜在的な感染の機会を減らすことが目的であり，消毒液（ポビドンヨード，クロルヘキシジングルコン酸塩（ヒビテン®），ベンザルコニウム塩化物（塩化ベンザルコニウム®））が使われる。消毒液は，蛋白凝固作用や酸化力により殺菌力を発揮するが，同じ作用を微生物のみならず出口部にも与える。感染に移行しつつある状態や感染が成立した状態では，多少の組織障害が生じるとしても消毒により感染を抑えることが必要である。しかし，**消毒は組織障害性を呈するため，漫然とした消毒は創傷治癒の遷延化**をきたす。滲出液や壊死組織などの有機物が存在する場合には，創部へ消毒液が浸透しにくくなる。創部から壊死物質を除去し，十分洗浄した後に用いることで効力を示すが，洗浄に用いる石鹸成分が残留していることでも殺菌力は低下してしまう。消毒液を塗布しても，殺菌にはある程度の時間がかかることを理解し，数十秒から数分間待つ。創部と消毒液が十分接触した後，

付着している消毒液を洗浄してぬぐい去ることで，残留している消毒液による細胞障害を最小限に食い止めることができる。

創傷における菌の作用は，①汚染（菌の増殖なし），②定着（菌は増殖しているが，創部に対して無害），③感染（菌が増殖して感染を起こしており，有害）に分けられ，②定着と③感染の中間の位置づけにあるのが臨界的定着であり，定着から感染に移行しつつある状態を示す。定着と判断すれば創部の消毒は必ずしも必要ではなく，消毒が必要となるのは創部に感染徴候がみられつつある臨界的定着と感染の場合である[2]。

対　策

黄色ブドウ球菌の鼻腔保菌者は出口部感染のリクスとなり，ムピロシン（バクトロバン鼻腔用軟膏®）の有用性も報告されているが[3]，当院では，出口部ケアを行う前に，患者，家族，医療者に石鹸を用いた十分な手洗いと手指殺菌・消毒剤の使用を指導し，今までの経験および皮膚科学会のガイドライン[2]に準じて，出口部ケアを以下のように患者に指導している。

1. 消毒方法

カテーテル留置術後や出口部感染を認める患者では消毒を行うが，アルコールはカテーテルの劣化をきたすといわれるため，使用していない。これら以外の患者には，**原則，消毒をせずに洗浄のみ**を指導している。

2. カテーテルの固定

カテーテルを固定することは，カテーテルの動揺や牽引によって**出口部に物理的な刺激が加わり，皮膚を損傷することを防ぐ**ために重要である。テープかぶれを防止するために極力最小限のテープで固定するように指導し，皮膚がかぶれる場合には，腹巻や腹帯による固定や肌に優しい素材のテープ（優肌絆®，ソフポア®など）を使用するように患者に提案する。

3. 出口部の保護

保護は必ずしも必要ではないが，出口部に直接圧迫や外的刺激がかからないように**ガーゼ，腹巻，腹帯で保護する**ことを指導する。

4．シャワー

　術後7〜10日より許可し，シールつきのパウチで接続チューブと出口部を覆って，シール部に空気が入らないようにしてシャワーを許可する。

　パウチをつけない**オープンシャワー**は，出口部の状態によって許可する（通常術後2〜4週程度）。オープンシャワーの場合は，髪や体を洗ってから，最後に出口部のシャワーを行う。温度は特に指示していないが，ある程度の水圧がかかるくらいの水量はしっかりあてる。石鹸を使用する場合はなるべく液体のもので泡立ちネットなどを使用してよく泡立たせ，泡を手に取り，出口部をやさしく撫で洗いし，出口部に石鹸分が残らないようによく洗い流すように指導している。

5．入浴

　保護材を使った入浴はシャワーと同時期に許可になる。

　パウチをつけない**オープン入浴**は個人差があるが，出口部が完成され，健康な状態であることを確認してから許可になる（通常術後2〜3カ月程度）。基本的に洗った後の一番風呂に入り，レジオネラ菌感染の危険がある循環式の風呂は勧めない。入浴の前に接続チューブアダプター部やキャップのゆるみがないかを確認し，接続チューブが動揺しないようにゴムひもなどを腰に巻いて引っかけて湯船に入る。湯船から上がったら，出口部のシャワーを十分に行う。

参考文献

1) 水内恵子：出口部ケア．腎と透析 69：43-48，2010
2) 日本皮膚科学会ガイドライン：創傷・熱傷ガイドライン委員会報告—1：創傷一般．日皮会誌 121：1539-1559，2011

38. 出口部感染ケア

水村 恵, 岡田一義

概 要

国際腹膜透析学会ガイドラインでは,「カテーテル出口部からの膿性の滲出液は感染の存在を示し, 出口部の発赤は必ずしも感染を示すものではない」と定義し, 臨床所見である腫脹, 痂疲, 発赤, 疼痛, 排膿の5項目をスコア化して出口部感染を診断する (表1)[1~3]。

出口部感染の初期ケアでは, 毎日出口部の観察を行うように患者を教育することが重要であり, さらにカテーテルのトンネル感染や腹膜炎に波及させないように積極的に抗菌薬を含めた早期治療を行う。

当院での方法

1. 洗浄

十分な量の生理食塩水などの洗浄によって微生物などを取り除き, 創傷治癒を促進させることが重要である。洗浄時に圧を

表1 出口部感染スコア

	0点	1点	2点
腫脹	なし	出口のみ; <0.5 cm	>0.5 cm および/またはトンネル部
痂皮	なし	<0.5 cm	>0.5 cm
発赤	なし	<0.5 cm	>0.5 cm
疼痛	なし	軽度	重度
排膿	なし	漿液性	膿性

4点以上:感染, 4点未満:感染疑い
ただし, 膿性滲出液が認められる場合は, 4点未満でも感染とする。
〔文献1), 4) より引用〕

かけることで，細菌や残留物を除去することができるが，圧が高すぎれば損傷するため注意を要する。洗浄液は体温程度に温めることが望ましい。洗浄における石鹸使用の有用性も指摘されているが，当院では使用していない[3]。

1）外来ケア
1) 出口部は1回生理食塩水100 mLで洗浄し，必要に応じて複数回洗浄する。
2) 膿性滲出液は，綿棒などで擦りながら膿を除去し，洗浄する。

2）自宅ケア
1) **出口部は毎日観察し，水圧を適度にしたオープンシャワー洗浄を推奨**する。
2) 膿性滲出液や壊死組織などの感染悪化因子を除去するため，多めの水量でしっかりと洗浄する。

2．消毒

消毒薬は殺菌力を発揮するが，組織障害性もあり，漫然と消毒を継続するべきではなく，感染が軽度の場合には，消毒薬を使用しないこともある。膿や滲出液などがあると感染部へ消毒液が浸透しにくくなるため，十分洗浄した後に消毒を行う。各種消毒薬があり，すべての病原性微生物に有効ではなく（表2），出口部感染には，ポビドンヨード，グルコン酸クロルヘキシジン，塩化ベンザルコニウムなどの消毒薬を使用できるが，当院ではポビドンヨード（イソジン液10%®）を原則使用している。ポビドンヨードの殺菌に要する時間は数分であるため，消毒後よく乾燥させ，その後組織に残留しないように十分洗い流すことが重要である。

3．外用薬

初期抗菌薬治療としては黄色ブドウ球菌に有効な経口抗菌薬を使用し，排膿・圧痛・腫脹が存在しない場合には抗菌薬軟膏/クリーム（ゲンタマイシン（ゲンタシン®）軟膏など）の塗布で十分である[1,2]。

軟膏の場合は，ガーゼの上に軟膏ベラか舌圧子で厚めに一定の厚さで伸ばし，創面とガーゼが固着しないようにする。また，

表2 消毒薬と殺菌効果

	一般細菌	MRSA	緑膿菌	耐性緑膿菌	結核菌	真菌	細菌芽胞	肝炎ウイルス	HIV
塩化ベンザルコニウム	○	△	○	×	×	△	×	×	×
塩化ベンゼトニウム	○	△	○	×	×	△	×	×	×
グルコン酸クロルヘキシジン	○	△	○	×	×	△	×	×	×
消毒用エタノール	○	○	○	○	○	○	×	×	○
ポビドンヨード	○	○	○	○	○	○	△	×	○
マーキュロクロム	○	○	○	○	×	△	×	×	×
オキシドール	○	△	△	△	×	△	×	×	×

〔文献3より引用〕

出口部がポケットを形成している場合は，外用薬を充塡する必要がある．2週間程度を目安に効果判定を行い，必要に応じて外用薬を変更する[3]．殺菌消毒作用があるヨウ素を有効成分とするカデキソマーヨウ素（カデックス®）軟膏も使用されている[5]．

対　策

出口部感染を再発しないように，患者手技の再確認とカテーテル管理の再教育を行い，毎日適切な出口部ケアを行うことが重要である（「37．出口部ケア」の項を参考）．

参考文献

1) Piraino B, et al（ISPD Ad Hoc Advisory Committee）：Peritoneal dialysis-related infections recommendations：2005 update. Perit Dial Int 25：107-31, 2005
2) Li PK, et al：Peritoneal dialysis-related infections recommendations：2010 update. Perit Dial Int 30：393-423, 2010
3) 日本皮膚科学会ガイドライン：創傷・熱傷ガイドライン委員会報告—1：創傷一般．日皮会誌 121：1539-1559, 2011

4) Schaefer F, et al (The Mid-European Pediatric Peritoneal Dialysis Study Group：MEPPS)：Intermittent versus continuous intraperitoneal glycopeptide/ceftazidime treatment children with peritoneal dialysis-associated peritonitis. J Am Soc Nephrol 10：136-145, 1999
5) 塚田邦夫：創管理におけるスキンケア. 臨牀透析 13：537-548, 1997

39. 腹膜炎が疑われたときの検査

吉田好徳

概　要

わが国における PD 患者の腹膜炎は，2004 年の発症頻度が患者 1 人あたり 73.5 カ月に 1 回と諸外国に比して少ないものの，いまだに PD の離脱原因の約 30％を占める重要な合併症である[1]。感染経路は外因性と内因性に大別される。外因性には，①経カテーテル感染（接続チューブ交換時の不潔操作），②傍カテーテル感染（出口部やトンネル感染からの波及），③カテーテル挿入術時の感染があり，内因性には，①経腸管感染（憩室炎，虫垂炎，虚血性腸炎などからの菌移行），②血行性感染，③経腟感染があげられる[2]。

診　断

PD 中に発熱，腹痛，PD 排液の混濁を認めた際には，腹膜炎を念頭に置き，**排液細胞数の増加**の有無を検査する。臨床症状の発現には個人差があり，特に高齢者では症状に乏しいこともあるため，国際腹膜透析学会ガイドラインでは，①**排液の混濁**，②**排液中の白血球数の増加**（白血球数 100 個/μL 以上かつ好中球数 50％以上），③**グラム染色もしくは培養検査での起炎菌の検出**が診断基準となっており，腹痛は必須の所見ではない[2]。

腹痛を認めた場合の鑑別診断は，胆石・胆嚢炎，急性膵炎，腸閉塞，消化管潰瘍，消化管穿孔，尿路結石，動脈解離などを除外するため，血液・尿検査，腹部 X 線・エコー・CT・MRI・内視鏡検査を必要に応じて行う。排液の混濁の原因は，感染性腹膜炎（細菌，抗酸菌，真菌など）が最も多く，表に示すような他の疾患・病態で生じることもある[3]。結核菌が疑われた場合は結核菌 DNA・PCR（polymerase chain reaction）検査，真菌が疑われた場合には血清 β-D グルカン検査などを適宜追加

表 排液の混濁時の鑑別診断

疾患・病態	原因・特徴	検査・診断
無菌性腹膜炎	欧州でイコデキストリン(エクストラニール®)透析液でのペプチドグリカン汚染が報告されている。	透析液の検査を行って混入物を解明する。
好酸球性腹膜炎	CAPDシステム(カテーテル,バッグなど)へのアレルギー反応が原因と考えられている。	排液検査で著明な好酸球の増加を認める。
化学物質による腹膜炎	腐食性物質(強酸,アルカリ)の経口摂取で発生する。	病歴を聴取し,口腔内の診察を行う。必要であれば上部消化管内視鏡検査を行う。
悪性腫瘍	悪性中皮腫や癌性腹膜炎で報告。	排液細胞診で悪性細胞の有無を証明する。
血性排液	女性で月経中に認めることあり。婦人科疾患や炎症性腸疾患(虫垂炎,憩室炎など)も原因。	問診を行い,必要であれば下部消化管内視鏡検査や婦人科的診察を行う。
乳糜排液	高脂肪食や降圧薬(持続性カルシウム拮抗薬)での排液中性脂肪濃度の上昇により生じる。	原因となる高脂肪食や降圧薬の中止によって排液混濁は改善を認める。

〔文献3)を参考にして作成〕

```
PD排液 50 mL
    ↓
遠心分離(3,000 g×15分間)
    ↓
沈殿物を滅菌生食 3～5 mLに再懸濁
    ↓                    ↓
固形培地に植えつける    血液培養ボトルに植えつける
```

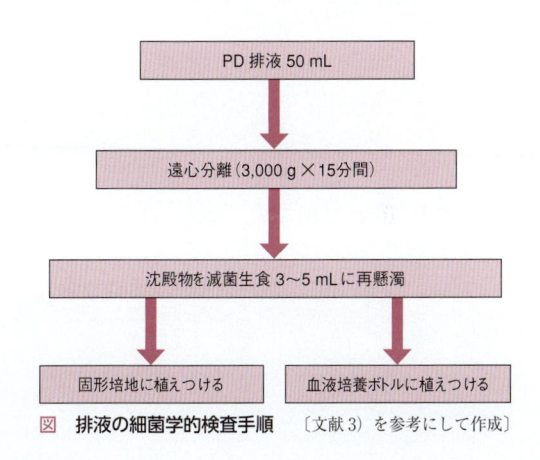

図 排液の細菌学的検査手順　〔文献3)を参考にして作成〕

する。

対　策

　腹膜炎の診断には**排液培養検査が必須**であり,原因となる微生物を特定するために正しい手順(図)で行う必要がある。排

液培養検査は,抗菌薬投与前に検体を採取して血液培養ボトルで培養することにより,起炎菌同定率が高くなり,適正な抗菌薬の選択につながる。

参考文献

1) 今田聰雄:CAPD 関連腹膜炎. 腎と透析 61(別冊):94-97,2006
2) 伊藤恭彦,他:腹膜炎管理. 臨牀透析 28:856-864,2012
3) 川口良人(監訳):国際腹膜透析学会ガイドライン 腹膜透析関連感染症に関する勧告:2010 年改定,CTPD 27(Suppl 1):4-19,2010

40. 腹膜炎の治療

奈倉千苗美，小林伸一郎

概　要

　わが国における腹膜炎の発症頻度は，約 30 年前には 1 人の患者が 14.6 カ月に 1 回の発症であったが，医療者側の経験の蓄積，患者教育の徹底，システムの改善などによって約 20 年前には 53.3 カ月に 1 回となり，約 10 年前には 73.5 カ月に 1 回と年々減少している[1]。腹膜炎の早期治癒は，腹膜機能が温存でき PD の継続につながる。合併時には抗菌薬の腹腔内投与と全身投与の併用による治療を速やかに開始することが重要である。

分　類

　腹膜炎の分類は感染性と無菌性に大別される。感染性腹膜炎は，細菌性および真菌性によるものがほとんどである。細菌性腹膜炎の起因菌はグラム陽性菌である表皮ブドウ球菌と黄色ブドウ球菌が最も多く，次にグラム陰性である緑膿菌や大腸菌である。真菌性腹膜炎は菌交代現象による発症が多いとされる。無菌性腹膜炎とはカテーテルなどに関連したアレルギーと考えられ，その多くは自然治癒する。

治　療

1．初期治療

　腹膜炎合併時は，**起炎菌を同定するため塗沫および培養検査（この際，薬剤感受性検査も忘れてはならない）**を行い，カテーテル先端接続チューブを交換し，1 回（排液混濁が著明な場合には複数回）腹腔洗浄を行う。治療は，腹部症状や理学所見，除水量などを考慮したうえで入院治療を原則とする。**初期治療では第 1 世代のセファロスポリンに加えて，緑膿菌を含むグラム陰性菌を広範囲に治療可能な抗菌薬の組み合わせ**が適しており，同時に腹膜炎発症に伴ってフィブリン形成が増加するた

表1 起炎菌同定後の治療

起炎菌		起炎菌同定後の治療
コアグラーゼ陰性ブドウ球菌		・G陰性菌に対する抗菌薬の中止 ・G陽性菌に対し感受性のある抗菌薬の継続
腸球菌あるいは連鎖球菌		・経験的治療を中止 ・アンピシリン125 mg/Lを各バックに連続投与,腸球菌に対してはアミノグリコシドの追加投与を考慮 ・アンピシリン抵抗性であればバンコマイシンを投与 ・VREであれば,キヌプリスチン/ダルフォプリスチン,ダプトマイシン,またはリネゾリド投与を考慮
黄色ブドウ球菌		・G陰性菌に対する抗菌薬の中止 ・出口部の再評価 ・G陽性菌に対し感受性のある抗菌薬の継続 ・MRSAであればバンコマイシンあるいはテイコプラニンを投与 ・リファンピシン600 mgを5〜7日間経口投与[※2]
培養陰性		・初期治療を継続
緑膿菌		・作用機序の異なる2種の抗菌薬を感受性に基づき投与:経口キノロン,セフタジジム,セフェピム,トブラマイシン,ピペラシリン ・出口部あるいはトンネル感染を伴う場合カテーテル抜去,最低14日間治療継続
単一のG陰性菌	ステノトロフォモナス属	・トリメトプリム/スルファメトキサゾールの経口投与
	その他,プロテウス属,クレブシエラ属,大腸菌など	・感受性に合わせた抗菌薬の選択 ・セファロスポリン(セフェピム,セフタジジム)を推奨
複数菌	複数のG陽性菌	・タッチコンタミネーション,カテーテル感染を考慮 ・感受性に合わせて治療継続
	複数のG陽性菌あるいはG陰性菌とG陽性菌が混在	・腸疾患を考慮 ・アンピシリン,セフメタゾール,アミノグリコシドのいずれかとメトロニダゾールとの併用

※1 臨床的改善とは,症状が改善し,排液が清明となった状態を示す。
※2 体重50 kg未満であれば450 mg/dayとする。

定後の治療	
臨床症状の評価 3～5日目に排液中の細胞数と培養検査	①臨床的改善※1を認めた場合，14日間治療継続 ②出口部/トンネル感染を伴う場合，カテーテル抜去を考慮し，14～21日間の治療継続 ③難治性腹膜炎の場合，カテーテル抜去
	①臨床的改善を認めた場合，連鎖球菌14日間，腸球菌21日間治療継続 ②出口部/トンネル感染を伴う場合，カテーテル抜去を考慮し，21日間の治療継続 ③難治性腹膜炎の場合，カテーテル抜去
	①臨床的改善を認めた場合，最低21日間治療継続 ②出口部/トンネル感染を伴う場合，カテーテル抜去を考慮し，PD再開まで最低3週間あける ③難治性腹膜炎の場合，カテーテル抜去
3日目に排液中白血球計測と分画を再検	①臨床的改善を認めた場合，14日間治療継続 ②感染症状が消失しない場合，ウイルス，マイコプラズマ，マイコバクテリウム，レジオネラ，真菌などを考慮し特殊培養を実施 ③難治性腹膜炎の場合，カテーテル抜去，抜去後最低14日間は治療継続
臨床症状の評価 3～5日目に排液中の細胞数と培養検査	①臨床的改善を認めた場合，最低21日間治療継続 ②難治性腹膜炎の場合，カテーテル抜去，抜去後最低14日間は治療継続
	①臨床的改善を認めた場合，21～28日間治療継続 ②難治性腹膜炎の場合，カテーテル抜去
	①臨床的改善を認めた場合，14～21日間治療継続 ②難治性腹膜炎の場合，カテーテル抜去
①出口部/トンネル感染がない場合，最低21日間の治療継続 ②出口/トンネル感染がある場合カテーテル抜去	
①すぐに外科的処置を実施 ②開腹にて腹腔内に病因/膿瘍を認めた場合，カテーテルを抜去	

VRE：vancomycin-resistant *Enterococcus*　バンコマイシン耐性腸球菌，G：glam グラム

〔文献2）を参考に作成〕

め，透析液バッグにヘパリン500単位/Lを添加しカテーテルの閉塞を予防する。起因菌が判明すれば感受性のある抗菌薬に変更する。起炎菌同定後の治療を表1に，抗菌薬の腹腔内投与量を表2に示す[2]。バンコマイシン，アミノグリコシド類，およびセファロスポリン類は，生物活性を失わずに同じ透析液のバッグ内で混和できる。しかし，アミノグリコシド類はペニシリンと化学的に適合しないので，同じ交換用の透析液に追加してはならない。当院における腹膜炎発症初期の抗菌薬腹腔内投与法を表3に示す。

2．治療開始後

連日，排液混濁と臨床症状を確認し，治療開始3〜5日目には排液の細胞数と培養を再検査し[3]，**速やかな改善を認めている場合は，適切な抗菌薬による治療を14〜21日間継続する**。しかし適切な抗菌薬が使用されているにもかかわらず，**5日経過しても排液が清明にならない難治性腹膜炎例にはカテーテル抜去を考慮する**。抗菌薬感受性であっても除菌が困難であったり，感染が反復する場合には，バイオフィルムを形成している可能性がある。国際腹膜透析学会ガイドラインにおけるカテーテル抜去の適応を表4に，関連する用語を表5に示す。真菌性腹膜炎は重篤な状態になりうるため，排液中に真菌が塗抹もしくは培養で確認されれば，直ちにカテーテルを抜去する。複数の腸内細菌による腹膜炎では，胆嚢炎，虚血性腸疾患，虫垂炎などの腹腔内臓器疾患が疑われることもあり，開腹手術とともにカテーテル抜去が必要な場合もある。

対　策

腹膜炎の治療目的は，炎症を改善させることによって全身状態の安定と腹膜機能の温存を図ることである。状態によってはカテーテル抜去を余儀なくされてしまうため，腹膜炎の合併時には，早期に治療介入し，起炎菌の同定と薬剤感受性に基づく適切な抗菌薬の投与が最も重要である。

表2 抗菌薬の腹腔内投与量

抗菌薬	間欠(交換ごと,1日1回)	連続(mg/L,すべての交換ごと)
アミノグリコシド		
アミカシン	2 mg/kg	LD 25, MD 12
ゲンタマイシン,ネチルマイシン,トブラマイシン	0.6 mg/kg	LD 8, MD 4
セファロスポリン		
セファゾリン,セファロチン,セフラジン	15 mg/kg	LD 500, MD 125
セフェピム	1,000 mg	LD 500, MD 125
セフタジジム	1,000~1,500 mg	LD 500, MD 125
セフチゾキシム	1,000 mg	LD 250, MD 125
ペニシリン		
アモキシシリン	データなし	LD 250~500, MD 50
アンピシリン,オキサシリン,ナフシリン	データなし	MD 125
アズロシリン	データなし	LD 500, MD 250
ペニシリンG	データなし	LD 50,000単位, MD 25,000単位
キノロン		
シプロフロキサシン	データなし	LD 50, MD 25
その他		
アズトレオナム	データなし	LD 1,000, MD 250
ダプトマイシン(115)	データなし	LD 100, MD 20
リネゾリド(41)	経口にて200~300 mg連日	
テイコプラニン	15 mg/kg	LD 400, MD 20
バンコマイシン	5~7日ごとに15~30 mg/kg	LD 1,000, MD 25
抗真菌薬		
アムホテリシン	該当なし	1.5
フルコナゾール	24~48時間ごとに200 mg IP	
配合製剤		
アンピシリン/スルバクタム	12時間ごとに2 g	LD 1,000, MD 100
イミペネム/シラスタチン	1 g 1日2回	LD 250, MD 50
キヌプリスチン/ダルフォプリスチン	1バッグおきに25 mg/L[b]	
トリメトプリム/スルファメトキサゾール	経口にて960 mg 1日2回	

LD:初回投与量(mg/L),MD:維持投与量(mg/L)
a;残存腎機能がある患者(尿量>100 mL/day)では経験的に25%投与量を増加。
b:1日2回500 mgの静脈内投与と併せて実施。 〔文献2)より抜粋〕

表3 当院における腹膜炎発症初期の抗菌薬腹腔内投与法（透析バッグ1Lあたり）

初日	初回のみ	CEZ 500 mg＋CAZ 500 mg＋ヘパリン® 500 単位 （1回交換）
	2回目以降	CEZ 125 mg＋CAZ 125 mg＋ヘパリン® 500 単位 （3回交換）
翌日以降		CEZ 125 mg＋CAZ 125 mg＋ヘパリン® 500 単位 （4回交換）

CEZ：cefazolin sodium　セファメジンα®
CAZ：ceftazidime hydrate　モダシン®
注意1）腹膜休止の場合ダイアニール-NPD-4® 1.5 1,500 mL での1日4回腹腔内洗浄（約6時間ごと）
注意2）抗菌薬の全身投与（第一選択はセフェム系の経口または静注）

表4 カテーテル抜去の適応

1. 難治性腹膜炎
2. 再燃性腹膜炎
3. 難治性出口部感染と皮下トンネル感染
4. 真菌性腹膜炎
5. 以下の事例もカテーテル抜去を考慮する
   ・反復性腹膜炎
   ・マイコバクテリウム属による腹膜炎
   ・複数の腸内細菌による腹膜炎

〔文献2）より引用，一部改変〕

表5 腹膜炎に関する用語

Recurrent（再発性）	前回の腹膜炎治療終了後，4週以内に発症した腹膜炎で起炎菌の異なるもの
Relapsing（再燃性）	前回の腹膜炎治療終了後，4週以内に発症した腹膜炎で起炎菌が同一か検出できないもの
Repeat（反復性）	前回の腹膜炎治療終了後，4週以上経過した後に発症した腹膜炎で起炎菌が同一のもの
Refractory（難治性）	適切な抗菌薬が使用されているにもかかわらず，5日経過しても排液が清明にならないもの

〔文献2）より引用，一部改変〕

参考文献

1) 今田聰雄：CAPD 関連腹膜炎・出口部感染の 20 年の軌跡と最新情報. 腎と透析 61（別冊）：94-97, 2006
2) 川口良人（監訳）：国際腹膜透析学会ガイドライン：腹膜透析関連感染症に関する勧告，2010 年改訂．CTPD 27（Suppl 1）：19, 2010
3) 秋岡祐子，他：腹膜炎．腎と透析 74：571-574, 2012

Column

41. 腹膜炎発症時の透析処方

小林伸一郎

概要

基本的にはPD継続し，腹膜炎合併前に施行していた透析処方に抗菌薬を添加する。

APDの場合，透析液の貯留時間が短く，適切な腹腔内濃度に到達しにくい可能性がある[1]。APD患者が腹膜炎を発症した場合，腹膜炎治療中は一時的にCAPDに変更することもある。

腹膜炎により透過性が亢進し除水量が低下する場合があるが，多くの中皮細胞が脱落しているため，腹膜保護の観点から**透析液のGlu濃度を濃くするのではなく**，ECUMを併用して除水を強化したり，一時的にHDに移行することもある。

腹膜炎治療に対する抗菌薬の腹腔内投与は静脈内投与よりも有効であり[1]，HDに変更した場合も抗菌薬の腹腔内投与を継続するとともに，腹膜透析用カテーテルが感染巣にならないように1日複数回の洗浄も必要と考える。

参考文献

1) Li PK, et al：Peritoneal dialysis-related infections recommendations：2010 update. Perit Dial Int 30：393-423, 2010

42. 被嚢性腹膜硬化症

丸山高史

概要

EPSとはびまん性に肥厚した腹膜の広範囲な癒着により持続的，間欠的あるいは反復性にイレウス症状を呈する症候群であると定義される[1]。EPSの特徴として長期PD患者に起こりやすく，腹膜劣化と関連している。腹膜劣化とは，限外濾過不全と腹膜透過性の亢進を特徴とする腹膜機能の低下と，腹腔鏡や腹膜病理組織の所見と排液中の中皮細胞診などで確認される所見にみられる腹膜形態変化を包括する概念である[2]。EPSの多くはPD中止後に発症し，一部の症例では明らかに腹膜炎が関与していると考えられている[3]。

診断基準と病期

国際腹膜透析学会（ISPD）ガイドラインの診断基準要約を以下に記す[3,4]。

1．臨床症状

嘔気，嘔吐，腹痛，下痢，便秘，低栄養，るいそう，微熱，血清腹水，腸管蠕動音の低下，腹部塊状物触知などがある。これらの症状は他の疾患でも起こりうるが，EPSの場合，急速ではなく緩徐に進展する点が鑑別点である。

2．検査所見

血液検査では白血球数の増加，CRPの上昇，低アルブミン血症，腹水量の増加，血清腹水，排液（腹水）中のFDP，IL-6，エンドトキシンの増加を認める。

3．画像所見

X線検査ではニボーの出現（必ずしも明らかでない場合もある），腸管ガス像の移動消失などを認め，CT検査では肥厚した腹膜，隔壁化された腹水，拡張した腸管，石灰沈着，コクーン

表 EPS の病期分類

発症前期	腹膜の癒着のみで、腸管の癒着もない
炎症期	突然の腹腔内炎症所見で発症 CRP, WBC の上昇, 腹水中 FDP の上昇 急速な腹水の増強, 血清腹水 腹部 CT：腸管壁の浮腫状変化
被囊期	炎症状態は終焉し、腹膜の癒着, 肥厚が進行 イレウス症状出現 腹部 CT：腹膜肥厚と被囊化
イレウス期	炎症反応は消失し、CRP 低下 イレウス進行, 腹水減少 腹部 CT：拡張した腸管と肥厚した被囊

〔文献 4）を参考に作成〕

などがみられる。特に**腹膜石灰化**の所見は、劣化した腹膜と形成された被膜の境界に多くみられるため，**被膜形成の所見として重要**である。

4．病理所見

中皮下組織の肥厚と血管の狭窄，中皮細胞の脱落，炎症細胞や線維芽細胞の増生，血管新生を認める。これら腹膜硬化の所見にさらに腹膜癒着が生じるとされる。ただし，この情報を得るために腹膜生検が必要となり，確定診断のためには考慮されるべきだが侵襲的であるため，他の検査をまずは優先すべきである。

実際の臨床の現場ではこれらがすべてそろった時点で EPS と診断するのでなく，上記の臨床症状と検査所見の程度によって進行期によって4期に分類される（表）[4]。対処法は，炎症期にはステロイドが有効な症例がみられ，被囊期には被膜形成を防止するために腹腔洗浄が有効との報告もある。イレウス期（図）になると回復癒着剥離術が適応となるが，再手術率は 20% と高い[2]。

近年，腹腔鏡による診断も増加しており，特徴ある腹膜の肥厚した肉眼的所見（小腸全体または一部が線維製性の被膜に覆われた所見），臓側腹膜表面の新生血管増加などの所見から確定診断が得られる[4]。

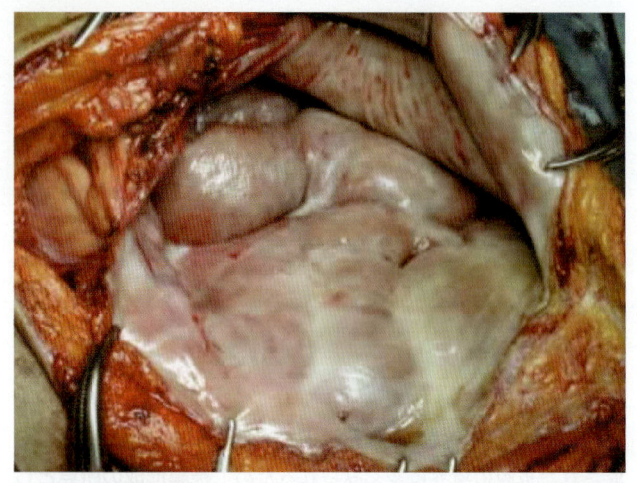

図　イレウス期のEPS　　　　　　　　　　　〔文献5〕より引用〕

対　策

　決定的な治療法はなく，残存腎機能を長期間維持して**低浸透圧 Glu を長期に使用**するとともに**腹膜炎**を避け，残存腎機能が低下したときには，HD との併用や移行を行うことが重要である。ISPD の診断基準に加え，腹膜平衡試験で"high"，排液細胞診で大型または異型中皮細胞の出現，PD 歴8年以上なども EPS 発症の危険因子としてとらえ，EPS を疑わせる兆候や所見がみられた場合，早期に診断して，PD を中止することが重要である。

参考文献

1) 野本保夫，他：硬化性被囊性腹膜炎（sclerosing encapsulating peritonitis, SEP）診断・治療指針（案）—1996年における改訂—. 日透析医学会誌 30：1013-1022, 1997
2) 2009年版日本透析医学会　腹膜透析ガイドライン. 日透析医学会誌 42：285-315, 2009
3) 山下　裕，他：被囊性腹膜硬化症. 腎と透析 65（増刊号）：633-636, 2008

4) 丹野有道, 他:被嚢性腹膜硬化症. 細谷龍男 (編):腹膜透析療法マニュアル, p205, 東京医学社, 東京, 2011
5) 被嚢性腹膜硬化症 (EPS) とは. http://www.tsuchiya-hp.jp/hpt/tty/jinsikkan_eps.htm (access:2014年3月23日)

5 腹膜透析療法

43. 横隔膜交通症

佐々木裕和

概 要

PD液の貯留により腹腔内圧は上昇するが、横隔膜に亀裂が生じたり、先天的に一部欠損があると、その小孔部を通って透析液が胸腔内に移動し、胸水として貯留する合併症を横隔膜交通症という[1]。発症頻度は腹膜透析患者の約1.6%で、発症時期はPD導入期から6か月以内に多く、好発部位は右側胸水88%、PDの離脱率は46%と報告されている[2]。

発症時期はPD導入期から数年後とさまざまであるが、女性に多く、成人の多発性嚢胞腎に合併しやすいと報告されている[3]。

症 状

主な症状は咳嗽、呼吸困難、急激な除水量低下、体重増加などであるが、無症状で定期的な胸部X線検査で胸水を発見されることもある[3]（図）。

診 断

胸部X線検査で、胸水貯留を認めた場合に鑑別診断を行う。胸腔穿刺施行にて胸水Glu濃度が血清Glu濃度よりも高値を示す[4]。胸水Glu濃度が高値を示さない場合は、色素（インジゴカルミンなど）、造影剤、放射性元素^{99m}TcMAA（macroaggregated albumin）を腹腔内に注入して胸腔内への移行を確認する診断法もある[3]。このなかで放射性元素を用いた核医学検査は最も有用であると考えられているが[4]、保険適用は認められていない。

治 療

PDを一時休止することや半起座位で1回注液量を減量することで、自然寛解が得られることもある。一時休止の間はHD

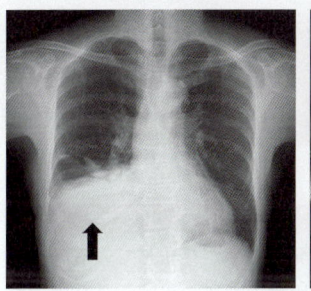

A. 胸部X線検査　　　　　B. 胸部単純CT検査

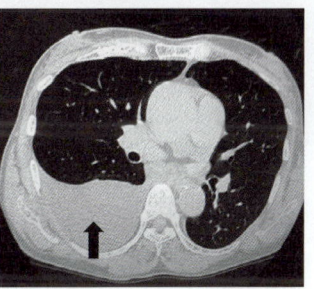

図　横隔膜交通症による右胸水貯留（矢印：胸水）

を行わなければならない。自然寛解例は再発しやすいため，胸膜癒着術（タルク，オキシテトラサイクリン，自己血，フィブリン糊）や胸腔鏡下で横隔膜を補強する外科的治療なども行われている[1,4,5]。

対　策

PD患者で胸水貯留と除水不良を認めた場合には，横隔膜交通症を念頭に置いて検査を実施する。横隔膜交通症の自然寛解後は，透析液低用量（500〜1,000 mL）からPDを再開することが推奨されている[5]。

参考文献

1) 岡田一義，他：自家血注入による胸膜癒着術を試みたCAPD横隔膜交通症の1例．日透析療会誌 24：75-78，1991
2) Nomoto Y, et al：Acute hydrothorax in continuous ambulatory peritoneal dialysis：a collaborative study of 161 centers. Am J Nephrol 9：363-367, 1989
3) Fletcher S, et al：Increased incidence of hydrothorax complicating peritoneal dialysis in patients with adult polycystic kidney disease. Nephrol Dial Transplant 9：832-833, 1994
4) 佐藤良和，伊津野脩：横隔膜交通症　胸水の対応を教えてください．腎と透析 64：822-824，2008
5) 栁沼樹宏，細谷龍男（監）：PD療法に伴う合併症　その他の合併症・横隔膜交通症，ヘルニア．腹膜透析療法マニュアル，pp224-228，東京医学社，東京，2011

44. 呼吸困難

吉田好徳

概　要

呼吸困難の背景には，種々の発症機序が存在している。一般的な診断には，問診により呼吸困難の性質や程度，誘発因子などを把握し，診察や検査結果（胸部X線，心電図，動脈血ガス分析など）で的確に判断し，適切な治療を早期に実施しなければならない。

一方，HD中に出現する呼吸困難の原因は，HDによる動脈血酸素分圧（PaO_2）の低下や急激なアシドーシスの補正による呼吸抑制が考えられ，透析膜による補体活性化に続発する肺への好中球の集積，微小血栓の肺への流入[1]などの報告もある[2,3]。

診　断

問診は発症の契機や体重増加，体位による変化，増悪または寛解因子などを聴取し，身体所見は呼吸状態や胸部視診と聴診を行う。特徴的な聴診所見からの診断フローチャートを図に示す[1]。診断には **VA（AVF，AVGまたは動脈表在化）からのガス分析** による動脈血酸素分圧（PaO_2）の評価や画像所見を合わせた総合的な判断が必要である。透析患者の呼吸困難の原因は体液過剰による肺水腫が圧倒的に多く，表にHD中に起こりうる呼吸困難の原疾患を示す[4~6]。

対　策

原疾患に対する治療を行うが，HD施行中の場合には経皮的動脈血酸素飽和度（SpO_2）モニターを装着し，呼吸状態をモニタリングする。特に透析中に発生する頻度が高い上気道および肺，循環器疾患を疾患別に分類した治療法を表に示す[4~6]。

参考文献

1) 柳井真知：呼吸困難．大田健他（編）：臨床診断ホップステップジャンプ，pp196-197，南江堂，東京，2011
2) Wathen RL, et al：An alternative explanation for dialysis-induced arterial hypoxemia. Kidney Int 18：835, 1980
3) Craddock PR, et al：Pulmonary vascular leukostasis resulting from comple-ment activation by dialyzer cellophane membranes. J Din Invest 59：789, 1977
4) 太田　凡：症候　呼吸困難．救急医学 32：250-251，2008
5) 厚生労働省：アナフィラキシー．重篤副作用疾患別対応マニュアル，2008
6) 和田幸寛，他：空気塞栓症．腎と透析 74（増刊号）：697-700，2013

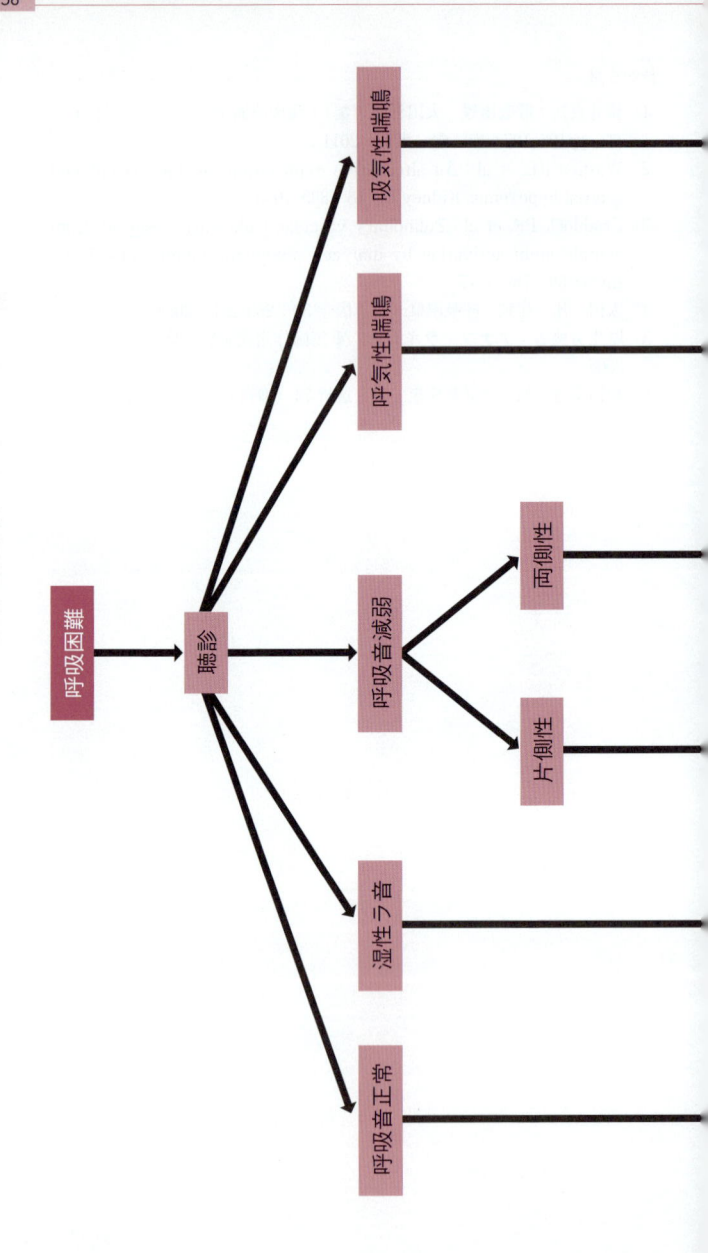

```
呼吸困難 → 聴診 ┬→ 吸気性喘鳴
              ├→ 呼気性喘鳴
              ├→ 呼吸音減弱 ┬→ 両側性
              │            └→ 片側性
              ├→ 湿性ラ音
              └→ 呼吸音正常
```

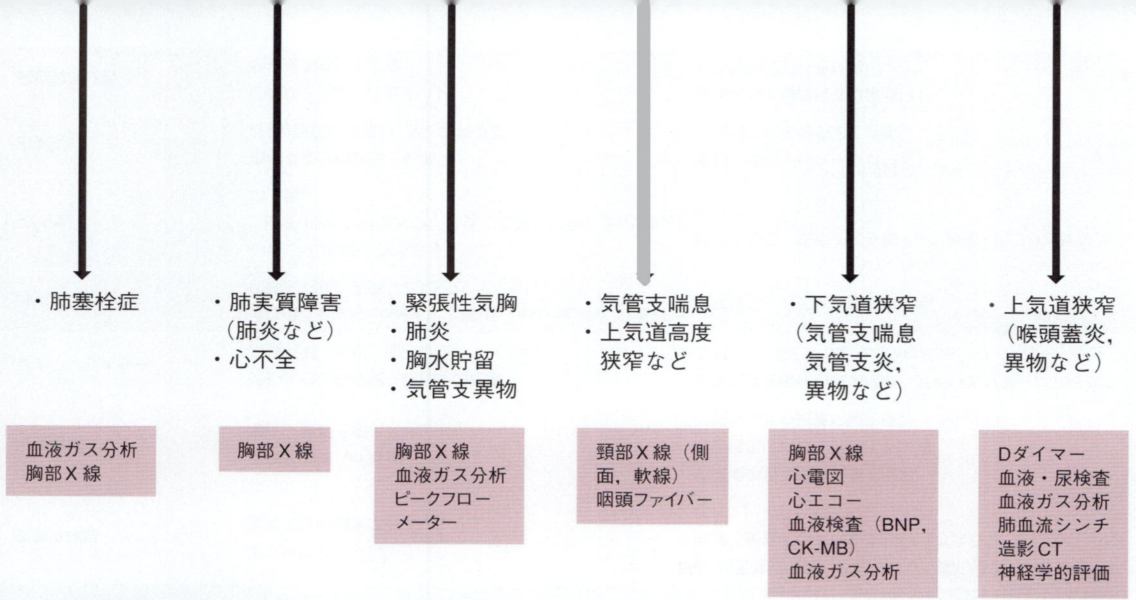

- 肺塞栓症

- 肺実質障害
  (肺炎など)
- 心不全

- 緊張性気胸
- 肺炎
- 胸水貯留
- 気管支異物

- 気管支喘息
- 上気道高度狭窄など

- 下気道狭窄
  (気管支喘息，気管支炎，異物など)

- 上気道狭窄
  (喉頭蓋炎，異物など)

| 血液ガス分析 胸部X線 | 胸部X線 | 胸部X線 血液ガス分析 ピークフローメーター | 頸部X線（側面，軟線）咽頭ファイバー | 胸部X線 心電図 心エコー 血液検査（BNP，CK-MB）血液ガス分析 | Dダイマー 血液・尿検査 血液ガス分析 肺血流シンチ 造影CT 神経学的評価 |

図 聴診所見からみた診断フローチャート

〔文献3）より引用，一部改変〕

第Ⅱ章 透析患者の臓器別病態と治療

表 透析中に生じる呼吸困難の原因疾患とその治療

分類	疾患	特徴的な症状と所見	治療法
上気道	気管支喘息	呼気時喘鳴（wheeze） 重症では呼吸音減弱	β_2刺激薬の吸入，テオフィリン薬の点滴，ステロイドの点滴．重症ではアドレナリン（ボスミン®，エピペン®など）0.1〜0.3 mg 皮下注
	喉頭蓋炎	吸気時喘鳴（stridor） 嗄声，頸部圧痛	抗菌薬の点滴投与（嚥下困難） 喉頭腫脹に対しステロイド点滴 気管内挿管や気管切開を検討
	アナフィラキシー	アレルゲンの接触，stridorの聴取 皮膚紅潮，膨疹，血圧低下	まず気道を確保し急速補液，アドレナリン（ボスミン®，エピペン®など）0.3〜0.5 mg 筋注
肺	肺炎	水泡音（coarse crackle），捻髪音（fine crackle）の聴取 咳嗽，喀痰，発熱などの症状	酸素投与，適正な抗菌薬の投与
	肺気腫	wheezeの聴取，呼気延長 1秒率（FEV）1.0％の低下，動脈血二酸化炭素分圧（PaCO$_2$）の上昇	禁煙の指示，気管支拡張薬・β刺激薬・抗コリン薬などの投与
	気胸	増悪する呼吸困難・胸痛 呼吸音減弱，胸部X線での肺虚脱	安静，胸腔ドレナージ（脱気） 再発例では手術療法を考慮
	過換気症候群	頻呼吸，PaCO$_2$の低下 他疾患の除外が必要	ゆっくりと深呼吸するよう促す 抗不安薬の投与を検討

循環器	肺水腫，心不全	cracklesの聴取，起坐呼吸 胸部X線で肺うっ血，胸水貯留 頻呼吸，PaCO$_2$の低下 II音肺動脈成分（IIp）の亢進	透析時間の延長，ECUMでの除水強化 直ちに血液ポンプの停止 低頭位・左側臥位 高濃度酸素の投与
	肺塞栓症（空気塞栓）	Beckの三徴（血圧低下，頸静脈怒張，心音減弱）	速やかに心嚢穿刺 原因疾患に対しての治療
	ルタンポナーデ	胸痛，胸部圧迫感，冷汗 心電図，心エコーで虚血性変化	抗血小板薬・血管拡張薬の投与 PCI，バイパス術
	狭心症，心筋梗塞	透析前後で血小板数50%以下に低下 発熱，悪心・嘔吐，頻脈 抗血小板第4因子（PF4）/ヘパリン複合抗体 HIT抗体の検出	ヘパリンの速やかな投与中止 抗凝固薬としてアルガトロバン（ノバスタン®）が推奨
	HIT		

〔文献4, 6)を参考にして作成〕

第Ⅱ章 透析患者の臓器別病態と治療

1 呼吸器・循環器

45. 胸水貯留

小林洋輝, 阿部雅紀

概　要

胸水は胸膜圧バランスの変化, 毛細血管の透過性亢進, リンパ排液の障害, 腹腔からの液体移動などにより胸膜での液体の産生, 吸収のバランスが崩れた際に出現する。長期透析患者における胸水の原因としては心不全が最も多く, 心不全以外の原因としては感染症, 悪性腫瘍, 膠原病などがあげられる。透析患者において有病率が高いものとしては尿毒症性胸膜炎, 結核性胸膜炎があげられる。透析患者の胸水貯留は頻度の高い病態であり, 維持透析中の入院患者100人を対象にした研究ではその21％に胸水を認めたとの報告もある[1]。

鑑別診断

1. 漏出性
うっ血性心不全, 肝硬変, 低アルブミン血症（ネフローゼ症候群, 低栄養など）。

2. 滲出性
膿胸, 肺炎随伴性, 腫瘍随伴性, 結核性, 尿毒症性, 膠原病（関節リウマチ, 全身性エリテマトーデスなど）, 悪性中皮腫, 肺塞栓, 膵炎, 薬剤性。

3. その他
PDに伴う胸水（「43. 横隔膜交通症」の項を参照）。

対　策

両側胸水や心拡大などを認め, 病歴からも明らかに**心不全や飲水量過多および不適切なDW設定による体液量過剰が原因として疑われる胸水を除いて, 積極的に胸水穿刺を施行することが望ましい。**

Lightの滲出性胸水診断法（表）[2]により滲出性胸水と診断し

表1　滲出性胸水の診断法

- Light の基準（以下の3つのうち1つ以上）
  - 蛋白の胸水/血清比＞0.5
  - LDH の胸水/血清比＞0.6
  - 胸水中の LDH＞2/3×血清 LDH の基準上限値

以下のうち1つ以上を満たせば滲出性胸水と判断する（感度98％，特異度83％）
- 胸水中のコレステロール＞60 mg/dL（滲出性に対して感度54％，特異度92％）
- 血清と胸水のアルブミン値の差≦1.2 g/dL（滲出性に対して感度87％，特異度92％）

〔文献は2）より引用〕

た場合は，病歴と胸水中の細胞成分，Glu，アミラーゼなどを測定して鑑別を進める。Glu が低値（＜60 mg/dL または胸水/血清比＜0.5）である場合は膿胸，肺炎随伴性，リウマチ性胸膜炎，悪性胸水が鑑別にあがり，Glu が高値（胸水/血清比＞1.0）の場合は PD に伴う胸水を考慮する。アミラーゼが高値（胸水＞血清比の上限値，かつ胸水/血清比＞1.0）であれば膵炎，食道破裂なども鑑別にあがる[3]。

透析導入期に発症することが多い尿毒症性胸膜炎ではしばしば血性胸水を伴い，胸膜生検において慢性線維性胸膜炎の所見を認める。

結核性胸膜炎は肺外結核の20％以上を占め[4]，全国の透析患者7,274人を対象とした調査では18人に胸膜の結核病巣を認めたため[5]，乾性咳嗽，胸痛，発熱などの臨床症状に加えて滲出性胸水を認めた際には，積極的に除外することが必要である。診断のゴールドスタンダードは胸膜生検による乾酪性肉芽腫の証明，胸水培養による結核菌の証明であるが，胸水中の ADA（adenosine deaminase）も参考になる。結核性胸膜炎における胸水中 ADA の評価は，カットオフ値を49単位/L とすると感度89.2％，特異度70.4％であり，胸水/血清比においてカットオフ値を1.7にすると感度84.6％，特異度72.2％との報告がある[6]。

なお，胸腔穿刺にもかかわらず大量に貯留する再発性の胸水に対しては胸腔ドレナージを行う。

参考文献

1) Mikell J, Steven A：Pleural effusions in hospitalized patients receiving long-term hemodialysis. Chest 108：470-474, 1995
2) Light RW：Pleural effusion. N Engl J Med 346：1971-1977, 2002
3) Thomsen TW, DeLaPena J, Setnik GS：Thoracentesis, N Engl J Med 355：e16, 2006
4) Simon SH, Alimuddin Z, et al：Tuberculosis, pp342-347, 2009
5) 稲本　元：透析患者における結核性胸膜炎の疫学的検討. 感染症誌57：383-387, 1983
6) Differential diagnosis of tuberculous and malignant pleural effusions：what is the role of adenosine deaminase?　Lung 21：2008

1 呼吸器・循環器

46. 胸背部痛

丸山範晃

概　要

胸背部痛を呈する疾患には，短時間のうちに致死的状態になりうる疾患も含まれるため，迅速な鑑別と適切な初期対応が必要となる。ここでは透析室で遭遇する可能性のある，胸背部痛を呈する主要な疾患の特徴について述べる。

診断と治療

透析患者における胸背部痛は，早急に鑑別診断を行う必要があり（図）[1]，心電図検査，胸部X線検査，動脈血ガス分析を実施し，施設で実施できる初期治療を行ったうえで専門医に紹介するのが大原則である。

1．急性冠症候群

最も頻度が高く，致死的となりうるが，早期に診断されればPCIや血栓溶解療法などの治療により予後が改善する可能性が高い疾患であり，発症時の初期治療と循環器専門医への早期紹

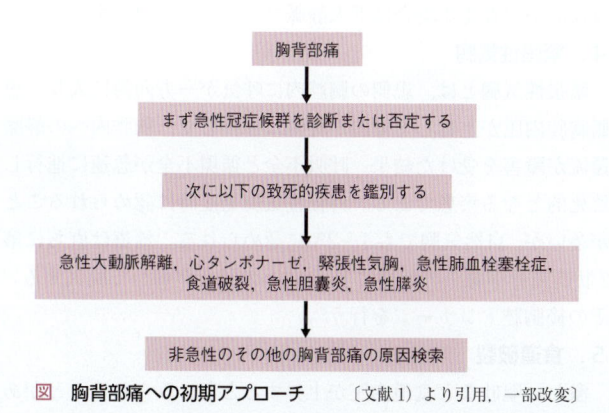

```
                    胸背部痛
                       ↓
        まず急性冠症候群を診断または否定する
                       ↓
          次に以下の致死的疾患を鑑別する
                       ↓
  急性大動脈解離，心タンポナーゼ，緊張性気胸，急性肺血栓塞栓症，
         食道破裂，急性胆嚢炎，急性膵炎
                       ↓
         非急性のその他の胸背部痛の原因検索
```

図　胸背部痛への初期アプローチ　〔文献1）より引用，一部改変〕

介が肝要となる[2]。

透析患者の冠動脈疾患罹患率は非透析例と比べて極めて高率で，**透析導入時から高度の冠動脈狭窄が無症候性に存在している**場合がある。このため，狭心症状が明らかな場合には循環器専門医へ直ちに紹介する。しかし，透析患者の虚血性心疾患の特徴として，典型的な胸部症状を呈さないことも多く，労作時の息切れ，呼吸困難など心不全症状が主症状となることがあるため，注意が必要である[3]。

2．急性大動脈解離

典型的には激烈な胸背部痛で突然発症し，胸痛後の失神などさまざまな症状を呈する。血圧の著明な上昇や左右差・上下差などのバイタルサインの異常がみられる。診断には大動脈の造影CTが必要である。上行大動脈に解離が及ぶStanford分類A型は緊急の外科的治療が必要である。B型解離は安静と降圧治療を行う。解離性大動脈瘤の分類を表に示す[4]。

3．急性肺血栓塞栓症

無症状から突然死まで幅広い病態を呈する。関連する症状として呼吸困難があり，喀血がときどきみられる。診断には胸部造影CTが必要であり，心エコーによる右心負荷所見が参考になる。深部静脈血栓症が肺血栓塞栓症の主な原因であり，抗凝固薬（ヘパリン，ワルファリン）による治療を行う。深部静脈血栓症が残存する場合は下大静脈フィルターを留置する。

4．緊張性気胸

緊張性気胸とは，患側の胸腔内に呼気が一方向的に入り，患側胸腔内圧が上昇して縦隔が健側に移動して，胸腔内への静脈還流が障害を受けた結果，呼吸不全と循環不全が急速に進行し致死的となる疾患である。外傷性気胸発症時に認められることが多いが，自然気胸でも1～2％に認められる。治療は直ちに第2肋間鎖骨中線上の胸壁に18G以上の針を穿刺して脱気する。その後胸腔ドレナージを行う[5]。

5．食道破裂

激しい嘔吐など食道内圧が上昇するときにみられることがあ

表 大動脈解離の分類

1. 解離範囲による分類

Stanford 分類
　A型：上行大動脈に解離があるもの
　B型：上行大動脈に解離がないもの

DeBakey 分類
　Ⅰ型：上行大動脈に tear があり弓部大動脈より末梢に解離が及ぶもの
　Ⅱ型：上行大動脈に解離が限局するもの
　Ⅲ型：下行大動脈に tear があるもの
　　Ⅲa型：腹部大動脈に解離が及ばないもの
　　Ⅲb型：腹部大動脈に解離が及ぶもの

DeBakey 分類に際しては以下の亜型分類を追加できる
　弓部型：弓部に tear があるもの
　弓部限局型：解離が弓部に限局するもの
　弓部広範型：解離が上行または下行大動脈に及ぶもの
　腹部型：腹部に tear があるもの
　腹部限局型：腹部大動脈のみに解離があるもの
　腹部広範型：解離が胸部大動脈に及ぶもの
　（逆行性Ⅲ型解離という表現は使用しない）

2. 偽腔の血流状態による分類
　偽腔開存型：偽腔に血流があるもの。部分的に血栓が存在する場合や，大部分の偽腔が血栓化していても ULP から長軸方向に広がる偽腔内血流を認める場合はこのなかに入れる
　ULP 型：偽腔の大部分に血流を認めないが，tear 近傍に限局した偽腔内血流（ULP）を認めるもの
　偽腔閉塞型：三日月形の偽腔を有し，tear（ULP を含む）および偽腔内血流を認めないもの

3. 病期による分類
　急性期：発症2週間以内。このなかで発症48時間以内を超急性期とする
　慢性期：発症後2週間を経過したもの

用語
tear：亀裂（裂孔，内膜裂口，裂口）のことであり，解離でみられる内膜と中膜の亀裂部位であり，真腔と偽腔が交通する部位である。
ulcer-like projection（ULP）潰瘍様突出像：偽腔の一部に，動脈造影検査などの画像診断でみられる小突出所見のことである。それらのなかには種々の病態（tear，分枝の断裂部位，動脈硬化性潰瘍部位など）が含まれ，臨床的にはサイズにかかわらず病態が不安定であることから，厳重な監視が必要とされる。
〔文献4）より引用〕

る。処置が遅れると二次感染から高率に縦隔炎を合併し，死亡率が高い。このためできるだけ早期に診断し外科治療の必要性を判断する。

6．その他の胸背部痛を起こしうる原因疾患

急性心外膜炎，心タンポナーデ，急性胆嚢炎，急性膵炎，食道炎，食道痙攣，アニサキス症，肺炎，肋間神経痛，肋軟骨炎，心臓神経症，帯状疱疹などがある。

対　策

透析患者の胸背部痛の診断において注意すべき点は，典型的な症状や心電図所見，画像所見などを呈さないことも念頭に入れ，臨床症状や血液生化学所見，過去の検査結果などを総合して診断を進めていくことが大事である。

参考文献

1) 田中和豊：症状編　胸痛．問題解決型救急初期診療，第2版，pp76-101，医学書院，東京，2011
2) 循環器病の診断と治療に関するガイドライン．ST上昇型急性心筋梗塞の診療に関するガイドライン（2013年改訂版）．http://www.j-circ.or.jp/guideline/pdf/JCS2013_kimura_h.pdf（access：2014年2月）
3) 血液透析患者における心血管合併症の評価と治療に関するガイドライン．日透析医学会誌 44：337-425，2011
4) 循環器病の診断と治療に関するガイドライン．大動脈瘤・大動脈解離診療ガイドライン（2011年改訂版）．http://www.j-circ.or.jp/guideline/pdf/JCS2011_takamoto_h.pdf（access：2014年2月）
5) 森脇龍太郎，石川康朗（編）：レジデントノート別冊　緊急・ERノート　胸背部痛を極める，羊土社，東京，2012

47. 高血圧

藤井由季

概　要

透析患者の高血圧は心血管イベントの危険因子であり、血圧の変動が大きいほど予後不良とされている。高血圧の原因は、体液量の過剰、レニン-アンジオテンシン系や交感神経系の亢進、ESA の投与、血管の石灰化、尿毒素、副甲状腺ホルモンの過剰分泌などの関与が指摘され、特に体液量の過剰な是正によって 60%以上の患者で血圧が正常化することが報告されており[1]、DW の適正化が最も重要である。

対　策

透析患者の高血圧は、塩分制限、DW の設定、降圧薬などでコントロールする。透析中の血圧は、除水速度の設定などによっても影響を受けるが、適正な DW か検討する必要がある[2]。

1. 塩分制限

高血圧のある患者では 6 g/day が推奨されている（「114. 食事療法」の項を参照）。

2. 体液量の管理

適切に DW を設定し（「9. ドライウェイトの設定」の項を参照）、最大透析間隔日で体重増加 6%未満を目安として患者教育を行う。

3. 降圧目標

週初めの透析前血圧として **140/90 mmHg 未満**を目標とする[1]。

4. 降圧薬

ARB や ACE 阻害薬は心血管系保護効果が明らかであり、透析患者への降圧薬の第一選択となる。降圧薬の種類と特徴などを表に示す[3]。

表 透析患者で使用される主な降圧薬の種類，透析用量，透析性

降圧薬	一般名	商品名
ACE 阻害薬	イミダプリル塩酸塩	タナトリル
	エナラプリルマレイン酸塩	レニベース
	カプトプリル	カプトリル R
	キナプリル塩酸塩	コナン
	シラザプリル水和物	インヒベース
	デモカプリル塩酸塩	エースコール
ARB	アジルサルタン	アジルバ
	イルベサルタン	アバプロ/イルベタン
	オルメサルタン	オルメテック
	カンデサルタン	ブロプレス
	テルミサルタン	ミカルディス
	バルサルタン	ディオバン
	ロサルタン	ニューロタン
DRI	アリスキレン	ラジレス
Ca 拮抗薬	アゼルニジピン	カルブロック
	アムロジピンベシル酸塩	アムロジン/ノルバスク
	ジルチアゼム塩酸塩	ヘルベッサー/ヘルベッサー R
	シルニジピン	アテレック
	ニカルジピン塩酸塩	ペルジピン LA
	ニフェジピン徐放剤	アダラート L/アダラート CR
	ベニジピン塩酸塩	コニール
	ベラパミル塩酸塩	ワソラン
	マニジピン塩酸塩	カルスロット
α遮断薬	ドキサゾシンメシル酸塩	カルデナリン
	ブナゾシン塩酸塩	デタントール R
	プラゾシン塩酸塩	ミニプレス
β遮断薬	アテノロール	テノーミン
	セリプロロール塩酸塩	セレクトール
	ビソプロロールフマル酸塩	メインテート
	プロプラノロール塩酸塩	インデラル LA
	ベタキソロール塩酸塩	ケルロング
	メトプロロール酒石酸塩	セロケン L
αβ遮断薬	アロチノロール塩酸塩	アルマール
	カルベジロール	アーチスト
中枢性交感神経抑制薬	グアナベンズ酢酸塩	ワイテンス
	クロニジン塩酸塩	カタプレス
	メチルドパ水和物	アルドメット

DRI：direct rennin inhibitor　直接的レニン阻害薬

常用量	透析患者用量	透析性
2.5〜10 mg 分 1	低用量から開始	○
5〜10 mg 分 1	2.5 mg/day	○
18.75〜75 mg 分 1〜2	50%に減量,透析日は透析後投与	○
5〜20 mg 分 1	2.5 mg 分 1	×
0.25〜2 mg 分 1	50%に減量,透析日は透析後投与	○
1〜4 mg 分 1	75%に減量	×
20〜40 mg 分 1	低用量から投与	×
50〜200 mg 分 1		×
5〜40 mg 分 1		×
2〜12 mg 分 1		×
20〜80 mg 分 1		×
40〜160 mg 分 1		×
25〜100 mg 分 1		×
150〜300 mg 分 1	低用量から投与	×
8〜16 mg		×
2.5〜10 mg 分 1		×
90〜180 mg 分 3/100〜200 mg 分 1		×
5〜20 mg 分 1		×
40〜80 mg 分 2	腎機能正常者と同量	×
20〜40 mg 分 2/20〜40 mg 分 1		×
2〜8 mg 分 1〜2		×
120〜240 mg 分 3		×
5〜20 mg 分 1		×
0.5〜8 mg 分 1		×
3〜9 mg	腎機能正常者と同量	×
1〜1.5 mg 分 2〜3		×
25〜100 mg 分 1	25 mg 分 1 透析後	○
100〜400 mg 分 1	50%量より開始	不明
5 mg 分 1	30〜50%量	×
60〜120 mg 分 1	腎機能正常者と同量を少量から開始	×
5〜20 mg 分 1	50%に減量	×
120 mg 分 1	腎機能正常者と同量	×
20〜30 mg 分 2	腎機能正常者と同量	×
2.5〜20 mg 分 1〜2	腎機能正常者と同量を少量から開始	×
2〜4 mg 分 2	腎機能正常者と同量	×
0.225〜0.9 mg 分 3	腎機能正常者と同量	×
250〜2,000 mg 分 1〜3	50%に減量し分 1〜2	○

〔文献 3) より引用,一部改変〕

1) ARBとACE阻害薬は心血管イベントの発症および進行を抑制する効果があるが，ACE阻害薬は陰性荷電の透析膜（PAN膜，デキストラン硫酸セルロース）を用いると，ブラジキニンの上昇によりアナフィラキシー様ショックを起こすことがあることと，咳嗽の副作用が起こることに注意が必要である．
2) Ca拮抗薬は，グレープフルーツジュースを飲むと吸収が増加し効果が強く出るため注意が必要である．
3) β遮断薬は，徐脈，心機能の悪化，糖尿病の増悪などに注意が必要である．
4) α遮断薬と中枢性交感神経作動薬は，起立性低血圧などに注意が必要である．

参考文献

1) 日本透析医学会：血液透析患者における心血管合併症の評価と治療に関するガイドライン．日透析医学会誌 44：358-362，2011
2) Mailloux LU, at al：Hypertension in the ESRD patient：pathophysiology, therapy, outcomes, and future directions. Am J Kidney Dis 32：705-719, 1998
3) 日本腎臓病薬物治療学会（監），日本腎臓学会（編）：付表：腎機能低下時の薬剤投与量．CKD診療ガイド 2012，pp101-128，東京医学社，東京，2012

48. 低血圧

藤井由季

概　要

　JSDT 統計調査委員会は，HD 前後における臥位収縮期血圧を 1 年生存率で比較すると，100 mmHg 以下の低血圧の死亡リスクが約 2.5 倍と有意に高く[1]，週 3 回維持 HD 患者の 2 年生存率と血圧を比較すると，HD 中の低血圧と透析後の起立性低血圧の死亡リスクが有意に高かったと報告している[2]。HD 患者では血圧と生命予後の関係に U 字型現象がみられ[3]，収縮期血圧が 120～160 mmHg で死亡率は最も低いとされている[4]が，十分なエビデンスは得られていない。米国の K/DOQI ガイドラインでは，「**HD 中の収縮期血圧が 20 mmHg 以上，あるいは症状を伴って平均血圧が 10 mmHg 以上の急激な低下**」を透析低血圧（intradialytic hypotention：IHD）と定義している[5]が，明確な根拠は示されていない。

　JSDT の「血液透析患者における心血管合併症の評価と治療に関するガイドライン」における透析関連低血圧では，①透析低血圧（IHD），②起立性低血圧（orthostatic hypotension），③常時低血圧（chronic sustained hypotension）に分類され（**表 1**），HD 中の急激な血圧低下と透析終了後の起立性低血圧は予後不良因子としており[6]，その予防と速やかな治療が不可欠であるとしている。**表 2** に透析関連低血圧の原因を示す[3,6,8]。

対　策

　IHD の対策として，常日頃から，**塩分と水分の制限指導**により HD 間の体重増加を適切なレベルに維持し，**適正な DW** を定期的に設定し，家庭血圧および透析中血圧により**降圧薬を適切な投与量や服用時間に変更**し，**適正な Hb 値**を維持し，**透析液を清浄化**することが重要である。

表1 透析関連低血圧の分類と定義

透析低血圧 (intradialytic hypotention：IHD)	透析中の収縮期血圧が 20 mmHg 以上，あるいは症状を伴って平均血圧が 10 mmHg 以上急激に低下する場合[5]
起立性低血圧 (orthostatic hypotension)	仰臥位・座位から立位への体位変換後 3 分以内に収縮期血圧が 20 mmHg 以上低下するか，収縮期血圧の絶対値が 90 mmHg 未満に低下，または拡張期血圧が 10 mmHg 以上低下する場合[7]
常時低血圧 (chronic sustained hypotension)	透析前の収縮期血圧が 100 mmHg 未満と低い場合

〔文献 5〜7）を参考にして作成〕

表2 透析関連低血圧の原因と主な病態

循環血漿量低下	・低すぎる DW の設定 ・除水速度過多（過剰な体重増加） ・低栄養 ・低アルブミン血症，血漿浸透圧の低下 ・血漿リフィリング（plasma refilling）の低下 ・急性失血 ・胸腹水などへの喪失
心機能低下	・虚血性心疾患 ・心弁膜症 ・不整脈 ・貧血症 ・透析心
末梢血管抵抗低下	・自律神経障害 ・臓器虚血 ・透析液温度の上昇 ・アレルギー反応（薬剤，ダイアライザ，EOG 滅菌など） ・感染症 ・透析直前・透析中の食事摂取 ・アセテート不耐症 ・低 Ca 透析液，低 Na 透析液 ・逆説的反射性血管収縮障害（paradoxical withdrawal of reflex vasocontriction[3]）：除水で左室内への血液流入量が減少することにより交感神経が刺激され，心拍数の低下と末梢血管抵抗の減少に伴い，血圧が急激に低下する

EOG：ethylene oxide gas 〔文献 3, 6, 8) より作成〕

表3 透析関連低血圧の対策

1. 透析中食事摂取の回避
2. 血液充塡量の減少：ダイアライザ膜面積の低下
3. 除水速度の軽減
   1) 15 mL/kg/h 以下の除水速度
   2) 透析時間の延長
   3) 透析回数の増加
4. 浸透圧変化の軽減
   1) 血液流量の軽減
   2) 10%NaCl 20 mL の投与（急速静注，持続静注）
   3) グリセオールの持続静注（50～100 mL/h）
   4) 50%Glu 20 mL の投与（急速静注，持続静注）
5. 昇圧薬の投与
6. 透析方法の変更
   1) ECUM の併用
   2) HDF，HF への変更
   3) アセテートフリー（無酢酸）バイオフィルトレーション（AFBF）への変更
7. その他
   1) 低温透析
   2) 高 Na 透析

著明に血圧が低下したときにはまず除水を中止し，生理食塩水を 100～200 mL 急速に投与し，次回以降の HD で表3に示す対策について検討する。透析時間を延長すると除水速度が低下し有用であるが，透析時間を短くして回数を増加させる方法も有用である。10%塩化ナトリウム（NaCl）20 mL の急速静注や 20 mL/h の持続静注，グリセオール®の持続静注（50～100 mL/h），10% NaCl とグリセオール®の併用療法も有用であるが，透析終了後に口渇が出現しないように，透析終了 30～60 分前には中止する[9]。また，50%Glu 20 mL の急速投与，または透析終了前 1～2 時間に 100 mL/h の持続投与も有効である[10]。表4に透析関連低血圧で使用する薬の透析用量を示すが，ドロキシドパ（ドプス®）は，重篤末梢血管病変のある HD 患者に禁忌であることに注意が必要である。

表 4　透析関連低血圧に使用される代表的な昇圧薬

	一般名	商品名	投与量（日）	透析患者の半減期	投与のタイミング	透析性	投与禁忌
経口	ドロキシドパ	ドプス	100〜900 mg（1回最大400 mg）	1.5 時間*	透析開始30分〜1時間前	○	閉塞隅角緑内障、ハロゲン含有吸入麻酔薬、カテコラミン投与中、妊婦、重篤な末梢血管病変のある透析患者
	メチル硫酸アメジニウム	リズミック	10〜20 mg	非透析時 25.9 時間透析時 19.2 時間	透析開始前透析中（1回 10 mg）	×	高血圧症、甲状腺機能亢進症、褐色細胞腫、狭隅角緑内障、残尿を伴う前立腺肥大
	ミドドリン	メトリジン	4〜8 mg	50 分	透析開始前（1回 2 mg から）	○	甲状腺機能亢進症、褐色細胞腫
	デノパミン	カルグート	15〜30 mg	4 時間*	透析開始前透析中	×	記載なし
注射	エチレフリン	エホチール注	1回 2〜10 mg を緩徐または持続注入**	2 時間*	透析中	×	甲状腺機能亢進症、高血圧症
	ドパミン	イノバン注	1〜5 μg/kg/min（20 μg/kg/min まで）	20 秒以下	透析中	○	褐色細胞腫
	ドブタミン	ドブトレックス注	1〜5 μg/kg/min	2 分*	透析中	○	肥大型閉塞性心筋症

*腎機能正常者とほぼ同じ。
**筆者らの経験：①エホチール® 1A（10 mg）＋生食 20 mL に①エホチール® 1A（10 mg）＋生食 20 mL をゆっくり静脈投与、③抜針後の血圧低下時、エホチール® 1A（10 mg）を筋注。

［文献 6, 11）より引用、一部改変］

参考文献

1) 日本透析医学会統計調査委員会：わが国の慢性透析療法の現況（2001年12月31日現在）. 日透析医学会誌 36：1-31, 2003
2) Shoji T, et al：Hemodialysis-associated hypotension as an independent risk factor for two-year mortality in hemodialysis patients. Kidney Int 66：1212-1220, 2004
3) Zager PG, et al："U"curve association of blood pressure and mortality in hemodialysis patients. Kidney Int 54：561-569, 1998
4) Mazzuchi N, et al：Importance of blood pressure control in hemodialysis patient survival. Kidney Int 58：2147-2154, 2000
5) K/DOQI Workgroup：K/DOQI clinical practice guidelines for cardiovascular disease in dialysis patients. Am J Kidney Dis 45（Suppl 3）：S1-S153, 2005
6) 日本透析医学会：血液透析患者における心血管合併症の評価と治療に関するガイドライン. 日透析医学会誌 44：363-368, 2011
7) Brignole M, et al：Guidelines on management (diagnosis and treatment) of syncope-update 2004. Europace 6：467-537, 2004
8) 加藤明彦, 他：若手医師のための透析診療のコツ, pp129-134, 文光堂, 東京, 2011
9) 岡田一義, 他：透析低血圧症に対するGlyceol® 持続静注と10% NaCl 間歇静注併用療法. 日透析療会誌 24：375-378, 1991
10) 新里高弘, 他：透析低血圧の予防に対する高濃度ブドウ糖液の持続注入の有効性. 臨牀透析 22：1425-1427, 2006
11) 平田純生, 他（編著）：透析患者への投薬ガイドブック, 改訂2版, pp281-356, じほう, 東京, 2009

1 呼吸器・循環器

49. ショック

及川 治

概 要

ショックとは，末梢組織への有効な血流量が減少することにより臓器・組織の生理機能が障害される状態と定義される一連の症候群である[1]。透析患者におけるショックは，心停止につながる重大な病態である。ショック治療は，速やかに行われなければならない。

症 状

ショックでは，**蒼白 (pallor)，虚脱 (prostration)，冷汗 (perspiration)，脈拍触知不能 (pulseless)，呼吸不全 (pulmonary insufficiency)** の5Pが重要な臨床所見である[1]。まず，透析前の状態の確認をすることが重要である。発熱，血圧変動，感冒様症状や食欲不振，胸痛などの胸部違和感，下痢や便秘などの有無を把握する。

診 断

ショックの診断には，大項目および小項目のうち3項目以上を満たす必要があり[1]，分類は新しく4つの名称に変更されている (表1)。

1) 大項目

 収縮期血圧90 mmHg未満または通常の血圧より30 mmHg以上の血圧下降

2) 小項目

 A. 心拍数100/分以上または60/分未満

 B. 微弱な頻脈・徐脈

 C. 爪先の毛細血管のrefilling遅延（圧迫解除後2秒以上）

 D. 意識障害（意識レベルJCS 2桁以上またはGCS合計10以下，または不穏・興奮状態）

表1 ショックの分類，主な病態および治療

ショックの分類	主な病態	主な治療
1. 循環血漿量減少性ショック	出血 脱水 血管透過性亢進	透析時の除水に関連したショックが多い。透析回路からの失血，特に穿刺針や接続部が抜けることによる出血性ショックは重大な医療事故になりうる[1]。生理食塩水などの補液と透析の除水停止または血液回路の返血を行う。貧血の進行を確認し，輸血が必要かどうかを検討する。長期入院患者では，低蛋白による低アルブミン血症から循環血漿量減少になりうるため，必要ならばアルブミン補充を検討する。
2. 心原性ショック	心筋性（心筋梗塞，心筋症，弁膜症など） 不整脈	速やかに体外循環を中止し返血を行う。病態に応じた緊急処置を行い，カテコラミン製剤[2,3]の投与（表2）を選択して，循環動態の回復を優先させる。
3. 心外閉塞ショック	心血管閉塞（肺血栓塞栓症，急性大動脈瘤など），胸腔内圧上昇（緊張性気胸，陽圧呼吸など），心圧迫（心タンポナーデなど），血管圧迫（縦隔腫瘍など）	血液回路からの空気塞栓は重大な医療事故になりうる。静脈から心臓に入った空気は右心房内に止め，肺動脈に移行させないようにする。咳払いをさせ，体位は左側臥位にし，100%酸素投与を行う[1]。
4. 血液分布異常性ショック	神経原性（脊髄損傷，血管迷走神経反射など） アナフィラキシー 敗血症 急性副腎不全	アナフィラキシー様の症状が出現した場合，原因物質の中止をする（「113. アナフィラキシー」の項を参照）。敗血症性ショックでは，エンドトキシン陽性で血液培養にてグラム陰性桿菌の検出を確認し，エンドトキシン吸着を選択する。透析液A原液とB原液を混合し忘れ，無アルカリ液による血液透析を行った場合は，動脈血ガス分析を行い，アシドーシスの補正，昇圧薬の投与，適正透析液によるHDを行う[4]。

〔文献1~4）を参考にして作成〕

第Ⅱ章　透析患者の臓器別病態と治療

E. 乏尿・無尿（0.5 mL/kg/時間以下）

F. 皮膚の蒼白と冷汗，または39℃以上の発熱（感染性ショックの場合）

表2 カテコラミン製剤の種類と作用，用法用量，禁忌

	末梢血管収縮	心収縮増加	心拍数増加	末梢血管拡張	腎動脈血増加	初期用量	禁忌
DOA	++	+++	+	−	+++	1〜5γ	褐色細胞腫
DOB	+	+++	+	+	−	3〜5γ	閉塞性肥大型心筋症
NA	++++	++++	−	−	−	0.05〜0.2γ	
AD	++++	++++	++	++	−	0.05〜0.2γ	
ISO	−	++++	++++	++++	−	0.005〜0.2γ	

DOA：dopamine ドパミン，DOB：dobutamine ドブタミン，
NA：noradrenaline ノルアドレナリン，AD：adrenaline アドレナリン，
ISO：isoproterenol イソプロテレノール．$\gamma = \mu g/kg/min$

〔文献：2, 3〕より引用〕

治療

基本治療は心肺蘇生を含めた緊急処置であり，病態に応じた治療を行う（表1, 2）。

対策

透析時の低血圧ではショック体位（下肢挙上，嘔吐した場合は左側臥位）をとらせ，重症に至らないように，DW や除水量などを含めた透析条件の設定を適切に行う[1]。

参考文献

1) 渡辺 誠，濱田透眞：ショック．腎と透析 74：701-704, 2013
2) Sonnenblick EH, et al：Dobutamine：a new synthetic cardioactive sympatheic amine. N Engl J Med：300：17-22, 1979
3) 太田昌克：カテコラミン製剤．日大医学雑誌 72：250-251, 2013
4) 篠田俊雄：透析中にショックになり，改善しない．どうしよう？ 秋葉忠男（編）：透析療法これは困ったぞ，どうしよう！, pp80-86, 中外医学社，東京，2006

1 呼吸器・循環器

50. 心停止

及川　治

概　要

透析患者における心臓死は，全体の死因の 32.7％を占め，最も高頻度である[1]。致死性不整脈発症の主な原因は，冠動脈疾患（急性冠症候群，高度狭窄，無症候性心筋虚血），心臓弁膜症（特に大動脈弁狭窄症），高および低 K 血症，抗不整脈薬，交感神経亢進，心筋症などである[2]。透析中のアナフィラキシーショックは，ACE 阻害薬の併用またはアレルギー反応を起こしやすいダイアライザや抗凝固薬のメシル酸ナファモスタット（フサン®，コアヒビター® など）を原因として突然の心停止になりうる[2]。透析患者の心停止における救急処置は，基本的に一般蘇生と同様である[3]。

症　状

透析中の心停止は，無症状，動悸，胸部違和感から致死性不整脈に至るが，多くは心電図モニタを装着していない。動悸や胸部違和感が生じたら，心電図モニタ管理をして，血圧の変動を注意深く観察する。酸素飽和度が 90％以下では酸素投与を行う。病態が急変した場合，直ちに応援を要請して十分なスタッフを集める。

診　断

透析患者では，電解質や酸塩基平衡の異常が起こりやすいため，心停止時には動脈血ガス分析にて確認すべきである。同時に血算生化学一般検査，心筋特殊検査（CK，CK-MB，トロポニン I）を行っておく。そして，自己心拍再開後は特異的な変化が確認できるかどうかを判断する[3]。原因の特定ができた場合，以下の救命処置を施しながら，速やかに原因治療を行う。

表1 救命処置と対応

救命処置	対応
一次救命処置 (basic life support：BLS)	1. 反応がない。呼吸がない。 2. 応援を要請し十分なスタッフを集める。 3. 直ちに**心臓マッサージ：補助換気 30：2 で CPR を開始**。 4. AED が到着したら，除細動の適応かどうか判断する。 5. CPRは継続して，**2分ごとのリズムチェック**をする。
二次救命処置 (advanced cardiovascular life support：ACLS) 心静止	1. **アドレナリンを 3～5 分ごとに投与する。** 2. 30：2 で CPR を再開し，2 分ごとのリズムチェックをする。 以上 1～2 を繰り返して行う。
二次救命処置 無脈性電気活動	1. **アドレナリンを 3～5 分ごとに投与する。** 2. 30：2 で CPR を再開し，2 分ごとのリズムチェックをする。 以上 1～2 を繰り返して行う。
二次救命処置 心室頻拍 心室細動	1. **アドレナリンを 3～5 分ごとに投与する。** 2. 30：2 で CPR を再開し，2 分ごとのリズムチェックをする。 3. **除細動初回 120～200 J（二相性）** 2 回目以降 120～200 J または 300 J または 360 J 4. リドカインまたはアミオダロンを投与する。 以上 1～4 を繰り返して行う。

〔文献 3, 4) を参考にして作成〕

治 療

アメリカ心臓協会（American Heart Association：AHA）のガイドラインでは，**循環 (circulation)，気道 (airway)，呼吸 (breathing) の C→A→B の順**で行う[4)]。心停止発見直後より CPR を開始し，アンビューバッグ（AMBU-bag）による補助換気を行う[4)]。速やかに体外循環は中止して全返血し（この際は VA 穿刺針を抜針しない，VA 肢以外の血管確保を行う），自動体外式除細動器（automated external defibrillator：AED）と気管内挿管の準備をする。自己心拍が再開するか否かが重要

表2 救命処置に用いる薬物

薬物	用量と方法
アドレナリン (エピネフリン®注ボスミン®注)	1 mg/mL を 3～5 分ごとに静注
バソプレシン (ピトレシン®注)	アドレナリンに代えてバソプレシン 40 単位（ピトレシン®注 20 単位 2 A）の単回投与も可能
アミオダロン (アンカロン®注)	難治性の心室頻拍／心室細動に対して第一選択[5]。透析患者では，アミオダロン（アンカロン®注）125 mg/2.5 mL＋5% Glu 100 mL を 10 分間かけて（600 mL/h）でゆっくりと行う[3]。
リドカイン (キシロカイン®注)	アミオダロンの使用が不慣れな場合，リドカイン（キシロカイン®注）1.0～1.5 mg/kg を使用する[3]。 心拍再開後に心室性不整脈が頻発している場合，リドカイン持続注（オリベス® 1% 2 g/200 mL 点滴用）（5 mL/h～）を開始してもよい。

〔文献 3, 4) を参考にして作成〕

となる。救命処置とその薬物について**表1，2**に示す。

対　策

致死性不整脈の原因になりうる心疾患，電解質異常，抗不整脈薬，アナフィラキシー，胸部症状の有無を確認しておく必要がある。

参考文献

1) 日本透析医学会統計調査委員会：図説わが国の慢性透析療法の現況（2009 年 12 月 31 日現在）．日透析医学会誌 44：1-36，2011
2) 血液透析患者における心血管合併症の評価と治療に関するガイドライン．日透析医学会誌 44：337-425，2011
3) 熊澤淳史：心停止・救急蘇生．腎と透析 74（増刊号）：693-696，2013
4) American Heart Association Guidelines for Cardiopulmonary Resuscitation and Emergency Cardiovascular 2010. Circulation 122（Suppl 1）：S679-S779, 2010
5) Dorian P, et al：Amiodarone as compared with lidocaine for shock-resistant ventricular fibrillation. N Engl J Med 346：884, 2002

51. 虚血性心疾患

丸山範晃, 岡田一義

概　要

虚血性心疾患 (ischemic heart disease：IHD) には, 狭心症, 無症候性心筋虚血, 心筋梗塞などがある。冠動脈にできた動脈硬化性粥腫の突然の破裂により血栓が形成され, 冠動脈の血流が減少あるいは途絶するという同一の発症機序で起こるため, これらを一連の疾患群としてとらえ, **急性冠症候群 (acute coronary syndrome：ACS)** とも総称される[1]。

1. 狭心症

短時間の心筋虚血による胸痛を主症状とする症候群であり, 心筋壊死は生じない。新たに生じた狭心症, 安静時や軽労作により生じた狭心症, 胸痛の頻度・強度・持続時間が増悪する狭心症を不安定狭心症といい, 急性心筋梗塞に移行する可能性が高い。

2. 無症候性心筋虚血

一過性の心筋虚血を認めるが, 狭心痛などの症状を伴わない病態で, 心筋梗塞や突然死に至ることがある。

3. 心筋梗塞

冠動脈の急性閉塞によりもたらされる心筋壊死による激烈な胸痛を主症状とする症候群である。

透析室内での急性心筋梗塞の診断

1. 心電図

T 波増高, ST 上昇 (虚血部位ではないところでは ST 低下), 異常 Q 波, 冠性 T 波 (陰性 T 波) などが経時的に変化する (図1)[2]。急性期に特徴的な心電図変化を示さない場合や心内膜下梗塞では ST が低下したり, 広範囲に冠性 T 波が出現するので, 注意が必要である。表に梗塞部位と心電図変化との関連を

第Ⅱ章 透析患者の臓器別病態と治療

図1 急性心筋梗塞の経時的心電図変化

超急性期 / 急性期（ST上昇）/ 亜急性期①（異常Q波出現）/ 亜急性期②（冠性T波出現）/ 慢性期（冠性T波）

〔文献2）より引用〕

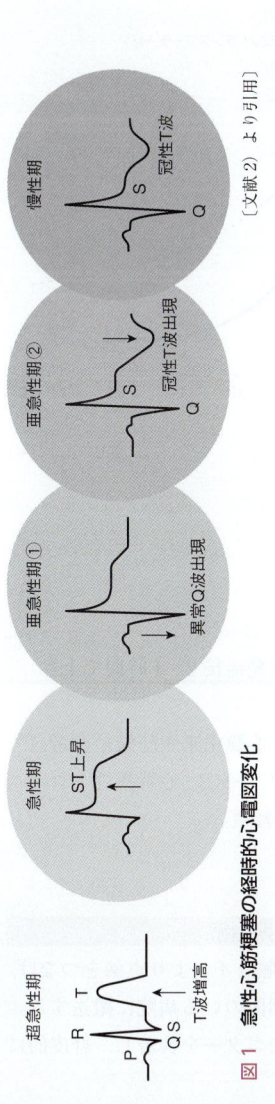

表 梗塞部位と心電図変化

梗塞部位	Ⅰ	Ⅱ	Ⅲ	aV_R	aV_L	aV_F	V_1	V_2	V_3	V_4	V_5	V_6	責任冠動脈
前壁中隔							○	○	○	○			左前下行枝（Seg 6,7,8）
前側壁	○				○			○	○	○	○	○	左前下行枝（Seg 6,7,8,9,10）
広汎前壁	○				○		○	○	○	○	○	○	左前下行枝（Seg 6,7,8,9,10）
側壁	○				○						○	○	左回旋枝（Seg 11,12,14）
下壁		○	○			○							右冠動脈（Seg 4,PL），左回旋枝（Seg 15）
後下壁		○	○			○							右冠動脈あるいは左回旋枝

○：異常波形がみられる

〔文献2）より引用〕

図2 急性心筋梗塞の血清指標 〔文献2〕より引用〕

グラフ凡例：
- WBC（白血球数）
- CK（クレアチンキナーゼ）
- AST（アスパラギン酸アミノトランスフェラーゼ）
- LDH（乳酸脱水素酵素）
- ESR（赤血球沈降速度）

縦軸：血中濃度、横軸：病日

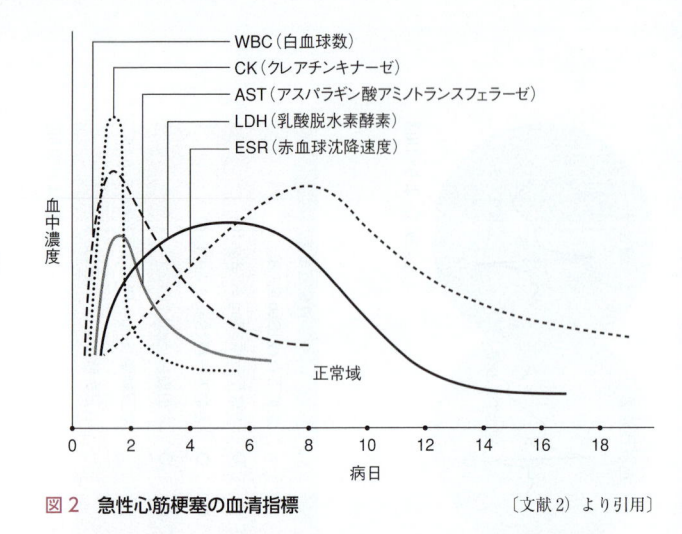

示す。

2．血清指標（図2）

1）心筋逸脱酵素

1) 心特異性なし：CK（心筋梗塞発症後2〜4時間で上昇），AST，LDH。
2) 心特異性あり：H-FABP（ヒト心臓由来脂肪酸結合蛋白，ラピチェック®で定性判定），CK-MB，心特異性トロポニンI and/or T，心筋ミオシン軽鎖。

2）炎症反応

白血球数，CRP。

透析室内での急性心筋梗塞の初期治療

直ちに酸素を投与し，返血し，静脈ラインより点滴をつなげ，下記の治療薬を投与し，循環器専門医のいる病院に搬送する。バイタルサインを確認し，心電図モニターを装着し，経皮的に酸素飽和度を測定する。

1．酸素

肺うっ血や動脈血酸素飽和度の低下（94％未満）を認める患

者に対して，緊急治療開始から最初の6時間は全例で酸素投与が勧められる[3]。

2．亜硝酸薬

冠動脈を拡張し，冠動脈血流量を増加させる。また，静脈の血管を拡張させ，心臓の負荷をとるが，血圧低下に注意する。虚血による胸部症状のある場合には，舌下またはスプレーの口腔内噴霧で，痛みが消失するか血圧低下のため使用できなくなるまで，3〜5分ごとに計3回まで投与する[3]。硝酸イソソルビド（ニトロール®）2〜5 mg/h またはニトログリセリン（ミリスロール®）0.1〜0.2 μg/kg/min で開始し，発作の経過や血圧をモニターしながら約5分ごとに 0.1〜0.2 μg/kg/min ずつ増量し，1〜2 μg/kg/min で維持する[4]。

3．鎮痛薬

冠動脈拡張薬を投与しても激しい胸痛がとれない場合，麻薬（塩酸モルヒネ 10 mg/mL）が有効である。塩酸モルヒネは初期用量 2〜4 mg を静脈内投与し，効果が不十分であれば 5〜15 分ごとに 2〜8 mg ずつ追加投与する[3]。

4．アスピリン

できるだけ早くアスピリンを投与する。病院外でも，早急に効果を得るためにアスピリン（バイアスピリン® 100 mg 2〜3錠）を噛み砕いて服用させる[3]。

5．チエノピリジン系薬剤

PCI を予定している患者では，冠動脈ステント留置を行うことが予想されるため，ステント血栓症の予防目的でアスピリンとチエノピリジン系抗血小板薬の2剤併用療法が推奨される。チエノピリジン系薬剤でクロピドグレル（プラビックス®）はチクロピジン（パナルジン®）よりも副作用が少なく，初期負荷投与（loading dose）300 mg（プラビックス® 75 mg 4錠）により，数時間後からの効果発現が期待できる[3]。

6．未分画ヘパリン

一般的には，初期投与量として 60〜70 単位/kg（最大 5,000単位）をボーラス投与し，維持量として 12 単位/kg/h（最大

1,000 単位/h) で開始して，活性化部分トロンボプラスチン時間（APTT）が 55〜70 秒の治療域に入るように調節する．透析中であれば，ボーラス投与は必要ない[3]．

対 策

糖尿病患者では胸痛がない無痛性心筋梗塞が多いので，注意が必要である．心筋梗塞の発症部位によって異なる不整脈に注意し，心室性期外収縮（広範囲前壁梗塞）を認めた場合にはリドカリン（オリベス®），房室ブロック（下壁梗塞）によりアダムス・ストークス症候群を認めた場合には塩酸イソプレナリン（プロタノール L®）を使用する（「58. 不整脈」の項を参照）．心原性ショックとなった場合には，血管を収縮させるカテコラミン製剤を使用する（「49. ショック」の項を参照）．

参考文献

1) 血液透析患者における心血管合併症の評価と治療に関するガイドライン．日透析医学会誌 44：375-382，2011
2) 岡田一義（監）：疾患ガイド（プチナース増刊号），照林社，東京，2006
3) 木村一雄，他：循環器病の診断と治療に関するガイドライン ST 上昇型急性心筋梗塞の診療に関するガイドライン（2013 年改訂版）．http://www.j-circ.or.jp/guideline/pdf/JCS2013_kimura_h.pdf（access：2014 年 3 月 31 日）
4) Drugs in Japan 2014，じほう，東京，2013

Column

52. 抗血小板薬と一次予防

岡田一義

　わが国では，虚血性心疾患（ischemic heart disease：IHD）などを対象にした抗血小板薬の一次予防の試験はないが，二次予防では抗血小板薬の有用性が確認されており，IHD の二次予防に投与することは推奨される[1]。

　欧米の臨床試験の結果をみると，日本人でも虚血性心疾患のリスクを数多く持つ患者において抗血小板薬を投与することは，IHD の一次予防に有効である可能性が高く，少なくとも IHD の危険因子（表）を数多く有する患者および糖尿病で他の危険因子を合わせ持つ患者においては抗血小板薬の投与を考慮すべきと思われる[2]。

　高用量を投与すると消化管出血などの出血傾向の他，胃腸障害などがみられるため，日本人患者では低用量アスピリンをプロトンポンプ阻害薬とともに用いるのが妥当と思われる。

　動脈硬化がすでに進行している透析患者の IHD の一次予防と二次予防に抗血小板薬の効果があるかは不明であり，保存期

表　虚血性心疾患の危険因子

1. 加齢（男性 45 歳以上，女性 55 歳以上）
2. 冠動脈疾患の家族歴
3. 喫煙習慣
4. 高血圧（収縮期血圧 140 mmHg 以上，あるいは拡張期血圧 90 mmHg 以上）
5. 肥満（BMI 25 以上かつウエスト周囲径が男性で 85 cm，女性で 90 cm 以上）
6. 耐糖能異常（境界型および糖尿病型）
7. 高コレステロール血症（総コレステロール 220 mg/dL 以上，あるいは LDL コレステロール 140 mg/dL 以上）
8. 高トリグリセライド血症（150 mg/dL 以上）
9. 低 HDL コレステロール血症（40 mg/dL 未満）
10. メタボリックシンドローム
11. 精神的・肉体的ストレス

〔文献 2）より引用〕

CKDのときにIHDの危険因子を数多く有する患者および糖尿病で他の危険因子を合わせ持つ患者に低用量抗血小板薬（アスピリン 100 mg/day）を投与すべきと思われるが，予防投与についての保険適用はない。

なお，アスピリン・ダイアルミネート配合錠A81はMgを含有しているので，透析患者には禁忌である。

参考文献

1) Ishikawa K, et al（Secondary Prevention Group）：Aspirin plus either dipyridamole or ticlopidine is effective in preventing recurrent myocardial infarction. Jpn Circ J 61：38-45, 1997
2) 循環器病の診断と治療に関するガイドライン（2005年度合同研究班報告） 虚血性心疾患の一次予防ガイドライン（2006年改訂版）. http://www.j-circ.or.jp/guideline/pdf/JCS2006_kitabatake_h.pdf（access：2014年4月3日）

53. 抗凝固薬の適応と投与方法

阿部雅紀

概 要

透析患者では，CVDの発症予防のために，抗血小板療法や抗凝固療法が行われる。しかし，腎機能障害が高度になるにつれ，抗凝固療法による出血性合併症のリスクが増加する。透析患者における抗凝固療法の適応決定は慎重に行わなければならず，リスクとベネフィットを考慮した適正使用が重要である[1]。

適 応

一般的にはCHADS$_2$スコア（表1）を用いて心房細動における抗凝固療法の適応を決定する。日本循環器学会ガイドラインでは，非弁膜症性心房細動のリスク2点以上に該当する場合はワルファリン療法を勧め，1点の場合はワルファリン療法を考慮するとしている[3]。透析患者の場合，通常1点以上のリスクを有していることがほとんどであり，CHADS$_2$スコアを用いた場合，ほとんどの透析患者でワルファリン適応となる。しかしながら，心房細動を合併したHD患者に対するワルファリンの脳卒中抑制効果は明らかでないため，出血性合併症のリスクを考慮し，慎重に適応を決定する必要がある。現時点では，人工

表1 CHADS$_2$スコア

		危険因子	スコア
C	CHF/LV dysfunction	心不全/左室機能不全	1
H	Hypertension	高血圧	1
A	Age	75歳以上	1
D	Diabetes mellitus	糖尿病	1
S$_2$	Stroke/TIA	脳梗塞，一過性脳虚血発作の既往	2
	合計		0～6

CHF：congestive heart failure, LV：left ventricular, TIA：transient ischemic attack
〔文献2, 3）より引用〕

弁置換術後，左心房内血栓の存在，僧房弁狭窄症，一過性脳虚血発作/脳梗塞の既往など，ワルファリンによる抗凝固療法が有益と判断される症例がワルファリン投与の適応となる[4]。

種類と投与方法

新規の経口抗凝固薬〔ダビガトラン（プラザキサ®），リバーロキサバン（イグザレルト®），アピキサバン（エリキュース®）〕はいずれも透析患者には禁忌である。ワルファリンも透析患者には原則禁忌であるが，ワルファリン治療が有益と判断された場合に限り使用可能である（表2）[1]。HD患者における抗凝療法では，リスクとベネフィットが腎機能正常患者とは異なり，一般的な抗凝療法の適応と考えられる病態でも，必ずしも適応とならない場合がある。透析患者の心房細動の罹患率は，一般住民と比較して10～20倍と著しく高いが，心房細動の脳卒中発症への関与については，脳梗塞のリスクが上昇すると

表2 経口抗凝固薬の腎機能に応じた投与量

種類	薬剤名 一般名 (商品名)	CKDステージ						
		G1	G2	G3a	G3b	G4	G5	G5D
		GFR ≧90	89～60	59～45	44～30	29～15	<15	透析
クマリン系薬	ワルファリン（ワーファリン）	適量（INRで投与量を決定）				重篤な腎機能障害には禁忌 使用せざるをえない場合は腎機能正常者と同量を慎重投与		INR <2.0
直接トロンビン阻害薬	ダビガトラン（プラザキサ）	300 mg 分2 （経口P糖蛋白阻害薬併用，70歳以上，消化管出血の既往患者は220 mg 分2を考慮）			220 mg 分2 （慎重投与）	禁忌		
合成Xa阻害薬	リバーロキサバン（イグザレルト）	15 mg 分1				10 mg 分1 （慎重投与）	禁忌	
	アピキサバン（エリキュース）	10 mg 分2 80歳以上，体重60 kg以下，sCr 1.5 mg/dL 以上のうち2つ以上該当する場合，5 mg 分2				10 mg 分2 （慎重投与）	禁忌	

いう報告と上昇しないとする報告があり，結論が出ていない[4]。HD患者が心房細動を合併してもHD時のヘパリン使用や血小板機能の低下により脳梗塞が発症しにくいと考えられている。直接トロンビン阻害薬のダビガトラン（プラザキサ®）や合成Xa阻害薬のリバーロキサバン（イグザレルト®），アピキサバン（エリキュース®）などの新規経口抗凝固薬は，心房細動例を対象に脳卒中や全身性塞栓症の予防と安全性において，ワルファリンやアスピリンに対する優位性が報告されている。これらの薬物は腎排泄性であるため，軽度の腎機能障害例においては使用可能であるが，透析患者を含めた高度腎機能障害患者における有効性・安全性は不明であり，現時点では禁忌である[1]。

対策

ワルファリン治療中のモニタリングとしてPT-INRを用い，通常，PT-INRを2〜3にコントロールする。しかし，透析患者は脳出血を含めた出血性合併症の発生が高率である。これは血中ビタミンK濃度が低くワルファリン投与が過剰となりやすく，貧血や凝固能の低下も出血性合併症に影響しているものと考えられている。そのため，PT-INRを低めの2.0未満に維持することがJSDTのガイドラインで推奨されている[3]。透析患者のPT-INRは変動するため，定期的なPT-INRの測定が必要である。なお，ワルファリン内服中のHD患者における検討では，HD前後でPT-INRは0.11 ± 0.12（範囲：$-0.390 \sim +0.120$）低下することが報告されている[5]。

参考文献

1) 阿部雅紀：慢性腎臓病（CKD）・透析患者の抗凝固療法．Clinician 60：1117-1123，2013
2) Gage BF, et al：Validation of clinical classification schemes for predicting stroke：results from the National Registry of Atrial Fibrillation. JAMA 285：2864-2870, 2001
3) 井上　博，他：循環器病の診断と治療に関するガイドライン（2012年度合同研究班報告）　心房細動治療（薬物）ガイドライン（2013年改訂版）．http://www.j-circ.or.jp/guideline/pdf/JCS2013_inoue_h.pdf（access：2014年3月28日）

4) 日本透析医学会：血液透析患者における心血管合併症の評価と治療に関するガイドライン. 日透析医学会誌 44：337-425, 2011
5) Abe M, et al：International normalized ratio decreases after hemodialysis treatment in patients treated with warfarin. J Cardiovasc Pharmacol 60：502-507, 2012

1 呼吸器・循環器

54. 抗血小板薬と抗凝固薬の休薬法

丸山範晃

概　要

　消化器内視鏡検査・治療および手術の際には，抗血栓薬（抗血小板薬と抗凝固薬）の継続による出血リスクと休止による血栓塞栓症発症リスクの両方について配慮が必要である。ここでは日本循環器学会が作成した「循環器疾患における抗凝固・抗血小板療法に関するガイドライン[1]」に沿って抗血栓薬の使用法について解説する。

1．消化器内視鏡検査・治療時の対応

1) 観血的処置を行わない観察のみの通常内視鏡検査では，血栓塞栓症発症リスクを回避するため抗凝固療法や抗血小板療法は休薬しない。
2) 内視鏡的粘膜生検，およびポリペクトミーなどの出血高危険度手技時には，ワルファリン（ワーファリン®）を中止ないし減量し，PT-INR（prothrombin time-international normalized ratio）を 1.5 以下に調整する。抗血小板薬は休薬とし，休薬期間は，内視鏡的粘膜生検の場合，アスピリン（バイアスピリン®）で 3 日間，チクロピジン（パナルジン®）で 5 日間，両者の併用で 7 日間である。また，高危険度手技時の場合，アスピリンで 7 日間，チクロピジンで 10〜14 日間である。休薬による血栓塞栓症のハイリスク（表）では，ヘパリン（ヘパリンナトリウム注®）による代替療法を考慮する。

2．手術時の対応

1) 抜歯，体表の小手術などで術後出血への対応が容易な場合は，抗凝固療法や抗血小板療法は休薬しない。
2) 通常の白内障手術では，角膜と水晶体に血管がないため

表 休薬による血栓塞栓症のハイリスク群

1. 抗血小板薬関連
   - 冠動脈ステント留置後2カ月
   - 冠動脈薬剤溶出性ステント留置後12カ月
   - 脳血行再建術（頸動脈内膜剥離術，ステント留置）後2カ月
   - 主幹動脈に50％以上の狭窄を伴う脳梗塞または一過性脳虚血発作
   - 最近発症した虚血性脳卒中または一過性脳虚血発作
   - 閉塞性動脈硬化症でFontaine 3度（安静時疼痛）以上
   - 頸動脈超音波検査，頭頸部磁気共鳴血管画像で休薬の危険が高いと判断される所見を有する場合
2. 抗凝固薬関連
   - 心原性脳塞栓症の既往
   - 弁膜症を合併する心房細動
   - 弁膜症を合併していないが脳卒中ハイリスクの心房細動
   - 僧帽弁の機械弁置換術後
   - 機械弁置換術後の血栓塞栓症の既往
   - 人工弁設置
   - 抗リン脂質抗体症候群
   - 深部静脈血栓症・肺塞栓症

〔文献2）より引用〕

出血しないことから，休薬せずに手術を行うことができる。

3) **休薬による血栓塞栓症のハイリスク群（表）の大手術では，入院のうえ，ワルファリンを中止し，ヘパリンを開始する。**ヘパリンは活性化部分トロンボプラスチン時間（activated partial thromboplastin time：APTT）を対照の1.5～2.5倍に延長するように投与量を調整する。**手術の4～6時間前にヘパリンを中止する**かプロタミン（ノボ・硫酸プロタミン®）でヘパリンの効果を中和し，術前にAPTTを確認する。術後は可及的速やかにヘパリンとワルファリンを再開し，PT-INRが治療域に入ったらヘパリンを中止する。**抗血小板薬を中止せざるをえない場合は，アスピリン，チクロピジン，クロピドグレル（プラビックス®）は7～14日前に，シロスタゾール（プレタール®）は3日前に中止する。**

■ 対　策

　維持 HD 患者の消化管の病態特性として，透析中の抗凝固薬の使用，消化管粘膜防御機構の減弱，除水に伴う消化管粘膜の血流低下などがみられ，透析患者は消化管出血のリスクが高い。しかしながら抗血栓療法を突然中止すると，リバウンド現象として一過性に凝固系が亢進し，血栓塞栓症を誘発する可能性がある。このため，検査・手術時の抗血栓薬の使用法に関しては，患者本人に利益と不利益を説明し，治療方針の同意を得ることが必要である。

参考文献

1) 循環器病の診断と治療に関するガイドライン研究班：循環器疾患における抗凝固・抗血小板療法に関するガイドライン（2009 年改訂版）．http://www.j-circ.or.jp/guideline/pdf/JCS2009_hori_h.pdf（access：2014 年 2 月）
2) 抗血栓薬服用者に対する消化器内視鏡診療ガイドライン．Gastroenterol Endosc 54：2073-2102, 2012

55. 心不全

及川 治, 岡田一義

概 要

心不全は心室の充満（拡張機能），駆出能力（収縮機能）を損なう構造的，機能的な心臓障害に由来する複合的臨床症候群であり，主症状はうっ血である。透析患者では，多彩な心疾患を合併して心不全を発症するが，明らかな器質的・機能的心疾患を伴わないで，相対的に体液量が過剰となって発症する非心臓性浮腫，体液量過剰状態，重症貧血，過大血流量AVF，高血糖などがある。心不全は，問診，理学的所見，胸部X線写真で診断するが，透析患者の場合には体液量が最も増加している透析開始前に評価を行う[1]。透析患者における心不全治療の要約を図に示す[1]。

対 策

1．一般管理

厳密な塩分制限（5 g/day）に基づく体液量管理が治療の原則である。透析間の中1日の体重増加量はDWの3％未満，中2日の体重増加量は通常の透析患者で6％未満が推奨されている[2]が，透析患者の心不全の発症は中2日の際に多いと考えられるので，**心不全傾向のある患者には5％未満が望ましい**[1]。うっ血症状に対しては，体液量過剰状態に対するDWの下方修正で治療を開始し，貧血の改善，VA流量の是正，血糖管理も重要である[1]。

2．薬物治療

1）ジギタリス

非透析患者に対するジゴキシン治療に予後改善効果は認められておらず[3]，透析患者に対するジゴキシン治療は死亡リスクを増大させるため[4]，透析患者の心不全治療に**ジゴキシンを積**

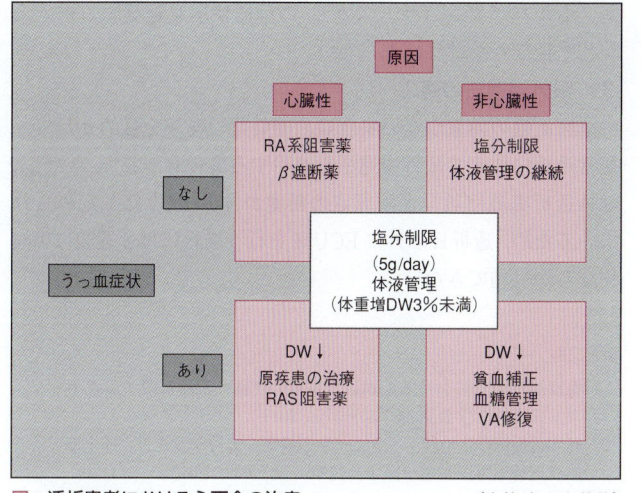

図 透析患者における心不全の治療 〔文献1)より抜粋〕

RAS:renin angiotensin system　レニン-アンジオテンシン系

極的に投与することには問題がある。

2）レニン-アンジオテンシン系阻害薬（RAS阻害薬）

非透析患者では，RAS阻害薬は心不全患者の生命予後を改善する[5]。透析患者を対象としたRAS阻害薬の心不全治療効果に関しての報告は数少ないが，**死亡リスクを低下させると考えられている**[6]（投与量については「47. 高血圧」の項を参照）。

3）β遮断薬

非透析患者では，β遮断薬は心不全患者の生命予後を改善する[7]。透析患者を対象としたβ遮断薬に関しての報告は少なくはなく[8]，心不全における**予後改善効果は期待できる**（投与量については「47. 高血圧」の項を参照）。

4）利尿薬

透析導入の期間が短く，残存腎機能が保たれている場合は，利尿薬の増量をすることで利尿を得られることもある。利尿薬の第一選択は，ループ利尿薬，フロセミド（ラシックス®）であるが，効果が少ない場合にはバソプレッシン V_2 受容体拮抗

薬，トルバプタン（サムスカ®）の早期使用を推奨するが，入院して投与しなければならない。

3．限外濾過法の適応

薬物治療の効果がない場合は，前負荷の軽減を目的として，通常透析に加えて限外濾過法を適用する場合もある[1]。ただし，維持透析実施回数は保険算定の頻度が月 14 回までと定められているため，透析日以外に ECUM を行う場合には 2 週間に 1 回程度しか実施できない。

参考文献

1) 血液透析患者における心血管合併症の評価と治療に関するガイドライン．日透析医学会誌 44：369-375，2011
2) 日本透析医学会：ドライウェイトの設定．維持血液透析ガイドライン：血液透析処方．日透析医学会誌 46：587-632，2013
3) The Digitalis Investigation Group：The effect of digoxin on mortality and morbidity in patients with heart failure. N Engl J Med 336：525-533, 1997
4) Chan KE, et al：Digoxin associateswith mortality in ESRD. J Am Soc Nephrol 21：1550-1559, 2010
5) The Consensus Trial Study Group：Effects of enalapril on mortality in severe congestive heart failure：results of the cooperative north scandinavian enalapril survival study（consensus）. N Engl J Med 316：1429-1435, 1987
6) Berger AK, et al：Aspirin, betablocker, and angiotensin-converting enzyme inhibitor therapy in patients with end-stage renal disease andan acute myocardial infarction. J Am Coll Cardiol 42：201-208, 2003
7) Packer M, et al（US Carvedilol Heart Failure Study Group）：The effect of carvedilol on morbidity and mortality in patients with chronic heart failure. N Engl J Med 334：1349-1355, 1996
8) Cice G, et al：Carvedilol increases two-year survivalin dialysis patients with dilated cardiomyopathy：a prospective, placebo-controlled trial. J Am Coll Cardiol 41：1438-1444, 2003

56. バソプレシン V_2 受容体拮抗薬の使用方法

阿部雅紀

特徴と適応

トルバプタン（サムスカ®）はバソプレシン V_2 受容体拮抗作用を有し，腎集合管での水再吸収を阻害することにより選択的に水を排泄し，電解質への影響が少ない利尿薬である。心不全・肝硬変における体液貯留を改善する効果が認められており，腎機能低下例に対する効果も注目されている。さらに，腎容積がすでに増大しており，かつ，腎容積の増大速度が速い常染色体優性多発性囊胞腎の進行抑制に対しても使用が可能となった。ただし，この場合，eGFR 15 mL/min/1.73 m^2 未満では効果が期待できないため禁忌となっている。

トルバプタンは，尿中 Na 排泄を増加させることなく尿量を増加させ，尿中の Mg 排泄や Ca 排泄にも影響を与えないと報告されている。また，トルバプタン投与により抗利尿ホルモン（antidiuretic hormone：ADH）濃度やレニン-アンジオテンシン系に影響を及ぼさないことが示されている。一方，心不全における体液貯留に使用される従来の利尿薬は，いずれも作用部位が尿細管側に存在し，腎血流量の低下や尿細管に障害がある場合，薬剤抵抗性を示す可能性があるが，トルバプタンは血管側から作用するため，低蛋白血症や腎機能の影響を受けにくいことが示唆される。

トルバプタンの適応は，"ループ利尿薬などの他の利尿薬で効果不十分な心不全，または肝硬変における体液貯留，腎容積がすでに増大しており，かつ腎容積の増大速度が速い常染色体優性多発性囊胞腎の進行抑制"である。心不全の場合 15 mg/day，肝硬変の場合 7.5 mg/day，常染色体優性多発性囊胞腎の場合 60～120 mg/day の投与量である。

CKD の透析患者への効果

保存期 CKD 患者に対する効果については少数例ではあるが報告されている[1]。また，残腎機能のある PD 患者に対する有効性についても報告されている[2]。**トルバプタンは無尿の透析患者にはその効果は期待できない**が，残腎機能が保持されている透析患者に対しては尿量増加の効果が期待でき，透析間体重増加も減少する可能性がある。

使用時の留意点

水再吸収阻害により利尿効果を発揮するが，電解質排泄を伴わないので血液濃縮により高 Na 血症を招く可能性があるため注意を要する。また，血清 Na 濃度の上昇から血漿浸透圧が上昇すると，通常であれば口渇を感じ飲水を行うため，血漿浸透圧の上昇は抑制される。そのため，口渇を感じない，または訴えられない意識障害の患者には使用すべきではない。さらに，重篤な肝機能障害が発現した症例も報告されているため，肝機能を定期的にモニタリングすることも重要である。

文献

1) Otsuka T, et al：The effects of tolvaptan on patients with severe chronic kidney disease complicated by congestive heart failure. Clin Exp Nephrol 17：834-838, 2013
2) Mori T, et al：Beneficial role of tolvaptan in the control of body fluids without reductions in residual renal function in patients undergoing peritoneal dialysis. Adv Perit Dial 29：33-37, 2013

1 呼吸器・循環器

57. 心嚢液貯留

小林洋輝, 阿部雅紀

概要

壁側心膜と臓側心膜の間の心嚢腔における液体貯留を心嚢液と呼び, 心外膜や心嚢に炎症がある場合に生理的範囲を越えて液体が貯留する。透析患者における心外膜炎の頻度は, かつては11.8〜21.0%との報告[1]もあり高頻度であったが, 近年は透析技術の進歩に伴い減少傾向となっている。HD導入期の患者の50%以上に心嚢液貯留を認めるとの報告もあり[2], 大量に貯留することによって心臓の拍動が阻害される心タンポナーデをきたすと致死的な経過をたどる症例もある。

鑑別診断

心嚢液貯留は心外膜炎によることが圧倒的に多く, 心外膜炎の原因としては, ①特発性, ②感染性 (コクサッキー, エコー, エプスタイン・バール (EB), サイトメガロなどのウイルス性, 細菌性, 寄生虫), ③腫瘍性 (肺癌, 乳癌, リンパ腫, 腎細胞癌による転移, 心臓原発の横紋筋肉腫など), ④自己免疫性 (関節リウマチ, 全身性エリテマトーデス, シェーグレン症候群, 強皮症, 血管炎など), ⑤尿毒症性, ⑥放射線照射, ⑦急性心筋梗塞, ⑧薬剤性などがあげられる。

心外膜炎を伴わない心嚢液貯留の原因としては, ①心不全, ②肝硬変, ③ネフローゼ症候群, ④甲状腺機能低下症, ⑤アミロイドーシスなどがあげられる。

対策

理学所見, 画像所見から心嚢液貯留を認めた場合は, 上述の鑑別疾患を念頭に自己抗体や血清補体価を確認し, 悪性腫瘍が疑われる場合は画像検査や腫瘍マーカーにより全身検索を行う。心外膜炎の場合には心電図でST上昇を認めることが多い。

感染，悪性腫瘍が疑われる場合や心嚢液の量が多い場合などは臨床状況が許せば心嚢穿刺を施行し，培養・細胞診・抗体価検査に提出することが望ましい。Beckの三徴（血圧低下，静脈圧上昇，心音減弱）を認め，心電図で低電位を示した場合には，心嚢液が多量に貯留していることが疑われるため，心エコーを実施し，心タンポナーデであれば厳重な全身管理のうえ，緊急で心嚢ドレナージを行う。心破裂や大動脈解離の際には出血性の心嚢液貯留を認めることもあり，出血を増悪させないように透析時の抗凝固薬としてメシル酸ナファモスタットを使用する。

透析患者に心外膜炎を発症し，上述の鑑別を除外した場合には尿毒症性として扱われ，透析導入8週間以内での発症を尿毒症性心外膜炎，8週間以降を透析関連心外膜炎と定義する[3]。尿毒症性心嚢液に対してはDWの低下や透析効率の改善などを目的に透析処方の変更を行う。

結核性心膜炎は致死率が40％以上に及ぶとの報告もあり，結核罹患率の高い透析患者において特に注意が必要である[4]。心嚢液を認める透析患者において発熱，体重減少，盗汗などの臨床症状やクォンティフェロン®TBゴールド（Quanti FERON-TB Gold：QFT），T-スポット®TB（T-spot）などにより結核感染が疑われた場合には心嚢穿刺を施行して心嚢液のadenosine deaminase（ADA），抗酸菌培養，結核PCR検査を施行することが望まれる。なお，結核性心膜炎における心嚢液中ADAの評価についてはカットオフ値を40単位/Lとすると感度87％，特異度89％との報告もあり，診断する際に有用である[5]。

心破裂や大動脈解離だけではなく，尿毒症性および結核性などの心膜炎でも血性心嚢液になることがあり，**血性心嚢液が否定できない場合には，メシル酸ナファモスタットを使用**することが望ましい。

参考文献
1) Rutsky EA, et al：Pericarditis in end-stage renal disease：clinical

characterisstics and management. Semin Dial 2：25-30, 1989
2) Yoshida K, et al：Uremic pericardial effusion：detection and evaluation of uremic pericardial effusion by echocardiography. Clin Nephrol 13：260-268, 1980
3) Wood JE, et al：Pericarditis associated with renal failure：evolution and management. Semin Dial 14：61-66, 2001
4) Dan Longo, et al（eds）：Harrioson's Principles of Internal Medicine, 18th ed, pp1348-1349, McGraw-Hill, 2012
5) Reuter H, et al：Diagnosing tuberculous pericarditis. Q J Med 99：827-839, 2006

58. 不整脈

及川 治

概要

透析患者は、体液・電解質異常や心血管系合併症などによって不整脈を引き起こしやすく、心臓突然死や致死性不整脈の発症頻度は5～7％である[1,2]。致死性不整脈は心停止、心室細動、心室頻拍の総称であり、不整脈により心拍出量の急激な低下をきたし、それに伴う脳血流減少により眩暈、意識消失（失神）、痙攣など発作性の一過性脳虚血症状を引き起こした病態をAdams-Stokes症候群と定義しており、十分に注意が必要である。透析患者の循環動態の破綻につながるAdams-Stokes症候群を発症させないように注意しなければならない。

原因

致死性不整脈発症の主な原因は、冠動脈疾患（急性冠症候群、高度狭窄、無症候性心筋虚血）、心臓弁膜症（特に大動脈弁狭窄症）、高および低K血症、抗不整脈薬、交感神経活性亢進、心筋症などであり、心室性不整脈および心臓突然死に関連する[3]。透析患者における主な頻脈性および徐脈性不整脈の誘発因子を表1に示す。

症状

頻脈性不整脈の出現時は、動悸症状を訴えることが最も多い。Adams-Stokes症候群では、軽度の眩暈といった前兆発作から突然死を起こす重症の致死的不整脈まで、多種多様な経過をたどる[4]。

診断

透析患者に出現しやすい主な頻脈性および徐脈性不整脈の波形と特徴について表2に示す。なお、**Adams-Stokes症候群による発作は、頻脈性と徐脈性の2つに分類される**（図1）[9]。

表1 透析患者における主な不整脈の誘発因子

頻脈性不整脈

1. 透析特有の誘発因子
   - 過剰除水
   - 過度の時間除水量
   - DWが不適正
   - 電解質異常（血清K・Caなど）
2. 心血管系合併症に起因した誘発因子
   - 心機能低下（収縮障害，拡張障害，心筋症など）
   - 冠動脈疾患
   - 心臓弁膜症
3. その他
   - 高度貧血
   - VAの血流過剰による心不全
   - 低酸素症
   - 刺激伝導系異常

徐脈性不整脈

1. 透析特有の誘発因子
   - 電解質異常（血清K・Ca・Mgなど）
2. 心血管系合併症に起因した誘発因子
   - 心機能低下（収縮障害，拡張障害，心筋症など）
   - 冠動脈疾患
   - 心臓弁膜症
3. その他
   - 過度の抗不整脈薬［ジギタリス製剤，Ca拮抗薬［ジルチアゼム（ヘルベッサー®）やベラパミル（ワソラン®）など］，その他］
4. 降圧薬（β受容体遮断薬など）
5. 自律神経障害
6. 低酸素症
7. 刺激伝導系異常

非発作時に心電図異常を認めるQT延長症候群やBrugada症候群，WPW症候群などでも発症しやすい（図2）。

治療

　透析中の頻脈発作は除細動の適応（表2）となる[4]。心室細動，心室粗動，持続性心室細動，洞不全症候群，洞房ブロック，高度房室ブロックには積極的な治療（表2）を行い，治療中の血圧変動には十分な注意をする[3]。ただし，透析患者に対するジゴキシン投与は回避する。また，心房細動単独ではワルファリン治療は行わず，一過性脳虚血発作・脳梗塞既往，左房内血

表2 透析患者に出現しやすい主な頻脈性および徐脈性不整脈の波形と特徴，治療（薬物透析用量）と処置法

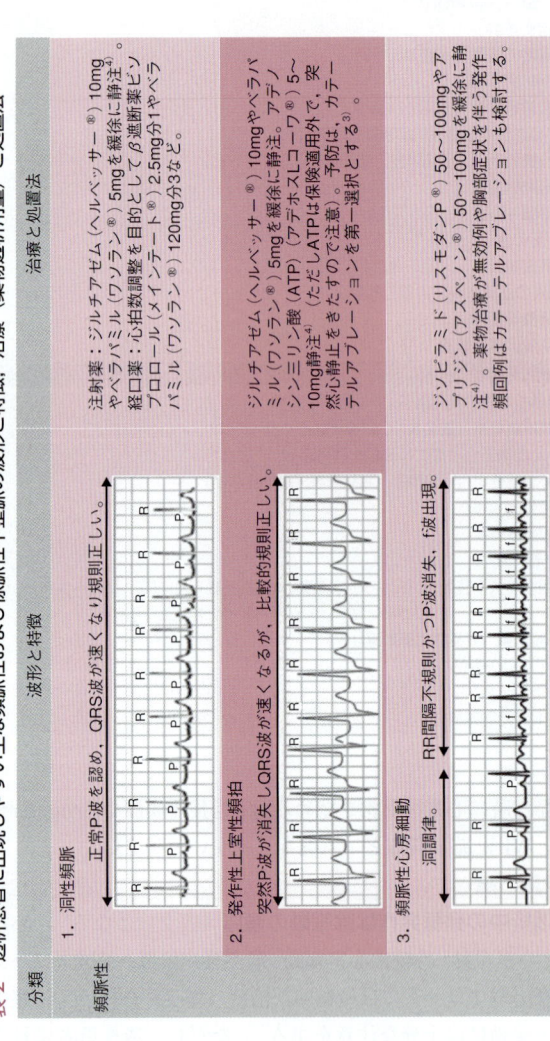

分類		波形と特徴	治療と処置法
頻脈性	1. 洞性頻脈	正常P波を認め，QRS波が速くない規則正しい。	注射薬：ジルチアゼム（ヘルベッサー®）10mgやベラパミル（ワソラン®）5mgを緩徐に静注[4]。経口薬：心拍数調整を目的としてβ遮断薬ビソプロロール（メインテート®）2.5mg分1やベラパミル（ワソラン®）120mg分3など。
	2. 発作性上室性頻拍	突然P波が消失しQRS波が速くなるが，比較的規則正しい。	ジルチアゼム（ヘルベッサー®）10mgやベラパミル（ワソラン®）5mgを緩徐に静注。アデノシン三リン酸（ATP）（アデホスLコーワ®）5〜10mg静注[4]（ただしATPは保険適用外で，突然心停止をきたすので注意。予防は，カテーテルアブレーションを第一選択とする[3]。
	3. 頻脈性心房細動	RR間隔不規則かつP波消失，f波出現。洞調律。	ジソピラミド（リスモダンP）50〜100mgやアプリンジン（アスペノン®）50〜100mgを緩徐に静注[4]。薬物治療が無効例や胸部症状を伴う発作頻回例はカテーテルアブレーションも検討する。

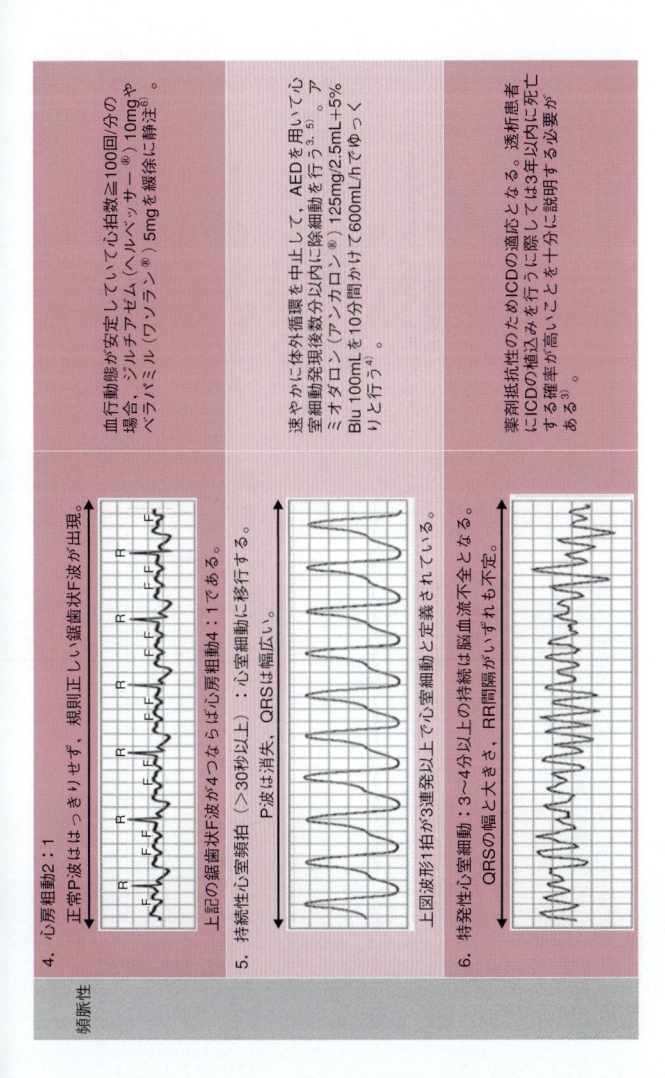

第Ⅱ章 透析患者の臓器別病態と治療

頻脈性

4. 心房粗動2：1
正常P波ははっきりせず、規則正しい鋸歯状F波が出現。

上記の鋸歯状F波が4つなら心房粗動4：1である。

血行動態が安定していて心拍数≧100回分の場合、ジルチアゼム（ヘルベッサー®）10mgやベラパミル（ワソラン®）5mgを緩徐に静注⁶⁾。

5. 持続性心室頻拍（>30秒以上）：心室細動に移行する。
P波は消失、QRSは幅広い。

速やかに体外循環を中止して、AEDを用いて心室細動発現後数分以内に除細動を行う³,⁵⁾。アミオダロン（アンカロン®）125mg/2.5mL＋5%Blu 100mLを10分間かけて600mL/hでゆっくりと行う⁴⁾。

上図波形1拍が3連発以上で心室細動と定義されている。

6. 特発性心室細動：3〜4分以上の持続は脳血流不全となり、QRSの幅と大きさ、RR間隔がいずれも不定。

薬剤抵抗性のためICDの適応となる。透析患者にICDの植込みを行うに際しては3年以内に死亡する確率が高いことを十分に説明する必要がある³⁾。

表2 つづき

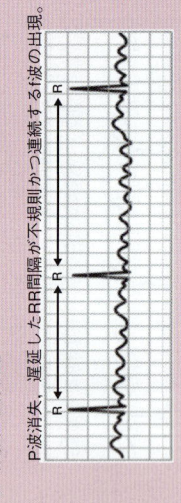

徐脈性

7. 洞不全症候群：①②③が複合した症候群
- ①洞性徐脈（RR間隔一定）
- ②洞房ブロック（延長したRR間隔が比較的規則的）
- ③洞停止（延長したRR間隔が不規則で一定でない）

正常P波先行。突然P波が消失し QRS波が続かない。正常P波が先行しもどる。

8. 徐脈性心房細動

P波消失、遅延したRR間隔かつ連続する徐脈の出現。

A. 血行動態が安定している場合：
硫酸アトロピン®0.25〜0.5mgを静注（総量3mgまで）、イソプロテレノール（プロタノール®）0.005〜0.2μg/kg/min持続点滴[9]。

B. 血行動態が不安定な場合：
カテコラミン製剤を併用して、血行動態の回復を優先する（[49.ショック]の項の表2を参照）。

C. 恒久的心臓ペースメーカーの適応[3]となる。

徐脈性

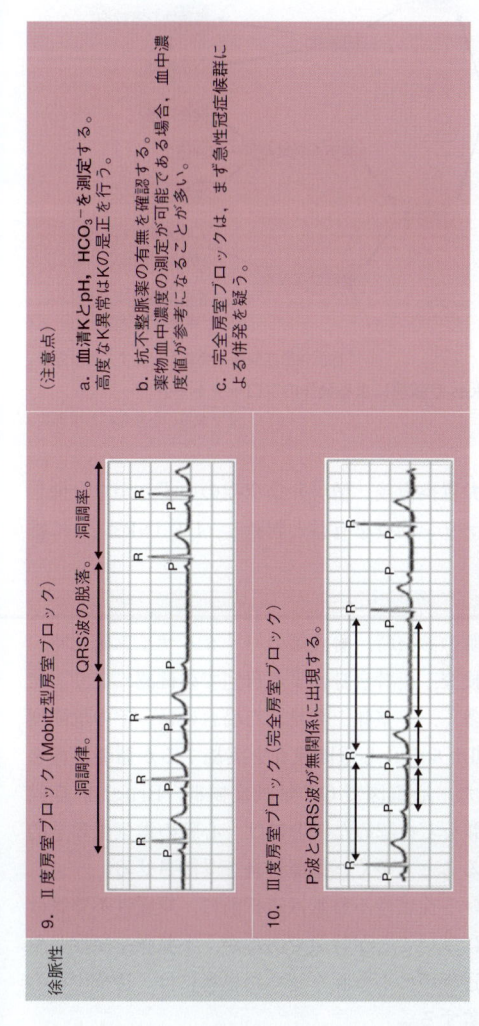

9. II度房室ブロック (Mobitz型房室ブロック)

洞調律。 QRS波の脱落。 洞調律。

10. III度房室ブロック (完全房室ブロック)

P波とQRS波が無関係に出現する。

(注意点)
a. 血清KとpH、HCO_3^-を測定する。高度なK異常はKの是正を行う。

b. 抗不整脈薬の有無を確認する。薬物血中濃度の測定が可能である場合、血中濃度値が参考になることが多い。

c. 完全房室ブロックは、まず急性冠症候群による併発を疑う。

[文献3、4、5〜8を参考にして作成]

ICD：implantable cardioverter defibrillator 植え込み型除細動器
AED：automated external defibrillator 自動体外式除細動器

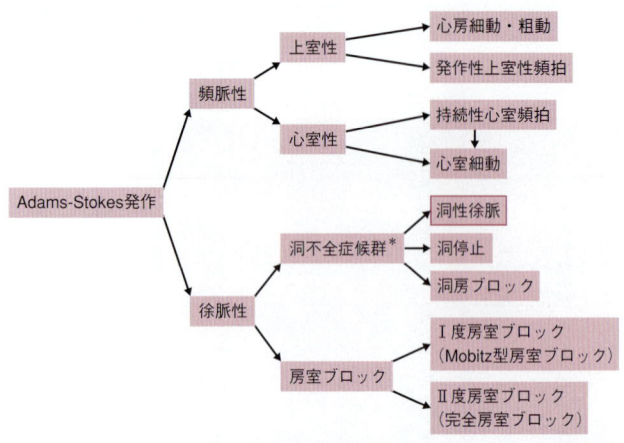

```
Adams-Stokes発作
├─ 頻脈性
│   ├─ 上室性
│   │   ├─ 心房細動・粗動
│   │   └─ 発作性上室性頻拍
│   └─ 心室性
│       ├─ 持続性心室頻拍
│       └─ 心室細動
└─ 徐脈性
    ├─ 洞不全症候群*
    │   ├─ 洞性徐脈
    │   ├─ 洞停止
    │   └─ 洞房ブロック
    └─ 房室ブロック
        ├─ Ⅰ度房室ブロック（Mobitz型房室ブロック）
        └─ Ⅱ度房室ブロック（完全房室ブロック）
```

*徐脈頻脈症候群で発作を起こすことが多い。

図1 Adams-Stokes症候群による発作のフローチャート

〔文献9）を参考にして作成〕

栓の存在，人工弁置換術後，僧房弁狭窄症のいずれかを合併した場合にワルファリン治療を有益と判断し，PT-INR＜2.0に維持する[3]。

対　策

不整脈は，医師の診察時，看護師のバイタルサイン確認時，定期的な心電図検査，患者自身による自宅での確認により，発見できることが多く，不整脈を発見した場合には，その危険度によって24時間ホルター心電図検査を実施するか循環器科を受診させる。また，心電図でQT延長症候群，Brugada症候群，WPW症候群などを認めた場合には，心臓の電気生理学的検査が適応となることも多く，循環器科を受診させる。

透析患者における徐脈性不整脈は透析前に，頻脈性不整脈は透析後半から後に多いことが特徴であるが，不整脈を発症しやすい患者または透析中に不整脈を認めた患者には，透析中に心電図モニタを装着する。

QTc 629 msec

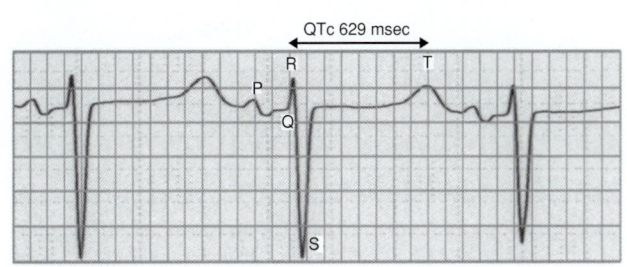

1. QT延長症候群：
QT時間の延長がQTc＞440 msec（男性），QTc＞460 msec（女性）[8]となる。
torsade de pointes（TdP）と呼ばれる特殊な心室頻拍，あるいは心室細動などの重症心室性不整脈を生じる。

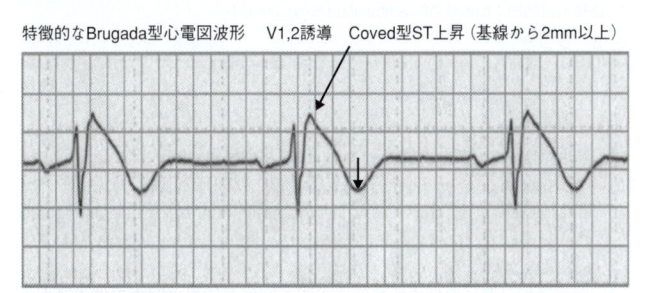

特徴的なBrugada型心電図波形　V1,2誘導　Coved型ST上昇（基線から2mm以上）

2. Brugada症候群：
12誘導（右胸部誘導）心電図のV1～V2誘導における特徴的なST上昇とそれに続く陰性T波を認める[8]。特発性心室細動を誘発する症候群である。

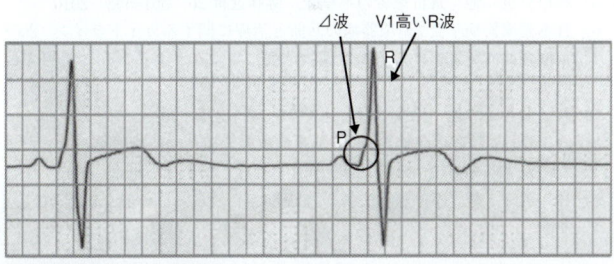

⊿波　V1高いR波

3. WPW症候群 A type（A型）：
P波の後にデルタ（⊿）波が現れ，PQ間隔の短縮，QRS幅の延長を認め，V1誘導では高いR波を認める[8]。心室性頻脈または心室細動を引き起こす
（偽性心室頻拍：pseud VT（ventricular tachycardia））。

図2　突然死につながるQT延長症候群，Brugada症候群，WPW症候群の特徴的な波形

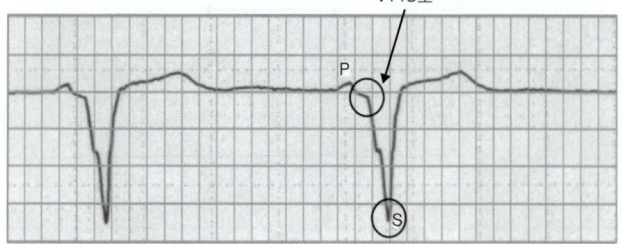

4. WPW症候群 B type（B型）：
A type同様にP波の後にデルタ（⊿）波が現れ，PQ間隔が短縮，QRS幅の延長を認める[8]。
しかしV1誘導で深いS波を認めるようになる。心室性頻脈または心室細動を引き起こす（偽性心室頻拍：pseud VT（ventricular tachycardia））。

図2 つづき　　　　　　　　　　　　　　　〔文献8）を参考にして作成〕

参考文献

1) Nakai S, et al：Overview of regular dialysis treatment in Japan as of 31 December 2006. Ther Apher Dial 12：428-456, 2008
2) Herzog CA, et al：Survival of dialysis patients after cardiac arrest and the impact of implantable cardioverter defibrillators. Kidney Int 68：818-825, 2005
3) 血液透析患者における心血管合併症の評価と治療に関するガイドライン．日透析医学会誌 44：383-388，2011
4) 佐々木晴樹，他：不整脈．腎と透析 74：371-374，2013
5) 小川哲也，他：透析患者の不整脈．臨牀透析 26：551-558，2010
6) 日本循環器病学会：循環器病の診断と治療に関するガイドライン（2008年度合同研究班報告）：不整脈薬物治療に関するガイドライン 2009 年改訂版
7) 荻ノ沢泰司，他：徐脈．腎と透析 74：375-377，2013
8) 池田隆徳：WPW 症候群，QT 延長症候群，Brugada 症候群．そうだったのか！ 絶対読める心電図，pp106-111．羊土社，東京，2013
9) 林　英守，他：不整脈性失神の診断のポイント．心臓 41：1080-1087，2009

59. 抗不整脈薬の透析用量

及川 治

概要

透析患者における抗不整脈薬[1,2]は，**腎排泄性薬物が体内に蓄積しやすく，失神発作を伴う徐脈の原因となりうる。**

透析性のある薬物は透析後の補充を行うことで十分な効果を得る。

用量

抗不整脈薬Ⅰa, Ⅰb, Ⅰc, Ⅱ, Ⅲ, Ⅳ群，ジギタリス，β遮断薬の用量，透析性および禁忌について表1, 2に示す。ただし，透析患者に対するジゴキシンの投与は避けることが望ましい[1]。

対策

透析用量が必要な抗不整脈薬を念頭に入れ，可能な限り肝代謝性薬物を選択する[1,2]。失神発作を伴う血圧低下と徐脈に十分に注意をして，**早期に前駆兆候が認められるなら，中止または減量を考慮する。**

参考文献

1) 血液透析患者における心血管合併症の評価と治療に関するガイドライン．日透析医学会誌 44：419-425, 2011
2) 平田純生, 他(編著)：透析患者の投薬ガイドブック 慢性腎臓病(CKD)の薬物治療, 改訂2版, pp329-344, じほう, 東京, 2009

表1 主な抗不整脈薬，透析至適用量，透析患者の禁忌

薬剤名		通常常用量	透析至適用量	透析性	禁忌
一般名	商品名	(mg/day)	(mg/day)		
Ia	ジソピラミド	**リスモダン**	300	**100〜150**	△	
		リスモダンR	300	—	△	禁忌
		リスモダンP注	50〜100 mg/回	**100**	△	
	シベンゾリン	シベノール	300〜450	—	×	禁忌
		シベノール注	1.4 mg/kg/回	—	×	禁忌
Ib	アプリンジン	アスペノン	40〜60	40〜60	×	
		アスペノン注	100 mg/回	100 mg/回	×	
	メキシレチン	メキシチール	300〜450	300〜450	×	
		メキシチール注	0.4〜0.6 mg/kg/h	0.4〜0.6 mg/kg/h	×	
	リドカイン	キシロカイン注	50〜100 mg/回 300 mg/hまで	50〜100 mg/回 300 mg/hまで	×	
Ic	ピルジカイニド	**サンリズム**	150〜225	**25**	×	
		サンリズム注	最大 1.0 mg/kg	**適宜減量**	×	
	フレカイニド	**タンボコール**	100〜200	**50〜100**	×	
		タンボコール注	1.0〜2.0 mg/kg/回 150 mg/dayまで	**投与間隔 2倍まで延長**	×	
	プロパフェノン	プロノン	450	450	×	
II	アテノロール	**テノーミン**	25〜100	**週3回 透析後 25**	○	
	アロチノロール	アルマール	20〜30	20〜30	×	
	カルテオロール	**ミケラン**	10〜30	**2.5〜15**	×	
	ビソプロロール	**メインテート**	5	**2.5**	×	
	プロプラノロール	インデラル	30〜120	30〜120	×	
	メトプロロール	セロケン/ロプレソール	60〜240	60〜240	×	
	ランジオロール	オノアクト注	0.06 mg/kg/min	0.06 mg/kg/min	○	
III	アミオダロン	アンカロン	導入期 400 維持期 200	導入期 400 維持期 200	×	
		アンカロン注	125 mg/2.5 mL 10 min	125 mg/2.5 mL 10 min	×	
	ソタロール	ソタコール	80〜320	—	○	禁忌

表1 つづき

	薬剤名		通常常用量	透析至適用量	透析性	禁忌
	一般名	商品名	(mg/day)	(mg/day)		
IV	ジルチアゼム	ヘルベッサー注	1回10mg/約3分間	1回10mg/約3分間	×	
	ベプリジル	ベプリコール	100〜200	100〜200	×	
	ベラパミル	ワソラン	120〜240	120〜240	×	
		ワソラン注	5mg/回	5mg/回	×	
ジギタリス	ジゴキシン	ジゴシン	維持量 0.25〜0.5	**維持量 0.125/週2〜4回**	×	
		ジゴシン注	維持量 0.25	**維持量 0.1〜0.125/週2〜4回**	×	
	メチルジゴキシン	ラミラピッド	維持量 0.1〜0.2	**維持量 0.05/週2〜4回**	×	
	デスラノシド	ジギラノゲン注	維持量 0.2〜0.3/日	**減量必要 用量不明**	×	

太字は透析患者により減量の必要がある。　　〔文献1, 2〕を参考にして作成〕
○：ある，△：ダイアライザの種類による，×：ほとんどなし

表2　β遮断薬の種類，透析至適用量，透析患者の禁忌

薬剤名		通常常用量	透析至適用量	透析性	禁忌
一般名	商品名	(mg/day)	(mg/day)		
アテノロール	**テノーミン**	25〜100	**週3回 透析後25**	○	
カルテオロール	**ミケラン**	10〜30	**2.5〜15**	×	
ビソプロロール	**メインテート**	5	**2.5**	×	
プロプラノロール	インデラル	30〜120	30〜120	×	
メトプロロール	セロケン/ロプレソール	60〜240	60〜240	×	
ランジオロール	オノアクト注	0.06mg/kg/min	0.06mg/kg/min	○	
アロチノロール	アルマール	20〜30	20〜30	×	
アモスラロール	**ローガン**	20〜60	**10〜40**	×	
カルベジロール	アーチスト	2.5〜20	2.5〜20	×	
セリプロロール	セレクトール	100〜400	100〜400	不明	
ニプラジロール	ハイパジールコーワ	6〜18	6〜18	×	
ベタキソロール	**ケルロング**	5〜20	**2.5〜15**	×	

太字は透析患者により減量の必要がある。　　〔文献1, 2〕を参考にして作成〕
○：ある，×：ほとんどなし

1 呼吸器・循環器

60. 心臓弁膜症の手術適応

及川　治

概要

透析患者における心臓弁膜症には，CKD-MBDや尿毒症性物質，酸化ストレス，慢性炎症などの腎不全特有の因子が関与している[1]。**弁石灰化の進行は非透析患者に比べて速く，頻度は大動脈弁と僧帽弁の石灰化が高い**[1]。弁膜症の外科的治療は，関連学会で作成したガイドラインのクラス分けⅠ～Ⅲ（表1）に基づき[2]，大動脈弁と僧帽弁の手術適応を推奨している[1,2]。

大動脈弁と僧帽弁の弁膜症種類と手術適応

1．大動脈弁

1）大動脈弁狭窄症（aortic stenosis：AS）

高度な大動脈弁狭窄は，慢性的な左室圧負荷に伴う求心性肥大を生じ，狭心症，不整脈，心不全を惹起する。一般的に，ASは長期間無症状で経過するが，狭心症状，失神，心不全などの臨床症状が出現した時点からの余命は2～5年である。**狭心症状や失神，心不全の臨床症状は，絶対的手術適応**となる[1,2]。透析患者の石灰化の進行は速く，無症状でも弁口面積 0.6 cm^{2}以下（正常弁口面積は 2.5～3.5 cm^2），平均大動脈-左室圧較差 60

表1　ガイドラインのクラス分け

クラスⅠ：手技・治療が有用・有効であることについて証明されているか，あるいは見解が広く一致している
クラスⅡ：手技・治療の有用性・有効性に関するデータまたは見解が一致していない場合がある
クラスⅡa：データ・見解から有用・有効である可能性が高い
クラスⅡb：データ・見解により有用性・有効性がそれほど確立されていない
クラスⅢ：手技・治療が有用でなく，ときに有害となる可能性が証明されているか，あるいは有害との見解が広く一致している

〔文献1，2）より引用，一部改変〕

表2 ASに対する弁置換術の推奨（クラスⅡb以上）

1. 狭心症や失神，心不全の症状を伴う高度なAS
2. 冠動脈バイパス術を行う症例で高度から中等度のASを伴う
3. 大血管または弁膜症にて手術を行う症例で高度から中等度のASを伴う
4. 高度なASで左室機能がLVEF 50%以下（左室収縮機能不全）の症例
5. 冠動脈バイパス，大動脈や他の弁膜症手術を行う症例で中等度のASを伴う
6. 高度なASで無症状であるが，運動負荷に対して，低血圧を示す
7. 高度なASで無症状であるが，弁口面積 0.6 cm^{2}以下である
8. 高度なASで無症状であるが，心室性頻拍を伴う
9. 高度なASで無症状であるが，著名な左室肥大を伴う

LVEF　左室駆出率

〔文献1, 2）より引用，一部改変〕

表3 ARに対する手術の推奨（クラスⅠ）

1. 胸痛や心不全の症状があり，LVEF 25%以上の症例
2. 冠動脈疾患，上行大動脈疾患または他の弁膜症の手術が必要な症例
3. 感染性心内膜炎，大動脈解離，外傷などの急性AR症例
4. 無症状あるいは軽度の症状で左室機能障害（LVEF 25～49%）があり，高度の左室拡大がある

〔文献1, 2）より引用，一部改変〕

mmHg以上，大動脈弁通過血流速度 5.0 m/秒以上であれば，早期の弁置換術を考慮すべきである[1,2]。透析患者における弁置換術の推奨（クラスⅡb以上）について表2に示す[1,2]。

2）大動脈弁閉鎖不全症（aortic regurgitation：AR）

透析患者では大動脈弁狭窄兼閉鎖不全症（AsR）が多く[1]，手術の推奨（クラスⅠ）について表3に示す[1,2]。

2．僧帽弁

1）僧帽弁狭窄症（mitral stenosis：MS）

高度な僧帽弁狭窄症では，左房圧が上昇し，肺静脈圧の上昇に伴い肺高血圧症が生じる。大動脈弁異常に比べて緩徐に心機能障害が生じるので，ドライウェイト調節などの内科的治療を優先する[1]。体液管理が困難な場合は，弁口面積 1.0 cm^{2}以下（正常弁口面積は 4.0～6.0 cm^2）で手術を考慮する[1,2]。透析患者における弁置換術の推奨（クラスⅠ）について表4に示す[1,2]。

2）僧帽弁閉鎖不全症（mitral regurgitation：MR）

弁形成術が可能なこともあり，その際は冠動脈バイパス術，

表4 MSに対する弁置換術の推奨（クラスⅠ）

1. NYHA心機能分類Ⅲ～Ⅳ度で中等度から高度MSの症例
2. NYHA心機能分類Ⅰ～Ⅱ度で高度MS（弁口面積1.0 cm²以下）と重度肺高血圧（収縮期肺動脈圧50 mmHg以上）を合併する症例
1．2ともにPTMCまたはOMCの適応と考えられない場合

NYHA：ニューヨーク心臓病学会（表6）．PTMC：経皮経中隔的交通切開術，
OMC：直視下交連切開術　　　　　　　　　　　　　〔文献1, 2）より引用，一部改変〕

表5 MRに対する手術の推奨（クラスⅠ）

1. 高度の急性MRによる症候性症例
2. NYHA心機能分類Ⅱ度以上の症状を有する，高度な左室機能低下を伴わない慢性高度MR症例
3. 軽度から中等度の左室機能低下を伴う慢性高度MRの無症候性症例

NYHA：ニューヨーク心臓病学会（表6）　　　〔文献1, 2）より引用，一部改変〕

表6 NYHA（New York Heart Association）心機能分類

Ⅰ度	心疾患はあるが身体活動に制限はない 日常的な身体活動では著しい疲労，動悸，呼吸困難あるいは狭心痛を生じない
Ⅱ度	軽度の身体活動の制限がある 安静時には無症状，日常的な身体活動で疲労，動悸，呼吸困難あるいは狭心痛を生じる
Ⅲ度	高度な身体活動の制限がある 安静時には無症状，日常的な身体活動以下の労作で疲労，動悸，呼吸困難あるいは狭心痛を生じる
Ⅳ度	心疾患のためいかなる身体活動も制限される 心不全症状や狭心痛が安静時にも存在する わずかな労作でこれらの症状は増悪する

〔文献3）より引用，一部改変〕

あるいは左室形成も考慮する必要がある[1,2]。透析患者における弁置換術の推奨（クラスⅠ）について表5に示す[1,2]。

対策

透析患者では菌血症を併発しやすく，弁尖に菌が付着して感染性心内膜炎を発症しやすいため，心臓専門医への紹介を行い，早急に対処する必要がある[1]。

参考文献

1) 血液透析患者における心血管合併症の評価と治療に関するガイドライン．日透析医学会誌 44：394-398，2011
2) 大北　裕，他：循環器病の診断と治療に関するガイドライン（2011年度合同研究班報告），弁膜症の非薬物治療に関するガイドライン（2012年改訂版）．http://www.j-circ.or.jp/guideline/（access：2014年3月31日）
3) 和泉　徹，他：循環器病の診断と治療に関するガイドライン（2010年度合同研究班報告），急性心不全治療ガイドライン（2011年改訂版）．http://www.j-circ.or.jp/guideline/（access：2014年3月31日）

Column

61. 経皮的心肺補助装置

水盛邦彦

概 要

経皮的心肺補助装置(percutaneous cardiopulmonary support:PCPS)とは,重篤な心不全および呼吸不全に対して導入される機械的補助循環の1つであり,遠心ポンプと膜型人工肺を用いた閉鎖回路の人工心肺装置により,大腿動静脈経由で心肺補助を行うものである(図)。PCPSは迅速に体外循環を開始することが可能であり,救急救命を目的とした心蘇生,補助循環に汎用されている。呼吸補助を主目的としている場合は**体外式膜型人工肺(extracorporeal membrane oxygenation:ECMO)**と呼称される[1]。ただし,PCPSという用語は欧米では一般的ではなく,呼吸補助,心機能補助どちらが目的であってもECMOまたはextracorporeal life support(ECLS)と呼ばれる。ECMOには**VA ECMO**と**VV ECMO**があるが,PCPSはVA ECMOを経皮的に使用した場合の名称である[2]。VV ECMOは酸素化および換気障害の改善(呼吸補助)は可能

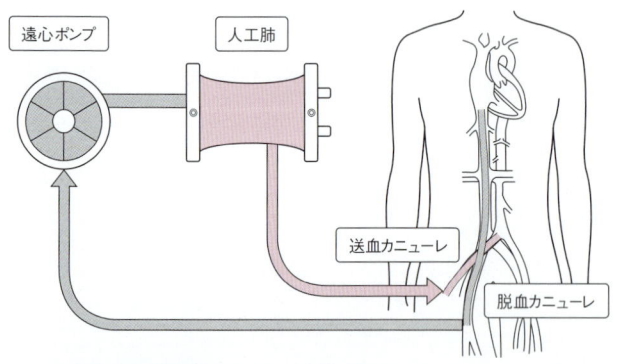

図 経皮的心肺補助装置(PCPS)の基本回路 〔文献2)より引用,一部改変〕

表1 経皮的心肺補助装置（PCPS）の適応疾患と一般的な禁忌事項

適応疾患
- 心肺停止状態に対する緊急蘇生
- 急性心筋梗塞や急性心筋炎による心原性ショックや心停止に対する心肺蘇生
- 術後人工心肺離脱困難症例
- 急性肺塞栓症に対する循環維持
- 重症呼吸不全に対する呼吸補助（ECMO）
- 重症冠動脈疾患症例の経皮的冠動脈インターベンション施行時の循環補助

一般的な禁忌事項
- 高度の末梢動脈硬化症
- 最近の脳血管障害のエピソード
- 凝固障害
- 顕性出血
- 末期患者
- 外傷性心障害
- 常温での詳細不明の心停止
- 蔓延性の心停止
- 高度の大動脈弁閉鎖不全

〔文献1）より引用，一部改変〕

表2 経皮的心肺補助装置（PCPS）施行中における合併症

患者関連	・凝固異常，血小板減少 ・HIT ・出血（消化管出血やカニューレ刺入部からの出血など） ・感染症 ・脳出血や脳梗塞などの神経学的合併症 ・下肢虚血 ・腎機能障害 ・腸管虚血
回路関連	・回路内血栓 ・空気混入 ・カニューレ挿入時における血管損傷や動脈解離 ・溶血

〔文献2）より引用，一部改変〕

だが心臓（循環）の補助は不十分であるのに対し，VA ECMOは呼吸の補助と同時に循環の補助も可能である。集中治療室（intensive care unit：ICU）にてPCPSを施行している患者に対して体液管理，電解質補正目的にCRRTが併用される症例も多くみられる。PCPSの適応と禁忌については表1に，合併症については表2に示す。

参考文献

1) 許　俊鋭, 他：経皮的心肺補助装置（PCPS）膜型人工肺体外循環（ECMO）. 澤　芳樹（監）：研修医, コメディカルのためのプラクティカル補助循環ガイド, pp109-148, メディカ出版, 大阪, 2007
2) 赤嶺　斉, 他：ECMOの生理学　デバイスの原理とその進化　ECMO管理中の合併症. 武居哲洋, 他（編）：Intnsivist, Vol 5, No 2, pp269-278, 285-292, 305-313, メディカル・サイエンス・インターナショナル, 東京, 2013

2 脳血管・末梢血管

62. 脳血管障害（急性期）

東　龍英

概要

脳血管障害は透析患者の死亡原因のなかで，心不全，感染症，悪性腫瘍に次ぐ第4位の疾患であり，死亡原因全体の約7.5％を占める[1]。脳血管障害は出血性脳卒中（頭蓋内出血）と虚血性脳卒中（脳梗塞）に大きく分けられ，さらに頭蓋内出血は脳出血とくも膜下出血などに，脳梗塞は発症機序により血栓性・塞栓性・血行力学性に，臨床病型によりアテローム血栓性脳梗塞・心原性脳塞栓症・ラクナ梗塞に分類される（表1）[2]。

透析患者の脳梗塞の特徴として，血行力学性脳梗塞を発症しやすいことがあげられる。全身性の動脈硬化が高度な高齢者や糖尿病患者などの透析例では，頭蓋内外の主幹動脈に狭窄・閉

表1　脳血管障害の分類

A．無症候性
B．局所性脳機能障害
　1．一過性脳虚血発作（transient ischemic attack：TIA）
　2．脳卒中
　　1）脳出血
　　2）くも膜下出血
　　3）脳動静脈奇形に伴う頭蓋内出血
　3．脳梗塞
　　1）発症機序：(1) 血栓性（thrombotic）
　　　　　　　　(2) 塞栓性（embolic）
　　　　　　　　(3) 血行力学性（hemodynamic）
　　2）臨床病型：(1) アテローム血栓性脳梗塞（atherothrombotic）
　　　　　　　　(2) 心原性脳塞栓症（cardioembolic）
　　　　　　　　(3) ラクナ梗塞（lacunar）
C．血管性認知症
D．高血圧性脳症

〔文献2）から引用・一部改変〕

塞性病変を有することが多く，透析中の除水に伴う血液濃縮や血圧低下，透析後の起立性低血圧，脳血流量の自動調節機構の障害により，血行力学性脳梗塞を発症しやすいと考えられている[3〜5]。

診 断

透析患者が脳血管障害を疑う症状（麻痺，失語症，構音障害，瞳孔不同，痙攣発作，頭痛など）を認めたときは，まず意識レベルを確認し，気道，呼吸，循環の確保を最優先する。意識障害がある場合は，他の原因を鑑別し（「64. 意識障害」の項を参照），簡単な神経学的評価（麻痺，瞳孔所見）を行う。出血性脳卒中と虚血性脳卒中との鑑別のために，頭部CTを施行する。

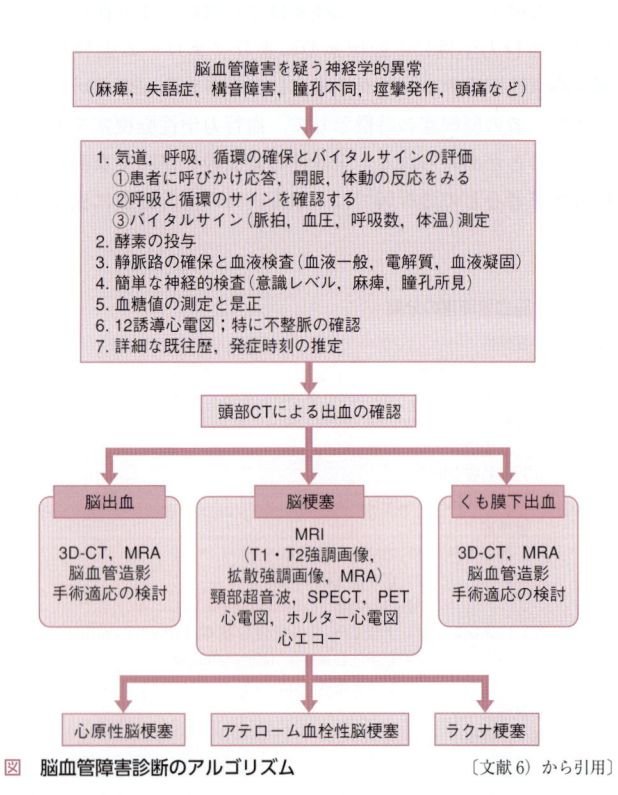

```
脳血管障害を疑う神経学的異常
（麻痺，失語症，構音障害，瞳孔不同，痙攣発作，頭痛など）
            ↓
1. 気道，呼吸，循環の確保とバイタルサインの評価
  ①患者に呼びかけ応答，開眼，体動の反応をみる
  ②呼吸と循環のサインを確認する
  ③バイタルサイン（脈拍，血圧，呼吸数，体温）測定
2. 酵素の投与
3. 静脈路の確保と血液検査（血液一般，電解質，血液凝固）
4. 簡単な神経的検査（意識レベル，麻痺，瞳孔所見）
5. 血糖値の測定と是正
6. 12誘導心電図；特に不整脈の確認
7. 詳細な既往歴，発症時刻の推定
            ↓
    頭部CTによる出血の確認
   ↙          ↓          ↘
脳出血        脳梗塞       くも膜下出血

3D-CT，MRA    MRI          3D-CT，MRA
脳血管造影   （T1・T2強調画像，  脳血管造影
手術適応の検討 拡散強調画像，MRA） 手術適応の検討
           頸部超音波，SPECT，PET
           心電図，ホルター心電図
           心エコー
              ↓
   ↙          ↓          ↘
心原性脳梗塞  アテローム血栓性脳梗塞  ラクナ梗塞
```

図 脳血管障害診断のアルゴリズム 〔文献6）から引用〕

表2 脳血管障害急性期の血圧管理

急性期脳梗塞患者の血圧管理			
血栓溶解療法適応外	SBP＜220 mmHg または DBP＜120 mmHg	積極的な降圧は行わない （高血圧性脳症，大動脈解離，急性腎不全，急性肺水腫，急性心筋梗塞等の全身合併症を除く）
	SBP＞220 mmHg または DBP＞120 mmHg	降圧目標：前値の85-95% 降圧薬（ニカルジピン，ジルチアゼム，ニトログリセリンやニトロプルシドの点滴静注）
血栓溶解療法適応	SBP＞185 mmHg または DBP＞110 mmHg	降圧目標：＜180/105 mmHg 降圧薬（ニカルジピン，ジルチアゼム，ニトログリセリンやニトロプルシドナトリウムの点滴静注）
急性期脳出血患者の血圧管理			
	SBP＞180 mmHg または MBP＞130 mmHg	降圧目標：前値の80% 降圧薬（ニカルジピン，ジルチアゼム，ニトログリセリンやニトロプルシドの点滴静注）

〔文献6）から引用〕

脳実質内に高吸収域が認められれば脳出血の診断は確定する。頭部CTが施行できない施設では，施行可能な施設への迅速な搬送をはかる（図）[6]。発症早期の頭部CTで異常を認めない場合は，頭部MRIを実施する。

治 療

1．脳出血

脳出血では発症直後より血圧上昇が高度である。したがって，再出血，血腫拡大，脳浮腫の増悪を予防するために，血圧管理が重要となる。**脳出血急性期には，収縮期血圧180 mmHgまたは平均血圧130 mmHg以下に保つように推奨されているが**，過度の降圧は脳虚血を惹起する危険性があるため，前値の80％を目標として緩徐に降圧を図るようにする（表2）[7]。

グリセオール®の静脈内投与は脳浮腫を軽減し，救命に有効であるため，使用が推奨されている[8]が，透析患者への投与は体液量への過剰負荷となるため，除水による除去が可能な透析中の投与が望ましい。なお，脳外科的な緊急処置（血腫除去術，脳室ドレナージ術）が必要となる場合があるため，脳外科医との緊密な連携が必要となる[6]。

表3 アルテプラーゼ静注療法のチェックリスト

適応外（禁忌）	あり	なし
発症から治療開始時刻 4.5 時間超	□	□
※発症時刻(最終未発症確認時刻) [：]		
※治療開始(予定)時刻 [：]		
既往歴		
非外傷性頭蓋内出血	□	□
1ヵ月以内の脳梗塞（一過性脳虚血発作を含まない）	□	□
3ヵ月以内の重篤な頭部脊髄の外傷あるいは手術	□	□
21日以内の消化管あるいは尿路出血	□	□
14日以内の大手術あるいは頭部以外の重篤な外傷	□	□
治療薬の過敏症	□	□
臨床所見		
くも膜下出血（疑）	□	□
急性大動脈解離の合併	□	□
出血の合併（頭蓋内，消化管，尿路，後腹膜，喀血）	□	□
収縮期血圧（降圧療法後も 185 mmHg 以上）	□	□
拡張期血圧（降圧療法後も 110 mmHg 以上）	□	□
重篤な肝障害	□	□
急性膵炎	□	□
血液所見		
血糖異常（＜50 mg/dL，または＞400 mg/dL）	□	□
血小板 100,000/mm³以下	□	□
血液所見：抗凝固療法中ないし凝固異常症において		
PT-INR＞1.7	□	□
APTTの延長（前値の1.5倍［目安として約40秒］を超える）	□	□
CT/MR所見		
広汎な早期虚血性変化	□	□
圧排所見（正中構造偏位）	□	□

2．脳梗塞

発症 4.5 時間以内の急性期脳梗塞には，組織プラスミノゲンアクチベータ（tissue plasminogen activator：t-PA，アルテプラーゼ）の投与による血栓溶解療法が考慮されるが，透析患者の重篤な腎障害は慎重投与項目にあてはまる。透析時のヘパリンの使用によって APTT が前値の 1.5 倍以上に延長している場合や高血圧，高血糖を伴う場合は使用禁忌となり，短時間に t-PA の適応（表 3）を判断することは困難である。そのため，脳梗塞を疑う症状を認め，発症時刻が明確かつ発症早期の場合には，いち早くその施設に近い脳卒中専門施設への搬送ができ

表3 つづき

慎重投与（適応の可否を慎重に検討する）	あり	なし
年齢　<u>81歳以上</u>	□	□
既往歴		
10日以内の生検・外傷	□	□
10日以内の分娩・流早産	□	□
1ヵ月以上経過した脳梗塞　<u>（特に糖尿病合併例）</u>	□	□
3ヵ月以内の心筋梗塞	□	□
蛋白製剤アレルギー	□	□
神経症候		
<u>National Institute of Health Stroke Scale（NIHSS）値26以上</u>	□	□
軽症	□	□
症候の急速な軽症化	□	□
痙攣（既往歴などからてんかんの可能性が高ければ適応外）	□	□
臨床所見		
脳動脈瘤・頭蓋内腫瘍・脳動静脈奇形・もやもや病	□	□
胸部大動脈瘤	□	□
消化管潰瘍・憩室炎，大腸炎	□	□
活動性結核	□	□
糖尿病性出血性網膜症・出血性眼症	□	□
血栓溶解薬，抗凝栓薬投与中<u>（特に経口抗凝固薬投与中）</u>	□	□
※　抗Xa薬やダビガトランの服薬患者への本治療の有効性と 　　　安全性は確立しておらず，治療の適否を慎重に判断せね 　　　ばならない。		
月経期間中	□	□
重篤な肝障害	□	□
コントロール不良の糖尿病	□	□
感染性心内膜炎	□	□

<注意事項>
1．1項目でも「適応外」に該当すれば実施しない。
2．1項目でも「慎重投与」に該当すれば，適応の可否を慎重に検討し，治療を実施する場合は患者本人・家族に正確に説明し同意を得る必要がある。
3．「慎重投与」のうち，下線をつけた4項目に該当する患者に対して発症3時間以降に投与する場合は，個々の症例ごとに適応の可否を慎重に検討する必要がある。
〔文献9）から引用〕

る体制を整えておくことが推奨される[6,9]。

　急性期の降圧療法は梗塞巣の増大をきたす可能性があるため，**積極的な降圧療法は原則として行わない**が，収縮期血圧220 mmHgまたは拡張期血圧120 mmHg以上の場合や，大動脈解離や急性心筋梗塞の合併例では慎重な降圧療法が推奨される。血栓溶解療法を予定する患者では，収縮期血圧185 mmHg

表4 脳血管障害に対する治療薬

	薬剤名	商品名	尿中未変化体排泄率(%)	Ccr (mL/min) >50	Ccr (mL/min) 10〜50	Ccr (mL/min) <10または透析	透析性
抗血小板薬	アスピリン	バイアスピリン®	2〜30% 尿のアルカリ化で排泄が増加する	100 mg	腎機能正常者と同量を慎重投与		○
抗血小板薬	塩酸チクロピジン	パナルジン®	0.01〜0.02%	200〜600 mg	腎機能正常者と同じ		×
抗血小板薬	硫酸クロピドグレル	プラビックス®	尿中排泄41% 糞中排泄51%	50〜75 mg	腎機能正常者と同じ		×
抗血小板薬	シロスタゾール	プレタール®	3.47%	200 mg	腎機能正常者と同じ		×
抗血小板薬	オザグレルナトリウム	カタクロット® キサンボン®	61.1%	80〜160 mg	40〜80 mg	20〜40 mg	不明
抗凝固薬	アルガトロバン	ノバスタン® スロンノン®	22.8%	60 mg/day×2日+20 mg/day×5日	腎機能正常者と同じ		×
抗凝固薬	ヘパリンナトリウム	ヘパリンNa®	0〜50%	適量(APTT 2〜3倍延長)	腎機能正常者と同じ		×
抗凝固薬	ワルファリンカリウム	ワーファリン®	2%以下	適量(PT-INRで投与量を決定)	腎機能正常者と同量を慎重投与		×
血栓溶解薬	アルテプラーゼ	アクチバシン® グルトパ®	0%	34.8万 IU/kg	腎機能正常者と同じ		×
脳保護薬	エダラボン	ラジカット®	0.68%	1回 30 mg	腎機能正常者と同じ	原則禁忌	×

〔文献 6)から引用,一部改変〕

または拡張期血圧 110 mmHg 以上で降圧療法が必要となる(表2)[7)]。

グリセオール® の透析中の静脈内投与は脳浮腫を軽減するため,頭蓋内圧亢進症を伴う大きな脳梗塞の急性期に推奨される[6)]。また,臨床病型により,抗血小板薬,抗凝固薬,脳保護

薬などによる治療も行われる（表4）。抗血小板薬は，脳卒中治療ガイドラインで，発症48時間以内のアスピリン投与が推奨されているが[8]，バファリン配合錠A81はMGを含有しているため，バイアスピリン®を使用する。また，透析患者には脳保護薬のエダラボン（ラジカット®）は禁忌である。

3．くも膜下出血

くも膜下出血についての透析例でのエビデンスはほとんど存在しない[6]。急性期には，再出血を予防することが重要であり，降圧，鎮静，鎮痛を十分に行うことが望ましい。降圧治療を開始する血圧レベル，降圧目標についてのエビデンスはない[7]。

対 策

脳血管障害の発症後24時間以内は頭蓋内圧亢進症が急速に増悪するおそれがあるため，透析を避けることが望ましい[6]。脳血管障害急性期の透析患者に透析を施行する際，通常の間欠的HDは溶質除去と除水が急速に起きることによって頭蓋内圧を上昇させやすいため，頭蓋内圧への影響が極力小さく，脳灌流圧を維持できる方法を選択すべきであり，PDやCHDF，Q_Bを減じて低効率にしたHDを選択することが推奨される[6]。また，脳浮腫の増悪を予防するために，透析中のグリセオール®の投与が推奨される[6,8]。透析に用いる抗凝固薬は，出血の拡大や出血性合併症の予防のため，半減期が短いナファモスタットメシル酸塩（フサン®注，コアヒビター®注）の使用が推奨される[8]。日本大学医学部附属板橋病院では脳血管障害急性期の透析患者に対してPDやCHDFを施行できない場合には，グリセオール®併用頻回低効率短時間HDを施行している（表5）[10]。

参考文献

1) 中井　滋，他：わが国の慢性透析療法の現況（2012年12月31日現在）．日透析医学会誌 47：1-56, 2014

2) Special Report from the National Institute of Neurological Disorders and Stroke, classification of cerebrovascular diseases Ⅲ. Stroke 21：637-676, 1990

3) 平方秀樹，他：透析患者の脳血管障害に関する研究．平成8年度厚生科

表5 日本大学医学部附属板橋病院で施行しているグリセオール®併用頻回低効率短時間HDの透析条件

病日	1	2	3	4	5	6	7	8	9	10	11	12	13	14
血液浄化方法	HD	HD	HD		HD		HD		HD		HD		HD	
ダイアライザ		APS-11SA®			APS-11SA®		APS-11SA®		APS-11SA®		APS-11SA®		APS-11SA®	
治療時間 (h)		2			3		3		3		3		3	
Q_B (mL/min)		100			150		150		150		150		150	
透析液		AKソリタDL®			AKソリタDL®		AKソリタDL®		AKソリタDL®		AKソリタDL®		AKソリタDL®	
Q_D (mL/min)		300			500		500		500		500		500	
グリセオール®投与量 (mL/回)		400			400		400		400		400		400	
抗凝固薬	フサン® 30 mg/h														

注意1：体液過剰で追加の限外濾過が必要と考えられた場合には当日のHD終了後にECUMを追加する。

注意2：治療前の血液検査でBUN 70 mg/dL以上，またはK 5.6 mEq/L以上の場合には，翌日にHDを追加する。

学研究費補助金　長期慢性疾患総合研究事業（慢性腎不全）研究報告書，pp49-54, 1997
4) Ishida I, et al：Hemodialysis causes severe orthostatic reduction in cerebral blood flow velocity in diabetic patients. Am J Kidney Dis 34：1096-1104, 1999
5) Rose JC, et al：Optimizing blood pressure in neurological emergencies. Neurocrit Care 1：287-299, 2004
6) 日本透析医学会：血液透析患者における心血管合併症の評価と治療に関するガイドライン．日透析医学会誌44：337-425, 2011
7) 日本高血圧学会高血圧治療ガイドライン作成委員会：高血圧治療ガイドライン2009, ライフサイエンス出版，東京，2009
8) 脳卒中合同ガイドライン委員会（篠原幸人，他）：脳卒中治療ガイドライン2009, 協和企画，東京，2009
9) 日本脳卒中学会，脳卒中医療向上・社会保険委員会．rt-PA（アルテプラーゼ）静注療法指針改訂部会：rt-PA（アルテプラーゼ）静注療法適正治療指針，第2版．http://www.jsts.gr.jp/img/rt-PA02.pdf
10) Okada K, et al：Randomized trial of frequent low-efficiency and short hemodialysis/hemofiltration in hemodialysis patients with acute brain injury. Int J Artif Organs 36：793-802, 2013

63. 透析不均衡症候群

奈倉千苗美

概　要

　不均衡症候群とは，主に HD 導入期の透析中または終了後に引き起こされる，急性の中枢神経症状を中心としたさまざまな症状の総称である。ほとんどの症状は一過性で，透析終了数時間から 24 時間で回復する。その病態は，血液透析により尿素窒素などの貯留物質が急速に除去され，血漿浸透圧が低下するために血液脳関門を隔てて脳脊髄液や脳組織との間で浸透圧較差が生じる。その結果，頭蓋内圧亢進，脳浮腫を起こすことが主因と考えられている。また，HD による脳内の pH の低下が脳浮腫の要因になるとの報告もある[1]。その他にも，サイトカインの放出，カルニチンの欠乏，低酸素血症などさまざまな因子が不均衡症候群の発症には関与していると考えられている[2]。

症　状

　主な初期症状は，頭痛，嘔気・嘔吐，筋痙攣（下肢のつりなど），視力障害（複視）などの中枢神経症状である。他の中枢神経症状としては四肢振戦，見当識障害などを認める。重篤な場合には意識障害，痙攣，昏睡に陥り，死亡することもある。

診　断

　透析中もしくは透析終了後に上記症状を認めた場合には不均衡症候群を疑う必要がある。明確な診断基準がないため，他の疾患を除外する必要がある。不均衡症候群の鑑別疾患を表 1 に示す。

治　療

　透析中に頻回または重度の不均衡症候群を認めた場合は，Q_B や Q_D を下げ透析効率を低下させ，10％塩化 Na やグリセリン（グリセオール®）などの浸透圧物質の点滴を行い脳浮腫

表1 不均衡症候群の鑑別疾患

1. 脳血管障害	硬膜下出血
	くも膜下出血
	脳内出血
	脳梗塞
2. 代謝性疾患	高浸透圧状態
	高Ca血症
	低血糖
	低Na血症
3. 低血圧	過剰限外濾過
	不整脈（Adams-Stokes症候群）
	心筋梗塞
	アナフィラキシー
4. アルミニウム中毒（亜急性）	
5. 高血圧脳症	
6. 透析療法に関連する疾患	アセテート不耐症
	空気塞栓

〔文献3）より引用，一部改変〕

の増悪を防止し，連日の低効率短時間頻回 HD を行う。また，頭痛や嘔気には鎮痛薬や制吐薬を使用する。脳血管病変を疑う所見が認められれば頭部 CT や MRI を考慮する。重篤な場合は透析を中断し，痙攣を発症したときは気道確保のうえジアゼパム（セルシン®：5〜10 mg を静注）やフェニトイン（アレビアチン®：150〜200 mg を分2〜3で内服開始し，TDM を実施して容量調節を行う[4]）などの抗痙攣薬の投与を行う。

対策

不均衡症候群の予防には，**急激な代謝性アシドーシスの是正および溶質濃度の変化とそれによる脳浮腫を防ぐことが重要**であり，導入時には低 Q_B で小面積のダイアライザを使用し，短時間の頻回透析を基本とする。具体的な対策を表2に示す。腎不全保存期の高度な高窒素血症（BUN＞175 mg/dL），高齢者，小児，頭部外傷・脳血管障害の既往歴，アシドーシスは不均衡症候群のリスク[2,3]とされ特に注意が必要である。

表2 不均衡症候群の対策

1. 頭蓋内圧亢進の軽減, 脳浮腫の軽減	1) グリセリン (グリセオール®) 200 mL を透析終了2時間前より持続注入する。 2) Glu 液 250～500 mL, 生理食塩水 100～250 mL, 10% NaCl 20～50 mL のいずれかを透析終了2時間前より持続注入する。 3) 高 Na 透析液 (Na 濃度 140 mEq/L, Glu 濃度 200 mg/dL) を用いた HD。
2. 体外循環量の削減・循環動態の安定化（緩徐な透析）	1) 低 QB で小面積のダイアライザを使用し, 短時間の頻回透析を行う。 2) 透析開始後 30～60 分は, Q_B を 100～150 mL/min に抑える。ECUM により除水のみを行う。 3) HF に変更する。 4) カルニチン欠乏の併存が疑われる場合は補充療法を行う。
3. 尿毒症状態の遷延化の抑制・残存腎機能の保存	1) 不適切保存期治療により高窒素血症, 代謝性アシドーシス, 水分の過剰貯留, 重症貧血, 低栄養を呈している場合, 適切な食事療法, 水分制限の徹底を図る。 2) いたずらに透析療法開始時期を先延ばしにせず, 適切な時期に導入する。 3) CAPD への変更あるいは併用。
4. 透析膜・透析液に対する生体反応	1) 水質管理によって超清浄化透析液を作製し, 使用する。 2) 生体適合性に優れたダイアライザを使用する。

〔文献2）より引用, 一部改変〕

参考文献

1) Arieff AI：Dialysis disequilibrium syndrome：current concepts on pathogenesis and prevention. Kidney Int 45：629-635, 1994
2) 佐中 孜：スタンダード透析療法 透析不均衡症候群. 腎と透析 70：242-244, 2011
3) 森戸 卓, 他：不均衡症候群. 日本臨牀別冊 腎臓症候群（下）, pp264-266, 日本臨牀社, 東京, 2012
4) 平田純生, 他（編著）：透析患者への投薬ガイドブック, 改訂2版, pp233-235, じほう, 東京, 2009

2 脳血管・末梢血管

64. 意識障害

井下篤司

概 要

　意識障害とは自己や周囲の環境を認識できない状態である。逆に意識清明とは覚醒した状態で自己および自己周囲の環境を正しく認識することが可能な状態である[1]。意識障害の原因は多岐にわたり，内科でよくみる一般的な意識障害の原因を表に示し，**透析患者に起こりやすい意識障害の原因病態について**以下に述べる。

表　内科でよくみる意識障害の原因

1．中枢神経系に一次性病変の存在する疾患
　1）脳血管疾患（脳梗塞，脳出血など）
　2）感染症（髄膜炎，脳炎，脳膿瘍など）
　3）てんかん
　4）脱髄性疾患（急性散在性脳脊髄炎など）
　5）血管炎（CNSループスなど）
　6）腫瘍（原発性・転移性脳腫瘍など）
　7）外傷

2．代謝性・内分泌疾患，循環障害，中毒疾患など全身性疾患に伴う意識障害
　1）代謝性または内分泌疾患
　　糖代謝異常（糖尿病性昏睡，低血糖）
　　電解質異常（低Na，高Na，低Ca，高Caなど）
　　肝障害，腎障害，内分泌異常
　　肺疾患（CO_2ナルコーシス）
　　ビタミンB_1欠乏症（Wernicke脳症）
　2）無酸素性障害
　　循環障害（急性心不全，不整脈，心筋梗塞，ショック）
　　呼吸不全
　3）高血圧性脳症
　4）中毒性疾患（アルコール，薬剤など）
　5）体温異常（熱中症など）

〔文献2）より引用〕

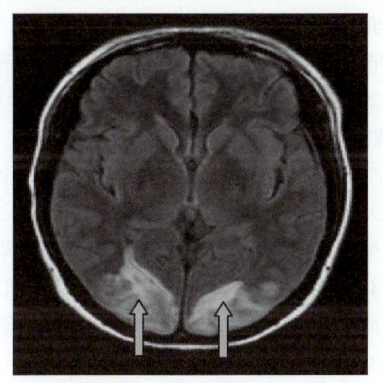

図 可逆性後白質脳症症候群（RPLS）
頭部 MRI FLAIR 画像。両側後頭葉に可逆性の高信号域（矢印部分）がみられる。
〔文献4）より引用〕

1. 透析中の低血圧

透析の日常診療のなかで最も高頻度に遭遇する意識障害の原因病態である。DW の不適正な設定，総除水量あるいは単位時間あたりの除水量の過剰による有効循環血漿量低下によるショック，糖尿病などによる自律神経機能の低下，心機能低下などが原因となる。透析中のショックによる意識障害を発見した場合には直ちに生理食塩水の補液，酸素投与，限外濾過の中止，下肢挙上などの対応が必要であり，血圧が上昇しなければ，さらなる補液，昇圧薬投与，透析中止も考慮する必要がある。

2. 尿毒症性脳症

尿毒症の進行により傾眠傾向，見当識障害，幻覚，昏迷，昏睡などの意識障害がみられることがある。透析導入直前に経験することがあるが，維持透析患者ではまれである。尿毒症性脳症は**可逆性後白質脳症症候群(reversible posterior leukoencephalopathy syndrome：RPLS)** の一因にもなりうる[3]。頭部 MRI FLAIR 画像にて可逆性の高信号域がみられる（**図**）。原因不明の意識障害をきたした場合に鑑別すべき病態の1つである。

3. 透析不均衡症候群

透析導入早期に起こりやすい病態であり，重症例では意識障害の原因となりうる（「63. 透析不均衡症候群」の項を参照）。

4. 脳血管障害

脳血管障害は透析患者の死亡原因のなかで心不全，感染症，悪性腫瘍に次ぐ第4位の疾患である[5]。意識障害に頭痛や嘔吐などの頭蓋内出血を示唆する所見や片麻痺，構音障害などの脳梗塞を示唆する所見が現れた場合には，すみやかに頭部CT，MRI検査の施行を考慮すべきである（「62. 脳血管障害（急性期）」の項を参照）。

5. 薬剤

腎排泄性の薬剤が投与され，活性代謝物の腎臓からの排泄遅延が起こると体内に蓄積し，副作用や効果が過剰となり，意識障害を引き起こす場合がある。

6. 門脈大循環シャントによる肝性脳症（portal-systemic shunt encephalopathy）

HD患者において肝硬変などの肝疾患がないにもかかわらず肝性脳症による意識障害をきたす症例が存在する。これは先天的に門脈から大循環系への短絡路が存在し，慢性腎不全の進行により発達し，透析導入に伴う急激な体液過剰状態の是正から，大循環系である下大静脈と門脈との相対的圧較差の発生，あるいは腹水の減少による腹圧低下により短絡路血流が増加し，高アンモニア血症ならびに肝性脳症を増悪させる[6]。

7. 不整脈

アダムス・ストークス症候群などで意識障害が起こる（「58. 不整脈」の項を参照）。

対策

意識障害の原因はさまざまであり病態によっては生命にかかわることがある。透析患者に起こりやすい意識障害でも，透析中の低血圧，尿毒症性脳症，不均衡症候群，薬剤，不整脈による意識障害は防ぐことが可能であり，特に透析中の低血圧による意識障害を起こさないようにしなければならない。透析クリ

ニックなどではCTやMRIなど診断に必要な設備の整っていない施設も多くあり，基幹病院との医療連携も重要となってくる。

参考文献

1) 渡辺顕弘, 横田裕行：意識障害が出現した場合にはどのような鑑別と対策をすればよいでしょうか？ 腎と透析 66：417-420, 2009
2) 谷脇考恭, 吉良潤一：内科でよく見る意識障害の治療. 臨床と研究 82：1803-1807, 2005
3) 末廣貴一, 鶴屋和彦：意識障害. 腎と透析 74（増刊号）：357-361, 2013
4) Tausif Zar, et al：Reversible posterior leukoencephalopathy syndrome (RPLS) in a patient with systemic lupus erythematosus (SLE) and lupus nephritis. Nephrol Dial Transplant 22：2400-2401, 2007
5) 日本透析医学会統計調査委員会：図説わが国の慢性透析療法の現況（2012年12月31日現在）
6) 近藤 誠, 他：透析導入後に著しい高アンモニア血症を呈し portal-systemic shunt が発見された一例. 日内会誌 93：135-136, 2004

Column

65. 意識障害の評価方法

井下篤司

意識障害の評価方法の代表的なものとして、刺激を加えたときにどの程度反応したり覚醒したりするかを評価する JCS（表1）と、開眼機能、言葉機能、運動機能3つの要素を用いて、あてはまる項目の点数を合計し、合計点数で評価する国際的に用いられている GCS（表2）の2つがある。日本では、簡便な JCS を使用することが多い。**意識障害患者に対し、必ず初診時に意識障害の評価を行い**、その後も毎日意識レベルを評価することが重要である。

参考文献

1) 太田富雄, 他：急性期意識障害の新しい grading とその表現法（いわゆる 3-3-9 度方式）. 第3回脳卒中の外科研究会講演集, pp61-69, 1975
2) Teasdale G, et al：Assessment of coma and impaired consciousness：a practical scale. Lancet 2：81-84, 1974

表1 JCS

Ⅰ. 刺激しないでも覚醒している状態
Ⅰ-1 あるいは1：意識清明とはいえない
Ⅰ-2 あるいは2：見当識障害がある（時, 人, 場所がわからない）
Ⅰ-3 あるいは3：名前, 生年月日がいえない
Ⅱ. 刺激を加えると覚醒する状態
Ⅱ-1 あるいは10：普通の呼びかけで容易に開眼する
Ⅱ-2 あるいは20：大きな声または体を揺さぶることにより開眼する
Ⅱ-3 あるいは30：痛み刺激を加えつつ呼びかけを繰り返すとかろうじて開眼する
Ⅲ. 刺激を加えても覚醒しない状態
Ⅲ-1 あるいは100：痛み刺激に払いのけるような動作をする
Ⅲ-2 あるいは200：痛み刺激に少し手足を動かしたり, 顔をしかめる
Ⅲ-3 あるいは300：痛み刺激にまったく反応しない

〔文献1）より引用, 一部改変〕

表2 GCS

Ⅰ. 開眼（Eye opening）
　4点：自発的に，またはふつうの呼びかけで開眼
　3点：強く呼びかけると開眼
　2点：痛み刺激で開眼
　1点：痛み刺激でも開眼しない
Ⅱ. 言語反応（Verbal response）
　5点：見当識あり
　4点：混乱した会話
　3点：不適当な発語
　2点：理解不明の音声
　1点：発語みられず
Ⅲ. 運動反応（Motor response）「M」
　6点：命令に従って四肢を動かす
　5点：痛み刺激に対して手足をもってくる
　4点：痛み刺激に対して四肢を引っ込める
　3点：痛み刺激に対して緩徐な屈曲運動
　2点：痛み刺激に対して緩徐な伸展運動（除脳姿勢）
　1点：運動みられず
評価：開眼・言語反応・運動反応の点数を合計する。
　正常　15点
　重症　8点以下
　深昏睡　3点

〔文献2）より引用，一部改変〕

Column

66. 認知症

岡田一義

概念

正常に発達してから後に生じた要因により,認知機能が障害された状態であり,アルツハイマー病や脳血管性認知症が原因として多い。JSDTの統計調査では,透析患者の9.9%が認知症であり[1],高齢透析患者も増加しており,認知症対策が重要となってくる。

改訂長谷川式簡易知能評価スケール(HDS-R)[2]

1) お歳はいくつですか?
 (2歳までの誤差は正解)
2) 今日は何年の何月何日ですか? 何曜日ですか?
 (年,月,日,曜日が正解でそれぞれ1点ずつ)
3) 私たちがいまいるところはどこですか?
 (自発的に出れば2点,5秒おいて,家ですか? 病院ですか? のなかから正しい選択をすれば1点)
4) これからいう3つの言葉をいってみてください。あとでまた聞きますのでよく覚えておいてください。
 (以下の系列のいずれか1つで,採用した系列に〇印をつけておく)
 (1) a) 桜, b) 猫, c) 電車
 (2) a) 梅, b) 犬, c) 自転車
5) 100から7を順番に引いてください。
 (100-7は? それからまた7を引くと? と質問する。最初の答えが不正解の場合,打ち切る)
6) 私がこれからいう数字を逆からいってください。
 (6-8-2, 3-5-2-9)
 (3回逆唱に失敗したら打ち切る)
7) 先に覚えてもらった言葉(桜,猫,電車など)をもう一度

いってみてください。

（自発的に回答があれば各2点，もし回答がない場合，以下のヒントを与え正解であれば1点ずつ）

a) 植物，b) 動物，c) 乗り物

8) これから5つの品物をみせます。それを隠しますので何があったかいってください。

（時計，鍵，タバコ，ペン，硬貨など必ず相手に無関係なもの）

9) 知っている野菜の名前をできるだけ多くいってください。（答えた野菜の名前を右欄に記入する。途中で詰まり，約10秒待っても出ない場合にはそこで打ち切る）（5個までは0点，6個＝1点，7個＝2点，8個＝3点，9個＝4点，10個＝5点）

満点：30点

カットオフポイント：20/21点（20点以下は認知症の疑いあり）

対　策

認知症の完治は望めないため，早期に発見して早期に治療す

表　抗認知症薬の透析用量

一般名	商品名	投与量	慎重投与
ドネペジル塩酸塩	アリセプト®	3 mg/回，1回/dayから開始，1〜2週後に5 mg/dayに増量，高度には5 mgで4週間以上経過後に10 mg/dayに増量	洞機能不全症候群，心房内および房室接合部伝導障害などの心疾患，消化性潰瘍の既往，非ステロイド系消炎鎮痛薬服薬中，気管支喘息の既往，閉塞性肺疾患の既往，錐体外路障害，尿路閉塞，尿路閉塞を起こしやすい病状，てんかんなどの痙攣性疾患の既往，重度肝障害
ガランタミン臭化水素酸塩	レミニール®	4 mg/回，2回/dayから開始，4週間後に8 mg/回，2回/day，高度には8 mg/回，2回/dayで4週以上経過後に12 mg/回，2回/dayに増量	
リバスチグミン	イクセロン®	4.5 mg/回，1回/dayから開始（貼付），4週ごとに4.5 mg/dayずつ増量，維持は18 mg/回，1回/day	
	リバスタッチ®		

〔文献3）より作成〕

るとその進行を遅らせる可能性ある。治療薬はアセチルコリン分解酵素阻害薬が使用されているが，メマンチン塩酸塩（メマリー®）のみは腎排泄型の薬で，腎機能の低下に応じて蓄積する。また，透析用量も明らかでないため[3]，他薬（**表**）を使用すべきである。

参考文献

1) 日本透析医学会：わが国の慢性透析療法の現況（2010年12月31日現在）．日透析医学会誌 47：1-56，2014
2) 加藤伸司，他：改訂長谷川式簡易知能評価スケール（HDS-R）の作成．老年精医誌 2：1339-1347，1991
3) Drugs in Japan 2014．じほう，東京，2014

2 脳血管・末梢血管

67. 末梢動脈疾患

古川哲也

概　要

PADとは，動脈の閉塞や狭窄により末梢の循環不全をきたす疾患の総称であり，ASOやBuerger病などが含まれる。透析患者のPADは非透析患者に比べ発症率が高く，安静時疼痛や潰瘍壊死を合併して重症虚血肢（critical limb ischemia：CLI）に至り，重症感染症の併発や下肢切断，最終的に生命予後を脅かすことも多い[1]。透析導入の原因疾患は糖尿病性腎症が全体の44％を占め[2]，糖尿病性足病変は非常に高い再発率（1年以内44％，3年以内61％，5年以内70％）であり，CLIの下肢切断率は年々上昇傾向にある[1]。また透析患者の下肢大切断後の1年生存率は51.9％，5年生存率は14.4％であり，早期の診断と適切な治療が必要である[1]。

症　状

PADの基本は足をみることであり，皮膚の色調変化，腫脹，浮腫，熱感，疼痛などを確認する。 急性動脈閉塞での主症状は疼痛（pain），蒼白（pallor），脈拍触知不能（pulselessness），知覚障害（paresthesia），運動障害（paralysis）で5Pと呼ばれ，足が虚血状態になると時間経過とともに黒色化，壊死・壊疽に至る。加齢や脱水，糖尿病などによる自律神経障害では発汗量が低下し，足の乾燥や鱗屑，角質の肥厚が認められる。同一部位に繰り返し圧迫を受けることで胼胝や鶏眼ができ，水泡や皮下血腫，潰瘍形成へ進展することもある。足病変として爪の異常はリスクが高く，陥入爪，巻き爪，爪白癬，爪甲鉤彎症といった所見から足潰瘍を起こすがある。糖尿病性腎症の透析患者では末梢神経障害，血流障害，感染防御機能の低下の3病態が混在し，さらに網膜症による視力障害や高齢といった要素

表1 PADの診断における診断法の感度と特異度

	カットオフ値	感度（％）	特異度（％）
ABI	0.9	29.9	100.0
TBI	0.6	45.2	100.0
tcPO$_2$	50	61.1	70.0
SPP	50	84.9	76.6

ABI：ankle-brachial pressure index 足関節上腕血圧比，TBI：toe-brachial pressure index 足趾上腕血圧比，tcPO$_2$：transcutaneous PO$_2$ 経皮的酸素分圧，SPP：skin perfusion pressure index 皮膚灌流圧　　〔文献1）より引用，一部改変〕

表2 Fontaine 分類と Rutherford 分類

Fontaine 分類		Rutherford 分類		
分類	臨床所見	重症度	分類	臨床所見
Ⅰ	無症状	0	0	無症状
Ⅱ	間欠性跛行	Ⅰ	1	軽度跛行
Ⅱa	200 m以上で出現		2	中等度跛行
Ⅱb	200 m以下で出現		3	重症跛行
Ⅲ	安静時疼痛	Ⅱ	4	虚血性安静時疼痛
Ⅳ	潰瘍・壊死	Ⅲ	5	組織欠損（小範囲），難治性潰瘍，限局性壊死
			6	組織欠損（広範囲），機能回復不可能

〔文献1）より引用，一部改変〕

が加わり，足病変が悪化することとなる[1]。

診　断

　PADの早期発見には問診，視診，触診が最も大切であり，さらにいくつかの診断方法を組み合わせて判断する。透析患者ではフットチェックを月1回，非侵襲的診断法の足関節上腕血圧比（ankle-brachial pressure index：ABI），足趾上腕血圧比（toe-brachial pressure index：TBI）などを年1〜2回施行することが望まれる。しかし，スクリーニングを目的とした各非侵襲的検査には感度と特異度に大きな差があり（表1），PAD検出率に相違が出る可能性がある[1]。重症度の評価にはFontaine分類とRutherford分類（表2）があるが，透析患者では運動量の低下や神経障害から疼痛や間欠性跛行を見逃すこともあり，また高度の石灰化のため臨床所見と検査所見の乖離がみられる

表3 PADの危険因子のコントロール

1.	禁煙するよう繰り返し強く進めるべきである（グレードB）
2.	LDLコレステロール値を100 mg/dL未満に低下させるべきである（グレードA） ただし血管疾患（冠動脈疾患など）を有する場合は70 mg/dL未満に下げることが望ましい（グレードB）
3.	血圧を140/90 mmHg未満に，糖尿病・慢性腎臓病を合併している場合は130/80 mmHg未満に管理すべきである（グレードA）
4.	糖尿病患者ではHbA1c 7.0％未満を目標に，可能であれば6.0％に近づくように積極的に管理すべきである（グレードC）

〔文献3）より引用，一部改変〕

こともあり，注意が必要である[1]。PADの部位と程度，血管内治療あるいは外科的血行再建術の適応の有無を判断するためには画像検査が必要となる。診断法にはDSA（digital subtraction angiography），MDCTA（multi-detector computed tomography angiography），MRA（magnetic resonance angiography），血管エコーなどがあるが，起こりうる合併症や禁忌を考慮して選択することとなる。

治　療

PADに関する国際的に標準化された診断・治療ガイドラインであるTASCⅡ（Trans-Atlantic Inter-Society Consensus for the Management of PAD Ⅱ）では，PADの治療を大きく薬物療法と血行再建に分けた。薬物療法には，動脈硬化の危険因子（高血圧，糖尿病，脂質異常症など）に対する治療（表3）と抗血小板薬を中心とした虚血肢の血流改善治療（表4）がある[3,4]。**PADを有する透析患者は同時に心臓や脳などの血管臓器に障害を持つことも多いので，重要臓器に対する保護的効果も期待した薬物治療を行う**[1]。血行再建にはPTA，バイパス術がある。患者背景，糖尿病や心血管病変などの合併症，PADの部位や石灰化の程度によって治療法を選択することとなる。その他，血管内皮機能障害改善作用のLDL吸着治療，自己骨髄幹細胞移植，医療用無菌ウジを使用したマゴットセラピー，高気圧酸素治療などが新しい治療法として注目されている。

表4 PADの薬物療法と透析用量

class I

1. 間欠性跛行患者の歩行距離改善のため，心不全がない場合，第一選択の薬物療法としてシロスタゾール（プレタール® 1回100 mg 1日2回）を投与する（エビデンスレベルA）

2. 血行再建・血管内治療後の開存性向上のために，低用量アスピリン（バイアスピリン® 1回100 mg 1日1回）を投与する（エビデンスレベルA）

3. 全身の血管イベント抑制のために，他の心血管疾患の病歴の有無にかかわらず，低用量アスピリンを長期処方する（エビデンスレベルA）

class IIa

1. 間欠性跛行患者の歩行距離改善のため，シロスタゾール投与が不可能な患者には他の血管拡張作用を有する抗血小板薬を投与する（エビデンスレベルC）

〔文献4，5）より引用，一部改変〕

対 策

　透析患者のPADは大血管より末梢の血管に生じやすく，また石灰化を伴っているため非常に硬く弾力に乏しい血管で，**治療に難渋する**ことが多い[6]。また糖尿病性足病変は神経障害のため症状が乏しく，医療者側の早期からの介入が必要であり，足のフィジカルアセスメントとフットケアが重要となっている。透析室でのフットケアは末梢循環改善のマッサージとともに足浴による感染症予防，角質除去，爪病変の観察治療などがあげられ，さらに靴や靴下の指導も行う[6]。フットケアでは複数の診療科や職種で取り組む**チーム医療**が求められ，チェックシート（表5）の活用も有用である。早期発見と早期治療のために，定期的に透析室で足部をみるだけではなく，**医療側は予防的フットケアを患者と家族に理解・実行させ**，日頃から足部に気を配らせることが重要である。

参考文献

1) 小林修三：透析患者の末梢動脈疾患とフットケア，医薬ジャーナル，大阪，2010
2) 日本透析医学会統計調査委員会：図説わが国の慢性透析療法の現況

表5 診察時の足のスクリーニング・アセスメントシート

以下のいずれかの項目が存在すれば,足病変のリスクがある	
変形または骨突起がある	はい/いいえ
皮膚が正常な状態でない（潰瘍）	はい/いいえ
神経障害	
・モノフィラメントを触知しない	はい/いいえ
・音叉を感知しない	はい/いいえ
・綿布を触知しない	はい/いいえ
異常圧力, 胼胝	はい/いいえ
関節可動域の低下	はい/いいえ
足の脈	
・後脛骨動脈で触れない	はい/いいえ
・足背動脈で触れない	はい/いいえ
圧力による変色	はい/いいえ
その他	
・潰瘍の既往	はい/いいえ
・切断	はい/いいえ
不適切な靴	はい/いいえ

〔文献6）より引用, 一部改変〕

（2012年12月31日現在）. 日透析医学会誌 47：1-56, 2014
3) 糖尿病足病変に関する国際ワーキンググループ：糖尿病足病変の管理と予防に関するプラクティカル・ガイドライン, 医歯薬出版, 東京, 2000
4) 重松 宏, 他：循環器病の診断と治療に関するガイドライン. 2005-2008年度合同研究班報告：循環器病の診断と治療に関するガイドライン（末梢閉塞性動脈疾患の治療ガイドライン）. http://www.j-circ.or.jp/guideline/pdf/JCS2013_kimura_h.pdf（access：2014年3月31日）
5) 日本腎臓病薬物治療学会（監）, 日本腎臓学会（編）：付表：腎機能低下時の薬剤投与量. CKD診療ガイド2012, p111, 東京医学社, 東京, 2012
6) 松井瑞子, 他：フットケア実践Q&A, 全日本病院出版会, 東京, 2010

2 脳血管・末梢血管

68. フットケア

石井里美, 及川 治

概　要

フットケアとは, 糖尿病や透析患者の高齢化, 長期化などに伴うPADを要因とした足病変を, アセスメント（問診, 触診, 視診, 検査）に従って把握し, 主にスキンケア（皮膚管理）とネイルケア（爪管理）の処置を行い, セルフケア（自己管理）につなげる指導をすることである[1]。**フットケアの目的は早期に発見して早期に治療介入を行い, 重症化に至らないように救肢することにある。**

方　法

フットチェックが最も重要であり, 方法はフットケアチェックシートを用いる（表1）。異常を認めない患者は1回/月, 問題のある患者は1回/1～2週を目安に実施する。

1. アセスメント

問診, 視診, 触診が重要となる（表2）[2]。

2. スキンケア

1) 保湿保持（「112. 瘙痒症」の項を参照）
   1) 透析患者はドライスキン（乾燥皮膚）になりがちであり, 特に冬期で瘙痒感などが悪化しやすい。
   2) 反対に, 夏期はウェットになり過ぎないように注意をする。

2) 足浴[1]
   1) 清潔と保湿を保持し, ネイルケアを行いやすくし, 末梢循環を促進し, 爽快感などを得るために行う。
   2) 透析中に行うこともあるが, 患者が椅子に座った状態で足観察や洗浄の方法を説明すると理解しやすい。
   3) 足浴または入浴後は, 保湿外用薬やマッサージ, ラップ

表1 当院におけるフットケアチェックシート

	患者氏名			様
評価日				
	R	L	R	L
疼痛　（部位）				
（程度）				
しびれ				
足背A触知				
膝窩A触知				
冷感				
足の様子 ○：胼胝 △：鶏眼 ×：創				
ABI				
セルフケア状況				
ケア状況				
プラン				
サイン				

を数分程度巻くなど，皮膚浸潤しやすい状態を保つ．

3. ネイルケア

1) 爪の切り方は，深爪や爪を丸く切ったり，斜めに切ったりすると，巻き爪の原因となるので注意をする．
2) 爪切りの後は，深爪の影響に配慮し，爪ヤスリを用いて整えるようにする．

表1 つづき

	R	L	R	L	R	L

対　策

　皮膚に異常を認める場合，基本的にはできることは自分でやってもらうセルフケア（表3）を指導する[2]。しかし，視力障害や身体が硬くなって安全に爪切りなどできない場合には家族にも指導を行い，独居の場合には社会福祉などを含めた支援の強化が必要となる。足病変が悪化する場合，皮膚・排泄ケア認定看護師（wound ostomy and continence nursing：WOC）

表2 主なアセスメント

1. 問診
   1) 自覚症状:しびれ,安静時疼痛,間欠性跛行,冷感など
   2) 既往歴:脳梗塞後遺症(四肢麻痺など),足潰瘍,熱傷,白癬,足趾・下肢切断など
   3) 喫煙の有無
   4) 視力の状態
   5) 爪切りの状況
   6) 毎日入浴の有無
   7) 家族背景
   8) その他
2. 触診
   1) 両手で包み込むようにつま先から下腿まで触る。
      そのときに冷たく感じる部分はないか,触られている感覚があるかなどを必ず問う。
   2) 両側の足背・後脛骨・膝窩動脈の触知や左右差の有無を確認する。
3. 視診
   1) 足の形(外反母趾,マレット趾,槌趾,尖足など)
   2) 足の動き(歩行中の足の動きや座位の状態で足を動かしてもらう)
   3) 足の皮膚(皮膚色,乾燥や湿潤,発赤・腫脹・疼痛・熱感の4徴,萎縮,皮疹,胼胝,鶏眼,白癬など)
   4) 爪の異常の有無(表面の色・光沢・透明度,表面に線状の波や層状の割れ,角化肥厚や白濁,異常な湾曲(内反爪,角笛爪,陥入爪など),爪下や爪周囲の化膿,爪甲に異常な湾曲,爪下血腫など)
   5) 皮下組織の異常の有無(浮腫や腫脹,皮下腫瘤触知,皮下静脈怒張,毛細血管拡張,発赤・硬結など)
   6) その他

〔文献2)より引用,一部改変〕

へ創傷ケアを依頼することもある。

参考文献

1) 千葉由紀子:フットケアとセルフケア.腎と透析 74:157-161,2013
2) 羽倉綾子(編):ナースがおこなう糖尿病フットケア,南江堂,東京,2006

表3 基本的なセルフケアの指導内容

1. 足観察
   毎日行う。外傷や水疱，乾燥，白癬や鶏眼，靴擦れ，深爪，爪の色，足趾腫脹など。
2. 足洗浄
   毎日行う。毎日洗浄できないときは足浴を行う。
   足浴の際，バブなどを使用し炭酸足浴にすると，血流改善効果が期待できる。
3. 爪の切り方
   深爪にならないよう趾先と同じ長さに切る。
   両角は切り落とさず，丸みをつけて残す。
   棘にならないように，最後に鑢（ヤスリ）をかける。
4. 履物の選択
   足の保護を第一に考えて，きつい靴やゆるすぎる靴は避ける。
   必ず試し履きをして不具合の有無を確認する。
   購入後に不具合を感じた時は，調整をしてもらうようにする。
5. 禁煙指導
   喫煙の既往があるとASOの頻度が増加するといわれている。
6. 外傷
   ささいな傷でも放置せずきちんと治療する。
7. 立位時の姿勢や歩き方
   前重心や後重心，すり足で歩くなど，理想的なバランスのかけ方と歩き方を説明する。

〔文献2）より引用，一部改変〕

3 消化器

69. 急性腹症

村田悠輔

概　要

急性腹症とは，急激に起こる腹痛を主訴とする腹部疾患の総称である。透析患者では，動脈硬化や除水に伴う血管攣縮による腸管虚血が惹起される可能性があり，適切に病態を把握・鑑別し，早急に処置しなければ予後不良となる。

症　状

主な症状は，腹部の自発痛，圧痛，蠕動痛，筋性防御などであり，発熱，悪寒を伴うこともある。

診断と治療

透析患者における急性腹症の診断および治療のフローチャートを図に示し，主要な疾患の診断と治療について述べる。

1．虚血性腸疾患

透析患者には，主に急性腸間膜動脈閉塞症，非閉塞性腸管虚血症（nonocclusive mesenteric ischemia：NOMI），虚血性大腸炎などが起こりやすい。

急性腸間膜動脈閉塞症は，上腸間膜動脈（superior mesenteric artery：SMA）の閉塞で起こることが多く，動脈硬化や大動脈解離により広範囲な腸管壊死をきたす場合が多い。NOMI は，一般的にまれな疾患であり，動脈硬化の強い透析患者において多くみられ，過除水による血管攣縮で腸管における動脈灌流が減少し，壊死が引き起こされる[1]。虚血性大腸炎は脾湾曲部からS状結腸が好発部位であり，血流障害や便秘による腸管内圧の上昇で腹痛，下痢，下血などの臨床症状が出現する[2]。

造影CTで腸管虚血や腸間膜動脈の閉塞，狭窄を認めれば直ちに血管内治療（interventional radiology：IVR）を行う[1]。動

脈の狭窄部位を確認できれば，ステント留置やバルーン拡張を行う。血栓溶解薬としては，保険適用はないがウロキナーゼ(ウロキナーゼ®)，アルテプラーゼ（アクチバシン®），抗凝固薬としてはヘパリン（ヘパリンNa®）が使用される。IVRにて改善しない場合，腸管壊死が著明な場合は外科的手術が選択される。

2．消化管穿孔

透析患者は，胃粘膜防御機構の減弱や胃粘膜の血流低下により，上部消化管潰瘍や穿孔などの頻度が高い[1]。さらに，K制限や水分制限のため，食物繊維を多く含む食物が制限され，さらにP吸着薬や下剤の服用により腸管内圧が高くなりやすく，さらに高齢者では腹部症状が乏しいこともあり，予後不良となることが多い[3]。前者，後者ともに，突然の激しい腹痛と腹膜

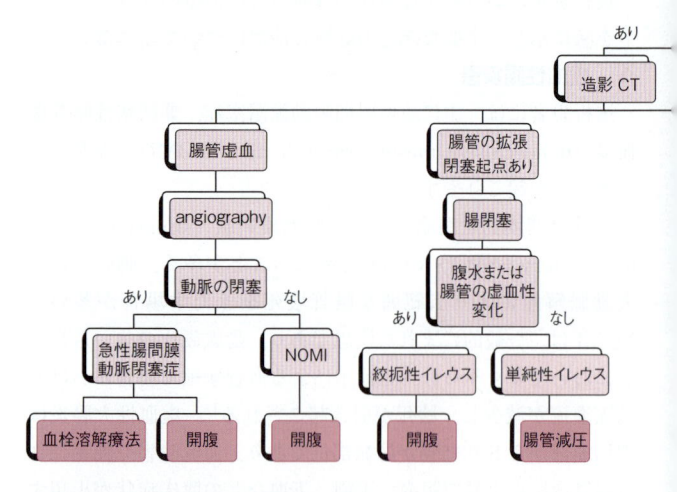

図　透析患者における急性腹症診断と治療フローチャート

angiography　血管造影検査,
NOMI：nonocclusive mesenteric ischemia　非閉塞性腸管虚血症
free air　遊離ガス像
IVR：interventional radiology　血管内治療

刺激症状を伴うが，下部消化管は穿孔により容易に腹膜炎，敗血症になるため，死亡率が高く，注意が必要である．上部消化管穿孔は，一般的にプロトンポンプ阻害薬〔ランソプラゾール（タケプロン®）など〕による保存的治療を選択するが，透析患者では外科的治療を優先する．下部消化管穿孔は，外科的治療を行う．

3．腸閉塞（イレウス）

透析患者は，便秘になりやすく，腸管の機能的通過障害が起きやすい．腸管の血流障害が伴ったものを絞扼性イレウスと呼び，ショックや敗血症に陥りやすく，死亡率が高い[1]．単純性イレウスはイレウス管による腸管の減圧にて治療を行う．絞扼性と診断された場合は緊急手術を行い，速やかに閉塞部を解除

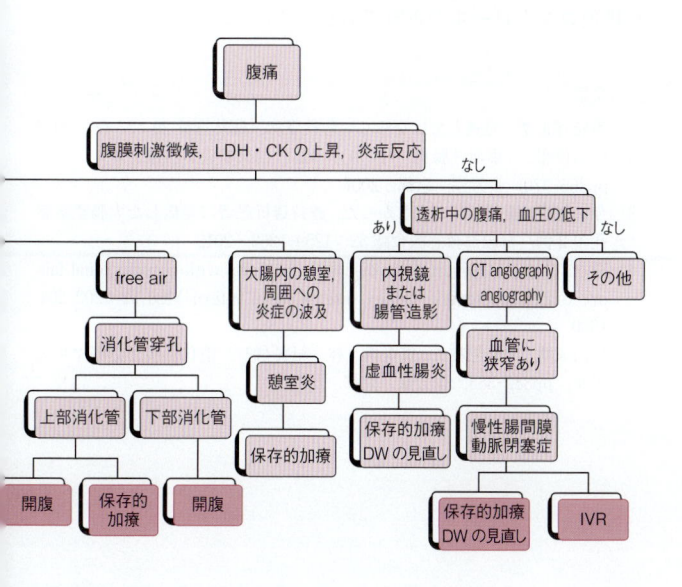

〔文献 1，2）より引用，一部改変〕

する必要がある．壊死した腸管や血流再開が不十分な場合は切除する．

4．憩室炎

透析患者は，水分制限やP吸着薬や下剤の服用にて腸管内圧が上昇しやすく，健常人に比べて憩室が形成されやすい[3]．臨床症状としては腹痛，発熱，下痢などがあげられ，下部消化管穿孔のリスクも高い．多発性嚢胞腎は健常人と比べて憩室症の頻度が高いという報告もある[4]．禁食，補液，抗菌薬の投与で保存的加療を行うことが多いが，保存的治療抵抗例や頻回再発をする場合は手術も選択される[5]．

対 策

透析患者は腸管虚血や便秘の頻度が高い．適切なDWの設定や排便コントロールが重要である．

参考文献

1) 番匠谷正孝：見逃してはならない急性腹症．臨牀透析 29：53-60，2013
2) 中島佐和子：虚血性腸炎．林 紀夫（監）：消化器疾患治療マニュアル，pp365-370，金芳堂，京都，2007
3) 今 裕史：腹部所見に乏しかった，維持透析患者に発症した大腸憩室穿孔の2例．日腹部救急医会誌 32：1259-1262，2012
4) Sheff, R, et al：Diverticular disease in patients with chronic renal failure due to polycystic kidney disease. Ann Intern Med 92：202-204, 1980
5) 垣田成庸：大腸憩室炎，虫垂炎．林 紀夫（監）．消化器疾患治療マニュアル，pp382-386，金芳堂，京都，2007

3 消化器

70. 腹水貯留

小林洋輝, 阿部雅紀

概 要

類洞内静水圧の亢進, 肝リンパ液の産生増加, 血漿膠質浸透圧の低下, 血管透過性の亢進などで流入と吸収の不均衡により腹腔内に生理的な量を超えて病的に液体が貯留した状態が腹水である。透析患者での腹水を認める割合は5％以下で[1], 原因としては肝硬変, 右心不全, 腹膜炎などの一般的なものと, 原因の明らかでないidiopathic dialysis ascites（IDA）に分けられる。

鑑別診断

腹水の原因を鑑別するうえでは血清アルブミン-腹水アルブミンの差（serum-ascites albumin gradient：SAAG）が有用である[2]。以下にその鑑別を示した。

1) SAAG≧1.1 mg/dL（門脈圧亢進あり）：肝硬変, 急性肝障害, 肝腫瘍, 右心不全, Budd-Chiari症候群。
2) SAAG＜1.1 mg/dL（門脈圧亢進なし）：細菌性腹膜炎, 結核性腹膜炎, 癌性腹膜炎, ネフローゼ症候群, 腸間膜動脈閉塞, 甲状腺機能低下症, 急性膵炎, IDA。

また, 腹水を漏出性と滲出性で鑑別する方法もあり（表）[3], 漏出性腹水は肝硬変, 右心不全, ネフローゼ症候群などの門脈圧亢進や血漿膠質浸透圧の低下によるもので, 滲出性腹水は細菌性腹膜炎, 癌性腹膜炎などの血管透過性亢進によるものである。

対 策

腹水の原因が明らかでない場合や感染徴候を認める場合には積極的に腹水穿刺を施行することが望まれる。SAAG≧1.1 mg/dLの場合は腹水中の総蛋白が鑑別の手助けになり, 腹水中総

表 漏出性・滲出性腹水の鑑別

	漏出性腹水	滲出性腹水
外観	透明, 黄褐色	混濁, 血清, 膿性
比重	<1.015	>1.018
蛋白濃度	<2.5 g/dL	>4.0 g/dL
SAAG	>1.1 g/dL	<1.1 g/dL
LDHの腹水/血清比	<0.6	>0.6
細胞成分	少ない	多い
リバルタ反応	陰性	陽性

SAAG:serum-ascites albumin gradient 血清アルブミン-腹水アルブミンの差
〔文献3)より引用〕

蛋白≧2.5 g/dLで心不全, <2.5 g/dLで肝硬変が疑われる。SAAG<1.1 mg/dLの場合はまず細菌性腹膜炎を除外することが重要であり, 腹水中多核白血球≧250/mm^{3}で, 腹水培養で細菌の存在が証明できたら確定診断となる。HD患者の場合は, 排液中(4時間以上貯留)の多核白血球>100/mm^{3}かつ好中球50％以上で細菌性腹膜炎と診断する。

細菌性腹膜炎を除外できたら腹水の各種検査所見を用いて鑑別を進める。アミラーゼ高値では膵炎や腸管穿孔, トリグリセリド高値では乳び腹水が考えられ, 細胞診で癌性腹水を診断できる。また, 透析患者の結核合併率は高く, 腹水を認めた場合には結核性腹膜炎を除外することも重要である。結核性腹膜炎の診断におけるゴールドスタンダードは抗酸菌培養による結核菌の証明と腹膜生検による乾酪性肉芽腫の証明である。しかし, 腹水抗酸菌培養の感度は20％以下とされており, 除外には有用ではない[4]。一方で腹腔鏡での腹膜生検の感度は85～100％との報告があり, 特異度も高い[5]。結核性腹膜炎における腹水中adenosine deaminase(ADA)のカットオフ値は39 IU/Lで, 感度100％, 特異度97％としており, 診断に有用[6]な可能性があるが, 肝硬変を合併した結核性腹膜炎の患者ではADAの感度が下がるとの報告もあり, 注意が必要である[7]。以上の腹水の原因となる因子が除外された際にIDAと診断する。

薬物治療に抵抗性を示し, 頻回の腹腔穿刺排液が必要となる

難治性腹水を呈する肝硬変や癌性腹水では，腹水濾過濃縮再静注療法（cell-free and concentrated ascites reinfusion therapy：CART）を行う（「145．腹水濾過濃縮再静注療法」の項を参照）。

参考文献

1) Tannenberg AM：Ascites in dialysis patients. Nissenson AR, et al (eds)：Dialysis Therapy, 3rd ed, pp299-301, Hanley & Belfus, Philadelphia, 2002
2) Runyon BA, et al：The serum-ascites albumin gradient is superior to the exudate-transudate concept in the differential diagnosis of ascites. Ann Intern Med 117：215, 1992
3) 高久史麿（監）：臨床検査データブック，医学書院，東京，1997
4) Marshall JB：Tuberculosis of the gastrointestinal tract and peritoneum. Am J Gastroenterol 88：989-999, 1993
5) Chow KM, et al：Indication for peritoneal biopsy in tuberculous peritonitis. Am J Surg 185：567-573, 2003
6) Riquelme A, et al：Value of adenosine deaminase (ADA) in ascitic fluid for the diagnosis of tuberculous peritonitis：a meta-analysis. J Clin Gastroenterol 40：705-710, 2006
7) Hillebrand DJ, et al：Ascitic fluid adenosine deaminase insensitivity in detecting tuberculous peritonitis in the United States. Hepatology 24：1408-1412, 1996

3 消化器

71. 便秘症

鄭　立晃

概　要

便秘とは排便回数の減少や排便に際して苦痛を伴う状態を指し，一般的に4日以上排便がなく，日常生活に支障がある場合をいう。日常臨床でよく遭遇する一般的な症状で，特に女性に多い。高齢者では男女にかかわらず増加する傾向にあるが，透析患者はその特有な状況のため便秘をきたしやすい。その原因には種々の理由があげられる（表1）[1]。

診　断

便秘は原因により機能性便秘と器質性便秘，症候性便秘に分類される（表2）[2]。透析患者は主に機能性・症候性便秘が問題となり治療対象となる。治療開始前には便潜血検査やCT・大腸内視鏡検査・注腸造影などの各種画像検査を行い，器質性疾患を否定しなければならない。

治　療

まず便秘時の対策として一般に適度な運動，規則正しい食習慣や積極的な食物繊維の摂取があげられるが，透析患者にも同様である。透析患者にはKの低い茹で野菜，寒天，たけのこ水煮缶，サプリメントではサンファイバー®，KとP含有量の低いセルリーハイ®などが勧められる[3]。生活習慣，食生活を整えることで改善がみられない場合は器質的・全身性疾患による便秘を除外したうえで，薬物療法が必要となる。

下剤の選択は，まず浸透圧性・浸潤性下剤を使用する。次に刺激性下剤，坐剤，浣腸の順となる（表3）。下剤の第一選択には浸透圧性下剤（D-ソルビトール®）があげられているが[4]，ケイキサレート®の併用時には内服は慎重投与で，**注腸は禁忌**となっている[5]。刺激性下剤での排便コントロールでは，硬結

表1 透析患者の便秘の原因

1. 飲水制限や透析の除水による慢性的な脱水傾向
2. K制限による野菜や果物などの食物繊維の摂取不足
3. 内服薬の副作用：塩酸セベラマー（レナジェル®など），沈降炭酸カルシウム（カルタン®など），炭酸ランタン（ホスレノール®），など
4. 運動不足や長期臥床による腸管蠕動運動の低下
5. 慢性尿毒症症状による腸内細菌叢の乱れ
6. 糖尿病による自律神経障害

〔文献 1）より引用，一部改変〕

表2 便秘の分類と鑑別

機能性便秘	一過性	生活環境の変化，精神的要因（慣れない場所，旅行，入院など）
	習慣性	弛緩性便秘：高齢者，運動不足，筋力低下 痙攣性便秘：過敏性腸症候群，自律神経の乱れ（睡眠不足，精神的ストレスなど），下剤常用者 直腸性便秘：便意を我慢する，浣腸の乱用などによる排便反射の低下
器質性便秘	腸管通過障害	良性・悪性腫瘍，潰瘍性大腸炎，Crohn病，炎症後狭窄，術後狭窄，腸捻転，直腸脱，裂肛，腹腔内癌疾患による圧迫（子宮・女性付属器疾患，膀胱腫瘍，後腹膜腫瘍，癌性腹膜炎，妊娠など）
	大腸の異常形態	先天性：Hirschsprung病，S状結腸過長症 後天性：偽巨大結腸症，癒着（術後，炎症性）
症候性便秘	神経原性疾患	Parkinson病，多発性硬化症，脊髄損傷，自律神経障害
	筋障害	アミロイドーシス，筋緊張性ジストロフィー，強皮症
	内分泌・代謝疾患	糖尿病，甲状腺機能低下症，副甲状腺機能亢進症，ポルフィリン症
	電解質異常	高Ca血症，低K血症
	薬剤性	抗コリン薬，Ca拮抗薬，オピオイド系，向精神病薬，抗うつ薬，抗ヒスタミン薬，鉄剤
	その他	うつ病，脳梗塞後後遺症

〔文献 1，2）より引用，一部改変〕

便が貯留している際には腸管内圧上昇により虚血性腸炎や腸管穿孔の危険があり，注意しなければならない。また，一般的な刺激性下剤（センナ®，センノシド®）は耐性をきたすことが知られており，連用すると効果が減弱し，投与量が増加傾向とな

表3 下剤の種類と特徴

種類	作用機序	薬剤 一般名(商品名)	透析患者への投与
浸透圧性下剤	大腸での水分吸収を抑制し便を軟化・量を増加させ腸管運動を亢進	塩類下剤 酸化Mg(マグミット®) 水酸化Mg(ミルマグ®) クエン酸Mg(マグコロール®)	原則禁忌
		糖類下剤 D-ソルビトール(D-ソルビトール®) ラクツロース(モニラック®)	投与可能 D-ソルビトールとケイキサレートの併用で大腸穿孔の報告あり
膨張性下剤	十分な水分量で服用し、その水分と粘性コロイドを形成し便量を増加させ通便を促す	カルボキシメチルセルロースNa(バルコーゼ®)	透析患者では飲水制限があり服用できない
浸潤性下剤	界面活性作用により便中に水分を浸透させ便を軟化させ排便を促す	ジオクチルソジウムスルホサクシネート(ビーマスS®)	投与可能
刺激性下剤	大腸粘膜刺激作用により腸管蠕動運動を亢進。服用後6～8時間で効果発現	センナ(アローゼン®) センノシド(プルゼニド®)	投与可能
	大腸粘膜刺激作用と水分吸収抑制作用により便を軟化させ排便を促す	ピコスルファートNa(ラキソベロン®)	
坐剤	腸内で炭酸ガスを発生させ腸管蠕動運動を亢進	炭酸水素Na・無水リン酸二水素Na配合剤(新レシカルボン坐剤®)	投与可能
	直腸粘膜刺激作用、水分吸収抑制作用による便量の増加により腸管蠕動運動を亢進	ビサコジル(テレミンソフト®)	投与可能
浣腸	腸管壁の水分を吸収、直腸粘膜刺激作用による腸管蠕動運動の亢進、浸透作用での便を軟化、潤滑化により排便を促す	グリセリン(グリセリン浣腸®)	投与可能
クロライドチャネルアクティベーター	小腸上皮頂端膜のClC-2クロライドチャネルを活性化させ、腸管内への水分分泌を促進し、便を軟化させ、腸管内の輸送を高めて排便を促す	ルビプロストン(アミティーザ®)	Ccr<20 mL、透析患者は24μg単回投与

〔文献1, 6〕より引用, 一部改変〕

る。しかし，ピコスルファート Na（ラキソベロン®）は他の刺激性下剤に比較して，耐性が生じにくいため，使用しやすい下剤の１つである（ただし，連用すると耐性を生じるため，注意が必要）。

近年，慢性便秘症の治療薬として，**Cl イオンチャネルアクティベーター**である**ルビプロストン（アミティーザ®）**がわが国でも使用可能となっている。本剤は小腸のCl チャネルを活性化し，腸管内のCl イオン濃度を高めて水分分泌を促進し，便を軟化させ腸管内の輸送を高めて排便を改善するものである[6]。今後，透析患者へも新しい治療薬として期待されているが，減量が必要である。

対 策

便秘は尿毒症症状を悪化させ，血清 K 値を上昇させるだけでなく，高度の場合には腸閉塞や虚血性腸炎を引き起こす場合があり，QOL を維持するためにも排便管理は重要である。透析患者においても**便秘の予防**が第一であり，まずは生活習慣・食生活の改善を行うことがあげられる。透析患者は健常者よりも便秘になりやすい環境下であるため，早期の薬物治療を視野に入れて治療に取り組まなければならない。

参考文献

1) 高田譲二：便秘，下痢がある場合にはどのように鑑別し，対応すればよいでしょうか？ 腎と透析 66：463-465，2009
2) 千葉俊美，他：便秘の診断の進め方―慢性機能性便秘と便秘型過敏性腸症候群の鑑別など．診断と治療 101：87-91，2013
3) 山川智之：消化器症状（便秘）などへの対策．腎臓 29：24-27，2006
4) 西原舞，他：維持透析患者の便通異常対策（3）薬剤師の立場から．臨牀透析 22：1099-1103，2006
5) Richard HS, et al：Ion-exchange resins for the treatment of hyper-Kalemia：are they safe and effective? J Am Soc Nephrol 21：733-735, 2010
6) アミティーザ® 添付文書，第4版，2013 12月改訂

3 消化器

72. 下痢症

井下篤司

概　要

透析患者の便通異常は便秘が多く，下痢は腎機能正常者と比べその特異性は低い。しかし透析患者は易感染性であり，感染性腸炎の頻度は高いことが予想される。透析療法では多人数の患者がある一定の時間と空間を共有するため，感染対策としての下痢のコントロールは重要となる。

症　状

下痢とは水分を含む形のない糞便を排泄する状態であり，糞便の水分量によって，軟便（60〜80％），泥状便（80〜90％），水様便（90％以上）などの違いがある[1]。腹痛，発熱，嘔気・嘔吐，血便などを伴うこともある。また電解質異常，脱水，血圧低下などにも注意を要する。

診　断

下痢は発症が急激で2週間以内に治まる急性下痢と，3週間以上にわたって続く慢性下痢とに分類され[1]，発症機序から分泌性下痢，浸透圧性下痢，滲出性下痢，消化管の運動異常による下痢などに分けられる。

透析患者では便秘の患者が多く，下剤服用による下痢や抗菌薬による偽膜性腸炎，菌交代症などの医原性の下痢症に注意が必要である。また糖尿病を罹患している患者が多いため，**糖尿病性神経障害に伴う下痢，過敏性腸症候群（便秘と下痢を繰り返す）**などにも注意を要する。下痢便からのウイルスや細菌の同定検査を行うことも忘れてはならない。図に下痢の診断フローチャートを示す。

治　療

以下に透析患者における下痢症の治療薬，処方例を示す。

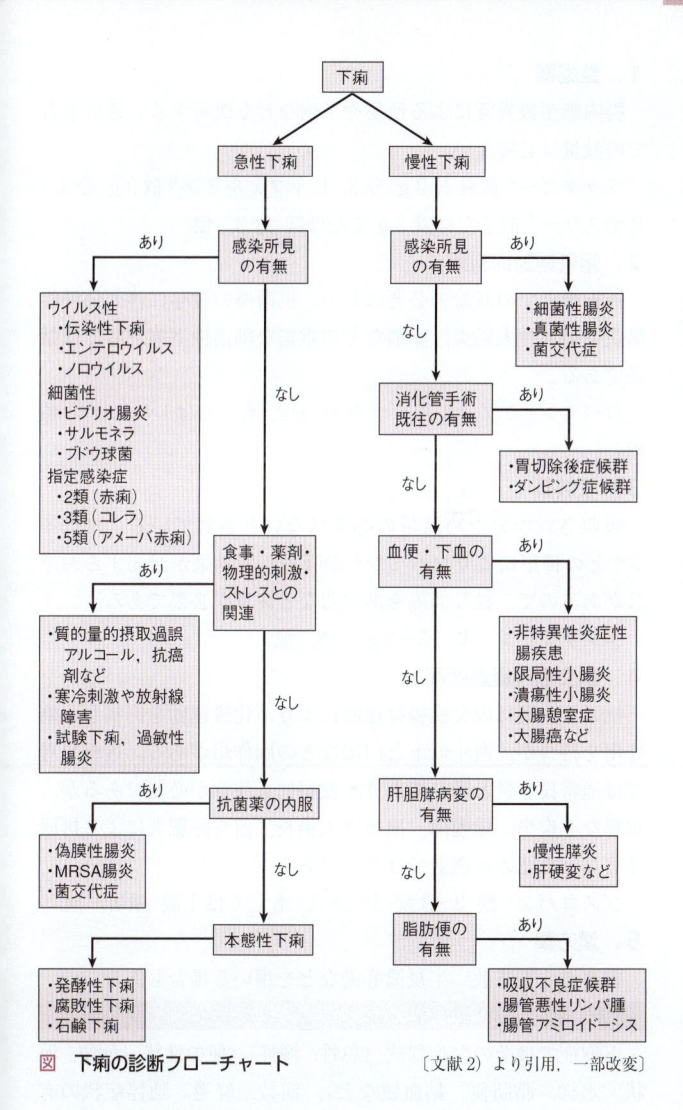

```
                            下痢
                             │
                  ┌──────────┴──────────┐
                急性下痢              慢性下痢
                  │                     │
        あり  感染所見             感染所見  あり
        ┌─── の有無              の有無 ───┐
        │      │                     │     │
ウイルス性     なし                   なし   ・細菌性腸炎
 ・伝染性下痢   │                     │     ・真菌性腸炎
 ・エンテロウイルス                   │     ・菌交代症
 ・ノロウイルス                消化管手術
細菌性                         既往の有無 あり
 ・ビブリオ腸炎                    │   ───┐
 ・サルモネラ                     なし     │
 ・ブドウ球菌                      │    ・胃切除後症候群
指定感染症                         │    ・ダンピング症候群
 ・2類(赤痢)                       │
 ・3類(コレラ)                 血便・下血の
 ・5類(アメーバ赤痢)            有無  あり
        │                         │   ───┐
        │   食事・薬剤・         なし     │
   あり  物理的刺激・              │    ・非特異性炎症性
   ┌─── ストレスとの               │      腸疾患
   │    関連                      │    ・限局性小腸炎
   │      │                      │    ・潰瘍性小腸炎
・質的量的摂取過誤 なし            │    ・大腸憩室症
 アルコール,抗癌   │               │    ・大腸癌など
 剤など            │          肝胆膵病変の
・寒冷刺激や放射線 │           有無  あり
 障害              │              │   ───┐
・試験下痢,過敏性  │             なし     │
 腸炎              │              │    ・慢性膵炎
        │         │              │    ・肝硬変など
   あり 抗菌薬の内服              │
   ┌─── 有無                 脂肪便の
   │      │                  有無  あり
・偽膜性腸炎 なし                  │   ───┐
・MRSA腸炎   │                    │       │
・菌交代症   │                    │    ・吸収不良症候群
        本態性下痢                │    ・腸管悪性リンパ腫
             │                    │    ・腸管アミロイドーシス
・発酵性下痢
・腐敗性下痢
・石鹸下痢
```

図　下痢の診断フローチャート　　　　〔文献2)より引用,一部改変〕

ただし,消化管用吸着薬であるケイ酸アルミニウム(アドソルビン®)はアルミニウム含有のため透析患者には投与しない。

1．整腸薬

腸内細菌叢異常による便秘や下痢などを改善する。透析患者での減量は必要ない。

ラックビー® 微粒Ｎ 3g 分3，ビオフェルミン® 散 3g 分3，ビオスリー® 散または錠 3g または錠 分3，他。

2．腸管運動抑制薬

透析患者での減量の必要はない。抗菌薬の投与に伴う偽膜性腸炎や出血性大腸炎，赤痢などの重篤な細菌性下痢患者では禁忌である。

ロペミン® カプセル 2カプセル 分2，もしくは1カプセル 頓用。

3．収斂薬

吸収されないため減量の必要はないとされている。ロペミン® との併用によりロペミン® が吸着して効果が減弱するおそれがあるので，投与間隔をあけるなど注意が必要である。

タンナルビン® 末 1.5〜3g 分3，他。

4．副交感神経遮断薬

抗コリン薬は副交感神経遮断により消化管運動を抑制し止痢作用を持つが，血圧低下と口渇などの副作用がある。透析患者では通常投与量と同じであり，便秘にも注意が必要であるが，重篤な心疾患，緑内障，出血性大腸炎，前立腺肥大による排尿障害などを認める患者では禁忌である。

ブスコパン® 錠 2〜3錠 分2〜3，もしくは1錠 頓用，他。

5．漢方薬

啓脾湯，五苓散，半夏瀉心湯などを用いる場合もある。

対　策

下痢症ではその発症様式（急性，慢性），便の性状（軟便，泥状，水様，脂肪便，粘血便など），回数，経過，随伴症状の有無，食事歴，身の周りに同様の症状の患者がいないか，下剤・抗菌薬などの薬剤服用の有無（透析患者には多い）などの問診が重要となる。また感染性腸炎の場合，同施設の他の透析患者に拡げないためにも，患者の隔離，下痢便・吐物の管理，マス

ク着用，手指・機器消毒の徹底などの感染予防対策を十分にとることが必要である。

参考文献

1) 毛利靖彦，楠　正人：便秘・下痢　消化器疾患診療のすべて．日本医師会雑誌 141（特別号）：54-57，2013
2) 渡辺有三：便通異常（便秘・下痢）．大平整爾，他（編）：血液透析施行時のトラブル・マニュアル，pp86-95，日本メディカルセンター，東京，2008

73. ヘリコバクター・ピロリ除菌の透析用量

小澤康太

概要

ヘリコバクター・ピロリ（*Helicobacter pylori*：HP）感染症は胃潰瘍や十二指腸潰瘍，胃癌などのさまざまな上部消化管疾患を併発する[1]。わが国における透析患者の悪性腫瘍発症率は，胃癌21.6〜28.8％と最も高い割合を占め[2]，HP陽性は予防医学の観点から**除菌治療が原則**になるが，透析患者におけるHP除菌法の投与量およびエビデンスは確立されていない[1]。

診断

HP感染の検査法は，一般検査（尿素呼気テスト，血中抗HP IgG抗体，便中抗HP IgG抗原）と内視鏡検査（迅速ウレアーゼ試験，組織鏡検法，培養法）に大別される。プロトンポンプ阻害薬（proton pump inhibitor：PPI）服用患者の尿素呼気試験は偽陰性を[3]，透析患者の血中抗HP IgG抗体は偽陽性を認めることが少なくないため[4]，内視鏡検査にて確定診断することが望ましい。

治療

通常のHP一次除菌は，PPI（ランソプラゾール（タケプロン®）60 mgまたはオメプラゾール（オメプラール®）40 mgもしくはラベプラゾール（パリエット®）20 mg），アモキシシリン（サワシリン®など）1,500 mg，クラリスロマイシン（クラリス®）400〜800 mgの3剤併用経口薬7日間投与を行い，二次除菌は，クラリスロマイシンをメトロニダゾール（フラジール®）500 mgに変更して3剤併用経口薬7日間投与を行う[1,5]。透析患者で蓄積するアモキシシリン，クラリスロマイシン，メトロニダゾールを減量しても，HP除菌率に有意差を認めないとの報告があり[3,6]，**透析用量を透析後に投与することが**

表1 ヘリコバクター・ピロリ一次除菌の通常量,透析用量,透析推奨量

	PPI	*アモキシシリン	*クラリスロマイシン	投与期間
通常量[1]	ランプラゾール 60 mg or オメプラゾール 40 mg or ラベプラゾール 20 mg	1,500 mg	400〜800 mg	7日間
透析用量1[3]	同上	750 mg	200〜400 mg	7日間
透析用量2[5]	同上	1,000 mg	500 mg	7日間
透析用量3[6]	同上	500 mg	500 mg	7日間
透析推奨量[7]	同上	500 mg	200〜400 mg	7日間

PPI: proton pump inhibitor プロトンポンプ阻害薬
*透析日は透析後に内服[5]　　　　　〔文献 1, 3, 5, 6, 7) を参考に作成〕

表2 ヘリコバクター・ピロリ二次除菌の通常量,透析用量,透析推奨量

	PPI	*アモキシシリン	*メトロニダゾール	投与期間
通常量[1]	ランプラゾール 60 mg or オメプラゾール 40 mg or ラベプラゾール 20 mg	1,500 mg	500 mg	7日間
透析用量1[3]	同上	750 mg	250 mg	7日間
透析用量2[5]	同上	1,000 mg	250 mg	7日間
透析用量3[6]	同上	500 mg	250 mg	7日間
透析推奨量[7]	同上	500 mg	250 mg	7日間

PPI: proton pump inhibitor プロトンポンプ阻害薬
*透析日は透析後に内服[5]　　　　　〔文献 1, 3, 5, 6, 7) を参考に作成〕

推奨されている[5]。HPの一次除菌と二次除菌についての通常量[1],報告された透析用量[3,5,6],透析推奨量[7]を表1と表2に示す。アモキシシリン,クラリスロマイシン,メトロニダゾールの透析推奨量でもHP除菌に有効と思われるが,今後さらに検討が必要である。

対 策

HP除菌は消化器科専門医と連携をして治療を行い,**HP除菌療法後4週間以上経過してから除菌成功の有無を確認**すべきで

ある。また透析患者は，胃粘膜保護薬，H_2ブロッカーやPPIの経口薬を服用していることが多く，HP感染は比較的見過ごされやすく，侵襲的な内視鏡検査は敬遠される傾向にあり，非侵襲的で簡便な検査を勧めることが重要である。

参考文献

1) H. pylori 感染の診断と治療のガイドライン，2009改訂版．日本ヘリコバクター学会誌，2009
2) 室谷典義，他：胃癌―第48回日本透析医会シンポジウム―．日透析医学会誌 37：1462-1465，2004
3) 濱田千江子：新たに検討すべき透析患者の薬剤使用法　透析患者において使用上注意が必要な薬剤　消化性潰瘍薬．Modern Physician 32：457-462, 2012
4) 中島章貴，他：透析患者のHelicobacter pylori 感染診断（抗体法と生検法の比較）．日透析医学会誌 39：193-195, 2006
5) 宮里　均，新垣義孝：腎疾患治療薬マニュアル2013-14　消化管出血/胃潰瘍・十二指腸潰瘍．腎と透析 74（増刊号）：805-808, 2013
6) Chang Won-Chul：Helicobacter pylori eradication with a 7-day low-dose triple therapy in hemodialysis patients. Clin Exp Nephrol 14：469-473, 2012
7) 平田純生，長谷川功，他：腎機能低下時の薬剤投与量．CKD 診療ガイド，pp100-128, 2012

Column

74. 味覚障害

丸山高史

　味覚障害の原因には，栄養障害（亜鉛不足，鉄不足など），薬の副作用，代謝障害（腎不全，糖尿病，肝障害など），舌の異常，高度の口渇，嗅覚神経障害（鼻腔粘膜の炎症など）などがあげられる。

　透析患者は，蛋白制限の食事療法による亜鉛摂取量不足や亜鉛吸収障害などに加え，使用頻度が高いレニン-アンジオテンシン系阻害薬が体内の亜鉛とキレート結合して亜鉛を体内に排出させるため，亜鉛欠乏に陥りやすい。

　亜鉛欠乏の診断は血清亜鉛値 70 μg/dL 未満であり，**亜鉛補充療法が有効**であるが，血清亜鉛値は亜鉛欠乏の明確なマーカーではない。血清亜鉛値が正常でも亜鉛欠乏の可能性は否定できないため，血清亜鉛値が正常である場合には慎重に亜鉛補充を行う。

　亜鉛の補充は，亜鉛含有のポラプレジンク（プロマック®）150 mg/day（亜鉛として 34 mg）の経口投与で味覚障害の改善が認められたという報告が多く，透析患者でも減量の必要はないが，**血清亜鉛値が低下していても味覚障害の保険適用はない。** Sjögren 症候群の治療薬である塩酸セビメリン（エボザック®）が同症候群の口腔内乾燥を伴う味覚障害に含漱使用で有効性を認められたという報告もあるが，塩酸セビメリンも味覚障害には保険適用はない。透析患者の口腔乾燥度と唾液分泌能の改善を認めた報告もあり，筆者らも味覚障害が改善する症例を経験している。塩酸セビメリンは透析患者では蓄積するため減量しなければならないが，15～30 mg/day（最大 60 mg/day）が目安と思われる。

75. 腎性貧血

小林伸一郎

概要

腎性貧血は腎機能の低下に伴って出現し，腎組織からのEPOの産生欠乏が主な成因である．JSDTが作成した「慢性腎臓病患者における腎性貧血治療のガイドライン[1]」に準じて述べる．

診断

腎機能の低下に伴い腎からのEPOの産生量が低下し，基準値以上のHb値を維持できなくなった状態を指し，他疾患の貧血原因を認めないことを鑑別する（表1）．**特に鉄欠乏性貧血は腎性貧血に合併している頻度が最も高く，注意しなければいけない**[1]．なお，日本人における貧血の診断基準値は，成人男性ではHb値<13.5 g/dL，成人女性ではHb値<11.5 g/dLである．

治療

腎性貧血に対する第一選択薬はESAである．ESA療法の目標Hb値および投与開始基準を表2に示す．鉄補充療法の開始基準および投与方法を表3に，鉄剤の禁忌・慎重投与を表4に示す．

表1 貧血の鑑別

小球性	鉄欠乏性貧血，慢性疾患に伴う貧血，鉄芽球性貧血，サラセミア，無トランスフェリン血症
正球性	腎性貧血，溶血性貧血，再生不良性貧血，赤芽球癆，骨髄異形成症候群，慢性疾患に伴う貧血，白血病
大球性	腎性貧血，巨赤芽球性貧血（ビタミンB_{12}欠乏，葉酸欠乏），肝障害，甲状腺機能低下症，再生不良性貧血，骨髄異形成症候群，薬剤によるDNA合成障害

〔文献1）より抜粋〕

表2 ESA療法の目標ヘモグロビン値および投与開始基準

目標 Hb 値（g/dL）	HD 患者	10～11
	活動性の高い若年 HD 患者	11～12
	PD および保存期 CKD 患者	12～13
ESA 開始 Hb 値（g/dL）	HD 患者	10＞（複数回）
	活動性の高い若年 HD 患者	11＞（複数回）
	PD および保存期 CKD 患者	11＞（複数回）
ESA 減量・中止 Hb 値（g/dL）	HD 患者	12＜
	PD および保存期 CKD 患者 （心血管病変の合併患者）	13＜ （12＜）

〔文献1）を参考にして作成〕

表3 鉄補充療法の開始基準および対象患者の投与方法

鉄補充療法の開始基準	TSAT 20%以下および血清フェリチン濃度 100 ng/mL 以下
対象患者	鉄補充療法の投与方法
HD 患者	静注用鉄剤を透析終了後に透析回路からゆっくり投与する。 最大で週1回3カ月間ないしは透析ごとに計13回を目安にする。
PD 患者および 保存期 CKD 患者	経口用鉄剤を推奨する。 ただし、経口鉄剤の投与が困難な場合や経口鉄剤では機能的鉄欠乏が改善できない場合は、静注用鉄剤に変更する。

- 貧血があり、血清フェリチン濃度が 12 ng/mL 以下の場合、鉄欠乏性貧血と診断できる。

$TSAT (\%) = [血清鉄 (\mu g/dL) / TIBC (\mu g/dL)] \times 100$
$TIBC (\mu g/dL) = 血清鉄 (\mu g/dL) + UIBC (\mu g/dL)$
TSAT：transferrin saturation　トランスフェリン飽和度，TIBC：total iron binding capacity　総鉄結合能，UIBC：unsaturated iron binding capacity　不飽和鉄結合能

〔文献1）を参考にして作成〕

1. ESA の投与法

現在わが国で発売されている ESA にはエポエチン α（エスポー®），エポエチン β（エポジン®），ダルベポエチン α（ネスプ®），エポエチン β ペゴル（ミルセラ®），エポエチン κ（エポエチンアルファ BS®）などがある。エポエチン α, エポエチン β では1回 1,500～3,000 単位，週3回投与から開始する。ダルベポエチン α では週1回 20 μg を初期投与量とし，目標の貧血改善効果が得られなければ1回 180 μg まで増量投与することが

表4 鉄剤の禁忌と慎重投与

禁忌
1. 鉄剤によるアナフィラキシーの既往
2. 鉄過剰を疑わせる既往歴や症状，大量輸血歴，ヘモジデローシス，ヘモクロマトーシス，鉄骨症など
3. 重篤な肝障害のある場合

慎重投与
1. 発作性夜間血色素尿症
2. 感染症
3. 腎障害
4. ウイルス性肝炎

〔文献1）より引用，一部改変〕

でき，エポエチン α とエポエチン β からの切り替え時は週間投与量/225 で換算できる[2]。エポエチン β ペゴルでは2週に1回 50 μg を初期投与量とし，貧血改善効果が得られたら維持量として1回 25〜250 μg を4週に1回投与し，エポエチン α とエポエチン β からの切り替え時は週間投与量が4,500単位未満では1回 100 μg を4週に1回投与，4,500単位以上では1回 150 μg を4週に1回投与する[3]。ダルベポエチン α からの切り替えは添付文書上では検討されていない。**ESA の投与中は Hb 上昇速度に注意し**，過剰な造血による高血圧症の発症などに注意する。

2．ESA 療法低反応性

鉄欠乏がない条件下で，エポエチン α，エポエチン β では1回 3,000単位を週3回，ダルベポエチン α では 60 μg を週1回投与しても目標 Hb 値が達成できない場合を ESA 療法低反応性とする。ESA 療法により Hb が上昇しない最大の原因は鉄欠乏であり，鉄欠乏が否定されれば他の原因を鑑別する。表5のような要因を検討すべきである。

3．ESA の副作用と随伴症状

エビデンスレベルの高い文献で証明されている副作用としては，**高血圧，血栓塞栓症，抗 EPO 抗体出現に起因する赤芽球癆**などがある。

対 策

ESA 療法により Hb を適切なレベルに維持することは，血液

表5 ESA療法低反応性

ESA療法低反応性の有力な原因	ESA療法低反応性が疑われる原因
1. 出血・失血 ・消化管や性器からの慢性失血，ダイアライザの残血 2. 造血阻害，造血器基質の欠乏 ・感染症，炎症 ・移植後慢性拒絶反応 ・高度の副甲状腺機能亢進症 ・アルミニウム中毒症 ・葉酸，ビタミンB_{12}欠乏 3. 造血器腫瘍，血液疾患 ・多発性骨髄腫 ・その他の悪性腫瘍 ・溶血，異常Hb症 4. 脾機能亢進症 5. 抗EPO抗体の出現	1. 不十分な透析，透析液の非清浄化，尿毒症物質の蓄積 2. 低栄養 3. カルニチン欠乏 4. ビタミンC欠乏 5. ビタミンE欠乏 6. 亜鉛欠乏，銅欠乏 7. ACE阻害薬の投与

〔文献1〕より抜粋〕

透析患者における生命予後にも有効である．貧血は栄養障害や炎症なども要因であり，ESA療法とともにこれらに対する治療を併用すべきである．

参考文献

1) 慢性腎臓病患者における腎性貧血治療のガイドライン．日透析医学会誌 41：661-716，2008
2) ネスプ® 添付文書，第3版，2011年8月改訂
3) ミルセラ® 添付文書，第3版，2011年7月改訂

Column

76. 慢性ウイルス肝炎への鉄剤補充

小林伸一郎

　透析患者の HCV 抗体陽性率は一般の約 10 倍と高率であり，C 型慢性肝炎患者は鉄過剰をきたしやすく，その鉄過剰による弊害は多岐にわたる。鉄剤投与は，鉄依存性フリーラジカルが病態を悪化させ，鉄剤総投与量と肝機能障害が関連することも報告されている[1,2]。JSDT のガイドラインでは，鉄剤投与は重篤な肝障害では禁忌であり，ウイルス性肝炎では慎重投与となっているが[3]，**ウイルス性肝炎合併透析患者への鉄剤投与指針はない**のが現状である。

　貧血は生命予後の増悪因子であり，明らかな鉄欠乏状態にあって，貧血を認める場合には，ベネフィットとリスクを考慮して鉄剤投与の是非を検討する必要がある。慢性ウイルス肝炎の合併で鉄欠乏を認めた場合，十分量の ESA を投与しても Hb が低下し，10 g/dL 以下になるようであれば，ガイドラインでは鉄剤投与は最大で週 1 回 3 カ月ないしは透析ごとに計 13 回となっている。**Hb を維持するに足る最低限の鉄剤投与が望ましい**と考えられ，Hb 値，血清フェリチン値，トランスフェリン飽和度（TSAT）を参考にして必要最低限の回数に調整すべきと思われる。また，鉄による酸化ストレスを軽減し，鉄剤の投与回数を減少できる**抗酸化物質（ビタミン C）の併用**が有効と報告されている[2]。ウイルス性肝炎合併透析患者への鉄剤投与指針の作成が望まれる。

参考文献

1) 岩田加壽子，他：内科系慢性疾患 慢性肝炎・肝硬変．臨牀透析 23：31-35，2007
2) 加藤明彦：鉄補充療法と ESA の使い方．臨牀透析 29：83-88，2013
3) 慢性腎臓病患者における腎性貧血治療のガイドライン．日透析医学会誌 41：661-716，2008

Column

77. ヘプシジン

逸見聖一朗

　鉄は主に腸管での吸収と生体内での再利用によって調節されている。腸管から吸収された鉄は血清中でトランスフェリンと結合する。一部は肝臓や脾臓などの網内系に貯蔵され，一部は骨髄での赤血球産生に利用される。貯蔵された鉄は血清鉄の低下に伴い末梢血中に放出される。また，末梢血中の古くなった赤血球は，脾臓などの網内系で処理され再利用される。他の微量元素と異なり，鉄過剰時の積極的な排泄機構は存在しない。そのため，鉄の調節系障害には鉄欠乏と鉄過剰が存在し，特に輸血や経静脈的な鉄剤の投与を行う機会の多い透析患者に関しては，鉄の過剰にも十分に気をつける必要がある。

　鉄代謝の調節系にかかわり最近注目を集めているのがヘプシジンである。ヘプシジンは肝臓で合成される小分子ペプチドホルモンである。ヘプシジンは，血清鉄の上昇，炎症，感染症，エンドトキシン，骨髄機能不全，エリスロポエチン欠乏などを要因に産生が亢進し，その受容体であるフェロポルチンを介して消化管からの鉄吸収を阻害，また肝臓や網内系の貯蔵鉄の末梢血への放出を抑制して鉄回転を休止させる。鉄過剰状態でのヘプシジンの不適切な分泌増加で，鉄過剰に伴う合併症や鉄の利用障害に伴う貧血を起こすことが懸念される。一方，低酸素，貧血，鉄欠乏などでヘプシジンの分泌抑制が起こると，鉄回転が亢進し赤血球造血が促進される。

　透析患者の貧血には，慢性炎症や悪性疾患なども関与しているが，近年になり慢性疾患に伴う貧血 (anemia of chronic disease：ACD) という概念が提唱され，ヘプシジンの関与も指摘されている。

参考文献
1) 生田克哉：生体内鉄代謝からみた腎性貧血．日透析医学会誌 42：815-817，2009
2) 友杉直久：ヘプシジン-25 と骨髄造血機能．日透析医学会誌 42：821-822，2009
3) 加藤明彦：鉄欠乏の判断と鉄補給．臨牀透析 24：37-46，2008
4) Horl WH：Clinical aspects of iron use in the anemia of kidney disease. J Am Soc Nephrol 18：382-393, 2007.

78. ヘパリン起因性血小板減少症

森内正理

概 要

HITは，血液浄化療法に用いられるヘパリンの重大な副作用の1つであり，HD導入期にヘパリン使用を開始したことにより生じる抗血小板第4因子（plate factor 4：PF4）/ヘパリン複合体抗体による免疫性血小板減少症として知られている。HITの発症機序は，血小板の活性化を介して放出されたPF4がヘパリンと結合し，血小板表面でPF4/ヘパリン複合体に対する抗PF4/ヘパリン抗体を産生することである。この抗体の一部である**強い血小板活性化能を持つHIT抗体**が，血小板活性化や凝固系活性化を引き起こし，トロンビンの過剰産生を招くため，血小板減少や血栓塞栓症を誘発する[1,2]。YamamotoらがHD導入患者の3.9%でHITを発症したと報告したように[3]，迅速かつ適切な診断・治療を行わなければ死に至る重篤な疾患である。

診 断

HITは非免疫機序で発生するⅠ型と，ヘパリン依存性の自己抗体が出現するⅡ型に分類され（表1），HIT Ⅱ型はHIT抗体陽性を示し，透析患者に発症することが多く，血小板減少に伴い動静脈血栓が合併することが特徴である[4]。

HD患者の場合，ヘパリンでの透析導入期4〜6回目の透析治療でHITを発症することが多い[5]。HITを疑う臨床診断基準は，①ヘパリン投与開始5〜14日後に回路内凝血や残血を認める（他の要因は除外しておく），②血小板数がヘパリン投与前の30〜50%以下または10万/μL以下に減少する，③血栓症の発症，④DICなど血小板減少症をきたす要因を否定するなどである。特徴的な4つの病態に基づいた**4T'sスコアリングシステム**（表2）は臨床学的診断として有用かつ簡便である。わが国

表1 HITの分類

	HIT Ⅰ型	HIT Ⅱ型
発症	ヘパリン投与2～3日後	ヘパリン投与5～14日後
機序	非免疫学的機序	HIT抗体の出現
血小板数	ヘパリン投与前値から10～20%の減少	ヘパリン投与前値から50%以上の減少
合併症	なし	動静脈血栓症
発症頻度	約10%	0.5～5%、わが国0.1～1.5%
経過	ヘパリンの継続可、自然に回復することが多い	ヘパリンの中止が必要
治療	基本的に不要	代替え抗凝固療法の継続が必要

〔文献6〕より引用、一部改変〕

表2 4T's スコアリングシステム

1. 血小板減少症	
2点	血小板数が50%を超えた低下、ならびに血小板最低値が2万/μL以上
1点	血小板数の30～50%減少、もしくは最低値が1万～2万/μL未満
0点	血小板数30%未満の減少、もしくは最低値が1万/μL未満
2. 血小板減少の発症時期：ヘパリン投与開始日を0とする	
2点	投与後5～10日の明確な発症、もしくは過去30日以内のヘパリン投与歴がある場合の1日以内の発症
1点	投与後5～10日の不明確な発症（例えば血小板数測定がなされていないための不明確さ）、10日以降の発症、もしくは過去31～100日以内のヘパリン投与歴がある場合の1日以内の発症
0点	今回のヘパリン投与による4日以内の血小板減少
3. 血栓症や続発症	
2点	確認された新たな血栓症の発症、ヘパリン投与部位の皮膚の壊死、ヘパリン大量投与時の急性全身反応
1点	血栓症の進行や再発、ヘパリン投与部位の皮膚の発赤、血栓症の疑い（証明されていない）
0点	なし
4. 他の血小板減少の原因	
2点	明らかに血小板減少の原因が他に存在しない
1点	他に疑わしい血小板減少の原因がある
0点	他に明確な血小板減少の原因がある

4つのカテゴリーにそれぞれ0、1、2の点数をつけて、その総和で判断（最大8点）。0～3点：HITの可能性が低い、4～5点：HITの可能性が中等度、6～8点：HITの可能性が高い。

〔文献1〕より引用、一部改変〕

表3 当院の血液浄化療法において実施しているアルガトロバンの投与法と用量

1. 抗凝固薬としてアルガトロバンを使用する
    1) 肝機能障害のない場合
        1) 10 mg を回路内投与
        2) 25 mg/h で投与し，ACT 150〜200 秒を目安に用量を調節
    2) 肝機能障害がある場合
        上記の (1)，(2) ともに半量から開始する
2. 透析用カテーテルを使用している場合，肝機能障害の有無に関係なく，残存しているアルガトロバンの原液（10 mg/2 mL）でロックを行う
    1) 15 cm のカテーテルの場合：生理食塩水 5 mL 投与後，1 mL 投与
    2) 25 cm のカテーテルの場合：生理食塩水 5 mL 投与後，1.5 mL 投与

で実際に行われている血清学的検査は，PF4/ヘパリン複合体抗体の IgG/IgA/IgM ELISA 法（酵素免疫測定法）と IgG ELISA 法（機能的免疫法）であり，酵素免疫測定法は，一部の施設でのみ測定できる機能免疫法と比較して特異度が劣っている[1,4〜6]。

治療

HIT を疑った場合には，HIT 抗体の結果を待つことなく，**トロンビン産生を抑制するために直ちに全身投与や一時的充塡に使用する抗凝固薬，ヘパリン（ヘパリン Na® など）をすべて中止する**。産生されたトロンビンを不活性化するために，**抗トロンビン薬**（アルガトロバン：スロンノン HI®，ノバスタン HI®）に変更する。メシル酸ナファモスタット（フサン® など）も使用されるが，HIT に保険適用はなく，プラスミンなどの活性阻害作用もあり，急性期にはアルガトロバンを使用すべきである。

日本大学医学部附属板橋病院腎臓内科で実施しているアルガトロバンの投与用量を**表3**に示す。HIT 抗体は血小板減少の2日前頃に出現し，ヘパリン投与中止後 50〜85 日程度で消失し[5]，1 カ月以内は血栓塞栓症の発症の高リスク期間である。**血小板が回復し，抗体の陰性化を確認するまでアルガトロバンを継続**する。

対　策

　ヘパリン投与中に血小板減少を認めた場合は，必ずHITを念頭に入れることが必要である。血液回路内凝血や残血を認めた場合は，ACTやAPTTを測定してヘパリン投与量の不足がないことと，透析後に血小板数減少（30〜50％以下または10万/μL以下）の有無を確認することも大切である。

　少量のヘパリンによりHITが発症することがあるので，留置カテーテル内へのヘパリンの充填やVA手術時のヘパリンの使用も回避する必要がある（表3）。

　ヘパリン中止後も血小板数が増加しない場合には，血栓性血小板減少性紫斑病（thrombotic thrombocytopenic purpura：TTP），特発性血小板減少性紫斑病，DIC，抗リン脂質抗体症候群，薬剤性血小板減少症などの血小板減少症をきたす病態がないことも確認する。

　HITを疑い抗凝固薬をアルガトロバンに変更し，その後HIT抗体が陰性だった場合は，血小板数が正常化したことを確認後に，ACTやAPTTを測定しながら適量のヘパリンの再投与を行う。十分にACTやAPTTが延長しているにもかかわらず再度回路内凝固を認めた場合には，他の膜素材へ変更する。膜素材を変更しても回路内凝固を認める場合には，再度HIT抗体を測定し，HITに準じた治療を行う。

参考文献

1) 宮田茂樹：ヘパリン起因性血小板減少症における最新の知見．日血栓止血会誌 23：362-374，2012
2) 松尾武文：透析患者のヘパリン起因性血小板減少症に対する酵素免疫測定法による抗PF4/ヘパリン複合体抗体（HIT抗体）測定の現況と問題点．日透析医学会誌 45：1117-1124，2012
3) Yamamoto S, et al：Heparin induced thrombocytopenia in hemodialysis patients. Am J Kidney Dis 28：82-85, 1996
4) 岡本彰祐（監）：目で見るHIT，第2版，HIT情報センター，2005
5) 秋澤忠男（監），長谷川祥子，他（編）：抗PF4/ヘパリン抗体．透析患者の検査値の読み方，改訂第3版，pp324-325，日本メディカルセンター，東京，2013

6) 矢富　裕：抗血小板第4因子—ヘパリン複合体抗体（HIT 抗体）．内科 111：1149, 2013

Column

79. 播種性血管内凝固症候群の診断基準

及川　治

　DICとは，原因となる基礎疾患（表1-1）[1]）が血管内の凝固系を活性化亢進させ，血小板や凝固系因子の消耗性凝固障害を生じ，微小細血管内血栓形成による虚血性臓器障害を引き起こす重篤な病態である[1〜3]。透析患者はヘパリン投与の影響を受けやすいため，APTTやPTの延長，血小板数減少などの傾向になりやすく，DICの診断には慎重な判断を要する。現在のDICの診断基準には，厚生労働省DIC診断基準（表2）[4,5]，国際血栓止血学会（International Society on Thrombosis and Haemostasis：ISTH）診断基準（表3）[4,6]および急性期DIC診断基準（表1-1〜5）[1]の3つが用いられている。

　厚生労働省診断基準は，典型的なDICに最も頻用されている

表1-1　基礎疾患

1. 感染症（すべての微生物による）
2. 組織損傷
　　外傷
　　熱傷
　　手術
3. 血管性病変
　　大動脈瘤
　　巨大血管腫
　　血管炎
4. トキシン/免疫学的反応
　　蛇毒
　　薬物
　　輸血反応（溶血性輸血反応，大量輸血）
　　移植拒絶反応
5. 悪性腫瘍（骨髄抑制症例を除く）
6. 産科疾患
7. 上記以外にSIRSを引き起こす病態

・すべての生体侵襲はDICを引き起こすことを念頭に置く。

〔文献1）より引用〕

表1-2 鑑別すべき疾患および病態（診断に際してDICに似た検査所見・症状を呈する以下の疾患および病態を注意深く鑑別する）

1. 血小板減少
    - イ）希釈・分布異常
        1) 大量出血，大量輸血・輸液など
    - ロ）血小板破壊の亢進
        1) 特発性血小板減少性紫斑病（ITP），
        2) 血栓性血小板減少性紫斑病（TTP）/溶血性尿毒症症候群（HUS），
        3) 薬剤性（ヘパリン，バルプロ酸など），
        4) 感染（サイトメガロウイルス，Epstein-Barrウイルス，HIVなど），
        5) 自己免疫による破壊（輸血後，移植後など），6) 抗リン脂質抗体症候群，
        7) HELLP症候群，8) SLE，9) 体外循環など
    - ハ）骨髄抑制，トロンボポイエチン産生低下による血小板産生低下
        1) ウイルス感染症，
        2) 薬物など（アルコール，化学療法，放射線療法など），
        3) 低栄養（ビタミンB₁₂，葉酸），4) 先天性/後天性造血障害，
        5) 肝疾患，6) 血球貪食症候群（HPS）など
    - ニ）偽性血小板減少
        1) EDTAによるもの，2) 検体中抗凝固薬不足など
    - ホ）その他
        1) 血管内人工物，2) 低体温など
2. PT延長
    1) 抗凝固療法，抗凝固薬混入，2) ビタミンK欠乏，
    3) 肝不全，肝硬変，4) 大量出血，大量輸血など
3. FDP上昇
    1) 各種血栓症，2) 創傷治癒過程，3) 胸水，腹水，血腫，
    4) 抗凝固薬混入，5) 線溶療法など
4. その他
    1) 異常フィブリノゲン血症など

〔文献1）より引用〕

表1-3 全身性炎症反応症候群（SIRS）の診断基準

体温	>38℃あるいは<36℃
心拍数	>90/min
呼吸数	>20回/min あるいは PaCO₂<32 mmHg
白血球数	>12,000/mm³ あるいは <4,000/mm³ あるいは幼若球数>10%

〔文献1）より引用〕

基準であり，主な血液検査項目としてPT時間比やフィブリノゲン，フィブリノゲン分解産物（FDP），D-ダイマーを網羅している（骨髄抑制をきたす白血病群で出血症状や血小板数を含

表 1-4 急性期 DIC 診断基準

	SIRS	血小板 (mm³)	PT 比	フィブリノゲン分解産物 (FDP) (μg/mL)
0	0〜2	12万	<1.2 <sec ≥%	<10
1	≥3	≥8万, <12万 あるいは24時間以内に 30%以上の減少	≥1.2 ≥sec <%	≥10, <25
2				
3		<8万 あるいは24時間以内に 50%以上の減少		≥25

DIC 4点以上

注意
1) 血小板数の減少はスコア算定の前後いずれの24時間以内でも可能。
2) PT 比（検体 PT sec/正常対照値）ISI = 1.0 の場合は INR に等しい。各施設において PT 比 1.2 に相当する秒数の延長または活性値の低下を利用してもよい。
3) FDP の代替として D-ダイマーを利用してもよい（表 1-5）。〔文献 1）より引用〕

表 1-5 D-ダイマー/フィブリノゲン分解産物（FDP）換算表

測定キット名	FDP 10 μg/mL	FDP 25 μg/mL
	D-ダイマー（μg/mL）	D-ダイマー（μg/mL）
シスメックス	5.4	13.2
日水	10.4	27.0
バイオビュー	6.5	8.82
ヤトロン	6.63	16.31
ロッシュ	4.1	10.1

日本救急医学会 DIC 特別委員会は，「急性期 DIC 診断基準」の引用に際して，表 1-1〜5 をすべて引用することを勧告する。

〔文献 1）より引用〕

まない)[7]。しかし，早期診断には不向きである[7]。

ISTH 診断基準は厚生労働省診断基準に準じて作成され，基礎疾患が必須項目となり，出血症状と臓器症状を含めていない[7]。日本救急医学会の急性期 DIC 診断基準は，主な血液検査項目に全身性炎症反応症候群（systemic inflammatory response syndrome：SIRS）の診断基準を含め[1]，感染症に合併した DIC の診断には最も有用であるが，血液疾患（白血病群）には適応できない[7]。

表2 厚生労働省 DIC 診断基準

スコア		0点	1点		2点		3点
I 基礎疾患		なし	あり				
II 臨床症状	出血症状 (注1)	なし	あり				
	臓器症状	なし	あり				
III 検査成績	血清フィブリノゲン分解産物（FDP）値（μg/mL）	10>	10≦	<20	20≦	<40	40≦
	血小板数（×10³/μL）(注1)	120<	120≧	>80	80≧	>50	50≧
	血漿フィブリノゲン濃度（mg/dL）	150<	150≧	>100	100≧		
	PT 時間比	1.25>	1.25≦	<1.67	1.67≦		

IV 判定 (注2)	DIC	DIC の疑い (注3)	DIC の可能性少ない
1. 白血病その他注1に該当する疾患	4点以上	3点	2点以下
2. 白血病その他注1に該当しない疾患	7点以上	6点	5点以下

V 診断のための補助的検査成績，所見

1. 可溶性フィブリンモノマー陽性
2. D-D ダイマーの高値
3. トロンビン-アンチトロンビン複合体（TAT）の高値
4. プラスミン-プラスミンインヒビター複合体（PPIC）の高値
5. 病態の進展に伴う得点の増加傾向，特に数日内での血小板数あるいはフィブリノゲンの急激な減少傾向ないし FDP の急激な増加傾向の出現
6. 抗凝固療法による改善

VI 注

注1：白血病および類縁疾患，再生不良性貧血，抗腫瘍薬投与後などで骨髄巨核球減少が顕著で，高度の血小板減少をみる場合は血小板数および出血症状の項は0点とし，判定はIV-1に従う。

注2：基礎疾患が肝疾患の場合は以下のとおりとする。
  a．肝硬変および肝硬変に近い病態の慢性肝炎（組織上小葉改築傾向を認める慢性肝炎）の場合には，総得点から3点減点したうえで，IV-1の判定基準に従う。
  b．劇症肝炎および上記を除く群疾患の場合は，本診断基準をそのまま適用する。

注3：「DIC の疑い」患者で，「V 診断のための補助的検査成績，所見」のうち2項目以上満たせば DIC と判定する。

VII 除外規定

1. 本診断基準は新生児，産科領域の診断には適用しない。
2. 本診断基準は劇症肝炎の DIC の診断には適用しない。

〔文献4, 5）より引用〕

表3 国際血栓止血学会（ISTH）非代償性（overt）DIC 診断基準

1.	リスク評価	overt-DIC に関連するとされている基礎疾患があるか？あれば2に進む。なければ，この基準は使用しない。			
2.	一般止血検査の施行	血小板数，PT，フィブリノゲン，フィブリン関連産物（可溶性フィブリンモノマー，またはフィブリン分解産物）			
3.	一般止血検査のスコアリング	DIC スコア	0点	1点	2点	3点
		血小板数（×10³/μL）	>100	<100	<50	
		フィブリン関連産物			中等度増加	著明増加
		PT 延長（sec）	<3	3< <6	>6	
		フィブリノゲン（mg/dL）	>100	<100		
4.	スコアの合計					
5.	5≦スコア合計	overt-DIC，毎日評価。				
	5>スコア合計	non-overt DIC が疑われる。1〜2日以内に再評価。				

〔文献 4，6）より引用〕

　易感染性のある透析患者には，急性期 DIC 診断基準が有用と考えられるが，血液疾患や抗凝固薬なども鑑別診断として念頭に置くべきである。

参考文献

1) 丸藤 哲，他：急性期 DIC 診断基準　多施設共同前向き試験結果報告．日本救急医学会会誌 16：188-202，2005
2) 和田英夫，他：播種性血管内凝固症候群（DIC）．臨牀透析 24：996-998，2008
3) 濱畑早百合，他：フィブリノゲン，FDP，D-ダイマー．秋澤忠男（監），深川雅史（編）：透析患者の検査値の読み方，改訂第3版，pp71-74，日本メディカルセンター，東京，2013
4) 丸山征郎，他：日本血栓止血学会学術標準化委員会 DIC 部会　科学的根拠に基づいた感染症に伴う DIC 治療のエキスパートコンセンサス．日血栓止血会誌 20：77-113，2009
5) 青木延雄，他：DIC 診断基準の『診断のための補助的検査成績所見』の項の改訂について．厚生省特定疾患血液凝固異常症調査研究班　昭和62年度業績報告集，pp37-41，1988
6) Taylor FB Jr, et al：Towards definition, clinical and laboratory criteria, and a scoring system for disseminated intravascular coagulation. Thromb Haemost 86：1327-1330, 2001
7) 林　朋恵，他：DIC の病態・診断．日血栓止血会誌 19：344-347，2008

5 代謝

80. 血糖管理の指標と目標値

阿部雅紀

概要

糖尿病透析患者においては、**透析開始前の随時血糖値（透析前血糖値）およびGA値**が血糖コントロール指標として推奨されている[1]。

血糖管理指標と目標値

1. 血糖値

透析診療の現場においては空腹時に採血することは少なく、透析開始時に採血するのが一般的であり、これまでの報告も随時血糖値で評価されている。そのため、空腹時血糖値の目標値を設定することは実用的ではなく、透析前血糖値が血糖コントロール指標として採用されている。その目標値は **180～200 mg/dL 未満**である[1]。

2. GA

GAは血清アルブミンの糖化産物である。アルブミンの半減期は約17日であり、GAは過去2～4週間の血糖コントロール状態を反映する。透析患者において、**GAは赤血球寿命の短縮やESA投与の影響を受けないため、HbA1cよりも透析患者の血糖コントロールの指標として優れている**[2~4]。その目標値として **20.0%未満**が推奨されている[1]。

しかし、低血糖を繰り返す症例や心血管イベントの既往を有する症例においては、GAの目標値を20%未満にすることで、低血糖の発症リスクが増加し、それを上まわる生命予後改善効果は期待できない。そのため、これらの対象患者にはGA値 **24.0%未満**が推奨されている[1]。

3. HbA1c

透析患者の場合、もともとの赤血球寿命の短縮に加え、透析

表 HbA1c値と平均血糖値の間に乖離がある場合

HbA1c値が高め	HbA1c値が低め	どちらにもなりうるもの
・急速に改善した糖尿病 ・鉄欠乏状態	・急激に発症・増悪した糖尿病 ・鉄欠乏性貧血の回復期 ・溶血（赤血球寿命の短縮による） ・失血後（赤血球生成の亢進による） ・輸血 ・ESAで治療中の腎性貧血 ・肝硬変（脾機能亢進による赤血球寿命の短縮）	・異常ヘモグロビン症

〔文献5）より引用，一部改変〕

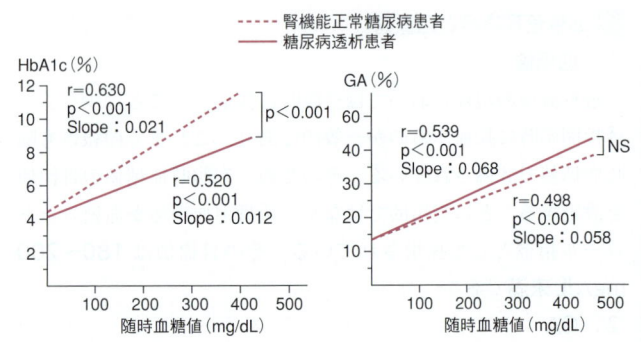

図 糖尿病透析患者と腎機能正常糖尿病患者におけるHbA1cとGAの比較

糖尿病透析患者のHbA1c値は腎機能正常糖尿病患者に比べ，有意に低値となる。
糖尿病透析患者のGA値は腎機能正常糖尿病患者と差は認められなかった。

〔文献2, 6）より引用，一部改変〕

療法による失血，および腎性貧血治療のためのESA投与により，Gluと結合していない幼若赤血球の割合が増えるため，HbA1cが低値になる傾向がある（表）[5]。そのため，**透析患者のHbA1c値は血糖コントロール状態を正確に反映していない**[2~4]。HbA1c値のみを血糖コントロールの指標にしていると，見かけ上低値になるため，誤って血糖コントロールが良好と判断してしまう可能性がある（図）。したがって，HbA1c値を用いて糖尿病透析患者の血糖コントロールを評価することは推奨できず，参考程度に用いる。

測定頻度

インスリン製剤を使用中の場合,透析前血糖値と透析後の随時血糖値を毎回測定する。経口血糖降下薬を使用中で,血糖コントロールが安定していれば,透析前血糖値を週1回測定する。血糖降下薬の用量を増減した場合や他の薬剤を追加または変更した場合は,血糖コントロールが安定するまで適宜測定する。薬物療法を行わずに血糖値が良好にコントロールされている場合においても,透析前血糖値を最低1カ月に1回測定する。また,GAも1カ月に1回測定する[1]。

参考文献

1) 日本透析医学会:血液透析患者の糖尿病治療ガイド 2012. 日透析医学会誌 46:311-357, 2013
2) Inaba M, et al:Glycated albumin is a better glycemic indicator than glycated hemoglobin values in hemodialysis patients with diabetes:effect of anemia and erythropoietin injection. J Am Soc Nephrol 18:896, 2007
3) Abe M, Matsumoto K:Glycated hemoglobin or glycated albumin for assessment of glycemic control in dialysis patients with diabetes? Nat Clin Pract Nephrol 4:482-483, 2008
4) Peacock TP, et al:Comparison of glycated albumin and hemoglobin A1c levels in diabetic subjects on hemodialysis. Kidney Int 73:1062-1068, 2008
5) 日本糖尿病学会(編):糖尿病治療ガイド 2012-2013, 文光堂,東京, 2013.
6) 稲葉雅章:血糖コントロール指標.腎臓 32:4-8, 2009

Column

81. 血糖自己測定と持続血糖モニタリング

岡田一義

血糖自己測定（self monitoring of blood glucose：SMBG）と**持続血糖モニタリング**（continuous glucose monitoring：CGM，図1）の比較を図2に示す。

SMBGは，自分自身で血糖を測定する方法で，インスリン注射をしている患者に保険適用となり，インスリン注射回数や血糖値によって1日1～4回測定し，血糖コントロールに役立てる。SMBGや透析前後に測定した**血糖値が安定しているにもかかわらずGA値が高い場合や低血糖症状を認める場合には，より頻回の血糖測定が必要**になる。

CGMは，皮下に一時的に留置したセンサにより，組織間質

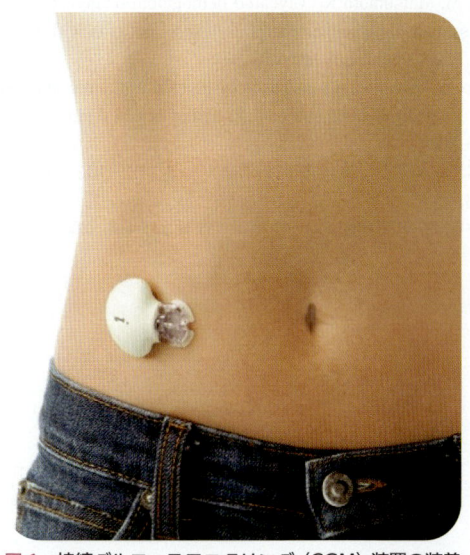

図1 持続グルコースモニタリング（CGM）装置の装着
〔日本メドトロニック〕

図2 血糖自己測定（SMBG）と持続グルコースモニタリング（CGM）の比較

（日本メドトロニック）

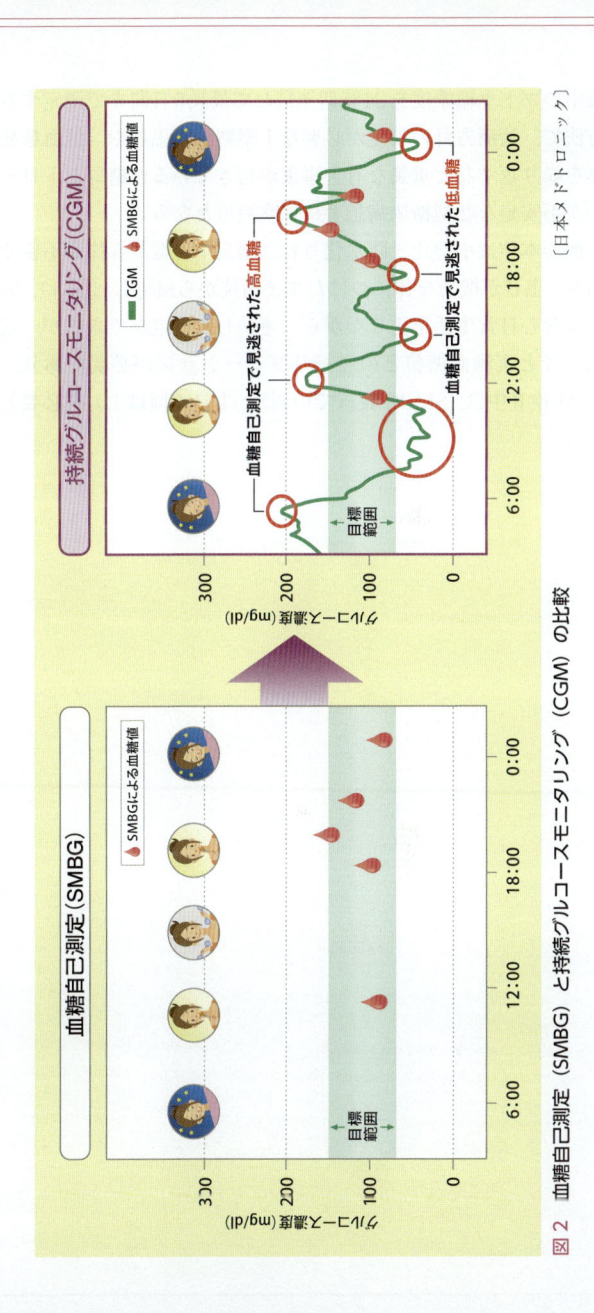

液中のブドウ糖濃度を24時間連続して最長6日間まで測定する方法で，治療方針の策定が必要な1型糖尿病患者や，低血糖発作を繰り返すなど重篤な有害事象が起きている血糖コントロールが不安定な2型糖尿病患者に保険適用となる。

　機器本体は小型化・防水化され，測定中の機器操作が不要であり，患者が機器を体につけたまま病院から帰宅し（図1），入浴を含む日常生活を送りながら，連続した測定ができるが，電気信号と実測血糖値とのキャリブレーションが必要であり，CGM検査中は，SMBG装置での測定（1日4回以上）が必要となる。

Column

82. 導入期の血糖コントロール

阿部雅紀

概　要

図に透析患者における糖代謝の特徴と低血糖発症機序を示した[1]。

ESKDでは尿毒症性物質，腎性貧血，代謝性アシドーシス，二次性副甲状腺機能亢進症などの影響により糖尿病の有無にかかわらず，**インスリン抵抗性**が存在する。一方で腎機能障害の進行に伴い，腎臓での**糖新生障害，インスリンの代謝・排泄の遅延**により，容易に低血糖を生じる。このように複雑な病態を示すうえ，透析による影響も加わるため，糖尿病透析患者の導入期血糖管理は困難な場合も少なくない。

高齢導入患者の場合，純粋な糖尿病性腎症ではなく，腎硬化症の要素の強い患者も存在するため，透析導入により尿毒症の改善に伴いインスリン抵抗性が改善し，**インスリン投与量や経口血糖降下薬の減量**が可能になる症例も存在する。一方で透析導入により栄養状態が改善するため，血糖値が上昇し，**インスリン投与量や経口血糖降下薬を増量**しなければならない症例も認められるため，導入期の血糖コントロールには注意を要する。

参考文献

1) 阿部雅紀，他：糖尿病腎症進行過程における低血糖出現の機序とその対策．臨牀透析 28：53-62，2012

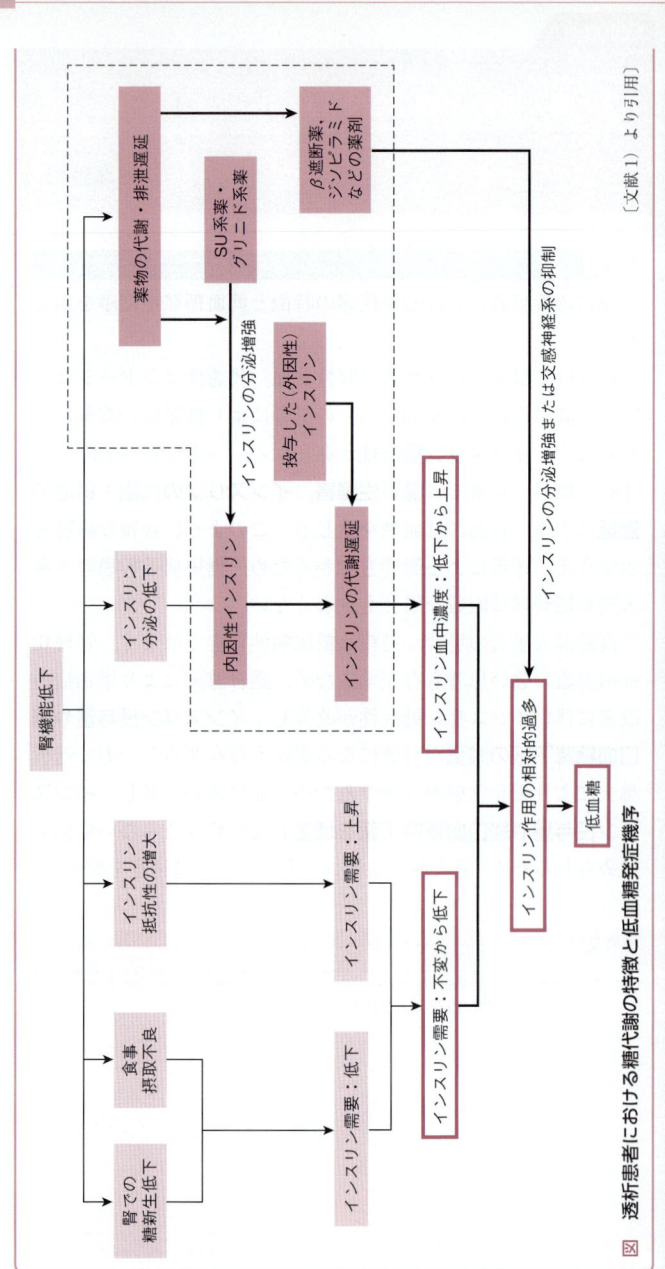

図 透析患者における糖代謝の特徴と低血糖発症機序

〔文献1〕より引用〕

5 代謝

83. 透析中血糖値異常への対処

阿部雅紀

概　要

インスリン使用中の糖尿病透析患者では透析開始時と終了時に随時血糖値を毎回測定するが，その際，著明な高血糖や低血糖を認めた場合，緊急の対処が必要となる。

高血糖

通常，**透析液のGlu濃度は100〜150 mg/dL**であるため，透析開始時に高血糖を認めた場合でも透析液への拡散により血糖値は低下してくる。透析開始時の血糖値が概ね500 mg/dL未満の場合，3〜4時間後の透析後には300 mg/dL未満に低下するため，インスリン注射は必要ないと考えられる。しかし，500 mg/dL以上の著明な高血糖を認めた場合は，少量（2〜4単位）の超速効型インスリンを皮下注射することを検討する。その場合，2時間後に血糖値を再検し，100〜249 mg/dLの血糖値を目標とする。また，透析中の血糖低下が大きいと，透析終了後に**透析起因性高血糖**が惹起されることがあるため，急激あるいは過度の血糖低下を起こさないように注意する[1]。

糖尿病性ケアトーシス（DKA）

無尿の透析患者が高血糖をきたした場合，浸透圧利尿が起こらないため，脱水状態とならず，**糖尿病性ケアトーシス（diabetic ketoacidosis：DKA）に至ることはまれ**であるが，**600 mg/dL以上の高血糖**を認めた場合には，DKAの合併に留意し，**血液ガス分析**および**血清K値**を測定し，さらに可能な施設であれば血中ケトン体の測定を行う[1]。DKAと診断された場合には緊急の入院治療が必要となる。

低血糖

HD開始時に**血糖値60 mg/dL未満**，あるいはそれ以上でも

明らかな低血糖症状を認めた場合には緊急の処置が必要となる。50％グルコース注射液（10 g Glu 含有）を透析回路静脈側より1分間程度で注入する。経口摂取が可能な場合，5〜10 g の Glu を摂取させてもよい。以後，30分あるいは1時間ごとに血糖値を測定し，再度血糖値が 60 mg/dL 未満の場合には上述した処置を繰り返す。

透析開始前に血糖値が 60 mg/dL 以下となり，低血糖症状を呈する場合はインスリン作用の増強が原因と考えられるため，直前のインスリン投与量の減量が必要となる。また，透析中に低血糖が生じる場合，透析液中の Glu 濃度を 100 mg/dL から 150 mg/dL へ変更することも有効である[2]。もし，透析患者に禁忌である SU 薬などを内服中の場合には，直ちに中止し，他薬への変更あるいはインスリン治療への変更を考慮すべきである。

文献

1) 日本透析医学会：血液透析患者の糖尿病治療ガイド 2012. 日透析医学会誌 46：311-57, 2013
2) 阿部雅紀, 他：糖尿病. 透析患者の合併症マネージメント. Mebio 27：32-40, 2010

5 代謝

84. 糖尿病治療—経口薬

阿部雅紀

概　要

糖尿病性網膜症の合併により視力障害が高度な場合や高齢で独居の患者などが多数存在するため，社会的な状況によりインスリン療法が不可能な症例については，経口血糖降下薬も有効な場合がある。現在，経口血糖降下薬として用いられているものを図に示す[1,2]。

経口血糖降下薬は，血糖値を低下させる主な作用機序により，①インスリン分泌促進系のスルホニル尿素（SU）薬，速効型インスリン分泌促進薬，ジペプチジルペプチダーゼ-4（DPP-4）阻害薬，②インスリン抵抗性改善系のビグアナイド薬とチアゾリジン薬，③糖吸収・排泄調節系のα-グルコシダーゼ阻害薬，Na依存性グルコース輸送担体2（SGLT2）阻害薬の3つに大きく分類される。SGLT2阻害薬は，腎近位尿細管でのGlu再吸収を担う輸送担体であるSGLT2の作用を阻害し，血液中の過剰なGluを尿中に排出することで血糖降下作用を発揮する新規の作用機序を有する薬剤である。

対　策

経口血糖降下薬は単独で使用する場合が多いが，良好な血糖コントロールが得られない場合は異なる作用機序を持つ薬物を併用する。しかし，インスリンは一部腎臓で分解されるが，腎機能の廃絶した透析患者においては**インスリンの代謝・排泄が遅延**するうえ薬剤の代謝・排泄も遅延するため，容易に**低血糖**を生じる。そして，経口血糖降下薬のなかでもSU薬の場合，一度低血糖が生じると遷延する傾向（遷延性低血糖）があるため，インスリン分泌を促進させる**SU薬は禁忌**となっている。速効型インスリン分泌促進薬はSU薬と同じように膵β細胞に

図 代表的な経口血糖降下薬

[文献1, 2) より引用. 一部改変]

直接作用してインスリン分泌を促進する薬剤であるが，SU薬と異なり，持続時間が約3時間程度と短いことが特徴で，低血糖の副作用はSU薬に比較して少ない[1]。そのため，速効型インスリン分泌促進薬のうちミチグリニドとレパグリニドは透析患者にも使用可能となっている。しかし，低血糖を起こすリスクはあるので少量から使用する。

炭水化物である砂糖などの二糖類は消化管において，α-グルコシダーゼという酵素によりGluなどの単糖類に分解されて小腸粘膜より吸収される。α-グルコシダーゼ阻害薬は，この分解酵素の作用を阻害することにより，Gluの吸収を遅延させ，食後の急激な血糖上昇を抑制する。α-グルコシダーゼ阻害薬は透析患者にも常用量使用が可能（慎重投与で）となっている[1]。食後服用では血糖低下作用がみられず，食事直前に服用しなければならない。副作用として，放屁，腹部膨満感，下痢などの消化器症状がある。また，低血糖の回復には砂糖ではなく，Gluを摂取することが必要となることにも注意が必要である。

ビグアナイド薬は重篤な副作用である乳酸アシドーシスを発症しやすいため，透析患者には**禁忌**となっている。また，インスリン抵抗性改善薬である**ピオグリタゾン**は海外では常用量使用が可能であるが，わが国では透析患者には**禁忌**となっている。

インクレチンは経口栄養摂取に伴い小腸粘膜に局在する細胞から分泌され，膵β細胞からのインスリン分泌を促進する消化管ホルモンの総称である。glucagon-like peptide-1 (GLP-1) とgastric inhibitory polypeptide (GIP) があるが，いずれも分泌後，DPP-4により速やかに分解・不活化される。DPP-4阻害薬はこのDPP-4を選択的に阻害し，活性型GLP-1濃度を増加させ，インスリン分泌を促進し，グルカゴン分泌を抑制する薬剤である。シタグリプチン，アログリプチン，アナグリプチン，サキサグリプチンは減量投与，ビルダグリプチンは少量からの使用が可能となっている。リナグリプチンとテネリグリプチンは用量調節が不要である。

透析患者に対するDPP-4阻害薬の血糖降下作用や短期的な

安全性に関してはいくつかの報告がなされており[3~5]，使用頻度も増加傾向にある．しかし，いずれのDPP-4阻害薬も，透析患者における心血管イベントの抑制などの合併症に対する長期予後の成績はまだ存在しない．また，長期投与における安全性は確立されていないため，今後のさらなる臨床データの蓄積が必要である．

SGLT2阻害薬には，イプラグリフロジン（スーグラ®），ダパグリフロジン（フォシーガ®），トホグリフロジン（アプルウェイ®，デベルザ®），ルセオグリフロジン（ルセフィ®）があり，今後，カナフリグロジンとエンパグリフロジンが発売予定である．しかし，いずれも添付文書上，「重度の腎機能障害のある患者または透析患者では本剤の効果が期待できないため，投与しないこと」と記載されており，透析患者に対しては効果が期待できない．

参考文献

1) Abe M, et al：Antidiabetic agents in patients with chronic kidney disease and end-stage renal disease on dialysis：metabolism and clinical practice. Curr Drug Metab 12：57-69, 2011
2) 阿部雅紀：血糖をどうコントロールする？ 海津嘉蔵（編），あなたも名医！ 透析まで行かせない！ CKD診療, pp118-127, 日本医事新報社，東京，2013.
3) Ito M, et al：The dipeptidyl peptidase-4(DPP-4) inhibitor vildagliptin improves glycemic control in type 2 diabetic patients undergoing hemodialysis. Endocr J 58：979-987, 2011
4) Fujii Y, et al：The dipeptidyl peptidase-4 inhibitor alogliptin improves glycemic control in type 2 diabetic patients undergoing hemodialysis. Expert Opin Pharmacother 14：259-267, 2013
5) Otsuki H, et al：Safety and efficacy of teneligliptin：a novel DPP-4 inhibitor for hemodialysis patients with type 2 diabetes. Int Urol Nephrol Epub（access：2013年9月8日）

85. 糖尿病治療—注射薬

阿部雅紀

概要

わが国では透析患者に対する経口血糖降下薬の使用が限定されているため、前述した経口薬で血糖コントロールが不十分な場合もインスリン療法の適応となる。

インスリン製剤

外因性インスリンは主として腎臓で分解されるため、腎機能の低下に伴い、インスリンの尿中排泄量が低下し、低血糖をきたしやすくなるため注意を要する。インスリン皮下注射は、インスリンの基礎分泌と追加分泌を補うようにして使用する。

表1に現在使用可能なインスリン製剤とその特徴を示す[1]。

また、透析日と非透析日では、血糖値の日内変動のパターンが異なることがあるので、特にインスリン療法中の糖尿病透析患者では注意が必要になる。そのため、日内変動の把握だけでなく、透析日と非透析日の血糖変動を把握するためにもインスリン使用患者においては、自己血糖測定（self monitoring of blood glucose：SMBG）を可能な限り指導すべきである。SMBGが困難であれば、毎回透析開始時に血糖測定を行い、その結果を参考にしてインスリン投与量の調節を行う。

1型糖尿病では内因性インスリン分泌能が廃絶するため、インスリン療法の絶対的適応となる。通常は透析導入時にはすでにインスリン療法を導入されていることがほとんどである。具体的な投与方法としては、作用時間の短い超速効型あるいは速効型インスリンの食前3回注射と就寝前の持効型あるいは中間型インスリン注射の組み合わせで行うことが生理的であり、有効と考えられる。

日本人糖尿病患者のほとんどが2型糖尿病であり、2型糖尿

表1 インスリン製剤の種類と特徴

分類名	商品名	作用発現時間	最大作用発現時間	作用持続時間	役割
超速効型	ノボラピッド注	10~20分	1~3時間	3~5時間	追加分泌を代替する
	ヒューマログ注	15分未満	0.5~3時間	3~5時間	
	アピドラ注	15分未満	0.5~3時間	3~5時間	
速効型	ノボリンR注	約30分	1~3時間	約8時間	
	イノレットR注	約30分	1~3時間	約8時間	
	ヒューマリンR注	0.5~1時間	1~3時間	5~7時間	
中間型	ノボリンN注	約1.5時間	4~12時間	約24時間	基礎分泌を代替する
	イノレットN注	約1.5時間	4~12時間	約24時間	
	ヒューマログN注	0.5~1時間	2~6時間	18~24時間	
	ヒューマリンN注	1~3時間	8~10時間	18~24時間	
持効型溶解	レベミル注	約1時間	3~14時間	約24時間	
	ランタス注	1~2時間	ピークなし	約24時間	
	トレシーバ注	該当なし（定常状態）	ピークなし	>42時間	
混合型	ノボラピッド30ミックス注	10~20分	1~4時間	約24時間	追加・基礎両者を代替する
	ノボラピッド50ミックス注				
	ノボラピッド70ミックス注				
	イノレット30R、40R、50R	約30分	2~8時間	約24時間	
	ノボリン30R、40R、50R	約30分	2~8時間	約24時間	
	ヒューマログミックス25注	15分未満	0.5~6時間	18~24時間	
	ヒューマログミックス50注	15分未満	0.5~4時間	18~24時間	
	ヒューマリン3/7注	0.5~1時間	2~12時間	18~24時間	

〔文献1）より引用、一部改変〕

表2 GLP-1受容体作動薬のCKDステージ（GFR区分）別の投与量

薬剤名 一般名 （商品名）	G1 ≧90	G2 89〜60	G3a 59〜45	G3b 44〜30	G4 29〜15	G5 <15	G5D 透析
リラグルチド （ビクトーザ）	0.3〜0.9 mg/day →→→→→→→→→→→→→→→→→→→→→
エキセナチド （バイエッタ）	10〜20 μg/day →→→→→→→→			
エキセナチド （ビデュリオン）	2 mg/week →→→→→→→→			
リキシセナチド （リキスミア）	10〜20 μg/day →→→→→→→→→→→→→→→→→→→→→

病では内因性インスリン分泌能が低下しているものの，廃絶までには至っていない症例が多い。1日1回または2回の皮下注射を行う場合は中間型，持効型や混合型インスリン製剤が用いられ，1日3回または4回の皮下注射を行う強化療法では超速効型あるいは速効型インスリンのどちらかを食前3回注射と，就寝前に持効型あるいは中間型インスリン製剤のどちらかを組み合わせることが一般的である。

GLP-1受容体作動薬

GLP-1受容体作動薬はGLP-1のアナログ製剤で，DPP-4による分解・不活化作用を受けにくい（表2）。透析患者ではリラグルチドとリキシセナチドが使用可能である（**エキセナチドは禁忌**）。GLP-1受容体作動薬もインスリン分泌を促進する薬剤であるため，2型糖尿病に対してのみ，その効果が期待される。**インスリン分泌が廃絶した1型糖尿病には無効であり，禁忌である。**

1型糖尿病患者に対してインスリン治療を中止したうえでGLP-1受容体作動薬が投与された場合，高血糖となりケトアシドーシスを起こす危険性があるため注意を要する。また，インスリン分泌が著しく低下した2型糖尿病患者においても同様であり，十分注意する必要がある。透析患者に対する有効性と安

全性に関するデータは乏しいので，今後の臨床データの蓄積が必要である．

文献

1) 日本透析医学会：血液透析患者の糖尿病治療ガイド 2012. 日透析医学会誌 46：311-57, 2013

5 代謝

86. 脂質異常症

阿部雅紀

概　要

透析患者においても，脂質異常症は心 CUD，特に心筋梗塞発症の独立した危険因子である[1]。心筋梗塞発症リスクは non-HDL コレステロール（non-HDL-C）高値，HDL-C 低値で高く，一方，心血管イベント（心筋梗塞，脳梗塞，脳出血）発症後の死亡リスクは低 body mass index（BMI）状態，高 CRP で高くなる[2]。したがって，透析患者の虚血性心疾患の予防のためには，一般住民と同様に LDL-C あるいは non-HDL-C を低下させることが有効であると考えられ，この際，低栄養にならないように注意することも重要である[1]。

non-HDL-C は以下の計算式で求められる。

non-HDL-C（mg/dL）= TC 値（mg/dL）－ HDL-C（mg/dL）

透析患者における脂質代謝異常の特徴

ESKD 患者では，高 TG 血症と低 HDL 血症になりやすいことが知られている。ESKD 患者では，リポ蛋白リパーゼ作用の低下（アポ C-Ⅲの増加）が超低比重リポ蛋白（VLDL）やカイロミクロンレムナントの増加を，肝性リパーゼレベルの低下が中間比重リポ蛋白（IDL）の増加をきたし，これら TG-rich リポ蛋白の増加は血清 TG の上昇としてとらえられる。ESKD 患者における HDL-C の低下には，血清 TG の上昇，レシチンコレステロールアシル転位酵素（LCAT）活性の低下が寄与している[1]。

診　断

日本動脈硬化学会の「動脈硬化性疾患予防ガイドライン[3]」によると，高 LDL-C 血症は LDL-C≧140 mg/dL，低 HDL-C 血症は HDL-C＜40 mg/dL，高 TG 血症は TG≧150 mg/dL と定

義し，TC は診断基準から削除された。これらは空腹時採血を前提にしているが，透析の日常診療では空腹時採血が困難な場合が多い。一般的には，食後には TG が高くなり，Friedewald 式，

$$LDL\text{-}C = TC - HDL\text{-}C - TG/5$$

で求める LDL-C は低くなる。直接法で測定した LDL-C も，食後やや低下し，また測定キットにより多少測定値が異なる[4]などの問題が残る。non-HDL-C は，LDL と TG-rich リポ蛋白の持つコレステロールを合計した値であり，非絶食時でも評価可能であり，LDL-C よりも透析医療に適した指標と考えられ，JSDT のガイドラインでは管理指標の1つとして non-HDL-C が採用されている[1]。なお，HD 患者ではヘパリンにより血清脂質値が修飾されるため，透析後の採血による血清脂質値に基づく判断は望ましくない。

管理指標とその目標値

ルーチン評価には，透析前（随時採血）の LDL-C，non-HDL-C，HDL-C，TG を測定する。管理目標値は，虚血性心疾患の一次予防では，LDL-C 120 mg/dL 未満，あるいは non-HDL-C 150 mg/dL 未満，二次予防では LDL-C 100 mg/dL 未満，あるいは non-HDL-C 130 mg/dL 未満である[1]。

対 策

食事・運動療法にて脂質管理目標に達しなければ，スタチンの投与を考慮する。ただし，冠動脈疾患を有する場合には，早期の薬物療法を考慮する。薬物療法を行う場合は，スタチンが第一選択となる。透析患者を対象とした大規模臨床試験において，有害事象の発現頻度はスタチン群とプラセボ群で同等であったことから，安全性に問題はない。わが国で使用できる**フィブラート薬**は，クリノフィブラートを除き腎排泄性であり，腎不全患者では横紋筋融解症をきたしやすく，**禁忌**である。胆汁酸結合レジン，イコサペント酸エチル（EPA）製剤，小腸コレステロールトランスポーター阻害薬は，透析患者でも使用可能である。ニコチン酸製剤であるニセリトロールは，血清 P

値の低下作用を有するが，貧血・血小板減少症をきたすことがあり，透析患者では慎重投与となっている。安全な治療のために，自覚症状，CK，AST，ALT などを定期的にモニタリングすることが重要である。

低脂血症

透析患者を栄養障害・炎症の有無で層別解析した米国の報告[5]では，栄養障害・炎症のある群では TC が低いほど総死亡・心血管死亡のリスクが高く，栄養障害・炎症のない群では TC と心血管死亡のリスクは正相関していた。わが国の透析患者においても，血清アルブミン 4.5 g/dL 以上のサブグループでは TC が高いほど総死亡リスクが高い[6]。低アルブミン血症，低 BMI 状態，低コレステロール血症としてとらえられる栄養障害は，イベント発症後の死亡リスク（致死率）を高めていると考えられるため，低脂血症を呈する場合は，栄養状態の評価と対策を考慮することが望ましい[7]。

なお，透析導入期[8]あるいは維持透析期[9]にスタチン投与を受けている患者は，非投与群に比較して，死亡率が低いとの観察研究もあり，LDL-C や non-HDL-C が低値という理由で，すでに投与中のスタチンを中止する医学的根拠は乏しいものと思われる[1]。

文献

1) 日本透析医学会：血液透析患者における心血管合併症の評価と治療に関するガイドライン．日透析医学会誌：44：337-425，2011
2) Shoji T, et al：Elevated non-high-density lipoprotein cholesterol(non-HDL-C) predicts atherosclerotic cardiovascular events in hemodialysis patients. Clin J Am Soc Nephrol (in press)
3) 日本動脈硬化学会：動脈硬化性疾患予防ガイドライン，協和企画，東京，2007
4) Miller WG, et al：Seven direct methods for measuring HDL and LDL cholesterol compared with ultracentrifugation reference measurement procedures. Clin Chem 56：977-986, 2010
5) Liu Y, et al：Association between cholesterol level and mortality in dialysis patients：role of inflammation and malnutrition. JAMA 291：451-459, 2004

6) Iseki K, et al : Hypocholesterolemia is a significant predictor of death in a cohort of chronic hemodialysis patients. Kidney Int 61 : 1887-1893, 2002
7) Shoji T, et al : Chronic kidney disease as a metabolic syndrome with malnutrition need for strict control of risk factors. Intern Med 44 : 179-187, 2005
8) Seliger SL, et al : HMG-CoA reductase inhibitors are associated with reduced mortality in ESRD patients. Kidney Int 61 : 297-304, 2002
9) Mason NA, et al : HMG-coenzyme A reductase inhibitor use is associated with mortality reduction in hemodialysis patients. Am J Kidney Dis 45 : 119-126, 2005

5 代謝

87. 慢性腎臓病に伴うミネラル骨代謝異常

吉田好徳

概　要

　CKD-MBDとしては，①**検査値異常**（Ca, P, PTH, ビタミンDなど），②**骨病変**（骨密度，骨強度の低下），③**異所性石灰化**（血管，他の軟部組織など）が古くから知られており，全身疾患として生命予後に影響する重要な問題として認識されてきている。透析患者における血清P値は上昇に伴って死亡リスクが高まり[1]，さらに血清Ca値の高値は血管石灰化の進行に関連があり[2]，心血管死亡リスクが有意に高くなる[3]と報告された。

　透析患者の死因の40％以上は心血管系合併症によるものであり，血管石灰化は透析患者の生命予後に影響する大切な要素である。その危険因子は，①年齢，②透析期間，③糖尿病，④重度の高血圧，⑤高P血症，⑥Ca×P積，⑦Caを含むP吸着薬の過剰服用などがあげられる[4]。

　JSDTのCKD-MBD診療ガイドラインでは，**血清P値 3.5〜6.0 mg/dL，血清Ca値 8.4〜10.0 mg/dL，intact PTH値 60〜240 pg/mL**（whole PTH値 35〜150 pg/mL）を管理目標値と設定し，透析患者の予後改善を目的としている。ただし，低アルブミン血症がある際には，補正Ca値＝実測Ca値＋（4－血清アルブミン値）（Payneの式）を用いて計算するのが妥当であり，病態の評価には1回の検査結果だけでなく，検査値の動向から判断することが推奨されている[4]。

治　療

　CKD-MBD診療ガイドラインでの管理目標値は，**血清P値，Ca値，PTH値の順に優先**することを推奨しており，**図1**のような血清P，Ca値により9パターンに分けた治療法の選択に加えて，血清PTH値が高値の際，活性型ビタミンD製剤，シナ

*：血清 PTH 濃度が高値の場合に検討．
**：血清 PTH 濃度が低値の場合に検討．

図1 血清 P, Ca 値による治療法の選択（9分割図）

〔文献5）より抜粋〕

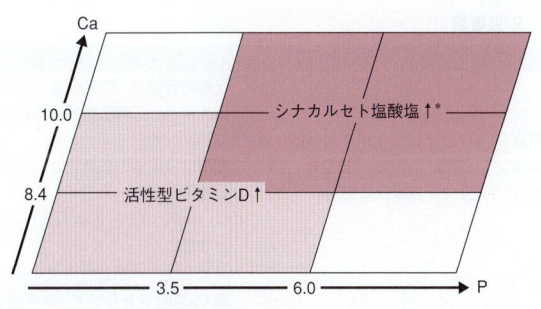

図中テキスト:
- Ca
- 10.0
- 8.4
- シナカルセト塩酸塩↑*
- 活性型ビタミンD↑
- 3.5
- 6.0
- P

*：血清PTH濃度が高値の場合に検討。
図2 活性型ビタミンD，シナカルセト塩酸塩の選択
〔文献4）より抜粋〕

カルセト塩酸塩の選択が追加されている（図2）[4,5]。活性型ビタミンD製剤はCa×P値のコントロールとは独立して総死亡，心血管死亡のリスクを軽減し，シナカルセト塩酸塩は著明な血清Ca値の低下作用の他，血清PTH値と血清P値も低下させ，血管石灰化の進行の抑制作用がある[4]。血清P値が持続的に高い場合には透析効率の改善や食事での摂取制限も考慮する。血清Ca値が高い傾向の場合は，炭酸Caや活性型ビタミンDの減量や中止，Ca非含有P吸着薬への変更を検討すべきである。ただし，採血条件や食事内容，服薬コンプライアンスなどを加味し，薬剤投与量の変更を検討すべきと思われる。CKD-MBDに対する薬物の用法と用量，主な特徴および注意点について表1〜3に示す[4,6]。

なお，内科的治療において血清PやCa，PTH値を管理目標値内に維持できない際には，副甲状腺エタノール注入療法（percutaneous ethanol injection therapy：PEIT）もしくは副甲状腺摘出術（parathyroidectomy：PTx）の適応を検討することが推奨されている[4]。副甲状腺腫大が1腺のみで，穿刺可能な部位にある場合，PEITが有効な治療となりうる。

PEITの施行が困難な高度の二次性副甲状腺機能亢進症（intact PTH値500 pg/mL以上，whole PTH値300 pg/mL以上）に対してはPTxの適応が考慮される。特に，①自覚症状，

表1 P吸着薬

薬剤名	用法と用量	主な特徴および注意点
炭酸Ca (カルタン®, 沈降炭酸Ca®など)	1回1g, 1日3回, 最大3g/day (推奨) 食直後に服用	比較的安価で, 効果も確実である。 副作用として胃腸症状はあるが, 少ない。 制酸剤服用中の患者では, 効果が減弱する。 Ca負荷となり, 血管石灰化リスクとなる。
塩酸セベラマー (レナジェル®, フォスブロック®など)	1回1~2g, 1日3回, 最大9g/day 食直前に服用	非吸収性のP結合性ポリマー。 高Ca血症はきたさず, Pを低下。 制酸剤服用していても, 効果は減弱しない。 過塩素血症性の代謝性アシドーシスに注意。 便秘, 腹部膨満などの胃腸症状の頻度が高い。
炭酸ランタン (ホスレノール®)	1回250mg, 1日3回, 最大2,250mg/day 食直後に噛み砕いて服用	ランタン (La, 希土類元素) を製剤化したもの。 Ca負荷とならず, 強力なP低下作用がある。 制酸剤服用していても, 効果は減弱しない。 よく噛まず服用すると嘔気など副作用が多い。 長期投与で, 骨や組織への蓄積リスクがある。
ビキサロマー (キックリン®)	1回500mg, 1日3回, 最大7,500mg/day 食直前に服用	非吸収性のアミン結合性ポリマー。 塩酸セベラマーと比較して膨潤の程度が小さい特徴があり, 胃腸症状の頻度が少ない。 過塩素血症性の代謝性アシドーシスの懸念がない。
クエン酸第二鉄 (リオナ®)	1回500mg, 1日3回, 最大6,000mg/day 食直後に服用	クエン酸第二鉄を製剤化したもの。 Ca負荷とならず, 強力なP低下作用がある。 制酸剤を服用していても, 効果は減弱しない。 唯一の水溶性高リン血症改善剤。 主な副作用は下痢。 便が黒色を呈することがある。 鉄の吸収による影響は今後の検討課題。

〔文献4〕を参考にして作成〕

表2 活性型ビタミンD製剤

薬剤名	用法と用量	主な特徴および注意点
カルシトリオール (ロカルトロール®)	内服：0.25〜2.0 μg/day，1日1〜2回 注射：1回0.5〜1.5 μg，週2〜3回 （透析終了時に緩徐に静脈内投与）	1,25 (OH)$_2$D$_3$製剤であり，血中濃度上昇が速く，血中半減期も短い。点滴製剤があり，ビタミンDパルス療法で使用可。代謝を必要とせず，直接に作用を発揮する。
ファレカルシトリオール (ホーネル®，フルスタン®など)	内服：0.3 μg/day，1日1回	1,25 (OH)$_2$D$_3$の誘導体製剤。カルシトリオールと比較してより強力なPTH抑制作用を示す。高Ca・高P血症をきたしにくいとされる。
マキサカルシトール (オキサロール®)	注射：1回2.5〜10 μg，週3回 最大1回20 μg （透析終了直前に透析回路返血側より）	1,25 (OH)$_2$D$_3$の誘導体製剤。点滴製剤であり，ビタミンDパルス療法にて使用。静脈注射で一過性に血中Ca濃度が上昇し，経口療法よりもPTH抑制作用が強い。 PTH低下効果に比し，血清Ca上昇作用が少ないとされる。
アルファカルシドール (アルファロール®，ワンアルファ®など)	内服：0.5〜4.0 μg/day，1日1回	1α-(OH)$_2$D$_3$製剤であり，血中濃度上昇が比較的遅く，血中半減期も長い。 肝臓で代謝されて活性型に変わり，作用を発揮する（カルシトリオールの2倍量で同程度の薬効）。 肝障害の患者では注意が必要。

わが国においてエルデカルシトール（エディロール®）の二次性副甲状腺機能亢進症に対する保険適用はない。

〔文献6）を参考にして作成〕

表3 シナカルセト塩酸塩

薬剤名	用法と用量	主な特徴および注意点
シナカルセト塩酸塩 (レグパラ®)	1回25 mg，1日1回，最大100 mg/day 3週間以上間隔をあけて25 mgずつ増量 服用後PTH濃度は4〜8時間，Ca濃度は8〜12時間で最低になることを考慮し，夕方または眠前に処方することが多い。	副甲状腺Ca受容体に直接作用する作動薬。 1日1回投与で著明なPTH低下作用を持つ。 血清CaおよびP低下作用がある（血清Ca 9.0 mg/dL以上での開始が推奨される）。 嘔気・嘔吐などの消化器症状の副作用が多い。

〔文献4）を参考にして作成〕

②骨回転の亢進，③X線検査での骨変化（頭蓋骨の salt and pepper 像，椎体の rugger jersey 像など），④進行性の異所性石灰化（血管，心臓弁など）を認める症例に対しては積極的に PTx の施行を検討すべきである[4]。

対策

近年，透析の長期継続とともに大動脈弁狭窄症が増加しており，血管や弁の石灰化を阻止するためには，血清 P だけではなく Ca と PTH も管理目標値内に維持しなければならない。適切な薬と用量を選択し，透析患者に特有な心血管死の阻止につながるような治療が求められている。

参考文献

1) Block GA, et al：Mineral metabolism, mortlity, and morbidity in maintenance hemodialysis. J Am Soc Nephrol 15：2208-2218, 2004
2) Noordzij M, et al：Progression of aortic calcification is associated with disorders of mineral metabolism and mortality in chronic dialysis patients. Nephrol Dial Transplant 26：1662-1669, 2011
3) Naves-Diaz M, et al：Calcium, phosphorus, PTH and death rates in a large sample of dialysis patients from Latin America：The CORES Study. Nephrol Dial Transplant 26：1938-1947, 2011
4) 日本透析医学会：慢性腎臓病に伴う骨・ミネラル代謝異常の診療ガイドライン（Clinical Practice Guideline for CKD-MBD）．日透析医学会誌 45：301-356，2012
5) 日本透析医学会：透析患者における二次性副甲状腺機能亢進症治療ガイドライン（Japanese Society of Dialysis Therapy Guideline）．日透析医学会誌 39：1435-1455，2006
6) 平田純生，他（編著）：透析患者への投薬ガイドブック，改訂2版，pp423-425，じほう，東京，2009

Column

88. FGF23 と Klotho

藤井由季

　FGF（fibroblast growth factor：線維芽細胞増殖因子）23 とは，腎機能低下や腸管への P 負荷による体内への P 貯留傾向に反応し，骨細胞や骨芽細胞から分泌されるポリペプチドである[1]。腎臓における P 利尿作用および活性型ビタミン D〔1,25(OH)$_2$D$_3$〕の合成抑制作用を有しており，この FGF23 による 1,25(OH)$_2$D$_3$ の抑制は腸管からの P 吸収を抑制する。また FGF23 は副甲状腺に作用し PTH の分泌を抑制し，また FGF23 を分泌する骨においては PTH 分泌を抑制することで骨代謝回転を調節する[2]。

　Klotho とは腎臓，副甲状腺，脳脈絡叢，心臓などに発現している膜貫通型蛋白である。FGF23 はこの Klotho を介して臓器に作用し，生体内の P 代謝調節を行っている。CKD 患者では P 過剰状態を代償するために FGF23 分泌は亢進し，同時に Klotho の発現が低下する[3,4]。CKD の進行に伴い，FGF23 の作用を発現するために必要な Klotho が低下するため（透析患者では健常人の 5～15％まで低下），FGF23 の分泌が増加していても腎臓，副甲状腺，骨に作用できない状態に至り[5]，その結果二次性副甲状腺機能亢進症の病態に影響を与える。

参考文献

1) 溝渕正英，他：二次性副甲状腺機能亢進症における FGF23 と Klotho の役割．腎と透析 72：351-353，2012
2) 木戸慎介，他：FGF23 の作用と作用機序．腎と骨代謝 25：25-31，2012
3) Kuro-o, M：Phosphate and Klotho. Kidney Int 79：S20-23, 2011
4) 黒尾　誠：老化と Klotho．腎と透析 72：295-299，2012
5) 小泉賢洋，他：FGF23-Klotho 系と CKD-MBD．腎と骨代謝 25：57-64，2012

5 代謝

89. ビスホスホネート製剤の透析用量

奈倉千苗美

概　要

ビスホスホネート（bisphosphonate：BP）製剤は，破骨細胞に取り込まれ骨吸収を強力に抑制し，骨量の増加および骨折予防効果が認められ，**骨粗鬆症の第一選択薬**とされている。BP製剤には，エチドロネート（ダイドロネル®経口薬など），リセドロネート（アクトネル®経口薬，ベネット®経口薬），アレンドロネート（フォサマック®経口薬，ボナロン®経口および注射薬），ミノドロネート（ボノテオ®経口薬など），イバンドロネート（ボンビバ®注射薬）などがある（表）。

海外での透析患者におけるBP製剤は，イバンドロネートが骨塩量を上げることが報告されている[1]。また，アレンドロネートは保存期の慢性腎臓病患者において腎機能正常者と同程度の骨折予防効果を示すことが報告されている[2]。さらに，エチドロネートは透析患者に多くみられる血管石灰化などの異所性石灰化を抑制する効果も期待されている。骨塩量の減少した透析患者には，BP製剤の効果が期待される一方，わが国での長期安全性や骨折抑制に関するエビデンスはない。

副作用では**無形性骨**のリスクが懸念され，**顎骨壊死**や**非定型的大腿骨骨幹部骨折**などの合併症に注意が必要である。

対　策

経口薬は，咽喉頭，食道などの粘膜に対し局所刺激症状を引き起こすおそれがあり，本薬をすばやく胃内へ到達させなければならない。そのため本薬を噛んだりまたは口中で溶かしたりせず，約180 mLの水と一緒に朝起床時に服用する。また食道への逆流を防ぐために，本薬を服用後，少なくとも30分経ってからその日の最初の食事を摂り，食事を終えるまで横になって

表 透析患者に慎重投与が可能なビスホスホネート製剤

一般名	商品名	用法	用量	投与間隔
アレンドロネート	フォサマック	経口	5 mg	連日
			35 mg	週1回
	ボナロン	経口	5 mg	連日
			35 mg	週1回
		30分以上かけて点滴静注	900 μg	4週に1回
ミノドロネート	ボノテオ	経口	1 mg	連日
			50 mg	4週に1回
イバンドロネート	ボンビバ	緩徐に静脈内投与	1 mg	月1回

*エチドロネート（ダイドロネル®），リセドロネート（アクトネル®）は透析患者には禁忌。

〔添付文書を参考にして作成〕

はならない。したがって30分以上上体を起こしていることや立っていることのできない患者では，本薬が食道で滞留したり，あるいは本薬と胃酸の混合物が食道へ逆流したりする危険性が高くなるので禁忌である。

骨吸収抑制作用の結果，血清Caの低下が起こることがある。そのため食事などから十分なCaを摂取させることが必要であり，**低Ca血症の患者には禁忌**である。なお，本薬は，Caなどの多価陽イオンとキレートを形成して胃粘膜からの吸収が低下する可能性があるので，Caを補充する場合には朝食前後は避けたほうがよいと思われる。

主な代謝経路は約50％が骨基質に取り込まれ，残り50％が腎から尿中に排泄されるため[3]，添付文書上は，**エチドロネートとリセドロネートは高度な腎機能障害患者への使用が禁忌**である。よって，骨粗鬆症を合併することが多い透析患者へは，**アレンドロネート，ミノドロネート，イバンドロネートの慎重投与が可能**であるが，適切なビタミンD製剤とCa製剤をあらかじめ投与し，低Ca濃度を是正しておくことが必要である。また経口薬は水分摂取制限をしている透析患者には使用しにくく，注射薬のほうが使用しやすい。

参考文献

1) Bergner R, et al：Treatment of reduced bone density with ibandronate in dialysis patients. J Nephrol 21：510-516, 2008
2) Jamal SA, et al：Alendronate treatment in women with normal to severely impaired renal function：an analysis of the fracture intervention trial. J Bone Miner Res 22：503-508, 2007
3) 藤森　明：歯科治療とビスフォスフォネート(BP)製剤. Mod Physician 32：498-499, 2012

90. 透析アミロイドーシス

鈴木紘子

概　要

透析アミロイドーシス (dialysis related amyloidosis：DRA) とは、小分子蛋白である β_2-MG が前駆蛋白となり、全身、特に骨関節領域に沈着することで発症する全身性アミロイドーシスの1つである[1]。β_2-MG は糸球体で濾過され、近位尿細管で再吸収された後分解されるため[2]、ESKD 患者では血中濃度が上昇する。DRA は長期透析患者に頻度の高い合併症であり、加齢、遺伝学的要因、最終糖化産物、慢性炎症、酸化ストレスなどが発症のリスクとされている[1]。DRA の診断は、厚生労働省アミロイドーシスに関する調査研究班によって作成された「透析アミロイドーシスの診断基準ガイドライン」(表) に基づいて行う[1]。β_2-MG の血中濃度と DRA の発症頻度は必ずしも相関関係を認めていないが[1]、近年は β_2-MG の除去を目的とした透析療法が普及してきており、DRA の発症頻度はその技術の進歩に伴って減少傾向にある[3]。しかし、長期透析患者の DRA の発症頻度は依然高値であり、治療と対策について述べる。

治　療

1. 透析方法

血清 β_2-MG の除去には、エンドトキシン濃度を低下させた高純度透析液の使用、生体適合性の良い合成高分子系膜である high-flux 膜の使用、長時間透析、HF または HDF の施行などがある。β_2-MG 吸着カラム（リクセル®）の使用も有効である（保険適用は「143. β_2-ミクログロブリン吸着療法」の項を参照）。

2. 内科的治療

関節痛に対する非ステロイド抗炎症薬や少量の副腎皮質ステ

表 透析アミロイドーシスの診断基準と症状

【臨床的所見】
[主要症状]

1.	多関節痛	肩関節痛, 手関節痛, 股・膝関節痛など (特に肩関節に多い) 安静時(透析中や夜間など)に増強する
2.	手根管症候群	正中神経圧迫症状(しびれ, 疼痛), 母指球筋の萎縮など
3.	弾撥指	狭窄性腱鞘炎のための指関節屈筋運動障害
4.	透析脊椎症	各神経支配領域に一致したしびれ, 疼痛を認める 進行すると脊髄圧迫症状(麻痺, 膀胱直腸障害など)を呈する
	破壊性脊椎関節症	頸椎と腰椎に好発する(C5-6を中心とした下部頸椎, L4-5, L5-S1が好発部位) 骨X線上椎間腔狭小化と骨破壊像がみられる 椎体骨の骨棘形成反応は弱いか認められない
	脊柱管狭窄症	アミロイド沈着による脊柱管狭窄症状の出現 主にMRIで診断される
5.	骨嚢胞	骨X線嚢胞状透亮像 手根骨, 肩関節, 大腿骨頸部に好発 骨嚢胞の近傍では骨折が生じやすい

[副症状]

6.	骨折	大腿骨頸部骨折が多い
7.	虚血性腸炎	腹痛, 下痢, 下血 消化管小血管へのアミロイド沈着
8.	その他	皮下腫瘤(amyloidoma), 尿路結石, 麻痺性イレウス, 心不全(心筋へのアミロイド沈着)など

【病理学的所見】
1. 病変部位より採取した組織のCongo red染色陽性所見かつ偏光顕微鏡での緑色偏光所見
2. 抗β_2 microglobulin抗体に対する免疫組織化学的陽性所見

【診断基準】
1. 臨床的診断例
   主要症状のうち, 2項目以上が認められる例
2. 臨床的疑い例
   主要症状1項目と副症状1項目以上が認められる例
3. 病理学的診断例
   臨床的診断例, 臨床的疑い例のうち, 病理所見1. が確認される例
4. 病理学的確定診断例
   1. かつ2. の病理所見が確認される例

【除外診断】
1. 変形関節症, 関節リウマチ, 化膿性関節炎, 痛風, 偽痛風などは除外する
2. 変形性脊椎症, 化膿性脊椎炎などは除外する

〔文献1, 3〕より引用, 一部改変〕

ロイド薬の内服，しびれに対するプレガバリン（リリカ®）（「111．プレガバリンの透析用量」の項を参照），ビタミンB_{12}内服などの対症療法が中心となる[3]。

3. 外科的治療

手根管症候群に対する手根管開放術や滑膜切除術，弾撥指に対する腱鞘切開術や，破壊性脊椎関節症に対する前方固定術，椎弓切除術，椎弓形成術，脊柱管狭窄症に対する腰椎後方除圧術などの整形外科治療となる[1]。

4. 腎移植

DRA の進展抑制や改善に最も有効な治療法である[4]。腎機能の改善，副腎皮質ステロイドや免疫抑制薬の使用により，関節痛などの症状が改善する[1]。

対 策

DRA 重症例は明確なエビデンスがないため治療に難航する。高 Q_B，膜面積の大きいダイアライザの使用，$β_2$-MG クリアランスの高い膜の使用など，透析条件の設定を工夫し，最大間隔透析前に $β_2$-MG の血中濃度を 30 mg/L 未満に維持することが推奨されている[4]。

われわれは最新の情報収集と技術を取り入れ，DRA の発症予防と早期発見につなげなければならない。

参考文献

1) 厚生労働科学研究補助金難治性疾患克服研究事業　アミロイドーシスに関する調査研究班：アミロイドーシス診療ガイドライン 2010, 2010
2) John T, et al：骨格筋・関節疾患とリウマチ性疾患．飯田喜俊，他（監訳）：臨床透析ハンドブック，第 4 版，pp524-527，メディカル・サイエンス・インターナショナル，東京，2009
3) 星野純一，他：腎疾患治療薬マニュアル 2013-14　透析アミロイドーシス．腎と透析 74：630-634，2013
4) 日本透析医学会：血液透析量とその効果：$β_2$-ミクログロブリン（$β_2$-M）維持血液透析ガイドライン：血液透析処方．日透析医学会誌 46：603-605，2013

91. カルニチン代謝異常

藤井由季

概要

カルニチンは分子量162の水溶性アミンであり、エネルギー産生のためミトコンドリア内に脂肪酸を輸送する役割を担っている。透析患者では、腎臓での合成・再吸収の低下、透析による除去、食事制限による摂取低下などにより体内のカルニチン濃度は著しく低下し、その欠乏の程度は透析期間に依存すると考えられている。**透析患者の基準値は遊離カルニチンで20～80 μmol/Lと考えられており**[1]、カルニチン欠乏は心機能低下、貧血症、倦怠感、筋痙攣、筋力低下、横紋筋融解症、肝腫大、脂肪肝、高アンモニア血症、低血糖症などを引き起こしやすいと報告されている。透析患者を対象にした明確なエビデンスはないが、カルニチン補充療法によって、炎症反応の改善（炎症性サイトカインの発現抑制）、腎性貧血の改善（赤血球膜脂質代謝改善による赤血球寿命の延長）、骨格筋症状や心機能の改善などが期待され、透析患者へのカルニチン投与は今後の生命予後の改善に効果があるのではないかと期待されている。

治療

カルニチン欠乏ではレボカルニチンの補充療法を行うことが多い。透析患者の投与量については未確定であるが、高用量の経口カルニチン製剤の投与は副作用の懸念があるため、まずは少量からの内服開始が推奨される。投与期間の目安は3～6カ月程度であると考えられる[2]。

1. 内服

諸外国ではレボカルニチン（カルニトール®）1 g/dayの経口投与（透析日は透析後）となっているが、わが国ではこれまでのさまざまな報告から、**レボカルニチン（エルカルチン®錠）**

5〜20 mg/kg 程度を連日または透析後に投与することが望ましいと考えられている[3]。

2. 静注

HD に伴うカルニチン欠乏症に対しては，通常**レボカルニチンとして 10〜20 mg/kg を透析終了時**に，透析回路静脈側に注入する。

副作用

1) 透析患者が長期にわたり高用量の経口カルニチン投与を受けた場合，腸内細菌叢により産生される有毒な代謝物が血中に蓄積することがある。よって**長期間カルニチンを投与する場合は注射製剤の使用を推奨**する[2,3]。
2) 透析患者への投与で，中性脂肪の低下と HDL コレステロール濃度の上昇，嘔気や胃部不快感などの消化管症状，痙攣などの副作用が出現する可能性がある[2]。
3) 低カルニチン血症の患者にバルプロ酸ナトリウム（デパケン R®，セレニカ R®）を投与すると，高アンモニウム血症が発症する可能性があり注意する[2]。
4) ピボキシル基含有抗菌薬（フロモックス®，メイアクト MS®，トミロン®，メリシン® など）とカルニチン製剤の併用は，低血糖を生じることがあり注意が必要である[2]。

対 策

日本で使用されている多くの経腸栄養剤・濃厚栄養剤中にはカルニチンが含有されていないものが多く，また経静脈的栄養製剤にもカルニチンは添加されていないため，長期間経口摂取しない場合にはカルニチン補充を考慮する必要がある[1]。

参考文献

1) 高柳正樹：カルニチンの臨床．生物試料分析 35：281-292，2012
2) 櫻林 耐：L カルニチン製剤．Modern Physician 3：492-494，2012
3) 櫻林 耐：血液透析症例に対する L カルニチンの投与方法について．日透析医会誌 27：294-300，2012

5 代謝

92. 高カリウム血症の緊急治療

東　龍英

概　要

わが国の透析患者において，K 中毒（高 K 血症）/頓死は死亡原因全体の約 3.0％である[1]。高 K 血症は心筋細胞の興奮性に影響を与え，致死性不整脈を誘発し，突然死に至ることが多い。維持 HD 患者の高 K 血症の主因は，食事からの摂取過多や透析量の不足などである[2]。透析効率の低下により，透析前に著明な代謝性アシドーシスを呈している場合も高 K 血症になりやすい。

心筋細胞の興奮性は細胞内と細胞外の K 濃度の比に影響を受けるため，細胞内外ともに K 濃度が高値な傾向にある HD 患者は，腎機能が正常な患者と比較して，高 K 血症による影響を受けにくい。血清 K 値が 6.0～6.5 mEq/L を超えても心電図変化を認めないこともあるが[3]，5.4 mEq/L 以下にコントロールすることが望ましい。高 K 血症による代表的な心電図変化を図に示す[4]。

治　療

HD 患者において，緊急治療を必要とする K 値の基準は明確には示されていないが，Ahmed らは，①**血清 K 値が 6.5 mEq/L 以上のとき**，②**血清 K 値が 6.5 mEq/L 以下でも高 K 血症によると思われる心電図変化を認めたときに緊急治療を行うこと**

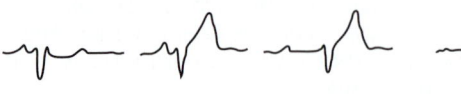

正常　　　T波の増高　　　PR間隔の延長　　　P波の消失・QRS幅の開大

図　高 K 血症による代表的な心電図変化　　〔文献 4）より引用，一部改変〕

表 高 K 血症の緊急治療における薬物療法

1. 心筋細胞の興奮性を安定化させる
    Ca 製剤（グルコン酸 Ca）の投与
        カルチコール® 注 10 mL を 2〜5 分で静脈内投与
    注意：効果は数分で発現し，30〜60 分続く。心電図に改善を認めなければ，10 分後に再投与可能。
    ジゴキシン中毒の患者では不整脈を誘発することがあるため，慎重に投与する。
2. K の細胞内への取り込みを促進させる
    1) グルコース・インスリン療法
        50％ブドウ糖液 50〜100 mL＋ヒューマリン R® 注 10 単位を 15〜30 分で静脈内投与
    注意 1：低血糖を防止するため，5〜10％ Glu 液の持続投与を行い，頻回に血糖測定を行う。
    注意 2：高濃度 Glu 液は血管痛など引き起こすため，VA 肢血液回路や中心静脈からの投与を行う。
    2) 炭酸水素 Na の投与
        メイロン® 20 mL を 5 分以上かけて静脈内投与し，必要に応じて点滴を実施する。体液過剰の際は Na 負荷となるため注意が必要である。
3. K を体外へ排出させる
    陽イオン交換樹脂の注腸投与
        効果発現までに時間を要するため，緊急治療としては推奨されない。
        ケイキサレート® またはカリメート® 1 回 30 g を水または 2％メチルセルロース溶液 100 mL に懸濁して注腸する。体温程度に加温した懸濁液を注腸し 30 分から 1 時間腸管内に放置する。

〔文献 2〜4 を参考にして作成〕

を提唱している[3]。高 K 血症の優先すべき治療は HD であるが，開始するまでの準備時間がかかる場合，薬物療法による緊急処置を行う（表）。

対　策

HD による血清 K 値の低下は，主に血液と透析液の K 濃度勾配が大きな最初の 2 時間で起こる[2]。K が HD 後に再び細胞内から細胞外へ移動し，血清 K 値が再度高値を示すことをリバウンド現象と呼ぶ。**HD 開始時の血清 K が高値を呈するほどリバウンド現象を生じやすい。**細胞内へ K を取り込ませるグルコース・インスリン療法併用では HD による実質の血清 K 除去を低下させる。

高 K または低 K 血症では，さまざまな不整脈が誘発されるこ

とがあり，**必ず心電図モニターを装着**しながら，不整脈と血清K濃度を注意深く観察する必要がある．なお，腹膜透析は血中Kの除去速度が緩やかなため，腹膜透析患者において重度の高K血症を認める場合は血液透析を考慮する[3]．

HD 中および終了後に血清 K 値を測定して低下したことを確認する．**HD 終了後に血清 K 値が 5.5 mEq/L 以下になっても，リバウンド現象を考え，K を低下させる治療を継続**し，定期的に血清 K 値を測定し，必要に応じて HD を連日実施する．

参考文献

1) 中井　滋, 他：わが国の慢性透析療法の現況（2012 年 12 月 31 日現在）．日透析医学会誌 47：1-56，2014
2) Putcha N, et al：Management of hyperkalemia in dialysis patients. Semin Dial 20：431-439, 2007
3) Ahmed J, et al：Hyperkalemia in dialysis patients. Semin Dial 14：348-356, 2001
4) Vanden Hoek TL, et al：Part 12：Cardiac arrest in special situations：2010 American Heart Association Guidelines for Cardiopulmonary Resuscitation and Emergency Cardiovascular Care. Circulation 122：S829-S861, 2010

6 感染症

93. インフルエンザウイルス

鄭　立晃

概　要

インフルエンザとは，かぜ症候群の一種で，インフルエンザウイルスによって上気道に急性炎症が起こる病気である。一般の感冒と比べると，38℃以上の高熱を認め，筋肉痛，関節痛などの全身症状が強いのが特徴である。

インフルエンザウイルスはA，B，Cの3型に分類され，C型ウイルスによるものは散発性で発生数も少ないが，AおよびB型ウイルスは毎年流行を引き起こしている。A，B型ウイルスには赤血球凝集素（hemagglutinin：HA）とノイラミニダーゼ（neuraminidase：NA）の2種類の抗原性糖蛋白があり，これらの組み合わせにより亜型があることと，毎年の抗原連続変異や数十年に一度の抗原不連続変異をきたすことが流行の原因である。

インフルエンザの多くは1週間程度で症状の軽快に向かうが，透析患者は合併症を起こしやすく重症化しやすい[1]ため，透析施設では厳重な監視と予防策の実行が必要で，万一の発生時には透析室内の集団感染や院内感染への危険があり，適切な対応が求められている。

診　断

冬から春（12月下旬～3月上旬）にかけて流行する。臨床症状として，1～3日の潜伏期間を経て高熱，咽頭痛，筋肉痛，関節痛，全身倦怠感，上気道症状などが出現し，しばしば腹痛，嘔吐，下痢などの消化器症状を認める。透析患者がこれらの症状を呈した場合，インフルエンザ感染を疑い咽頭・鼻腔ぬぐい液を用いたインフルエンザ抗原迅速検査を施行する。

治療

インフルエンザ A, B 型ウイルスのいずれにも効果のある**抗インフルエンザウイルス薬, ノイラミニダーゼ阻害薬**（タミフル®, リレンザ®, イナビル®, ラピアクタ®）を用いて，**発症 48 時間以内の治療を開始するのが原則**である。重症化が予想される者や透析患者は発症後 48 時間を超えた場合でも投与が推奨されている[2]。表 1 に抗インフルエンザ薬の投与方法を示す[3]。

非ステロイド性抗炎症薬（NSAIDs）の選択には，サリチル酸系（アスピリン® 末，バファリン® 330 mg，PL 顆粒®），ジクロフェナクナトリウム（ボルタレン®），メフェナム酸（ポンタール®）などがあるが，Reye 症候群やインフルエンザ脳炎・脳症の発症や重症化が予想され，15 歳未満では禁忌となっている。成人でも脳症発症の報告があり，上記薬剤の使用は勧められない。その他の NSAIDs に関しては脳症との関連性は明確にされていないが，NSAIDs は慎重投与にすべきである（「150. 添付文書上の禁忌薬」の項を参照）。インフルエンザに伴う発熱には**アセトアミノフェン**が推奨されている[4]。また市販の感冒薬にはサリチル酸系 NSAIDs が含まれていることが多く注意が必要である。

対 策

1．予防

感染経路は**飛沫，接触感染**であり，**手洗い，うがい，マスクの着用**を徹底する。透析患者には，インフルエンザワクチンの接種が推奨されている[5]。ワクチンの効果は接種後 2 週間～5 カ月有効であり，流行時期前の 12 月上旬までの接種が望ましい。ワクチンの接種用法・用量は健常者と変わらず，インフルエンザ HA ワクチン 0.5 mL の皮下注射を 1～2 回行う。透析患者は 2 回接種が望ましいとの報告もあるが[6]，原則 1 回接種が推奨されている[7]。

抗インフルエンザ薬の予防投与（表 2）は，耐性化へのリスクを高めるなどとの懸念からこれまで否定的であったが，現在は積極的な予防投与の実施が推奨されている[8]。

表1 抗インフルエンザ薬の投与方法・用量

一般名（製品名）	オセルタミビル（タミフル®）	サナミビル（リレンザ®）	ラニナミビル（イナビル®）	ペラミビル（ラピアクタ®）
投与経路	経口	吸入	吸入	点滴静注
腎機能 正常：Ccr>80	1日2回 1回75 mg 5日間	1日2回 1回10 mg 5日間	1日1回 1回40 mg 単回	1日1回 1回300 mg 単回
軽度：50<Ccr≦80	1日1回 1回75 mg 5日間			1日1回 1回100 mg 単回
中等度：30<Ccr≦50	1日1回 1回75 mg 5日間			
高度：10<Ccr≦30	1日1回 1回75 mg 1日間			1日1回 1回50 mg 単回
透析，腹膜透析，Ccr≦10				

〔文献3）およで各種の添付文書を参考に作成〕

表2 抗インフルエンザ薬の予防投与方法・用量

一般名（製品名）	オセルタミビル（タミフル®）	サナミビル（リレンザ®）	ラニナミビル（イナビル®）	ペラミビル（ラピアクタ®）
投与経路	経口	吸入	吸入	点滴静注
腎機能 正常：Ccr>80	1日1回 1回75 mg 10日間	1日1回 1回10 mg 10日間	予防投与は不可	予防投与は不可
軽度：50<Ccr≦80				
中等度：30<Ccr≦50	1日1回 1回75 mg 1日間			
高度：10<Ccr≦30				
透析，腹膜透析，Ccr≦10				

〔文献3）およで各種の添付文書を参考に作成〕

2．インフルエンザ陽性患者への透析室での対応

インフルエンザでは高熱により異化の亢進や血清K，BUNの上昇，アシドーシスが顕著になるため，透析は通常どおりに行う。透析室では，標準予防策と飛沫予防策を行ったうえでの個室管理が望ましいが，困難な場合には，空間的隔離と時間的隔離を行うことが推奨されている。

1) 透析室入室時には手洗い，うがい，マスクの着用をし保湿と飛散の防止をする。
2) ベッド間隔を1～2m以上空ける。もしくはベッド間に衝立を置く。
3) 入・退室時間，滞在時間を非罹患者とずらす。

上記の対応は透析室入室前にすでにインフルエンザを発症している患者，透析中にインフルエンザの発症が判明した患者いずれに対しても同様である。

3．インフルエンザ患者の隔離解除時期

インフルエンザウイルスの感染力が最も強いのは発症から3日程度であり，ウイルスの排泄量は発症後5日間を経過するとある程度収束すると報告されている[9,10]。2012年4月に学校保健安全法の一部が改正され，インフルエンザにかかった際の子どもの出席停止期間の基準が変更され，「解熱後2日間は出席停止」に加え「発症後5日間は出席停止」という項目が追加された[11]。これらを踏まえ，感染拡大防止の観点より透析患者でも同様な対策が必要と思われ，**解熱後2日間と発症後5日間は隔離を解除**すべきではないと思われる。

4．インフルエンザを発症していない患者への対応

インフルエンザの潜伏期間は，一般的には1～3日であり，発症数日前から発症後5～7日頃までは感染する可能性があり，特に発症してから3日間ほどが最も感染力が高い[9,10]。感染形式が飛沫・接触感染であるため，患者の行動パターンを把握することが重要である。インフルエンザ流行時期には透析患者はできるだけ透析以外の外出を控えるべきである。

インフルエンザ発症患者と透析日に更衣室や待合室，送迎車

などで**接触した非発症患者には，抗インフルエンザウイルス薬の予防投与が必要**である。

　常にマスクを着用して手洗いを確実に実施している患者には予防投与は原則必要ないが，家などで感染する可能性があるので，注意深い観察が必要である。マスクを着用しない患者や手洗いをしない患者に対しては，インフルエンザ患者との行動パターンを把握して予防投与するかを決定する。

　1人のインフルエンザ患者が発症したからといって全員に予防投与する必要はないが，**2～3人以上の集団感染を認めた場合には直ちに全員に予防投与を行う**。

参考文献

1) 日本感染症学会：新型インフルエンザ診療ガイドライン，第1版．http://www.kansensho.or.jp/influenza/pdf/influenza_guideline.pdf（access：2009年9月15日）
2) 秋葉　隆：透析施設における新型インフルエンザ対策．Annual Review 腎臓，pp278-284，2011
3) 平田純生，他：Voice of pharmacist 腎障害患者/透析患者への抗インフルエンザ薬の至適投与．インフルエンザ 14：23-25，2013
4) 厚生労働省：インフルエンザによる発熱に対して使用する解熱剤について（医薬品等安全対策部会における合意事項）．http://www.mhlw.go.jp/houdou/0105/h0530-4.html（access：2001年5月30日）
5) 日本透析医会，日本透析医学会：透析施設における新型インフルエンザ対策ガイドライン 2008．http://www.touseki-ikai.or.jp/htm/07_manual/index.html
6) 兵頭　透，他：外来維持血液透析患者に対するインフルエンザワクチン接種の回数別の抗体価及び臨床症状に対する効果—SARS流行に備えたインフルエンザワクチン接種の必要性について．日透析医学会誌 36：1719-1723，2003
7) 厚生労働省：新型インフルエンザワクチンの接種回数の見直しについて．http://www.jsog.or.jp/news/pdf/20091216-1_mhlw.pdf（access：2009年12月16日）
8) 日本感染症学会：日本感染症学会 2012　インフルエンザ病院内感染対策の考え方について（高齢者施設を含めて）．http://www.kansensho.or.jp/influenza/pdf/1208_teigen.pdf
9) World Health Organization Writing Group（Bell D, et al）：Non-pharmaceutical interventions for pandemic influenza, international measures. Emerg Infect Dis 12：81-87, 2006

10) Weber TP, et al：Inactivation of influenza A viruses in the environment and modes oftranmiddion: a critical review. J Infect 57：361-373, 2008
11) 文部科学省：学校保健安全法．http://law.e-gov.go.jp/htmldata/S33/S33F03501000018.html（access：2014 年 3 月 30 日）

6 感染症

94. ノロウイルス

岡田一義

概要

ノロウイルスは感染性胃腸炎を起こすウイルスで，年間を通じて発生するが，特に冬季（毎年12月から1月がピーク）に流行しやすい。潜伏期間は24～48時間で，**突発的な吐き気や嘔吐，下痢，腹痛，軽度の発熱（37～38℃）**などの症状を呈し，これらの症状が1～3日続いた後治癒するが，高齢者や乳幼児では嘔吐物による窒息や誤嚥性肺炎により死亡する例がまれに認められる[1~3]。

診断

糞便，嘔吐物を採取し酵素抗体法，免疫クロマトグラフィー，RT-PCR，real-time PCRなどの抗原・遺伝子検査で診断が可能である。検査に要する時間は10分程度から7日以上とさまざまである。日本大学附属板橋病院では，クイックナビ™-ノロによる迅速診断を実施しているが，保険が適用されるのは3歳未満の患者，65歳以上の患者，悪性腫瘍の診断が確定している患者，臓器移植後の患者，抗悪性腫瘍薬・免疫抑制薬，または免疫抑制効果のある薬を投与中の患者であるうえ，特殊な治療法がなく，数日で治癒するため，検査は行われないことも多い。

検査結果を得るのが遅れる場合には，ノロウイルス胃腸炎のアウトブレイクを検出するために，**カプランの臨床的疫学的診断基準**（①有症状症例の半数以上に嘔吐がみられる，②平均潜伏期は24～48時間，③平均罹病期間は12～60時間，④便培養で菌を検出しない）を用いる[3]。

感染経路[1,2]

基本的に経口感染である。

1. 食品媒介感染
1) ウイルスに汚染された食品（カキなどの二枚貝など）を，十分に加熱しないで食べた場合。
2) ノロウイルスに感染した人の手指などを介して汚染された食品や水を食べたり飲んだりした場合。

2. 接触感染
1) 感染した人の糞便や嘔吐物に触れ，手指などを介してウイルスが口から入った場合。
2) 感染した人の手指などに付着したウイルスがドアノブなどの環境を汚染し，それに接触した手指などを介してウイルスが口から入った場合。

3. 飛沫感染・塵埃感染
1) 患者の下痢便や嘔吐物が飛び散り，ノロウイルスを含んだその飛沫が口から入った場合。
2) 患者の嘔吐物の処理が不十分なため，それらが乾燥してチリやほこりとなり空気中を漂い，それが口から入った場合。

消毒と洗浄の方法[1,2]

1) 他の微生物などより熱に強く，**85℃で1分以上の加熱**が必要である。
2) 逆性石鹸，アルコールの消毒効果は十分ではなく，塩素系漂白剤の**次亜塩素酸ナトリウム**が効果的である。
3) **石鹸を使用してよく手をこすり洗いをした後，水で十分に洗い流す**ことにより，ウイルスを落とすことが重要である。
4) レバー式や自動水栓が望ましい。
5) 患者が触れやすいトイレ内や透析室内などの**ドアノブ，手すりなどは，0.02％次亜塩素酸ナトリウムで拭き，消毒後10分程度時間をおいて水拭きをする**[1]。

表 1 嘔吐物や糞便の処理のマニュアル

1. 使い捨ての手袋・マスク・ガウン・エプロン・ペーパータオル・ビニール袋,0.1%次亜塩素酸 Na,専用バケツを用意する。
2. 汚染場所に関係者以外の人が近づかないようにする。
3. 処理するスタッフは使い捨ての手袋・マスク・エプロンを着用する。
4. 汚染場所周囲の窓を開放する。
5. 嘔吐物や糞便で汚染された便座や床はペーパータオルで外側から内側に向けて拭き取り,面を折り込みながら 0.1%次亜塩素酸 Na で浸して静かに拭い取る。量が多い場合は,使い捨てのペーパータオルで拭き取り,その後,次亜塩素酸 Na を染み込ませたペーパータオルで浸して拭く。
6. 使用したペーパータオルはすぐにビニール袋に入れ,0.1%次亜塩素酸 Na を染み込む程度に入れて消毒し,封をして処分する。
7. 嘔吐物が付着していた床などは周囲を含めて 0.1%次亜塩素酸 Na を染み込ませたペーパータオルで浸すように拭く。使用したペーパータオルはビニール袋に入れ,封をして処分する。
8. 嘔吐物や糞便がついたリネン類を取り扱うときも,必ず使い捨てのビニール手袋・マスク・エプロンを着用し,汚物が直接皮膚に触れたり,飛沫を吸い込んだりすることのないよう防護する。
9. エプロンと手袋(外側を内にする)をはずしてビニール袋に入れ,0.1%次亜塩素酸 Na を染み込む程度に入れて消毒し,封をして処分する。
10. 汚染場所周囲の窓を閉めてから手を洗う。

〔文献 1)より引用,一部改変〕

治療

嘔吐や下痢が持続する場合には脱水症状になりやすいので,毎日体重を測定して,減少する場合には**非透析日にも来院させて補液を行う**。整腸薬や鎮吐薬を使用することもあるが,便のなかにあるウイルスをとどめてしまう**止痢薬は原則使用しない**。

対策

施設内で蔓延を防ぐには,**早期に感染症の発症状況を把握し,適切な予防対策と感染経路の遮断**を確実に行う(表 1)。施設内で下痢や嘔吐の症状が散発している場合は,集団発生を疑い対応する。**ノロウイルスの集団発生・重症な患者発生の定義(表 2)に該当すれば,集団発生として対応し,市町村などの社会福祉施設などの主管部署および保健所へ報告**する。また,患者と家族に発生状況を説明し,健康調査や二次感染予防について協力を依頼する[1)]。

ノロウイルス胃腸炎と合致する症状がある場合,患者は個室

表2　ノロウイルスの集団発生・重症な患者発生の定義

1. ノロウイルスによる感染性胃腸炎と診断されたまたはノロウイルスの感染が疑われる死亡者または重篤患者が1週間以内に2人以上発生した場合
2. ノロウイルスの感染が疑われる者が10人以上または全利用者の半数以上発生した場合
3. 1および2に該当しない場合であっても、嘔吐や下痢症状のある者の数が通常を上回る場合

〔文献1）より引用〕

で**接触予防策のもとに置き**、個室に収容できないときは、無症状の患者から分離するように努めるべきである。嘔吐が頻回の場合には特に注意が必要である。アウトブレイクの間は、感受性のある患者への曝露を防ぐために**症状が収まってから少なくとも48時間は接触予防策のもとに置くが、透析患者ではより長期の隔離・予防策を考慮する**[3]。ウイルスは感染してから1～2週間程度糞便中に排泄され続けるので、糞便による二次感染に注意が必要である。**透析スタッフがノロウイルス胃腸炎に罹患した場合、症状消失後最低48時間は就業停止**とする。職員が職場復帰したときは、頻繁な手指衛生の励行（特に患者接触の前後）を徹底する[3]。

今のところ、ノロウイルスに対する有効なワクチンは存在しないが、ワクチンを開発している段階であるため、有効性の確認が待たれる。

参考文献

1) 東京都福祉保健局：社会福祉施設等におけるノロウイルス対応標準マニュアル，平成25年12月改訂．http://www.fukushihoken.metro.tokyo.jp/shokuhin/noro/files/zenbun.pdf（access：2014年4月1日）
2) 国立医薬品食品衛生研究所：ノロウイルス感染の症状と感染経路．http://www.nihs.go.jp/fhm/fhm4/fhm4-nov012.html（access：2014年4月1日）
3) Centers for Disease Control and Prevention：Guideline for the prevention and control of norovirus gastroenteritis outbreaks in healthcare settings, 2011, http://www.cdc.gov/hicpac/norovirus/002_norovirus-toc.html（access：2014年4月1日）

95. 水痘・帯状疱疹ウイルス

佐々木裕和

概　要

　透析患者における水痘・帯状疱疹ウイルス感染症は，健常者および非透析患者と比し，発症しやすい疾患である[1]。主な薬物治療は抗ヘルペスウイルス薬が用いられる（表）。特にアシクロビル（ゾビラックス®）は腎臓で代謝され，透析患者では過剰投与による**アシクロビル脳症**を引き起こす[1]。アシクロビル脳症は発熱や頭痛はほとんどなく，重篤な副作用として幻覚，せん妄，錯乱，戦慄，痙攣，歩行障害，講語障害など，**精神神経症状**を発現することを認識しなければならない[1]。

症　状

　一定の神経領域の片側性の神経痛（ピリピリとした痛み）を前駆症状として発現する場合が多い[1]。疼痛発現の数日後に浮腫性紅斑が出現，次第に水疱化し，徐々に痂皮化する[1]。発現部位は体幹，特に胸部，腹部に出現する場合が多く，顔面，四肢にも出現する場合がある[1]。初期の疼痛は神経の炎症によるが，特に高齢者では神経の変性による疼痛に移行しやすく年余にわたることもある[1]。

診　断

　水痘・帯状疱疹ウイルス特異的なモノクローナル抗体を用いてウイルス抗原を検出し，迅速な確定診断を行う[2]。鑑別診断は，発疹出現前は疼痛のみのため片頭痛，心疾患，急性腹症など，水疱出現後は接触性皮膚炎，丹毒，単純疱疹などである。

治　療

　抗ヘルペスウイルス薬は，3日以内の早期に全身投与を行う[2]。初期の疼痛に対しては非ステロイド性抗炎症薬（NSAIDs）などの対症療法を行うが，無効の場合はステロイド薬，コデイ

表 抗ヘルペスウイルス薬の透析用量および対症療法

症状の程度	薬剤	一般名（商品名）	投与方法
重症例	抗ヘルペスウイルス薬	アシクロビル（ゾビラックス®注）	毎日あるいは透析終了時に2.5 mg/kg 静注 期間は症状に合わせて、7日間まで行う。
重症例	抗ヘルペスウイルス薬	ビダラビン（アラセナ A®注）	毎日（透析後）3.75～7.5 mg/kg 静注 期間は症状に合わせて、5日間まで行う。
軽症例（いずれかを選択）	抗ヘルペスウイルス薬	アシクロビル（ゾビラックス®）	1回200 mgを1日2回経口投与し、透析後に400 mgを追加投与。期間は7日間行う。
軽症例（いずれかを選択）	抗ヘルペスウイルス薬	ファムシクロビル（ファムビル®）	1回250 mgを1日1回、週3回透析後に経口投与し、追加投与は必要なし。期間は7日間行う。
軽症例（いずれかを選択）	抗ヘルペスウイルス薬	バラシクロビル（バルトレックス®）	体重が55 kg以上の患者の場合、透析後に1,000 mgを経口投与。体重が55 kg未満の患者の場合、透析後に500 mgを経口投与。期間は7日間行う。
重症または軽症（いずれかを選択）	消炎鎮痛薬	ロキソプロフェンナトリウム（ロキソニン®）	180 mg 分3 毎食後
重症または軽症（いずれかを選択）	消炎鎮痛薬	インドメタシン（インテバン SP®カプセル）	50 mg 分2 朝夕食後
軽症例	外用療法	ビダラビン（アラセナ-A®軟膏）	1日1～2回 塗布

〔文献2）より引用，一部改変〕

ンリン酸塩水和物（リン酸コデイン®など），三環系抗うつ薬の投与，神経ブロックの併用も積極的に行うこともある[2]。抗ヘルペスウイルス薬の透析用量と対症療法については表に示す。なお，バラシクロビルはアシクロビルの経口吸収率を改善したプロドラッグであり，肝臓でアシクロビルに変換される。ファムシクロビルはペンシクロビルのプロドラックであり，肝臓で

ペンシクロビルに変換される。

またビダラビンは投与時に1バイアルあたり500 mLの生理食塩水，もしくは5％ブドウ糖液に溶解しての投与となるため透析患者では水分過多となりやすいため，あまり使用されず，アシクロビルが使用されることが多い。

対　策

抗ヘルペスウイルス薬は透析患者に蓄積するため，表に示した透析用量で治療を開始する。アシクロビル脳症が疑われる場合，**アシクロビルは蛋白結合率が低く透析で除去されやすく**，組織-体液間の移行が良好であるので，速やかに血液透析を連日にかけて行い，投与を中止する。

参考文献

1) 三宮彰仁：一目で診断できる透析患者の皮膚症状．臨牀透析 25：72-76，2009
2) 窪田泰夫：帯状疱疹．泉　孝英（編）：今日の診療のためのガイドライン外来診療 2010, pp311-316, 日経メディカル開発，東京，2010
3) Klenerman P, et al：Antiviral treatment and postherpetic neuralgia. Br Med J 298：832-836, 1989
4) Dworkin RH, et al：Recommendations for the management of herpes zoster. Clin Infect Dis 44：1-26, 2007

96. B型肝炎ウイルス

丸山範晃

概要

　HBVによる肝炎は，成人の初感染では急性肝炎のみで終息し，キャリア化はまれである。一方，母児間感染などの幼小児期の感染では持続感染し，HBVキャリアとなる。わが国での感染率は約1％で，約150万人の感染者がいると推定されている。一方，日本透析医学会によるHBs抗原陽性率の調査結果[1]では，男性が2.12％，女性が1.78％であり，これは一般人口の感染率よりわずかに高い結果であった。

診断

　HBVキャリアの診断は，HBs抗原が陽性であることで診断される。一方，HBVの初感染であるB型急性肝炎の診断では，HBs抗原に加えIgM-HBc抗体を同時に測定する必要がある。慢性肝炎の急性増悪と鑑別するにあたって，IgM-HBc抗体が高力価陽性であればB型急性肝炎，低力価陽性では慢性肝炎の急性増悪と診断することができる。HBs抗原が陽性であった場合，HBVの活動性を評価するためにHBe抗原，HBe抗体，HBV DNA量を測定する。**HBe抗原はHBV増殖能を反映するマーカーとして用いられており，陽性者ではHBVの増殖が盛んで，感染力も強い。**免疫排除期において，HBe抗原からHBe抗体にセロコンバージョンするとウイルス量は低下し，肝炎が沈静化し，他者への感染能も低くなる。HBV DNA量は抗ウイルス療法の適応決定や治療効果の判定にも不可欠である。また，HBV DNA量とその後の臨床経過には強い関連がある。すなわち，ウイルス量が多いほどその後の予後は悪く，肝硬変への進展率や肝臓の発癌率が高くなる。B型肝炎の病態把握のためにはウイルスマーカーの臨床的意義を理解する必要がある。

表1 B型肝炎ウイルスマーカーの臨床的意義

ウイルスマーカー	その意義
HBs抗原（HBsAg）	HBVが血液中に存在している
HBs抗体（HBsAb）	HBVが血液中から排除され，肝炎は治癒している
HBe抗原（HBeAg）	多量のHBVが血液中に存在している
HBe抗体（HBeAb）	血液中のHBe抗原量が少ないもしくはゼロである
HBc抗体（HBcAb）	HBVの感染が起きた（現在，過去の両方が含まれる）
IgM-HBc抗体（IgM-HBc Ab）	急性肝炎（時に慢性肝炎の急性増悪）が起こっている
HBV DNA	多量のHBVが血液中に存在している

HBs抗原：B型肝炎表面抗原，HBe抗原：B型肝炎e抗原，HBc抗体：B型肝炎コア抗体，DNA：deoxyribonucleic acid　デオキシリボ核酸

〔文献2）より引用，一部改変〕

表1に代表的ウイルスマーカーを示す。

治療

1．急性B型肝炎

無治療でHBVが排除されるのを待つ。1～2%が劇症化するため，厳重に経過観察する。

2．慢性B型肝炎

厚生労働省研究班によるウイルス性肝疾患の治療ガイドライン[3]に準じて，透析患者においても治療が行われることが望ましい。治療機会を喪失させないために，治療の適応について肝臓専門医にコンサルトし，適応があれば，肝臓専門医と連携して加療を進めていく。**抗ウイルス療法には，インターフェロンと核酸アナログ製剤（ラミブジン，アデホビル，エンテカビル）がある。**インターフェロンは透析患者でも腎機能正常者と同等の効果がみられるが，副作用の発現頻度も高いため十分な観察が必要である[4]。インターフェロンは副作用として発熱，筋肉痛，倦怠感などのインフルエンザ様症状が高頻度に起こる。**核酸アナログ製剤ではエンテカビル（バラクルード®）が第一選択薬となる。**いずれの核酸アナログ製剤も経口投与で副作用も少ないが，腎排泄性のため，腎機能に応じた用量調節が必要であり，透析用量を表2に示す。

対策

B型肝炎は血液媒介感染のため，透析室では，標準予防策（ス

表2 核酸アナログ製剤の透析患者への投与用量

Ccr (mL/min)	ラミブジン (ゼフィックス®)	アデホビル (ヘプセラ®)	エンテカビル (バラクルード®)
5〜14	初回 35 mg/day その後 15 mg/day	10 mg 週に1回 (Ccr 10 未満)	0.5 mg 週に1回 (Ccr 10 未満)
5以下	初回 35 mg/day その後 10 mg/day	10 mg 週に1回	0.5 mg 週に1回
透析患者	上記に准ずる	HD後に10 mg 週に1回	HD後に0.5 mg 週に1回

〔文献5〕より引用,一部改変〕

タンダードプレコーション)を適用して患者の治療とケアにあたる[6]。原則として,厳格な感染コントロール手順に加えてHBV感染患者の固定ないし隔離と,専用の透析機器(コンソール)を使用する。

透析患者には,HBs抗原,HBe抗体およびHBc抗体検査を年2回以上,定期検査することが推奨されており,特にHBs抗原陽性患者はHBe抗原とHBe抗体検査を実施する[5]。

非感染透析患者にはインフォームドコンセントを得たうえで,HBワクチンを接種することが望ましい。HBワクチンは,HBs抗原・HBs抗体ともに陰性患者およびHBワクチン未接種患者を対象として10歳以上に接種する。初回(1回目)10 μg(0.5 mL)皮下または筋肉内,1カ月後(2回目)同量,6カ月後(3回目)同量を接種し,3回目接種1カ月後の検査にてHBs抗体が10.0 mIU/mL(CLEIA法)未満の場合,ワクチンの追加接種を行う。

参考文献

1) 日本透析医学会統計調査委員会:わが国の慢性透析療法の現況(2007年12月31日現在),日透析医学会,2008
2) 四柳 宏,他:B型慢性肝炎.門脇孝他(編):カラー版内科学,pp928-930,西村書店,東京,2012
3) 平成23年度厚生労働省厚生科学研究費肝炎等克服緊急対策研究事業(肝炎分野)ウイルス性肝炎における最新の治療法の標準化を目指す研究班:平成24年B型C型慢性肝炎・肝硬変治療のガイドライン.http://www.jsh.or.jp/doc/guidelines/H24_guideline.pdf(access:2014年2月)
4) 透析患者のC型ウイルス肝炎治療ガイドライン.日透析医学会誌44:

481-531, 2011
5) 大庫秀樹, 他：B型肝炎. 腎と透析 74（増刊号）：541-548, 2013
6) 透析医療における標準的な透析操作と院内感染予防に関するマニュアル, (3訂版), 平成19年厚生労働科学研究費補助金により肝炎等克服緊急対策研究事業, 東京, 2007

97. C型肝炎ウイルス

丸山範晃

概要

一般人口のC型肝炎有病率は1.4～1.7%であるのに対して、透析患者のHCVの抗体陽性率は9.8%と非常に高率である[1]。しかしながら、ほとんどのHCV感染透析患者は無治療に経過しているため、日本透析医学会は透析施設でC型慢性肝炎の治療や管理を行えるガイドライン[2]を作成した。本稿ではこのガイドラインに沿ってC型肝炎ウイルスの管理法を述べる。

管理

1. 透析患者におけるHCV患者のスクリーニング

HCV抗体陽性の透析患者のAST, ALTは非感染透析患者よりも高値であるが、腎機能正常者と比較すると低値である。このため、健常人の基準値で判断すると、正常範囲内であると診断されてしまう。したがって、透析導入期および転入時はスクリーニング検査として、HCV抗体検査、必要に応じてHCV-RNA検査を行う。表にスクリーニング検査に必要な主なウイルスマーカーの特徴を記す。初回検査でHCV抗体が陰性であっても、6カ月に1回はHCV抗体検査を行い、抗体の陽性化の有無を確認して、院内感染のモニタリングを行う。また、血清トランスアミナーゼが明らかな原因もなく上昇した場合は、C型肝炎罹患の可能性も考え、臨時にHCV抗体検査に加えてHCV-RNA検査を行う。その結果、HCVの新規感染およびC型急性肝炎発症が発見された場合は、インターフェロン (interferon：IFN) 療法の適応を検討する。

2. 透析患者におけるC型肝炎患者の管理（血液検査や画像診断の方法や頻度など）

HCV感染透析患者では肝硬変、肝細胞癌の発症がHCV非感

表 C型肝炎ウイルスマーカー

HCV抗体	HCVに持続感染している場合，ほぼ全例でHCV抗体は陽性になる。透析患者を含め，HIV感染患者などの免疫不全状態でもHCVに感染していればHCV抗体は陽性となる[5]。第3世代のHCV抗体検査で陰性であれば，基本的にはHCV感染なしと診断するが，HCV初感染後のwindow periodの時期にはHCV血症であるにもかかわらず陰性となるため，状況的にHCV感染を疑う場合はHCV-RNAを検査する[1]。
HCV-RNA	HCV血症の診断とウイルス量を測定するために行われる。HCV-RNAリアルタイムPCR法により測定される。
HCVジェノタイプ	HCVは塩基配列の相同性から1〜6型のジェノタイプに分類され，わが国では1型が最も多く約70％，2型が約30％である。ジェノタイプの違いにより，IFN療法に対する反応性が異なり，1型はIFN療法に対する反応が不良である。

〔文献1，3）より引用，一部改変〕

染透析患者より多いため，早期発見を目的とした定期的なフォローアップが必要である。ガイドライン[2]では，肝細胞癌発見のために以下のようなフォローアップ案が提案されている。

1) 慢性肝炎患者で血小板数が10万/mL以上の患者では，検査として α フェトプロテイン（α-fetoprotein：AFP），PIVKA（protein-induced by vitamin K absence）-Ⅱ，腹部超音波検査を半年から1年に1回程度行う。
2) 肝硬変患者で血小板数が10万/mL未満の患者では，検査としてAFP，PIVKA-Ⅱ，腹部超音波検査を3カ月に1回程度行う。また造影CTを半年に1回程度行う。

3．HCV感染透析患者の抗ウイルス療法の適応

長期生存が期待されるHCV感染透析患者に対しては，積極的にIFN療法の適応を検討する。透析患者が新規にHCVに感染した場合，発症後12週までに自然治癒する症例は約30％に認められるが，発症後12週以降は自然治癒することはまれで，慢性肝炎に移行する。このため12週間以内にウイルスが排除されない場合は，慢性化を予防するために抗ウイルス療法を行うことが望ましい。

治療

腎機能正常者の場合は，現時点では，ポリエチレングリコー

ル (PEG) を結合して血中半減期を延ばした IFN α 製剤 (ペグインターフェロン) の週1回皮下注射と経口抗ウイルス薬であるリバビリン (レベトール®, コペガス®) の併用が標準的な治療法である[4]。**透析患者の抗ウイルス療法では, リバビリンが禁忌であるため使えない。このため治療法は IFN 単独療法が第一選択である。**INF については, 従来型 IFN α (スミフェロン®注射用など) 単独療法に比べ, ペグインターフェロン α-2a (ペガシス®) 単独療法は効果が高く副作用が少ないため, **ペグインターフェロン α-2a が第一選択薬となる**[2]。

1. 抗ウイルス療法の適応がある透析患者への処方

- ペグインターフェロン α-2a (ペガシス®) 90～135 μg 週1回皮下注射, 総投与期間 24～48 週
  (ジェノタイプ1型では 48 週間, 2型では 24 週間が標準的治療期間)

2. IFN 療法が施行できない, または無効であった透析患者への処方

- グリチルリチン製剤 (強力ネオミノファーゲンシー®注) 1回 40～100 mL 静脈注射, 透析ごと
- ウルソデオキシコール酸 (ウルソ®) 300～900 mg 分3連日内服

対 策

透析室では, 原則として, 厳格な感染コントロール手順に加えて HCV 感染患者の固定ないし隔離と, 専用の透析機器 (コンソール) の使用を推奨する[5]。スタッフが針刺し事故を起こした場合, 血中の HCV-RNA および HCV 抗体を定期的に調べ, 感染を確認した後に抗ウイルス療法 (通常は IFN 単独) を行う。

参考文献
1) 菊地　勘：CKD (慢性腎臓病) 患者と感染コントロール. 秋葉　隆 (編)：ウイルス肝炎, pp123-135, 医薬ジャーナル社, 大阪, 2012
2) 透析患者のC型ウイルス肝炎治療ガイドライン. 日透析医学会誌 44：

481-531, 2011
3) 日本肝臓学会（編）：C 型慢性肝炎．慢性肝炎・肝硬変の診療ガイド 2013，pp22-39，文光堂，東京，2013
4) 坂本 穣，他：ウイルス肝炎治療薬．カラー版内科学，pp246-249，西村書店，東京，2012
5) 透析医療における標準的な透析操作と院内感染予防に関するマニュアル，3訂版，平成 19 年度厚生労働科学研究費補助金（肝炎等克服緊急対策研究事業）透析施設における C 型肝炎院内感染の状況・予後・予防に関する研究，2008

98. 結核菌

松本史郎

概要

透析患者における結核発症率は約2～6%であり、結核感染に対する相対危険度としては一般人口に比べると2～25倍リスクが高いとされている[1]。結核発症の危険因子は、低栄養や細胞性免疫の低下、透析によるインターフェロン（IFN）の喪失、糖尿病合併患者の増加、透析患者の高齢化、透析室内が閉鎖空間であることなどがあげられる[2]。透析患者における結核の発症は、初感染より長期間の経過後、結核菌が再び活動する内因性感染による**肺外結核が多い**。部位はリンパ節、胸膜、腎、尿路に多く、血行性伝播による粟粒結核も比較的多い。

診断

1. 肺結核

喀痰の塗抹・培養による結核菌ガフキー、核酸増幅法（polymerase chain reaction：PCR）による病原体遺伝子などの検出により肺結核を診断し、薬剤感受性を確認することが重要である。喀痰を採取できない場合には空腹時に胃液を採取して検査を実施するが、肺外結核も多く、しばしば検出は困難となることが多い[2,3]。診断上留意することは、細胞性免疫が低下しているため、ツベルクリン反応（精製ツベルクリン0.1 mLを前腕屈側に皮内注射して48時間後に判定：陰性4 mm以下、疑陽性5～9 mm、陽性10 mm以上）が偽陰性となることが多いことである[2,3]。BCGの影響を受けない結核診断は、全血の結核菌特異蛋白との共培養によるIFNγ遊離試験で、ELISA法を用いたクォンティフェロン®TBゴールド（Quanti FERON-TB Gold：QFT）やT-スポット®TB（T-spot）が補助診断として有用である（表1, 2）[2-5]。国内試験の結果では、QFTは感

表1 クオンティフェロン®TBゴールド (QFT) 測定結果の判定

(IFN_E-IFN_N) あるいは (IFN_C-IFN_N)	判定	解釈
0.35 IU/mL 以上	陽性	結核感染を疑う
0.1 IU/mL 以上～0.35 IU/mL 未満	判定保留	感染リスクの度合いを考慮し，総合的に判定する
0.1 IU/mL 未満	陰性	結核感染していない*

IFN_E, IFN_C, IFN_N, IFN_Mはそれぞれ ESAT-6, CFP-10, 陰性コントロール，陽性コントロールにおける IFNγ 応答の値を示す。
注：(IFN_E-IFN_N) および (IFN_C-IFN_N) がともに 0.35 IU/mL 未満であっても，(IFN_M-IFN_N) の値が 0.5 IU/mL 未満の場合は判定不可とする。
*ただし，免疫抑制状態の患者においては，QFT が陰性なだけでは結核菌感染を否定するには十分ではない。他の臨床結果と合わせて総合的に診断すること。

〔文献 4) より引用，一部改変〕

表2 T-スポット®TB (T-spot) 判定基準

		②CFP10			
		4以下	5	6～7	8以上
①ESAT-6	4以下	陰性	陰性・判定保留	陽性・判定保留	陽性
	5	陰性・判定保留	陰性・判定保留	陽性・判定保留	陽性
	6～7	陽性・判定保留	陽性・判定保留	陽性・判定保留	陽性
	8以上	陽性	陽性	陽性	陽性

1．以下の計算式を用いて，①特異抗原 ESAT-6 分および②特異抗原 CFP-10 分の数値を算出する。
　①パネル A ウェル (ESAT-6) のスポット数－陰性コントロールウェルのスポット数
　②パネル B ウェル (CFP-10) のスポット数－陰性コントロールウェルのスポット数
2．判定基準
陽性：①および②の双方，あるいはいずれか一方が 6 スポット以上の場合
陰性：①および②の双方が 5 スポット以下の場合
判定保留：①および②の双方の最大値が 5～7 の場合とされている。この場合，「陽性」または「陰性」の判定結果自体は有効だが，数値が 8 以上または 4 以下となった場合と比較して，信頼性がやや低下する可能性があるため，再検査が推奨されている。「判定保留」による再検査の結果が再度「判定保留」となった場合は，他の診断方法を用いるか，臨床的・医学的症状や患者背景を考慮のうえ，医師による総合的な判断のもとで，結核菌感染の診断を行う。
判定不可：陰性コントロールのスポット数が 10 を超える場合および陽性コントロールのスポット数が 20 未満となる場合は「判定不可」であるため再検査が推奨される。

〔文献 5) より引用，一部改変〕

度 93.7％，特異度 93.8％，T-spot は感度 97.5％，特異度 99.1％となっている[6]。T-spot は QFT と比較し，維持血液透析患者の肺結核の早期診断に有用であると思われ[6]，T-spot を優先するほうが望ましいと思われる。確定診断をした**医師は，法第12**

条第 1 項の規定による届出を直ちに行わなければならない。

2．肺外結核

肺外結核として，結核性腹膜炎，胸膜炎，心膜炎，結核性髄膜炎などがある。症状は非特異的であり，診断は困難となることが多い。また，穿刺検体からの結核菌の検出率は低率であり，リンパ節の腫大があればリンパ節生検を考慮する。**穿刺液においては adenosine deaminase（ADA）が高値**となり，診断に有用であることが報告されている（腹水：cut off 値 32～36 単位/L，感度 83.3～100％，特異度 95～100％[7]，胸水：cut off 値 50 単位/L，感度 91％，特異度 81％[8]，心嚢液：cut off 値 40 単位/L，感度 93％，特異度 97％[9]）。

除外診断

不明熱の原因（「103．不明熱」の項を参照）として，結核が強く疑われる場合にはイソニアジド（INH）の経口投与による診断的治療が行われる場合もある。1 週間程度で INH 治療に反応するようなら，その後本格的な結核治療を開始する。

対　策

透析患者における抗結核菌薬は，**非透析患者と同様に多剤併用療法による最低 6 カ月間の長期化学療法が原則**である[2]。減量が必要な抗結核薬もあり，透析用量（表 3）[10～12]を投与する。副作用に注意し，副作用を認めた場合の対応を表 4[13]に示す。ストレプトマイシンやカナマイシンを投与する場合，投与前に聴力検査を実施し，聴力低下がないことを確認する。

感染性が高い（喀痰より抗酸菌塗抹陽性かつ PCR などで結核菌が陽性）結核患者が結核病棟を持たない施設で発症した場合，原則，各都道府県に設置された結核治療専門病院に転院させなければならないが，透析ベッドを有する結核専門病院は少ない現状である。**結核菌の感染経路は空気感染なので，マスクや床，壁，寝具，着衣などに付着した結核菌を手指や目鼻粘膜に接触しても感染はしない**。しかし，透析室は閉鎖空間に加え狭いベッド間隔の環境下にあり，患者および医療従事者は空気感染により集団感染を引き起こす危険性が高い。透析患者から結核

表3 抗結核菌薬の種類と腎機能別用量および透析性

一般名	商品名	>50	10~50	<10	透析	透析性	濃度測定
イソニアジド (INH)	イスコチン	0.2~0.5 g 24 時間ごと	0.2~0.5 g 24~36 時間ごと	0.2~0.5 g 48 時間ごと	0.2~0.5 g 透析後	○	×
エタンブトール (EB)	エサンブトール エブトール	*15~25 mg/kg 24 時間ごと	*15~25 mg/kg 24~36 時間ごと	*15~25 mg/kg 48 時間ごと	*15~25 mg/kg (透析後) 48 時間ごと	*○	×
カナマイシン (KM)	硫酸カナマイシン注	0.5 g 24 時間ごと	0.5 g 24~36 時間ごと	0.25~0.5 g 48 時間ごと	0.25~0.5 g (透析後) 48 時間ごと	○	×
サイクロセリン (CS)	サイクロセリン	1~2 g 24 時間ごと	腎毒性あるため要注意	腎毒性あるため要注意	0.5 g 72~96 時間ごと (透析後)	○	○
ストレプトマイシン (SM)	硫酸ストレプトマイシン注	250 mg 12~24 時間ごと	250 mg 12~24 時間ごと	250 mg 24 時間ごと	250 mg 24 時間ごと	×	×
		1~2 g 12~24 時間ごと	*15 mg/kg (最大1g) 24~72 時間ごと	*15 mg/kg (最大1g) 72~96 時間ごと	*15 mg/kg (最大1g) 72~96 時間ごと 透析後は1/2量追加投与	*○	○
ピラジナミド (PZA)	ピラマイド原末	*1.2~1.5 g/day	*1.2~1.5 g/day	*25~30 mg/kg 週3回	*25~30 mg/kg 週3回 (透析後)	○	×
		*25 mg/kg 24 時間ごと	*25 mg/kg 24 時間ごと	*15~25 mg/kg 24 時間ごと	*40 mg/kg 透析24時間前	*○	×
リファンピシン (RFP)	リファジン	450 mg 24 時間ごと	450 mg 24 時間ごと	450 mg 24 時間ごと	450 mg 24 時間ごと	×	×

○ あり × なし

*サンフォード感染症治療ガイド2012の記載。
**肝機能障害を起こしやすいため、定期的に肝機能検査を行う。

〔文献10~12〕より引用、一部改変〕

表4 抗結核菌薬の重要な副作用と対応

主な抗結核菌薬	副作用	中止の目安と留意点
INH PZA RFP	肝障害	AST, ALTが正常上限の5倍(自覚症状があるときは3倍以上)までは経過観察。 これを超えるときは中止,改善後再開。
INH	末梢神経障害	しびれが出現した場合はビタミンB_6 100〜200 mg/dayを併用する。下肢の症状の悪化があれば中止する。
EB	視神経障害 (球後視神経炎)	出現時ただちに中止する。 再投与不可。
RFP	血小板減少 溶血性貧血	血小板5万以下,再使用不可。
RFP SM など	発熱	一時中止し,原因薬剤を特定する。 解熱には中止後3〜4日かかることが多い。 RFPの場合には減感作を行う。
すべての薬剤	発疹 紅皮症	軽度の場合には抗ヒスタミン薬などを使用し経過観察。 全身に拡大する場合には,早めに中止。
PZA	高尿酸血症	無症状であれば経過観察。 投与終了すれば速やかに正常化する。
SM KM	めまい 耳鳴り 聴力低下 腎機能障害	原則として中止。
INH	間質性肺炎	直ちに中止する。 再投与不可。
RFP	急性腎不全	中止する。 再投与不可。

INH:イソニアジド,RFP:リファンピシン,EB:エタンブトール,SM:ストレプトマイシン,KM:カナマイシン,PZA:ピラジナミド

〔文献13)より引用,一部改変〕

菌が検出された場合は,アウトブレイクさせないようにしなければならない。結核病棟内で透析を実施できない場合には,**排菌患者は陰圧空調のある個室にて透析を行い**[14]**,医療従事者は原則的な感染予防としてN95マスクやガウンテクニックなどのスタンダードプリコーションの徹底を行う。**

参考文献

1) 鈴木博貴,他:結核-現状-診断-治療. 腎と透析 70:863-867, 2011

2) 徳山鮎子, 他：知っておきたい結核のコト. 治療 95：1218-1220, 2013
3) 高森幹雄：合併症を有する結核治療. 結核 88：837-840, 2013
4) 日本結核予防委員会：クォンティフェロン® TB-2G の使用指針. 結核 81：393-397, 2006
5) 加藤誠也：T スポット® TB について. 結核・肺疾患予防のための複十字 348：8-9, 2013
6) 甲田　亮, 他：インターフェロンγ遊離試験 T-スポット® TB が結核症の診断に有用であった透析患者の 1 例. 日透析医学会誌 46：681-686, 2013
7) 谷川元昭, 他：結核性腹膜炎の 1 例. 結核 80：695-699, 2005
8) Burgess LJ：Combined use of pleural adenosine deaminase with lymphocyte/neutrophil ratio：increased specificity for the diagnosis of tuberculous pleuritis. Chest 109：414-419, 1996
9) Koh KK, et al：Adenosine deaminase and carcinoembryonic antigen in pericardial effusion diagnosis, especially in suspected tuberculous pericarditis. Circulation 89：2728-2735, 1994
10) 日本腎臓学会（編）：付表：腎機能低下時の薬剤投与量. CKD 診療ガイド 2012, p126, 東京医学社, 東京, 2012
11) 平田純生, 他（編著）：透析患者への投薬ガイドブック　慢性腎臓病（CKD）薬物療法, 改訂 2 版, じほう, 東京, 2009
12) 戸塚恭一, 他（監）：サンフォード感染症治療ガイド 2012, pp301-310, ライフサイエンス, 東京, 2012
13) 日本結核病学会（編）：結核診療ガイドライン, 改訂 2 版, p87, 南江堂, 東京, 2012
14) 透析医療における標準的な透析操作と院内感染予防に関するマニュアル, 3 訂版, 平成 19 年厚生労働科学研究費補助金（肝炎等克服緊急対策研究事業）, 2007

6 感染症

99. メチシリン耐性黄色ブドウ球菌

吉田好徳

概要

MRSA が検出された症例の疾患別割合で多いものとしては、肺炎40％、菌血症20％、皮膚・軟部組織感染症10％、手術創感染10％、尿路感染症5％が占める[1]。透析患者は尿毒症性物質の影響により免疫力が低下しており[2]、代表的な**免疫不全宿主（immuno-compromised host）**である。MRSA は、メチシリンや他の抗菌薬に対する耐性を獲得した黄色ブドウ球菌であり、**日和見感染症の原因菌**の1つである。透析患者ではVA（特に短期留置型透析用カテーテル）に関連した血流感染症の頻度が高いが、特に MRSA 感染症の発症が多く[3]、重要な課題である。

症状

一般的な臨床症状として発熱があるが、その他、標的臓器により異なった症状が出現する。肺炎では咳嗽や黄色痰が特徴であり、重症では呼吸困難を呈する。また、菌血症では悪寒戦慄、頻呼吸、消化器症状（悪心、嘔吐、腹痛、下痢）の発現が多く、**敗血症性ショックに伴う低血圧**を認めた際は特に注意を要する。

診断

MRSA 感染の診断は各種生体試料より黄色ブドウ球菌が検出され、培養後の感受性検査にて MRSA と判定されることによる。しかし、MRSA は常在菌として定着して保菌状態となることが多く、単に **MRSA が検出されただけでは MRSA 感染症と診断することはできない**。臨床症状、検査所見などから総合的に判断し、MRSA が起炎菌として発症した感染症であるか否かの鑑別を行う。また、細菌感染が疑われる際には、細菌の検出率を上げるため、**抗菌薬投与前に培養検査に提出する**ことが

肝要である。

治 療

カテーテル感染が疑われる際は**速やかに抜去**し，適正な抗菌薬での加療を行う。細菌感染症が疑われ，培養検査でMRSAが検出された際は，抗MRSA薬への切り替えを早急に検討する。現在，わが国で認可されている抗MRSA薬は，塩酸バンコマイシン（vancomycin：VCM），テイコプラニン（teicoplanin：TEIC），硫酸アルベカシン（arbekacin：ABK），リネゾリド（linezolid：LZD），ダプトマイシン（daptomycin：DAP）の5種類であり，作用機序や特徴は各々で異なる。**VCM，TEIC，ABKに関しては，TDMを行い，投与量や投与間隔を調整する必要がある。透析患者では，LZD以外は減量または投与間隔を延長して投与しなければならない**。それぞれの薬剤で承認されている適応症を表1に，個々の特徴を表2に示す。なお，MRSAが鼻腔や口腔，皮膚などから分離されたのみで，感染症の症状を呈さない保菌状態では，積極的な除菌療法の対象にはならない[1]。

対 策

JSDTによるガイドライン[5]では，HD用カテーテルの挿入部

表1 抗MRSA薬で承認されている適応症

適応症	VCM	TEIC	ABK	LZD	DAP
肺炎，肺膿瘍，膿胸	○	○	○	○	
慢性呼吸器病変の二次感染		○			
敗血症	○	○	○	○	○
感染性心内膜炎	○				○
深在性皮膚感染症，慢性膿皮症					○
外傷，熱傷，手術創の二次感染	○	○	○		
びらん，潰瘍の二次感染					○
骨髄炎，関節炎	○				
腹膜炎	○				
化膿性髄膜炎	○				

VCM：vancomycin バンコマイシン，TEIC：teicoplanin テイコプラニン，ABK：arbekacin アルベカシン，LZD：linezolid リネゾリド，DAP：daptomycin ダプトマイシン 〔文献1）より抜粋〕

表2 抗MRSA薬の特徴

薬剤名	作用機序	有効性	安全性	透析患者での用量
VCM（バンコマイシン®点滴静注用）	グリコペプチド系：細胞壁合成を阻害し，殺菌的に作用する。	肺炎を含むMRSA感染症治療における標準治療薬。最も多くの適応症がある。	NSAIDs，造影剤，フロセミドなどの併用で腎機能増悪。急速な投与での血圧低下。	初回30 mg/kg，以後7日おきに20 mg/kg点滴静注 目標トラフ値：10〜20 μg/mL
TEIC（タゴシッド®注射用）	グリコペプチド系：細胞壁合成を阻害し，殺菌的に作用する。	VCMと同等の治療効果。良好な組織移行が期待できるが，髄液への移行不良。	VCMより有意に腎障害の発現率が低い。肝障害，聴覚障害などに注意。	初回16 mg/kg，以後週2，3回透析後6〜8 mg/kg点滴静注 目標トラフ値：10〜30 μg/mL
ABK（硫酸アミカシン®注射液）	アミノグリコシド系：細菌の蛋白合成を阻害し，殺菌的に作用する。	MRSA，MRSE，グラム陰性菌に高い感受性がある。敗血症，肺炎で高い有効率。	主な副作用として腎障害，肝障害，聴覚障害。	初回6〜8 mg/kg，以後週3回透析後4〜6 mg/kg点滴静注 目標トラフ値：10 μg/mL以下
LZD（ザイボックス®錠，ザイボックス®注射液）	オキサゾリジノン系：細菌の蛋白合成過程での開始段階に作用する。	唯一経口投与も可能な抗MRSA薬。特に肺胞液，髄液，皮膚へ良好な組織移行性を持つ。	貧血，血小板減少に注意。セロトニン症候群（発熱，せん妄，振戦など）が報告。	減量の必要なし。1回600 mgを1日2回で投与（透析日は透析後）
DAP（キュビシン®静注用）	環状リポペプチド系：グラム陽性菌の細胞膜に結合し，速やかに殺菌する。	敗血症，心内膜炎に有効性あり。皮膚，骨への組織移行は良好だが，肺炎には使用不可。	全般的に良好な安全プロファイルを持つ。	4 mg/kgを48時間ごと点滴静注（敗血症，心内膜炎では6 mg/kgを1日1回点滴静注）

MRSE：methicillin-resistant *Staphylococcus epidermidis* メチシリン耐性表皮ブドウ球菌，VCM：vancomycin バンコマイシン，TEIC：teicoplanin テイコプラニン，ABK：arbekacin アルベカシン，LZD：linezolid リネゾリド，DAP：daptomycin ダプトマイシン　　　　　　　　　　〔文献2, 4) を参考にして作成〕

位は右内頸静脈が第一選択とされ，**留置期間は3週間を目安**としている。カテーテル挿入時や使用時には清潔操作を徹底し，透析室から MRSA 感染が拡大する可能性も高いため，喀痰や糞便から MRSA が検出されている患者は**可能な限り隔離**した

状態で透析を行うことが望ましい。

参考文献

1) MRSA 感染症の治療ガイドライン作成委員会：MRSA 感染症の治療ガイドライン，pp1-96，日本化学療法学会，日本感染症学会，東京，2013
2) Kato S, et al：Aspects of immune dysfunction in end-stage renal disease. Clin J Am Soc Nephrol 3：1526-1533, 2008
3) Centers for Disease Control and Prevention (CDC)：Invasive methicillin-resistant Staphylococcus aureus infections among dialysis patients：United States, 2005. MMWR Morb Mortal Wkly Rep 56：197-199, 2007
4) 平田純生，他（編著）：透析患者への投薬ガイドブック，改訂2版，pp523-536，じほう，東京，2009
5) 日本透析医学会：慢性血液透析用バスキュラーアクセスの作製および修復に関するガイドライン．日透析医学会誌 44：855-938, 2011

6 感染症

100. バンコマイシン耐性腸球菌

松本史郎

概　要

腸球菌はヒトの腸管や外陰部の常在菌であり、日和見感染の起炎菌として尿路系や腹腔内の感染、敗血症、心内膜炎などを引き起こす[1]。E. facalis, E. faecium, E. gallinarum などのバンコマイシン耐性腸球菌（vancomycin resistant enterococci：VRE）は、常在する腸球菌のなかでバンコマイシン（バンコマイシン®点滴静注用）に耐性を持ち、院内易感染患者の死亡率が健常者と比べ高率になりうる。耐性は多剤耐性遺伝子であり、遺伝子型は van A～G に分けられている[1,2]。特に**遺伝子型 van A および B は、公衆衛生上問題となることが多く、院内感染の対策が重要となっている**[1,2]。

症　状

症状は感染部位によって異なる。発熱や下痢、膀胱刺激症状（排尿時痛、残尿感など）などが認められる。

診　断

VRE van A および B 型の診断基準を表1に示す[3,4]。VRE 感染症は5類感染症全数把握疾患に定められており、診断した医

表1　バンコマイシン耐性腸球菌（VRE）（van A および B 型）の診断基準

症状や所見から当該疾患が疑われ、かつ、以下のいずれかの方法にて病原体診断がなされたもの。
血液、腹水、髄液などの検体から分離された菌（当面は便や尿から分離されるなど定着が疑われるものも含む）で、以下の検査室での診断基準を2つ満たすもの。
1．バンコマイシンの MIC 値が≧16 μg/mL、あるいは分離菌による van A および B 遺伝子の検出
2．バンコマイシンに生来耐性を示す他種腸球菌などとの鑑別が必要である。

MIC：minimum inhibitory concentration　最小発育阻止濃度
〔文献 3, 4〕より引用、一部改変

表2 バンコマイシン耐性腸球菌（VRE）（van AおよびB型）に対する抗菌薬選択の原則および透析用量

1. van A型　以下の①または②のいずれかを選択
   ① リネゾリド（ザイボックス®）
   処方例）ザイボックス®注射薬　1,200 mg　分2（透析日は透析後）原則は注射薬を第一選択とする。
   処方例）ザイボックス®経口薬　1,200 mg　分2（透析日は透析後）
   ② キヌプリスチン・ダルホプリスチン（シナシッド®）ただしVRE（E. faecium）に対してのみ使用。
   処方例）シナシッド®注射薬　7.5 mg/kg　1日3回
2. van B型でテイコプラニンに対して感受性を示す
   テイコプラニン（タゴシッド®）
   処方例）タゴシッド®注射薬　初日800 mg　分2　2〜3日400 mg　分1　4日以降　400 mg（5日ごと）TDM
3. ABPCに対して感受性を示す（van A型・B型）
   アンピシリン配合薬（ABPC配合薬：ビクシリン®など）＋ゲンタマイシン（GM：ゲンタシン®）
   処方例）ビクシリン®S注射薬　1 g 12〜24時間ごと（透析日は透析後）
   　　　　　　　　　　　＋
   　　　ゲンタシン®注射薬　1.6 mg/kg（透析後）TDM

当院の感染防止対策委員会による「VRE（van AおよびB型）感染症対策マニュアル」　　　　　　　　　　　　　　　〔文献5, 6）を参考にして作成〕

師は7日以内に最寄りの保健所に届け出ることが義務づけられている[3]。

治　療

　VRE保菌者は便や尿から検出されるのみで，無症状で経過する。保菌者には除菌目的での抗菌薬を使用しない。当院の感染防止対策委員会による「VRE（van AおよびB型）感染症対策マニュアル」における抗菌薬選択の原則および透析用量を示す（表2）[5,6]。抗菌薬は，薬物感受性試験の結果を参考にして，感受性の高い最善のものを選択する[5,6]。

対　策

　VRE感染症の発症を未然に防ぐためには，MRSA薬の適正使用に努めなければならない。VRE感染発症の背景には基礎疾患や医療行為などの多くの易感染因子が存在しており，これらの危険因子の排除を優先していく。

　感染経路は接触感染であり，VRE培養検査の感度は低く，検

表3 当院における「バンコマイシン耐性腸球菌（VRE）感染症発症時の感染対策マニュアルのチェックリスト」

1. 個室に隔離する（あるいは他のVRE保菌患者と同一の部屋にする）。
2. 手袋の着用
   患者の病室に入るときはビニール手袋を着用する。
   汚染物に触った後は交換する。
   部屋を出るときは手袋をはずし，消毒用石鹸や消毒液で直ちに手を洗う。
3. ガウンの着用
   患者に接触する処置を行うとき，患者が失禁状態，下痢，腸瘻，創部より廃液がある場合には，部屋に入る前に着用し，離室する際に脱ぐ。
4. 診療器具
   体温計，聴診器，血圧計などの器具は患者専用とする。
5. リネン類
   リネン，衣服などはビニール袋に入れ，「感染症」と記載し，環境を汚染しないように操作，処理する。
6. 病棟のゾーニング（清潔区域と不潔区域の区別）の徹底
7. 患者移送は制限する。

その他

8. 5類感染症として，担当医は診断後7日以内に保健所に報告する。
9. これまで同室であった患者の名前を記録し，便培養を行う（VREと記す）。
10. 当該患者の検出された同部位を，1週間以上間隔をあけ培養を行い，連続3回VRE陰性となるまで，上記の感染予防措置を継続する。
11. 入院カルテ，退院サマリー，外来カルテにVRE検出の記録を明記し，次回入院時もVRE感染予防措置をとれるようにする。
12. 当該病棟の他の病室ではスタンダードプリコーション（標準予防策）を厳守する。

患者に接触した後，体液などに触れた後，手袋をはずした後などの医療従事者の手洗いの徹底

〔文献7）より引用，一部改変〕

出には複数回の検査を必要とする。院内感染対策は，アウトブレイクをさせないことを最優先として，手洗いの励行やゾーニング（清潔・不潔区域の区別），汚染物の取り扱いなどに十分な注意を払い，院内スタンダードプリコーション（標準予防策）を遵守する[1]。当院における「VRE感染症発症時の感染対策マニュアルのチェックリスト」を表3に示す。

参考文献

1) 小森敏明，他：VRE治療薬．感染と抗菌薬 5：71-75, 2002
2) 加藤大典，他：VRE感染症の治療．臨床と研究 77：23-27, 2000

3) 感染症法研究会（監）：改訂版　感染症の予防及び感染症の患者に対する医療に関する法律—法令　通知・関連資料，中央法規，東京，2004
4) 平潟洋一：臓器別のアプローチ—感染症　耐性菌：薬剤耐性感染症．臨牀透析 24：989-991，2008
5) 日本腎臓学会（編）：付表：腎機能低下時の薬剤投与量．CKD 診療ガイド 2012，pp121-124，東京医学社，東京，2012
6) 夫津木要一，他：内科系領域における抗 MRSA 薬　抗 VRE 薬の適正使用．化学療法の領域 20：65-68，2004
7) 国立国際医療センター院内感染防止対策手順　疾患別感染防止対策　バンコマイシン耐性腸球菌（VRE）感染症　スタンダードプリコーション（VRE）．http://www.ncgm.go.jp/kansen/tejun03/index.htm（access：2014 年 3 月 31 日）

101. 真菌症

井下篤司

概要

透析患者は易感染状態にあり深在性真菌症の感染ハイリスク群である。また一度感染を起こすと診断が困難であり,予後不良となる場合も少なくない。そのなかでも頻度の高い真菌感染としてカンジダ症,アスペルギルス症,クリプトコッカス症があげられる。透析患者では用量調節が必要な抗真菌薬もあり,注意を要する。

原因

1. カンジダ症

原因真菌は *Candida albicans* が最も多く,ついで *C. tropicalis, C. parapsilosis, C. glabrata, C. krusei* などがある[1]。口腔咽頭カンジダ症,食道カンジダ症,カンジダ眼内炎,カンジダ肺炎,カンジダ血症,播種性カンジダ症など多彩な臓器に症状を呈する。また,透析関連の感染として **PD 施行中に発症するカンジダ腹膜炎**は難治性となる場合も多く,PD 継続の可否にかかわるため,忘れてはならない重要な疾患の1つである。

2. アスペルギルス症

Aspergillus fumigatus が最も多く,ついで *A. flavus, A. niger, A. nidulans, A. terreus* などがある[1]。宿主の免疫状態により侵襲性アスペルギルス症,アスペルギローマ,アレルギー性気管支肺アスペルギルス症に分類できる[2]。

3. クリプトコッカス症

堆積した鳩糞中で増殖した *Cryptococcus neoformans* が経気道的に感染し,まず肺クリプトコッカス症を起こす。さらに中枢神経系に血行播種し,クリプトコッカス脳髄膜炎に至ると理解されている[2]。

表1 深在性真菌症の診断法

<確定診断>
　病原真菌の分離（血液，気管支肺胞洗浄液など無菌的検体）
　病理組織診断
<補助診断>
　画像所見：胸部CTで侵襲性肺アスペルギルス症におけるhalo sign, air crescent sign, アスペルギローマにおけるfungus ball
　　　　　　腹部CT, 超音波で小型末梢性の肝脾膿瘍, Bull's eye sign
　非特異的抗原：β-D-グルカン
　特異的抗原：*Candida* *Aspergillus* *Cryptococcus*
　遺伝子

〔文献2）より引用，一部改変〕

診　断

真菌症の確定診断には他の感染症と同様に，病原となる真菌の感染部位からの分離培養または病理組織学的な診断が必要である。しかし確定診断のむずかしい症例も存在し，補助的診断法が有用となってくる場合も多い。表1に深在性真菌症の診断法についてまとめる[2]。

血清学的診断の1つであるβ-D-グルカンは真菌感染症一般の診断に有用な検査であるが，血液透析患者で特に注意しなければいけない点は，**セルロース系の透析膜がβ-D-グルカンを漏出し異常高値となり，偽陽性を呈する**ことである。

治　療

表2にわが国で使用可能な代表的な抗真菌薬の通常用量および血液透析時の用量，主な副作用，透析性についてまとめる[3,4]。

対　策

透析患者は健常人に比べ真菌感染症に罹患しやすい。一般的な抗菌薬で効果がない感染症の場合，深在性真菌症の可能性を常に念頭において診断，治療にあたることが重要である。

参考文献

1) 深在性真菌症のガイドライン作成委員会（編）：深在性真菌症感染症の診断・治療ガイドライン2007, 協和企画, 東京, 2007
2) 河野　茂：第30回内科学の展望　6深在性真菌症の診断と治療. 日内

表2 代表的な抗真菌薬の通常用量および血液透析用量

抗真菌薬	通常用量	血液透析時用量	主な副作用	透析性
フルコナゾール (FLCZ) ジフルカン®経口・注	カンジダ症には 50~100 mg/day クリプトコッカス症には 50~200 mg/day を1日1回経口または静脈内投与 1日 400 mg まで増量可	透析終了後に通常用量	肝障害、QT延長	約50%が透析で除去される
ホスフルコナゾール (F-FLCZ) プロジフ®注	カンジダ症には 50~100 mg/day クリプトコッカス症には 50~200 mg/day 1日 400 mg まで増量可	透析終了後に通常用量	肝障害	約50%が透析で除去される
イトラコナゾール (ITCZ) イトリゾール®経口	100~200 mg/day	調節不要	肝機能障害、低K血症、うっ血性心不全	血液透析、腹膜透析ともに除去されない
イトリゾール®注	投与開始2日間は1回 200 mg を1日2回、3日目以降は1回 200 mg を1日1回	Ccr 30 mL/min 未満は禁忌		
アムホテリシンB (AMPH-B) ファンギゾン®注	1日体重1 kg あたりアムホテリシンBとして 0.25 mg より開始し、次回より症状を観察しながら漸増し、1日 0.5 mg を点滴静注するが、投与量は1日 1 mg/kg または隔日 1.5 mg/kg まで	調節不要	アレルギー反応、点滴中の発熱、嘔気・嘔吐、低K血症、Cr 上昇	透析で除去されない
ファンギゾン®シロップ	1回 0.5~1 mL (AMPH-B として 50~100 mg) を1日2~4回食後経口投与	調節不要（吸収されず）		
フルシトシン (5-FC) アンコチル®経口	真菌血症、真菌性髄膜炎、真菌性呼吸器感染症・黒色真菌症には1日 100~200 mg/kg を4回に分割投与、尿路真菌症・消化管真菌症には 50~100 mg/kg を4回に分割投与	毎透析後 25~50 mg/kg を投与することにより治療上有効な血中濃度が得られたと報告がある	血液障害（汎血球減少、無顆粒球症など）、腎機能障害（腎不全など）、消化器症状（食欲不振、嘔気など）	除去率50%

薬剤名	投与量	副作用	備考
ミコナゾール (MCZ) フロリードゲル	10〜20 g/day を4回に分けて経口投与	調節不要（吸収されず）		
フロリード®注	初回 200 mg より開始，以後1回 200〜400 mg，1日1〜3回，30〜60分以上かけ点滴静注	調節不要	消化器症状（悪心，嘔吐，食欲不振），肝機能障害，過敏症状，QT延長，急性腎不全	蛋白結合率が高いため除去されにくい
ボリコナゾール (VRCZ) ブイフェンド®経口	初日に1回 300 mg を1日2回，1回 150 mg または1回 200 mg 1日2回食間投与，効果不十分の場合 2 日目以降は初日1回 300 mg を1日2回まで増量できる	調節不要	羞明など視覚障害，肝障害，精神症状，QT延長	4時間透析後 8%バリコナゾールが除去
ブイフェンド®注	初日1回 6 mg/kg を1日2回，2日目以降は1回 3 mg/kg または1回 4 mg/kg を1日2回	Ccr 30 mL/min 未満は原則禁忌		
ミカファンギン (MCFG) ファンガード®注	アスペルギルス症およびカンジダ症に 50〜300 mg を1日1回点滴静注	調節不要	肝機能障害，血液障害，腎障害	蛋白結合率が非常に高いため透析で除去されない
テルビナフィン ラミシール®経口	125 mg/day	未変化体尿中排泄率が低いため減量する必要はない	重篤な肝障害，汎血球減少，無顆粒球症，血小板減少．（投与前に肝機能検査を行い，投与中は随伴症状に注意し，定期的に肝機能検査および血液検査を行う）	蛋白結合率が高く透析で除去されない

[文献 3, 4) より引用, 一部改変]

第Ⅱ章 透析患者の臓器別病態と治療

会誌 92：31-35，2003
3) 日本医真菌学会　侵襲性カンジダ症の診断・治療ガイドライン作成委員会（編）：侵襲性カンジダ症の診断・治療ガイドライン 2013，pp124-128，春恒社，東京，2013，
4) 平田純生，他（編）：透析患者への投薬ガイドブック，改訂 2 版，pp554-563，じほう，東京，2009

102. ヒト免疫不全ウイルス

小林洋輝，阿部雅紀

概　要

　HIV感染者における腎障害の原因は，HIV関連およびHIV非関連腎疾患に区別され，HIV関連腎症として代表的なものには糸球体を基本病変とする巣状糸球体硬化症，膜性増殖性糸球体腎炎や抗HIV薬による尿細管障害などがあげられる。

　2011年11月現在のHIV感染透析実施患者数は89例（60施設アンケート調査結果から1施設あたり平均1.48±1.12例）で，回収率から推測したわが国のHIV感染透析実施患者数は218例と推定されている[1]。1996年よりHAART（highly active antiretroviral therapy）と呼ばれる多剤併用療法が行われるようになり，HIV感染者の生命予後は著しく改善してきた。それに伴い，HIV感染者のCKDの有病率は増加しており，**高齢化に伴うHIV非関連腎疾患として糖尿病や高血圧による**HIV患者の透析導入数が増加していくと考えられる。

治　療

　CD4陽性リンパ球数をモニタリングしつつ薬物療法を開始し，血中HIV-RNA量で治療効果を判定することがHIV感染症診療の基本である。HIV感染症に対する抗HIV薬の開始基準を表1に示した[2]。治療は原則として3種類以上の薬剤で開始すべきであり，透析患者においては用量調節が必要なものがあるため，代表的な抗HIV薬の投与量について表2に示した[3]。

対　策

　HIVは非常に感染力が弱く，感染者の血液や精液，腟分泌液が感染源となるため，感染経路は非常に限定される。HIV陽性者に透析を実施する場合，ウイルスのコピー量や後天性免疫不全症候群（acquired immune deficiency syndrome：AIDS）発

表1 未治療患者に対する抗HIV療法の開始基準

状態	抗HIV療法開始の推奨度
AIDS発症(HIV関連認知症を含む) CD4＜350/mm^3	直ちに治療開始
CD4が350〜500/mm^3	治療開始を強く推奨
CD4＞500/mm^3	治療開始を推奨
妊婦,HIV腎症,HBV重複感染者	治療開始を強く推奨
急速なCD4数減少(例えば年間100/mm^{3}を超えるCD4数減少)	治療開始を強く推奨
HCV重複感染者	治療開始を推奨
高ウイルス量(例えばHIV RNA 100,000コピー/mLを超える患者)	治療開始を推奨
急性HIV感染症/HIV感染早期	治療開始を推奨
性的パートナーへのHIVの二次感染(伝播)リスクを有する患者	効果的な抗HIV療法はHIV感染者から性的パートナーへのHIV感染を予防することが示されているので,なんらかの二次感染リスクを有する患者には抗HIV療法が勧められるべきである

AIDS:acquired immune deficiency syndrome　後天性免疫不全症候群

〔文献2)より抜粋〕

症の有無,HIV感染に伴う合併症や治療薬などの状況をしっかり把握しておく必要がある。

HIV感染症に対する感染防御については血液や体液を媒介とする感染症一般に対する注意を遵守することが基本である。穿刺時は2人で作業を行い,マスク,手袋はもちろんのこと,ディスポのガウンあるいはエプロン,フェイスシールドマスク,ゴーグルを着用する。接続部はロック式の血液回路を使用し,採血・輸液・輸血時になるべく金属針を使用せず,透析中の採血や注射などは輸液ラインを利用する。また,抜針後の止血は確実に行う[3]。HIVはエンベロープを持つウイルスであり,消毒薬や熱に対する抵抗性が弱いため次亜塩素酸Na,消毒用エタノール,ポビドンヨードなどでの消毒が可能である[2,4]。CDC(Centers for Disease Control and Prevention)のガイドラインには,HD装置やその部品が血液媒介ウイルスの患者間感染の媒介物となり,特に装置の外装表面が汚染源となりやすいため適切な消毒を要することが示されている[5]。また,**PD排液中にはHIVウイルスを認めるため手袋,ガウン,フェイス**

表2 透析患者への代表的な抗HIV薬投与量

核酸系逆転写酵素阻害薬（NRTI）			
一般名	商品名	1日内服量	透析時
テノフォビル（TDF）	ビリアード（300 mg錠）	300 mg×1回	300 mg×週1（透析後）
エムトリシタビン（FTC）	エムトリバ（200 mg錠）	200 mg×1回	200 mg×96時間ごと（透析日は透析後投与）
アバカビル（ABC）	ザイアジ（300 mg錠）	600 mg×1回 or 300 mg×2回	通常量
ラミブジン（3TC）	エピビル（150 or 300 mg錠）	300 mg×1回 or 150 mg×2回	25〜50 mg×1回（データに乏しい）
非核酸系逆転写酵素阻害薬（NNRTI）			
エファビレンツ（EFV）	ストックリン（200 or 600 mg錠）	600 mg×1回	通常量
プロテアーゼ阻害薬（PI）			
アタザナビル（ATV）	レイアタッツ（150 or 200 mg Cap）	(ATV 300 mg+RTV 100 mg)×1回	通常量（透析患者は血中濃度低い）
ダルナビル（DRV）	プリジスタ（300 or 400 mg錠）	(DRV 800 mg+RTV 100 mg)×1回 or (DRV 600 mg+RTV 100 mg)×2回	通常量
リトナビル（RTV）	ノービア（100 mg錠, 80 mg/mL液）	600 mg×2回	通常量
ロピナビル/リトナビル（LPV/RTV）	カレトラ配合錠（50mg/200mg）	400 mg/100 mg×2回	通常量（透析患者は血中濃度低い）
インテグラーゼ阻害薬（INSTI）			
ラルテグラビル（RAL）	アイセントレス（400 mg錠）	400 mg×2回	通常量

〔文献3）より一部抜粋〕

シールドマスクを使用することが望ましい[3]。

　HIV感染症は"死の病"から"コントロール可能な慢性疾患"と位置づけられるようになった．しかし，HIV陽性者の維持透析を受け入れる施設は限られているのが現状である．今後は医療従事者がHIVに対して十分な知識を持つことで医学的に正しい治療はもちろんのこと，スタッフ・感染者両者にとって信頼し安心できる関係，環境を構築していくことが必要である．

参考文献

1) 秋葉　隆，他：HIV 感染患者における透析医療の推進に関する調査．日透析医学会誌 46：111-118，2013
2) HIV 感染症治療研究会：HIV 感染症　治療の手引き，第 17 版，2013
3) 日本透析医学会・日本透析医学会 HIV 感染患者透析医療ガイドライン策定グループ：HIV 感染　患者透析医療ガイドライン，2010
4) Fine DM, et al：Kidney biopsy in HIV：beyond HIV-associated nephropathy. Am J Kidney Dis 51：504-514, 2008
5) 医療施設における消毒と滅菌のための CDC ガイドライン 2008，ヴァンメディカル，東京，2009

6 感染症

103. 不明熱

丸山高史

概要

発熱は最も臨床上で遭遇する症状の1つであるが,その原因が判然とせず苦慮することもしばしば経験する。原因不明の発熱性症候群の総称である不明熱(fever of unknown origin:FUO)についてDurackらが作成した分類,定義,原因疾患を表1に示す[1]。

表1 Durackの不明熱の分類

分類	定義	患者群	主な原因疾患
古典的不明熱(Classical FUO)	・38.3℃以上の発熱が3週間以上続く ・3回以上の外来受診あるいは3日以上の入院による適切な検査で診断不明	外来,入院,長期療養施設	感染症,悪性腫瘍,膠原病
院内不明熱(Nosocomial FUO)	・入院時に感染症が存在しない ・入院中に38.3℃以上の発熱が数回発生 ・少なくとも2日間の培養を含む3日間の適切な検査で診断不明	入院	院内感染,術後感染,薬剤熱
好中球減少性不明熱(Neutropenic FUO)	・好中球500/μL未満または1,000/μLで数日中に500/μL未満になると予想される ・38.3℃以上の発熱が数回発生 ・少なくとも2日間の培養を含む3日間の適切な検査で診断不明	外来,入院	感染症,化学療法後感染
HIV関連不明熱(HIV-associated FUO)	・HIV陽性 ・38.3℃以上の発熱が数回発生 ・外来で4週間以上,入院で3日以上持続する発熱がある ・少なくとも2日間の培養を含む3日間の適切な検査で診断不明	外来,入院	HIV,日和見感染症(サイトメガロウイルス,トキソプラズマ,カリニなど)

〔文献1)より抜粋〕

診 断

　FUO の一般的な原因として，感染症，膠原病が 15～25％程度，悪性腫瘍が 20％，原因不明のものが 9～51％と報告されており，透析患者の原疾患が糖尿病性腎症や膠原病の場合，糖尿病やステロイド使用による免疫力低下などの要因も加わり，深部膿瘍，感染性心内膜炎，結核，ウイルス感染症などの感染症が原因となる場合が多い（表 2）[2,3]。

1．悪性腫瘍

　悪性腫瘍について，透析患者は消化器系や泌尿器系の腫瘍が多い。

2．膠原病，血管炎，肉芽腫性疾患

　透析患者の場合，膠原病は新たな発症というよりも原疾患の再燃が多い。国外では Still 病，巨細胞性動脈炎が FUO の頻度の高い原因として報告されている。その他，ANCA 関連血管炎なども念頭に置く。

3．薬物

　多くの薬物が原因となりえる。透析患者の場合，抗菌薬や降

表2　透析患者の不明熱の原因

感染症
・細菌（呼吸器，尿路，腹腔内/骨盤内膿瘍，感染性内膜炎，腎膿瘍/腎周囲膿瘍，VA，CAPD カテーテル） ・結核（粟粒結核/腎結核） ・ウイルス（サイトメガロウイルス，Epstein-Barr virus：EBV） ・真菌（カンジダ，アスペルギルス）
悪性腫瘍
・悪性リンパ腫，腎癌，肝癌/転移性肝癌，大腸癌
膠原病
・成人スティル病，側頭動脈炎，リウマチ性多発筋痛症，SLE，結節性多発血管炎/顕微鏡的多発血管炎
透析関連
・(HD) 透析膜，透析回路，穿刺針，抗凝固薬，エンドトキシン 　(PD) 出口部感染，トンネル感染，腹膜炎
その他
・薬剤熱，肝硬変，深部静脈血栓症

〔文献 3）を参考にして作成〕

圧薬（ヒドララジン，αメチルドパ），H_2ブロッカー，抗不整脈薬（プロカインアミド，キニジン），抗痙攣薬などが原因となることが多い。

4．透析療法関連

HD患者の場合，透析自体に関係する発熱として**ダイアライザの膜素材や薬品へのアレルギーやサイトカインの活性化の可能性，透析液のエンドトキシンなどの汚染物質の影響の可能性やVAの問題**を加味する必要がある。腹膜透析患者では**出口部感染やトンネル感染，そして腹膜炎**を念頭に入れなければならない。

5．結核（「98．結核菌」の項を参考）

治療

原因が明らかな場合は原因の治療を行う。明らかでない場合にはまず，Durackの不明熱分類で**好中球減少性不明熱やHIV関連不明熱，他に重症感染症，さらには敗血症の場合は急を要する**ので，それらが原因の不明熱か否かを診断，治療することが先決と思われる。また透析患者特有の対処として，膜素材や滅菌法にアレルギーが考えられる場合は膜素材の変更を，サイトカインが原因と考えられる場合は生体適合性を考えた膜素材への変更を，さらに透析液の汚染が考えられる場合はエンドトキシン捕捉フィルタ（endotoxin retentive filter：ETRF）を設置する必要がある。

対策

発熱があるからといって安易に非ステロイド性抗炎症薬（NSAIDs）や抗菌薬の投与をすることは，診断の遅延や薬物の副作用を生じる可能性もあり，控えなければならない。緊急性がなければ詳細な病歴聴取や的確な身体所見の把握を行うことで原因を検索する。膜素材などのアレルギーを疑う場合には，好酸球数やIgEを測定する。

参考文献

1) Durack DT, Street AC：Fever of unknown origin reexamined and

redefined. Curr Clin Top Infect Dis 11：35-51, 1991
2) Bor DH：Etiologies of fever of unknown origin in adults. Up To Date（access：2008年8月18日）
3) 袴田英一郎：発熱. 腎と透析 74（増刊号）：367-370, 2013

6 感染症

104. 敗血症

岡田一義

概　要

　感染症は透析患者の三大死因の1つであり，そのなかでも敗血症は多臓器機能不全やショック状態を引き起こし，CRRTなどを余儀なくされる致死的な疾患であり，予後はきわめて不良である。

　感染によって発症した全身性炎症反応症候群（systemic inflammatory response syndrome：SIRS），すなわちinfection-induced SIRSを敗血症と定義するため（「139. エンドトキシン吸着療法」の項を参照），**血液培養で病原微生物が検出される（菌血症），あるいは血液中に病原微生物の毒素が検出される（エンドトキシン血症など）必要はなく**，早期に診断して早期に治療介入を行うことが重要であり，表に敗血症診断のための補助的指標を示す[1]。

　敗血症の原因および合併症には，**感染性心内膜炎（infective endocarditis：IE）** を念頭に入れる。カテーテル留置，弁膜症，先天性心疾患，人工弁置換術後などのハイリスク患者は必ず心エコーを実施し，疣腫の有無を確認する。IEと診断したら，MRAやMRIにより感染性動脈瘤や脳塞栓の有無を確認し，専門医にコンサルトする[2]。

重症度分類

1. 重症敗血症

　敗血症のなかで，臓器障害や臓器灌流低下または低血圧を呈する状態であり，乳酸アシドーシス，乏尿，意識混濁などが含まれる。臓器障害の判断にはSOFAスコアなどに用いられている臓器障害の指標を用いる[1]（「133. 多臓器不全と多臓器機能障害」の項を参照）。

表 敗血症の補助的診断

1. 全身的指標
   - 発熱（深部温＞38℃）
   - 低体温（深部温＜36℃）
   - 心拍数（＞90回/min，または年齢の基準値よりも＞2 SD：標準偏差）
   - 頻呼吸（＞20回/min）
   - 精神状態の変化
   - 著明な浮腫または体液増加（24時間で＞20 mL/kg）
   - 高血糖（血糖値＞120 mg/dL，ただし非糖尿病患者）
2. 炎症反応の指標
   - 白血球増多（WBC＞12,000/μL）
   - 白血球減少（WBC＜4,000/μL）
   - 白血球数正常で未熟型白血球＞10％
   - CRP（＞2.0 mg/dL*）
   - プロカルシトニン（＞0.5 ng/mL，重症敗血症＞2.0 ng/mL）
   - インターロイキン-6（IL-6）（重症敗血症＞1,000 pg/mL*）
3. 循環動態の指標
   - 低血圧（成人では収縮期血圧＜90 mmHgもしくは平均血圧＜70 mmHg，または収縮期血圧40 mmHg以上の低下，小児では年齢基準値よりも2 SD以上の低下）
4. 臓器障害の指標
   - 低酸素血症（動脈血酸素分圧（PaO_2）/吸入酸素濃度（FiO_2）＜300）
   - 急な尿量減少（尿量＜0.5 mL/kg/h）
   - Crの上昇（＞0.5 mg/dL）
   - 凝固異常（PT-INR＞1.5またはAPTT＞60秒）
   - イレウス（腸蠕動音の消失）
   - 血小板数減少（＜100,000/μL）
   - 高ビリルビン血症（総ビリルビン濃度＞4 mg/dL）
   - 臓器灌流の指標
   - 高乳酸血症（＞2 mmol/L）
   - 毛細血管再充満時間の延長，またはまだらな皮膚

*参考値：測定法により異なる。 〔文献1）より引用〕

2．敗血症性ショック

収縮期血圧＜90 mmHg，平均血圧＜65 mmHg，基準血圧より40 mmHgを超える血圧低下で診断できる。重症敗血症のなかで，十分な輸液負荷を行っても低血圧（収縮期血圧＜90 mmHgまたは通常よりも＞40 mmHgの低下）が持続するもので，循環作動薬が投与されている場合には低血圧でなくてもよい。代謝性アシドーシスの進行や血中乳酸値の上昇などにより，観血的動脈圧測定で血圧を連続的に監視するとともに動脈

血ガス分析を時系列で行うが[1],透析患者は評価がむずかしいため,軽度の血圧低下でもショックと考えた対応が必要である。

培養検体の採取

1．抗菌薬投与開始前の血液培養実施

重症敗血症/敗血症性ショックでは菌血症を合併している可能性が高いため,すべての症例において,原因菌診断目的で実施する。発熱以外に,低血圧や悪寒戦慄がある場合には,菌血症が生じている可能性があり,採取の目安とする[3]。

1) 穿刺部の皮膚をアルコール含有クロルヘキシジン,アルコール含有10%ポビドンヨードあるいはアルコール前清拭後水溶性10%ポビドンヨードで消毒する[1]。
2) 血管経皮穿刺により,1セット20 mLを静脈血と動脈血を合わせて2セット以上(感染性心内膜炎を疑う場合には3セット)採取する。カテーテル関連血流感染症を疑う場合,1セットはカテーテル採血とする[1]。

2．推定感染原因部位からの検体の無菌的採取

1) 髄膜炎を疑う場合,頭蓋内圧亢進症状のないことを確認した後,髄液採取を行う[1]。
2) 肺炎を疑う場合,気管支鏡下あるいは盲目的に気管支肺胞洗浄液を採取し,定量培養を考慮する。ただし,抗菌薬の先行投与がなく,耐性菌感染症の危険性が低い場合には,通常の気道分必物検体による評価でもよい[1]。
3) 中心静脈カテーテル関連血流感染症を疑う場合,血液培養のうち1セットはカテーテルから採取し,カテーテルを抜去して先端を定量的培養検査に提出する[1]。

治療

1．初期抗菌薬投与

診断後1時間以内に,**起炎菌を確定し,その感染症で疫学的に頻度の高い原因菌を十分カバーできる広域抗菌薬の投与**を行う。

2．栄養

経腸栄養は経静脈栄養に比較して,腸管粘膜の維持やバクテ

リアルトランスロケーション（腸内細菌が血中，リンパ組織へ移行する状態）および臓器障害の予防に有効であり，**経腸栄養を優先する**[4]。

3．免疫グロブリン製剤

免疫グロブリンの投与による予後改善効果は，現時点でも根拠は不十分であるが，人工呼吸期間の短縮や集中治療室（intensive care unit：ICU）生存率の改善を認めるため，免疫グロブリンの投与を考慮してもよい。投与する場合には**完全分子型製剤**（日赤ポリグロビン N® 5％など）**を発症早期に，総投与量は 0.2 g/kg 以上（できれば 1.0 g/kg 以上），3 日間以上の投与が**推奨される[1]。

4．蛋白分解酵素阻害薬

蛋白分解酵素阻害薬は敗血症自体には保険適用がないが，敗血症が引き起こすさまざまな病態（循環不全，呼吸不全，DIC など）に使用されている。ウリナスタチン（ミラクリッド® 注）は敗血症性ショックに対する有効性の根拠が不十分であるが，好中球エラスターゼ選択的阻害薬である**シベレスタットナトリウム（エラスポール® 注）は急性呼吸窮迫症候群に対して考慮**してもよい[1]。

5．敗血症性ショックに対するエンドトキシン吸着療法（PMX）（「139．エンドトキシン吸着療法」の項を参照）

PMX は腹部緊急手術を要する敗血症性ショックに対しては，循環動態改善効果，呼吸機能改善効果があるが[5]，予後を改善するかどうかの結論を出すには根拠が不十分である。

対　策

臓器不全発症の原因になる DIC の合併が多いため[6]，急性期 DIC 診断基準（「79．播種性血管内凝固症候群の診断基準」の項を参照）で **DIC と診断した時点ですぐに抗凝固療法を開始**する。

CRRT は，重症敗血症に対して，サイトカインなどを除去することにより循環動態の改善をもたらす可能性はあるが，生命予後を改善させるエビデンスはなく，透析患者に対する血液浄

化療法は，**循環動態が不安定であればCRRTか長時間低効率HDを選択**し，安定していれば間欠的血液浄化療法を選択しても問題はない（「126. 急性血液浄化療法の適応と種類」の章を参照）。

参考文献

1) 日本集中治療医学会　Sepsis Registry 委員会：日本版敗血症診療ガイドライン．http://www.jsicm.org/pdf/SepsisJapan2012.pdf（access：2014年4月1日）
2) 宮武邦夫，他：循環器病の診断と治療に関するガイドライン（2007年度合同研究班報告）：感染性心内膜炎の予防と治療に関するガイドライン（2008年改訂版）．http://www.j-circ.or.jp/guideline/pdf/JCS2008_miyatake_h.pdf（access：2014年4月1日）
3) Rangel-Frausto MS, et al：The natural history of the systemic inflammatory response syndrome (SIRS)：a prospective study. JAMA 273：117-123, 1995
4) Peter JV, et al：A metaanalysis of treatment outcomes of early enteral versus early parenteral nutrition in hospitalized patients. Crit Care Med 33：213-220, 2005
5) Cruz DN, et al：Early use of polymyxin B hemoperfusion in abdominal septic shock：the EUPHAS randomized controlled trial. JAMA 301：2445-2452, 2009
6) Levi M, et al：Guidelines for the diagnosis and management of disseminated intravascular coagulation. British Committee for Standards in Haematology. Br J Haematol 145：24-33, 2009

105. プロカルシトニンの意義

鈴木紘子

プロカルシトニンは，元来は甲状腺 C 細胞で合成されるカルシトニンの前駆物質であるが，細菌感染時には甲状腺以外の臓器でも産生されるようになるため，感染症マーカーとして用いられる[1]。細菌感染時には92％で上昇が認められるが，ウイルス感染では73％で正常値となり[2]，**細菌感染に特異的**なマーカーである。

臨床においてよく使われる炎症マーカーである CRP と比較し，プロカルシトニンは炎症の発症後2～3時間と早期に上昇する[1]こと，また，慢性炎症性疾患では上昇せず，ステロイドなどの薬剤の影響を受けにくい[2]ことなどが特徴的である（外来検査は適応外である）。

プロカルシトニンは腎機能の低下に伴い体外への排泄量が減少するため，その基準値は腎機能正常者が 0.05 ng/mL 以下であるのに対し，**透析患者では 0.5 ng/mL 以下**[2]とされている。また**透析によって除去される**[1]ため，透析患者の場合は**透析前に測定**することが望ましい。特に，high-flux膜を使用している患者では，透析終了後48時間経過していてもプロカルシトニン値が前値までもどらないという報告があり，解釈に注意を要する[3]。

プロカルシトニンも CRP も感染症患者の病態把握に有用なマーカーではあるが，これらの数値だけではなく患者の全身状態やその他の検査などを総合して病態を診断することが重要である。

参考文献
1) 池田（神村）麻穂子，畠山修司：感染症マーカー．腎と透析第68（増大号）：745-747，2010

2) 大薗英一, 岡松健太郎：秋澤忠男（監） 深川雅史（編）：プロカルシトニン. 透析患者の検査値の読み方, 改訂第3版. pp417-418, 日本メディカルセンター, 東京, 2013
3) 相川直樹：細菌感染のバイオマーカーとしてのprocalcitonin. 日透析医会誌 29：106-112, 2014

6 感染症

106. 抗菌薬のスペクトルと透析用量

鈴木紘子

概 要

薬物の排泄経路は，腎排泄性と胆汁排泄性の2種類に分類される。尿中未変化体排泄率が50％以上の場合に腎排泄性，50％以下の場合に胆汁排泄性という[1]。腎機能が低下した透析患者では，腎排泄性の薬物の血中濃度が上昇しやすく，**薬効の増強や副作用の頻度が増大する危険性があるため，投与量や投与間隔を調節する必要がある**[2]。

代表的な抗菌薬は尿中排泄率の高い薬物が多く，蛋白結合率が低いため，透析で除去されやすい（透析性が高い）。しかし，新薬は添付文書内に透析性に関する記載がないことが多く，**透析患者の感染症に対し抗菌薬を使用する際には用法・用量に注意を要する**。臨床現場でよく使われる抗菌薬の透析患者における用量および用法を表に示す[3,4]。

副作用

主に頻度が高いものとしては，不整脈（QT延長症候群など），残腎機能の低下，中枢神経症状（意識障害や痙攣，せん妄，錐体外路症状など），消化器症状（悪心や嘔吐，下痢，肝酵素上昇など），血液異常（白血球減少や血小板減少など），アレルギー症状（発赤や発疹など）などがあげられる[5,6]。併用薬物との相互作用によって異なる副作用を引き起こすこともある。

対 策

アレルギー症状などの副作用が出現した際は，直ちに投与を中止する。透析患者に抗菌薬を使用する際は，必ず問診でアレルギーがないことを確認し，添付文書の透析用量や用法を投与すべきである。

表　主要な抗菌薬の透析用量

		一般名	商品名	透析用量	透析性	主要排泄路
ペニシリン系		スルバクタムナトリウム・アンピシリンナトリウム配合（SBT/ABPC）	ユナシンS注	1.5～3 g 24時間ごと 透析日は透析後投与	○	腎
		タゾバクタムナトリウム・ピペラシリンナトリウム配合（PIPC/TAZ）	ゾシン注	2.25～4.5 g 12時間ごと	○	腎
		ピペラシリンナトリウム（PIPC）	ペントシリン注	0.5～2 g 12～24時間ごと 透析日は透析後投与	○	腎
セフェム系	第一世代セフェム	セファゾリンナトリウム（CEZ）	セファメジンα注	0.5～1 g 24時間ごと 透析日は透析後投与	○	腎
	第二世代セフェム	セフォチアム塩酸塩（CTM）	パンスポリン注	0.5～1 g 24時間ごと 透析日は透析後投与	○	腎
		フロモキセフナトリウム（FMOX）	フルマリン注	0.5 g　24時間ごと 透析日は透析後投与	○	腎
	第三世代セフェム	セフトリアキソンナトリウム水和物（CTRX）	ロセフィン注	1～2 g 24時間ごと	×	腎・肝
		セフタジジム水和物（CAZ）	モダシン注	1 g　24時間ごと 透析日は透析後投与	○	腎
		セフジニル（CFDN）	セフゾン経口	100～200 mg 分1～2 透析日は透析後投与	○	腎・肝
		セフカペンピボキシル塩酸塩水和物（CFPN-PI）	フロモックス経口	100 mg　分1 透析日は透析後投与	○	腎
		セフジトレンピボキシル（CDTR-PI）	メイアクト経口	100～200 mg 分1～2	×	腎・肝
	第四世代セフェム	セフォゾプラン塩酸塩（CZOP）	ファーストシン注	0.5 g　24時間ごと 透析日は透析後投与	○	腎

表 つづき

		一般名	商品名	透析用量	透析性	主要排泄路
セフェム系	β-ラクタマーゼ阻害薬配合剤	スルバクタムナトリウム・セフォペラゾンナトリウム配合 (SBT/CPZ)	スルペラゾン注	腎機能正常者と同じ (1〜4 g 12時間ごと)	×	腎・肝
カルバペネム系		メロペネム水和物 (MEPM)	メロペン注	1回 0.25〜0.5 g 24時間ごと 透析日は透析後投与	○	腎
		パニペネム・ベタミプロン配合 (PAPM/BP)	カルベニン注	0.5 g 24時間ごと 透析日は透析後投与	○	腎
		イミペネム・シラスタチンナトリウム配合 (IPM/CS)	チエナム注	0.25 g 24時間ごと 透析日は透析後投与	○	腎
		ドリペネム水和物 (DRPM)	フィニバックス注	0.25〜0.5 g 24時間ごと 透析日は透析後投与 緑膿菌には 0.5 g 24時間ごと	○	腎
		ビアペネム (BIPM)	オメガシン注	0.3 g 24時間ごと 透析日は透析後投与	○	腎
ニューキノロン系		モキシフロキサシン塩酸塩 (MFLX)	アベロックス経口	腎機能正常者と同じ (400 mg 分1)	×	腎・肝
		レボフロキサシン水和物 (LVFX)	クラビット経口/注	初日 500 mg 分1 3日目以降 250 mg を2日に1回	△	腎
		シプロフロキサシン (CPFX)	シプロキサン注	低用量 (200 mg) 24時間ごとに投与 状態に応じて慎重投与	×	腎
		ガレノキサシンメシル酸水和物 (GRNX)	ジェニナック経口	腎機能正常者と同じ (400 mg 分1)	×	腎
マクロライド系		クラリスロマイシン (CAM)	クラリス/クラリシッド経口	200 mg 分1	?	肝・腎
		アジスロマイシン水和物 (AZM)	ジスロマック経口	腎機能正常者と同じ (500 mg 分1)	×	肝

表 つづき

	一般名	商品名	透析用量	透析性	主要排泄路
アミノグリコシド系	ゲンタマイシン硫酸塩（GM）	ゲンタシン注	1.6 mg/kg 毎透析後（※）	○	腎
リンコマイシン系	クリンダマイシンリン酸エステル（CLDM）	ダラシンS注	腎機能正常者と同じ (600〜2,400 mg 6〜12時間ごと)	×	肝

(※) 中毒域と治療域が近く TDM を行うことが望ましい。
○あり，×なし，△ダイアライザの種類による，? データなし

〔文献3, 4), 各薬剤添付文書より引用, 一部改変〕

参考文献

1) 鈴木正司：1 透析症例の薬物動態の基礎. 信楽園病院腎センター（編）：透析療法マニュアル, 改訂第7版, pp471-476, 日本メディカルセンター, 東京, 2010
2) 日本腎臓学会（編）：22 CKDにおける薬物治療の注意. CKD診療ガイド 2012, pp94-99, 東京医学社, 東京, 2012
3) 日本腎臓学会（編）：付表：腎機能低下時の薬剤投与量. CKD診療ガイド 2012, pp100-128, 東京医学社, 東京, 2012
4) 鈴木正司：2 おもな薬剤の使用方法. 信楽園病院腎センター（編）：透析療法マニュアル, 改訂第7版, pp477-481, 日本メディカルセンター, 東京, 2010
5) John T, et al：Ⅵ 透析患者における抗菌薬の使用. 飯田喜俊他（監訳）：臨床透析ハンドブック, 第4版, pp431-441, メディカル・サイエンス・インターナショナル, 東京, 2009
6) 清水朋一：泌尿器感染症. 「腎と透析」編集委員会（編）：腎疾患治療薬マニュアル 2013-14, pp563-566, 東京医学社, 東京, 2013

107. 筋痙攣

堀越 周

概要

HD 患者の筋痙攣は**下肢つり**（別名：こむら返り）の頻度が最も多く，透析中の終盤から終了直後や帰宅後の就寝中に出現することが多い。

一般的には運動不足が最多の原因とされているが，透析患者における原因の特徴として，**筋肉細胞の異常収縮（急速かつ過剰な除水・循環血漿量低下・血漿浸透圧低下による局所血流の低下，L-カルニチン欠乏）や筋肉興奮性の亢進（低 Ca 血症，低 Na 血症，酸塩基平衡の急激な変化**など）が関与している[1,2]。

対策

HD 患者における筋痙攣は起こさないようにすることが大切であり，予防と治療を表に示す[3,4]。

予防には透析間の体重増加を減らすことが重要であり，食事指導などで食塩制限と水分制限などの対策が必要である。最大透析間隔日の体重増加を6％未満にして平均除水速度を15 mL/kg/h 以下を目指すが，これでも筋痙攣が出現する場合は5％以下に抑えることが望ましい。また，血圧の低下を伴う場合，心拡大・浮腫の有無を評価したうえで DW の再評価や透析療法の変更，計画的な除水なども有効である。

最近では，脂肪酸や筋肉の代謝に重要なカルニチンが透析患者では欠乏しがちであり，カルニチン補充療法が筋痙攣に有効であったと報告されている（「91. カルニチン代謝異常」の項を参照）[2]。

参考文献

1) 上田佳恵, 他：下肢のつれがある場合にはどのように鑑別し, 対応すれ

表 筋痙攣の予防と治療

筋痙攣の予防	筋痙攣出現時の治療
1．透析時低血圧の予防 ・透析間の体重増加を5％以下にする。 ・除水速度を1.0L/h以上としない。 ・透析時間の延長 ・DWの見直し ・透析液の見直し ・貧血のコントロール ・HDF（on-lineまたはoff-line）への変更 ・降圧薬の調節 2．薬物療法 ・昇圧薬（アメジニウムメチル硫酸塩：リズミック®，ドロキシドパ：ドプス®など） ・芍薬甘草湯® ・レボカルニチン（エルカルチン®） ・ビタミンE・C・Bの補充 3．その他 ・透析中の体位変更 ・筋肉伸展運動 ・筋肉の加温	1．透析法の変更 ・除水速度の変更・中止 ・透析中断 2．薬物療法 ・生理食塩水100～200 mLの急速静注 ・芍薬甘草湯®（投与後数分から10分以内に効果を示し，症状出現後の服用も有用）：2.5 g/包を筋痙攣出現時に屯服 ・高張液（10％塩化Na 10～20 mL，50％Glu 20 mL） ・グルコン酸Ca（カルチコール®注8.5％ 5～10 mL） 3．その他 ・筋肉のマッサージと伸展 ・非ステロイド性抗炎症薬の塗布・貼付

〔文献3，4）を参考にして作成〕

ばよいでしょうか？ 腎と透析66：476-477，2009
2) Lynch KE, et al：Effect of L-carnitine on dialysis-related hypotention and muscle cramps. Am J Kidney Dis 52：962-971, 2008
3) 岡田 規：透析患者に対する薬の使い方 対症療法 筋痙攣・筋硬直. 腎と透析74（増刊号）：349-352，2013
4) 窪島真吾：筋肉の痙攣 いらいらの原因と対策について教えてください．腎と透64：616-618，2008
5) 伊丹儀友，他：筋痙攣．大平聖爾，他（編）：血液透析施行時のトラブル・マニュアル．症例別・トラブル別にみた対応策，改訂第2版，pp105-111，日本メディカルセンター，東京，2008

108. しゃっくり

堀越 周

概　要

しゃっくりとは，別称「吃逆（きつぎゃく）」といい，横隔膜や内腹斜筋などの呼吸筋に突発的に生じる痙攣により誘発され，呼吸に伴う空気が声門を通過した後に，その声門が突発的に閉塞するため"ヒック"という特徴的な声音を発する現象で，一般的にほとんどが24時間以内に自然回復をする一過性かつ良性であるため，重要視されないことが多い[1]。ただし，まれではあるが48時間以上の持続性や繰り返し発症する反復性は，難治性吃逆（表1）として器質的疾患や代謝疾患などの精査を行う必要があり，診断の進め方をフローチャートに示す（図）[1]。

表1　難治性吃逆の原因

1. 中枢神経系
   脳の腫瘍や炎症，外傷，てんかん，変性疾患など
2. 中毒・代謝異常
   アルコール中毒，尿毒症，糖尿病，痛風，電解質異常など
3. 横隔膜刺激
   胸・腹部の腫瘍や炎症，心筋梗塞，ペースメーカーなど
4. 迷走神経刺激
   頸部・胸部・腹部の腫瘍や炎症，大動脈瘤，腸閉塞など
5. 全身麻酔
   不適切な換気，挿管，麻酔薬など
6. 手術後
   開胸・開腹後，横隔膜隣接臓器の操作など
7. 感染症
   各臓器の感染症，インフルエンザ，帯状疱疹など
8. 心因性
   神経症，精神的ショックなど
9. 原因不明

〔文献2）より引用，一部改変〕

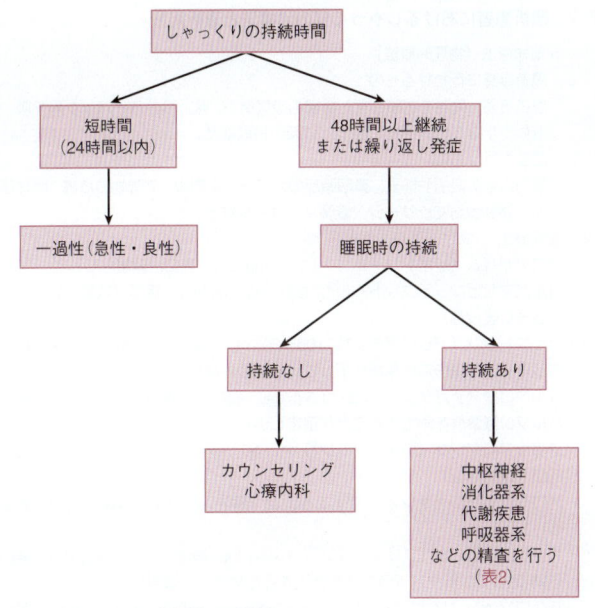

```
         ┌──────────────────┐
         │ しゃっくりの持続時間 │
         └──────────────────┘
          ↓                ↓
  ┌──────────────┐   ┌──────────────────┐
  │   短時間     │   │ 48時間以上継続    │
  │ (24時間以内) │   │ または繰り返し発症 │
  └──────────────┘   └──────────────────┘
          ↓                ↓
  ┌──────────────┐   ┌──────────────┐
  │一過性(急性・良性)│   │ 睡眠時の持続 │
  └──────────────┘   └──────────────┘
                       ↓         ↓
                  ┌────────┐ ┌────────┐
                  │持続なし│ │持続あり│
                  └────────┘ └────────┘
                       ↓         ↓
              ┌──────────────┐ ┌──────────────┐
              │ カウンセリング │ │ 中枢神経     │
              │ 心療内科     │ │ 消化器系     │
              └──────────────┘ │ 代謝疾患     │
                               │ 呼吸器系     │
                               │ などの精査を行う│
                               │ (表2)        │
                               └──────────────┘
```

図 しゃっくり（吃逆）の診断フローチャート

〔文献1）より引用，一部改変〕

治療

一般的には**非薬物療法を優先**に行い，薬物療法はクロナゼパム（リボトリール®，ランドセン®）またはクロルプロマジン（コンタミン®，ウインタミン®）を第一選択に用いる[1]。透析患者におけるしゃっくりの治療法および薬物療法の透析用量について表2に示す[1,2]。

対策

難治性吃逆は男性に多く，その9割が何らかの器質的異常を伴っているといわれている。一方，女性の場合にはヒステリーなどの心因性のものが多く，睡眠中には消失するのが特徴である[2]。

透析患者における吃逆は，古くから尿毒症の一症状と記されているが，尿毒症の悪化に伴って頻回に引き起こされることは

表2　透析患者におけるしゃっくりの治療法と透析用量

1. 非薬物療法（物理的療法）
   a. 患者自身に行わせるもの
      息こらえ，気道を閉鎖させたままの吸気努力，咳，ペーパーバック再呼吸，液体や氷などの固形物の嚥下，砂糖の摂取など．
   b. 医者が行うもの
      胃内容物の吸引や除去，鼻咽頭部のカテーテル刺激，刺激物の点鼻，眼球圧迫，頸動脈洞マッサージ，直腸マッサージなど．
2. 薬物療法
   ・クロナゼパム（リボトリール®）：1.5〜3 mg/day　経口（減量なし）
   ・カルバマゼピン（テグレトール®）：200〜800 mg/day　経口（減量なし，可能なら透析後投与）
   ・フェニトイン（アレビアチン®）：100〜300 mg/day　経口　静注（通常使用と同じでいいが蛋白結合率が低下しているため注意が必要）
   ・バルプロ酸（デパケン®）：0.6〜1.5 g/day　経口（減量の必要はないが遊離型バルプロ酸濃度を測定することが望ましい）
   ・クロルプロマジン（ウインタミン®）25〜50 mg/回　静注後，50〜60 mg/day　経口（減量なし）
   ・ハロペリドール（セレネース®）：2 mg/回　静注　5〜10 mg/day　経口（減量なし）
   ・メトクロプラミド（プリンペラン®）：10 mg/回　静注　10〜40 mg/day　経口（透析患者では肝クリアランスが低下するため1/3に減量）
   ・バクロフェン（リオレサール®）：5〜60 mg/day　経口（尿中未変化体排泄率が高いため減量を要する．5 mg/dayから投与開始）
   ・ニフェジピン（アダラート®）：10〜80 mg/day　経口（減量なし）
   ・芍薬甘草湯®：エキス製剤　7.5 g/day

投与用量：（　）内は透析患者に対する投与量　〔文献1, 2）より引用，一部改変〕

考えにくい[1]．透析患者における吃逆の誘発には，体液調節や種々の合併症なども関与しているため，性別に関係なく鑑別診断に進み対症療法または根本治療を行う[3]．

参考文献

1) 川口　洋：しゃっくり（吃逆）．hiccup．大平聖爾，他（編）：血液透析施行時のトラブル・マニュアル，改訂第2版，pp196-203，日本メディカルセンター，東京，2008
2) 矢井直久，他：しゃっくり．臨床医 25（増刊号）：174-176，1999
3) 長根　裕：しゃっくり．臨牀透析 2：308-309，1986

109. レストレスレッグス症候群

森内正理

概 要

レストレスレッグス症候群（restless legs syndrome：RLS）は，安静時や夜間就寝時に脚の不快な感覚を自覚し，脚をじっとしていられないことを特徴とする疾患で，"下肢静止不能症候群"とも呼ばれ，HD患者における有病率は28.7%と高率であると報告されている[1〜3]。表1にRLSの分類を示す。主な症状としては，**むずむず感，いらいら感**などを訴えることが多い。HD患者は週3回3〜4時間ベッド上に拘束されているため，透析中や夜間睡眠時に症状が増悪し，重症例では不眠を訴えることもある。

対 策

HD患者の予防策は，**規則的生活習慣（適度な運動や体重の管理など）**を基本として，CKDの合併症である腎性貧血やCKD-MBDなどのコントロール，原因薬物〔抗精神薬（セレネース®，ジプレキサ®，リスパダール®などの定型・非定型抗精神病薬）やセロトニン拮抗薬（選択的セロトニン再取り込み阻害薬：SSRIなど），抗ヒスタミン薬（アレロック®，アレグラ®など）〕の中止または減量，適度なマッサージなどである。

表1 RLSの原因による分類

1. 特発性（一次性）レストレスレッグス症候群
2. 二次性レストレスレッグス症候群
   他の疾患または薬剤が原因，鉄欠乏性貧血，ビタミンB欠乏，関節リウマチ，慢性腎不全（透析中），バルビツール系薬剤，多発神経炎，葉酸欠乏，うっ血性心不全，妊娠中，カフェイン，パーキンソン病，胃切除後，抗精神病薬，脊髄疾患

〔文献1）より引用，一部改変〕

表2 RLS の重症度スケール

1. この1週間を全体的にみて，レストレスレッグス症候群による足や腕の不快な感覚はどの程度でしたか？
   とても強い：4点，強い：3点，中ぐらい：2点，弱い：1点，全くなし：0点
2. この1週間を全体的にみて，レストレスレッグス症候群の症状のために動き回りたいという欲求はどの程度でしたか？
   とても強い：4点，強い：3点，中ぐらい：2点，弱い：1点，全くなし：0点
3. この1週間を全体的にみて，レストレスレッグス症候群によるあなたの足または腕の不快な感覚は，動き回ることによってどれくらいおさまりましたか？
   全くおさまらなかった：4点，少しおさまった：3点，中ぐらい：2点，全くなくなった，または，ほぼなくなった：1点，レストレスレッグス症候群による症状はなかった：0点
4. レストレスレッグス症候群の症状によるあなたの睡眠の障害はどれくらいひどかったですか？
   とても重症：4点，重症：3点，中ぐらい：2点，軽い：1点，全くなし：0点
5. レストレスレッグス症候群の症状によるあなたの昼間の疲労感または眠気はどれくらいひどかったですか？
   とても重症：4点，重症：3点，中ぐらい：2点，軽い：1点，全くなし：0点
6. 全体的に，あなたのレストレスレッグス症候群はどれくらいひどかったですか？
   とても重症：4点，重症：3点，中ぐらい：2点，軽い：1点，全くなし：0点
7. あなたのレストレスレッグス症候群の症状があったときどれくらいの頻度で起こりましたか？
   とても頻繁（1週間に6～7日）：4点，頻繁（4～5日）：3点，時々（2～3日）：2点，たまに（1日）：1点，全くなし：0点
8. あなたのレストレスレッグス症候群の症状があったとき平均してどれくらいひどかったですか？
   とても重症（24時間に8時間以上）：4点，重症（3～8時間）：3点，中ぐらい（1～3時間）：2点，軽い（1時間未満）：1点，全くなし：0点
9. この1週間を全体的にみて，レストレスレッグス症候群の症状は，あなたが日常的な生活をするうえでどれくらいひどく影響しましたか？ 例えば，家族との生活，家事，社会生活，学校生活，仕事などについて考えてみてください。
   とても強く影響した：4点，強く影響した：3点，中ぐらい影響した：2点，軽く影響した：1点，全く影響なし：0点
10. レストレスレッグス症候群の症状によって，例えば，腹が立つ，ゆううつ，悲しい，不安，いらいらするといったようなあなたの気分の障害はどれくらいひどかったですか？
    とても重症：4点，重症：3点，中ぐらい：2点，軽い：1点，全くなし：0点

0～10：軽度，11～20：中等度，21～30：高度，31～40：非常に高度

〔文献4，5）より引用，一部改変〕

表3 RLSの主な治療薬の透析用量

1. ドパミン受容体刺激（作動）薬：非麦角系ドパミンアゴニスト
   プラミペキソール（ビ・シフロール®）*1〜3：初期量 0.125 mg/day，維持量 0.25 mg/day（最大量 0.75 mg/day）
   ロチゴチン（ニュープロパッチ®）*1,2：初期量 2.25 mg/day，維持量 4.5〜6.75 mg/day（最大量 6.75 mg/day）唯一の経皮吸収型薬剤
   ロピニロール（レキップ®）*1〜3：初期量 0.25 mg/day，0.25 mg/day ずつ増量して投与（最大量は添付文書参照）主に肝代謝のため腎不全で用量調節は必要ないとされる（保険適用外）
2. ドパミン前駆物質
   レボドパ（ドパストン®）*3：100〜200 mg/day の少量投与（保険適用外）
3. 抗てんかん薬
   カルバマゼピン（テグレトール®）*3：200〜600 mg/day の投与（保険適用外）
4. ベンゾジアゼピン系薬剤
   クロナゼパム（リボトリール®）*3：初回 0.5〜1.0 mg/day，維持量 2〜6 mg/day の投与（保険適用外）
   ジアゼパム（セルシン®）*3：やニトラゼパム（ベンザリン®）の投与（保険適用外）
5. ビタミン，その他
   ビオチン，またはビタミン B_{12}，葉酸などの補充

*1：前兆のない突発的睡眠および傾眠などを患者に説明し，服用中には自動車の運転・機械の操作・高所作業などの危険を伴う作業に従事不可。
*2：急激な減量又は中止により，悪性症候群を誘発することがあるため，減量又は中止が必要な場合は漸減。
*3：腎機能障害で蓄積する可能性があるため慎重投与。

〔文献6）より引用，一部改変〕

またカフェインやアルコール，ニコチンなどの嗜好を控え，テレビや音楽鑑賞，読書などの気分転換を積極的に取り組むことが大切である[4]。

レストレスレッグス症候群重症度スケール（International Restless Legs Syndrome Study Group Rating Scale：IRLS）[5,6]（表2）の中等度以上は薬物療法を選択することが多く，RLSの治療に用いられる主な薬物の透析用量を表3に示す[7]。

近年では，透析患者のRLSに対してon-line HDFを施行し，低分子量蛋白の除去効率を上げることで症状改善がみられたとする報告や[8]，ポリエステル系ポリマーアロイ（polyester polymer alloy：PEPA®）膜ダイアライザの使用で症状の改善がみられたという報告がある[9]。RLSの治療判断基準にもIRLSを

用いることが可能で，効果のない治療は継続すべきではない．

参考文献

1) 葉山修陽，他：レストレスレッグス症候群．腎と透析 72：499-502, 2012
2) Kawauchi A, et al：Restless legs syndrome in hemodialysis patients. Clin Nephrol 66：440-446, 2006
3) Oka Y, et al：Restless legs syndrome and periodic limb movement during sleep among hemodialysis patients. Sleep 27：A304-305, 2004
4) 大坪　茂：レストレスレッグス症候群．腎と透析 70：632-636, 2011
5) Allen RP, et al：Restless legs syndrome：diagnostic criteria, special considerations and epidemiology：a report from the restless legs syndrome diagnosis and epidemiology workshop at the National Institute of Health. Sleep Med 4：101-119, 2003
6) 井上雄一，他：レストレスレッグス症候群（RLS）だからどうしても脚を動かしたい，アルタ出版，東京，2008
7) 栗原　怜，他：「下肢の違和感」と，透析中・透析終了後「下肢のけいれん」が強い，どうしよう？　秋澤忠男（編）：透析療法　これは困ったぞ，どうしよう！, 中外医学社，東京，2008
8) 政金生人：異論・争論　栄養学的な見地から見直されてきた前希釈 HDF の有効性．Clin Eng 18：128-133, 2007
9) 門崎弘樹，他：レストレスレッグス症候群（RLS）改善を目的とした PEPA 膜ダイアライザーの使用経験．腎と透析 72（別冊）：51-53, 2012

110. 不眠症

高島弘至

概要

透析患者の睡眠障害は，**不眠症，睡眠時無呼吸症候群**，睡眠中に四肢の不随意運動が生じる**周期性四肢運動障害**，睡眠中に下肢を中心とする異常感覚が生じる**レストレスレッグス症候群，うつ状態などを高頻度に合併し，かつ重複して持っている**ことが特徴である[1]。睡眠障害はQOLを損なう大きな要因であり，透析患者に特有の要素を考慮し，適切に対処することが重要である。

症状と疾患

不眠症とは以下の4つの症状による睡眠障害があり，それを原因とする日中の体調異常などをきたした場合をいう。透析患者に起こりやすい疾患と合わせて述べる[2]。

1．入眠障害

入床後なかなか寝つけない状態で入眠までに30分以上かかる状態。

疾患：皮膚のかゆみ，周期性四肢運動障害，レストレスレッグス症候群，骨痛，関節痛，心理的要因を契機とした睡眠障害である精神生理性不眠症，睡眠時間帯が後ろにずれてしまい朝起きることが困難となる睡眠相後退症候群など。

2．中途覚醒

夜間睡眠中に何度も目が覚めることで睡眠が悪くなる状態。

疾患：皮膚のかゆみ，周期性四肢運動障害，レストレスレッグス症候群，骨痛，関節痛，精神生理性不眠症，睡眠相後退症候群に加え，睡眠時無呼吸症候群，うつ病，うつ状態など。

3．早朝覚醒

起床の時刻より1～2時間ほど早めに目が覚めてしまう状態。

疾患：うつ病，うつ状態，睡眠相後退症候群，アルコール依存睡眠状態など。

4．熟眠障害

睡眠時間は確保されているが起床時に眠った感じがしない，眠りが浅く感じる状態。

疾患：睡眠時無呼吸症候群，周期性四肢運動障害，うつ病，うつ状態など。

診 断

"眠れない"という訴えをより具体的に把握することが重要[1]であり，不眠に随伴する自覚症状とともに不眠のパターンも合わせて確認する。睡眠障害スクリーニングフローチャートを図に示す[1,3]。

治 療

不眠の原因となる身体疾患，精神疾患があればそれに対応し，睡眠を妨げるような環境，生活要因を改善するための睡眠衛生指導（一定の生活リズム，適度な運動，午前中に光を浴びる，昼寝は短くし，午後の早い時間に布団に入らない，静かで快適な寝室環境，カフェイン・アルコール・喫煙を控えるなど）を行う[1]。また，ヨガ療法など自律神経の働きを高める運動療法，バイオフィードバック療法，自律訓練法，森田療法，認知療法，高照度光療法なども有効である[1]。不眠症も生活習慣病の1つであることを認識し，規則正しい生活を過ごし，透析中に寝ない工夫をすることも重要である。

不眠の訴えに対して安易に薬物療法に頼ってはならないが，不眠が患者の日常生活に重大な悪影響を及ぼしている場合には睡眠導入薬を考慮する。一般的なベンゾジアゼピン受容体作動薬には，**超短時間型や短時間型，中時間型，長時間型**がある。これらは睡眠状態や半減期によって用いられており，透析患者では蛋白結合率の低下や代謝産物の蓄積などを考慮して，通常初期用量の1/2〜1/3から開始することが望ましいとなっている[4]。しかし，入眠効果は初期用量の1/2から開始することでは不十分なことが多く，通常初期用量から開始することも少な

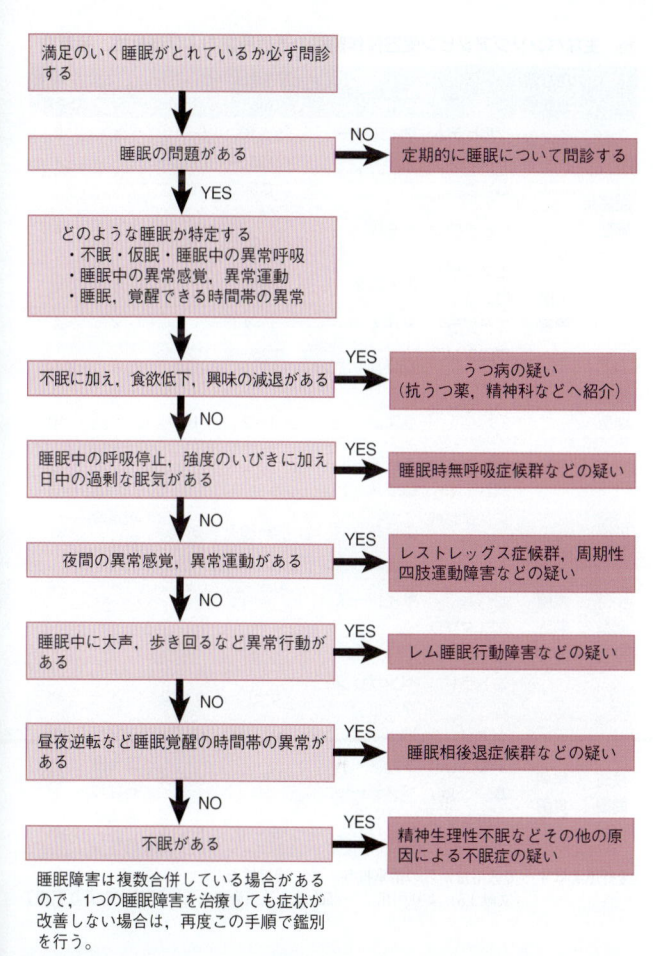

```
満足のいく睡眠がとれているか必ず問診
する
          ↓
     睡眠の問題がある  ──NO──→ 定期的に睡眠について問診する
          ↓ YES
どのような睡眠か特定する
・不眠・仮眠・睡眠中の異常呼吸
・睡眠中の異常感覚，異常運動
・睡眠，覚醒できる時間帯の異常
          ↓
不眠に加え，食欲低下，興味の減退がある ──YES──→ うつ病の疑い
                                              （抗うつ薬，精神科などへ紹介）
          ↓ NO
睡眠中の呼吸停止，強度のいびきに加え ──YES──→ 睡眠時無呼吸症候群などの疑い
日中の過剰な眠気がある
          ↓ NO
夜間の異常感覚，異常運動がある ──YES──→ レストレッグス症候群，周期性
                                       四肢運動障害などの疑い
          ↓ NO
睡眠中に大声，歩き回るなど異常行動が ──YES──→ レム睡眠行動障害などの疑い
ある
          ↓ NO
昼夜逆転など睡眠覚醒の時間帯の異常が ──YES──→ 睡眠相後退症候群などの疑い
ある
          ↓ NO
     不眠がある  ──YES──→ 精神生理性不眠などその他の原
                         因による不眠症の疑い
```

睡眠障害は複数合併している場合があるので，1つの睡眠障害を治療しても症状が改善しない場合は，再度この手順で鑑別を行う。

図　睡眠障害スクリーニングフローチャート〔文献 1,3）より引用，一部改変〕

くない（**表**）[1,5]。

　睡眠導入作用と睡眠覚醒リズム調節作用を持つメラトニン受容体作動薬であるラメルテオン（ロゼレム®）は新しい入眠作用機序と期待され，依存性がないのが特徴で，透析用量は通常用量の 8 mg と同用量である[5,6]。ベンゾジアゼピン系睡眠薬で

表 主なベンゾジアゾピン受容体作動薬の透析用量および透析性, 半減期

作用型	主な睡眠状態	一般名	商品名	通常用量 (mg)	透析用量 (mg)	透析性	半減期 (時間)
超短時間型	入眠障害	ゾルピデム	マイスリー	5〜10	5〜10	×	2
		トリアゾラム	ハルシオン	0.125〜0.5	0.125〜0.5	×	2〜4
		ゾピクロン	アモバン	7.5〜10	7.5〜10	×	4
		エスゾピクロン	ルネスタ	1〜3	1〜2	×	5
短時間型		エチゾラム	デパス	1〜2	1〜2	×	6
		ブロチゾラム	レンドルミン	0.25〜0.5	0.25〜0.5	×	7
		リルマザホン	リスミー	1〜2	1〜2	×	10
		ロルマタゼパム	エバミール・ロラメット	1〜2	1〜2	×	10
中時間型	中途覚醒熟眠障害	ニメタゼパム	エリミン	3〜5	3〜5	該当資料なし	21
		フルニトラゼパム	ロヒプノール・サイレース	0.5〜2	0.5〜2	×	24
		エスタゾラム	ユーロジン	1〜4	1〜4	×	24
		ニトラゼパム	ベンザリン・ネルボン	5〜10	5〜10	×	28
長時間型	早朝覚醒	クアゼパム	ドラール	15〜30	15〜30	×	36
		フルラゼパム	ダルメート・ベノジール	10〜30	10〜30	該当資料なし	65
		ハロキサゾラム	ソメリン	5〜10	5〜10	該当資料なし	85

透析患者はすべて低用量からの慎重投与。×：透析性なし。
〔文献 1,5) より引用, 一部改変, 該当資料なしは添付文書より引用〕

は筋弛緩作用による呼吸抑制などで問題となる閉塞性肺疾患や睡眠時無呼吸症候群などで有用であり，透析患者での睡眠覚醒リズムのずれやメラトニンの異常分泌を改善できる可能性があるが，効果に個人差があり，生活習慣の改善と合わせて継続して経過をみる必要がある。

対　策

　ベンゾジアゼピン系睡眠導入剤の副作用に依存性の問題があ

る。睡眠導入薬を1カ月以上連続服用すると体に耐性ができ，以前と同じ用量では効果がなくなり，急に服薬を中止すると，強いイライラ，吐き気，服用前よりも強い不眠症状である反跳性不眠などの不快な退薬症状が，程度には個人差があるが出現する。睡眠導入薬の減量や中止に際しては，**超短時間型や短時間型は徐々に減量しながら中止する漸減法を用い，中間型や長時間型は血中濃度の低下が穏やかであるため服用間隔を徐々に広げていく隔日法を用いて，急な服薬中断に伴う反跳性不眠や退薬症候を防ぐことが重要である**[1]。

参考文献

1) 石川元直：透析患者に対する薬の使い方　対症療法　不眠．腎と透析 74（増刊号）：449-453，2013
2) 小池茂文，他：不眠症の臨床的分類と概念　慢性腎不全（血液透析患者）．日本臨牀 67：1538-1542，2009
3) 清水哲男：睡眠障害医療におけるネットワーク構築のための医療機関連携のガイドライン作成に関する研究．平成17〜19年度総括研究報告書，p8，2008
4) 安田貴昭，他：CKDと睡眠障害　透析患者の睡眠治療．ねむりと医療 5：89-92，2012
5) 日本腎臓病薬物治療学会（監），日本腎臓学会（編）：付表：腎機能低下時の薬剤投与量．CKD診療ガイド2012，p108，東京医学社，東京，2012
6) 小池茂文：新たに検討すべき透析患者の薬物使用法（内科合併症に対する新治療薬）　睡眠薬．Modern Physician 32：417-422，2012

111. プレガバリンの透析用量

及川 治

概要

プレガバリン（リリカ®）は末梢性神経シナプスにおいて興奮性神経伝達物質の放出を抑制することで鎮痛作用を発揮し，**末梢性神経障害性疼痛**に保険適用である。末梢性の代表的疾患としては，糖尿病性末梢性神経障害，帯状疱疹後神経痛，慢性術後疼痛，幻肢痛などがあり，透析施行中の患者では透析アミロイドーシスの手根管症候群などがある[1]。透析患者には末梢性神経障害性疼痛への効果が期待できる薬剤であるとされており，透析医や整形外科医などで頻用処方されている症例に遭遇する。

腎機能障害患者では薬物代謝経路の特性がほとんど代謝されることなく未変化体として尿中に排泄される腎排泄型である。HD患者における透析性は血漿中で蛋白に結合しないため極めて高く，4時間HDで50〜60％が除去される[2]。**透析用量は，通常用量に比し，減量および補充を行わなければならない。**

用量

プレガバリンの初期用量は原則1日1回25 mgとする。その後は痛みと副作用を確認し，腎機能に応じて25 mgずつ増量する（最大投与容量は75 mgまでとする）。腎機能別用量とHD後の補充用量について表に示す[3]。

副作用

使用成績調査の結果，17.1％に副作用を認め，浮動性めまい49件，傾眠33件が多かった[4]。過剰投与時にみられる主な症状は，情動障害，傾眠，錯乱状態，抑うつ，激越，落ち着きのなさなどである。HD患者では，糖尿病性神経障害による疼痛に対してプレガバリンを過剰使用し，神経症状を呈した症例報告

表 プレガバリンの腎機能別用量と HD 後の補充用量

Ccr (mL/min)	≧60	≧30～<60	≧15～<30	<15	HD 後の補充用量
1 日投与量	150～600 mg	75～300 mg	25～150 mg	25～75 mg	
初期用量	1 回 75 mg 1 日 2 回	1 回 25 mg 1 日 3 回 または 1 回 75 mg 1 日 1 回	1 回 25 mg 1 日 1 回（2 回） または 1 回 50 mg 1 日 1 回	1 回 25 mg 1 日 1 回	25 mg または 50 mg 透析後 1 回
維持量	1 回 150 mg 1 日 2 回	1 回 50 mg 1 日 3 回 または 1 回 75 mg 1 日 2 回	1 回 75 mg 1 日 1 回	1 回 25 mg または 1 回 50 mg 1 日 1 回	50 mg または 75 mg 透析後 1 回
最高投与量	1 回 300 mg 1 日 2 回	1 回 100 mg 1 日 3 回 または 1 回 150 mg 1 日 2 回	1 回 75 mg 1 日 2 回 または 1 回 150 mg 1 日 1 回	1 回 75 mg 1 日 1 回	100 mg または 150 mg 透析後 1 回

注意：2 日に 1 回，本剤投与 6 時間後から 4 時間 HD を実施した場合のシミュレーション結果に基づく．
〔文献 3）より引用，一部改変．プレガバリン（リリカ®）添付文書を参考にして作成〕

もある[5]。

対　策

プレガバリンは腎機能に応じた適量を処方しても過剰となる患者を認めるため，副作用について十分な情報提供を患者および家族に行い，疑わしい場合には直ちに中止するように指導しておくことが重要である．

参考文献

1) 樋口輝美, 他：透析患者の末梢性神経障害性疼痛に対してのプレガバリン（商品名：リリカ®）の有用性と安全性の検討. 日透析医学会誌 45：559-566, 2012
2) Randinitis EJ, et al：Pharmacokinetics of pregabalin in subjects with various degree of renal function. J Clin Pharmacol 43：277-283, 2003
3) 日本腎臓病薬物療法学会（監），日本腎臓学会（編）：付表：腎機能低下時の薬剤投与量. CKD 診療ガイド 2012, p107, 東京医学社, 東京,

2012
4) 三浦真由美, 他：慢性疼痛治療薬の最近の話題　プレガバリン（リリカ®）. Anesthesia 21 Century 14：2840-2845, 2012
5) 福島　栄, 他：糖尿病性神経障害による疼痛に対してプレガバリンを過剰使用し神経症状を呈した血液透析患者の1例. 日透析医学会誌 44：637-641, 2011

112. 瘙痒症

岡田一義

概　要

透析患者における皮膚瘙痒症の程度，持続時間，範囲は患者個々により違い，瘙痒が軽度で特に気にならない症例から日常生活や睡眠に支障をきたして患者にストレスを与え，生活の質を低下させてしまう症例まで認める。この発症メカニズムは十分解明されていないが，外因刺激に対する痒みの感受性の亢進（皮膚乾燥，痒覚神経異常，発汗量低下など），皮膚における痒みメディエーターの過剰産生（ヒスタミン，サブスタンスＰなど），透析に由来する内因性起痒物質の蓄積（尿毒症物質，ヒスタミン遊離促進物質など），中枢における痒みメディエーターの過剰産生（オピオイドペプチド産生など）が複雑に重なり合って，重症化し，持続性かつ難治性になると考えられている[1]。

症　状

皮疹などの肉眼的皮膚変化がないにもかかわらず，痒みを訴える状態であるが，掻いた結果，掻破痕，出血斑，色素沈着などの二次的な皮膚病変が生じる場合や，軽度の湿疹，痒疹を認める場合もある。

診　断

皮疹を伴わない瘙痒で，痒みを伴う疾患が除外された場合に診断できる。

治　療

表1に治療法を示す。瘙痒症の治療効果は患者個々で異なるため，治療前後で効果判定を行い，**効果のない治療をむやみに継続しない**ことが重要である。

対　策

常日頃から，**皮膚乾燥と皮膚清潔のケア**（表2）を行い，至

表1 瘙痒症の治療

1．薬物療法
　1）外用薬
　　(1) 保湿剤：ケラチナミン軟膏®
　　(2) 抗ヒスタミン外用薬：レスタミンコーワクリーム®
　　　・皮膚乾燥を認める場合には保湿剤と混合
　　　・冷却作用があるハッカ油と混合
　　(3) 鎮痒外用薬：オイラックスクリーム®
　　(4) その他
　　　・中性保湿クリーム：アジュペック アンサンブルゲル®
　　　・植物芳香成分（精油）：アロマゲル
　　　　5％アロマゲルの作製方法
　　　　アジュペック アンサンブルゲル100gに4種類（ローズウッド，ペパーミント，ラベンダーアングスティフォリア，サベンサラ）の精油を25滴ずつ添加
　　　・植物エキス：ヨモギエキス含有製剤
　　　・カプサイシン含有製剤，ノナン酸バニリルアミド含有製剤：サブスタンスPの枯渇作用
　　　・ヘルスセーフ®：トリクロサンなどによる殺菌力/静菌力作用，角質層への浸透による皮膚保護作用
　2）内服薬
　　(1) 抗アレルギー薬：アレロック® 透析患者投与量1回2.5 mgを1日1〜2回
　　(2) 内因性オピオイド抑制薬：レミッチ®HD 患者投与量1回2.5 μgを1日1回（夕食後または就寝前）
　　(3) 漢方薬：黄連解毒湯®
　　(4) 抗アレルギー性精神安定薬：アタラックスP® 透析患者投与量1回25 mgを1日1〜2回
　3）注射薬
　　(1) 抗アレルギー薬
　　(2) 強力ネオミノファーゲンC® 1Aを透析終了時静注
2．その他
　1）抗凝固薬・ダイアライザ・血液回路・穿刺針の変更
　2）ダイアライザ洗浄液量の増加
　3）ヨモギ浴
　4）副甲状腺摘出術
　5）腎移植
　6）心のケア

〔文献1, 2）より引用，一部改変〕

適透析指標を維持し，Ca, P, PTH, Mg, 尿酸, 亜鉛, 鉄, ビタミンAをコントロールして，瘙痒を悪化させないことが重要である．瘙痒を認めた場合には，嗜好品によるアレルギーについて問診したり，好酸球数とIgEを測定する．

表2 皮膚乾燥と皮膚清潔のケア

1. 正しい入浴法
   - 頻回の入浴,熱いお湯,長時間の入浴を避ける。
   - 石鹸により皮膚表面の垢や皮脂をとる。
   - 石鹸によるこすりすぎや刺激が強い石鹸の使用による脱脂を避ける。
   - 失われた皮脂・水分を補うために,入浴後早期に保湿剤や中性ジェルを塗布する。
2. 適切な睡眠
   - 皮膚細胞の新陳代謝を促進するために十分な睡眠をとる。
3. 適切な衣類
   - 衣類を洗濯機で洗った後に,よく水洗いする。
   - 化学繊維を避け,天然素材の下着を使用する。
   - 柔らかい純綿製で,裏が毛羽立っていない肌着を使用する。
4. 適切な住居環境
   - エアコンの使用しすぎによる発汗の低下を回避する。
   - 過度の暖房による室内の乾燥を回避する。
   - 加湿器などにより,室内の湿度を一定に維持する。
   - 強い日差し,電気毛布,赤外線コタツなどを避ける。
5. 適切な運動
   - 過度の運動などによる過度の発汗を回避する。
6. ストレス解消
7. 適切な食生活
   - 適正な蛋白量を摂取する。
   - ビタミンを摂取する。
   - 香辛料,アルコール,コーヒー,冷たいジュースなどを控える。

〔文献1〕より引用,一部改変〕

瘙痒を増悪させないように,痒みを感じたときには触ったり,冷却したりして,掻かないようにする。我慢できずに掻く場合には,爪があたらないように指導する。また,掻いた後には,外用剤を塗布することも指導する。

参考文献

1) 岡田一義:透析患者における皮膚瘙痒症の治療.日透析医会誌17:391-399,2002
2) 岡田一義:アロマセラピー.阿岸鉄三(編):維持透析患者に対する補完代替医療スタンダード,pp76-83,東京医学社,東京,2012

113. アナフィラキシー

丸山範晃

概 要

アナフィラキシーとはアレルゲンの侵入により，複数臓器に全身性にアレルギー症状が惹起され，生命に危機を与えうる過敏反応のことである。また，アナフィラキシーに血圧低下や意識障害を伴う場合をアナフィラキシーショックと呼ぶ。アナフィラキシーやアナフィラキシーショックに対しては，特に迅速な対応が必要である[1]。

症 状

HD 時に生じるアナフィラキシーは，医薬品の投与後，または HD 開始後，数分から通常は 30 分以内に，蕁麻疹や瘙痒感，紅斑・皮膚の発赤などの全身的な皮膚症状がみられることが多く，最も重要な早期の症状である。しかしながら，症例によっては皮膚症状よりも悪心・嘔吐・腹痛などの消化器症状や，動悸・冷汗・血圧低下などの循環器症状が先行することがあるので注意が必要である[2]。

原 因

1) HD 施行時においては，血液と透析膜との接触，透析時に投与する薬剤などが原因となってアナフィラキシーが生じる可能性がある。**ACE 阻害薬服用中の場合，アクリルニトリルメタリルスルホン酸 Na 膜（AN69® 膜）は併用禁忌である**。これは陰性に荷電した AN69® 膜により血中キニン系の代謝が亢進し，ブラジキニン産生が増大するが，ACE 阻害の作用が加わるとブラジキニンの代謝が妨げられ，血中濃度が上昇してアナフィラキシーが出現するためである。同じ機序により ACE 阻害薬との併用が禁忌になっているものを表 1 に示す。

表1 ACE阻害薬との併用禁忌一覧

併用禁忌治療器	血液浄化方法	適応疾患
AN69®	HD	慢性腎不全,維持HD
リポソーバー® LA-15	LDL吸着	家族性高コレステロール血症
イムソーバ® TR-350	免疫吸着法	重症筋無力症
セルソーバ®	白血球除去療法	関節リウマチ
セルソーバE®	白血球除去療法	潰瘍性大腸炎

AN69:アクリルニトリルメタリルスルホン酸Na

表2 アナフィラキシーの症状別治療法

主な症状	治療
皮膚症状 ・全身紅斑,蕁麻疹,消化器症状 ・悪心,嘔吐,腹痛	H_1受容体拮抗薬(d-マレイン酸クロルフェニラミン:ポララミン®)内服または静注。
呼吸器症状 ・喘鳴,嗄声,呼吸困難	1)アドレナリン(ボスミン®:1A=1 mg/mL)筋肉注射 0.3〜0.5 mL。 2)酸素投与(マスク6〜8 L/min)。 3)ステロイド薬 軽症例には,プレドニゾロン(プレドニン®)を1 mg/kg(最大60 mg)で経口投与する。中等症以上では,ヒドロコルチゾンコハク酸エステルNa(サクシゾン®注射用,ソル・コーテフ®注射用)100〜200 mgを6〜8時間間隔で点滴静注する。 4)H_1受容体拮抗薬(ポララミン®)点滴静注。 5)β_2刺激薬(サルブタモール:ベネトリン®)0.5 mL (0.25 mg)を吸入する。 6)呼吸不全時,気管内挿管または気管切開。
循環器症状 ・動悸,冷汗,血圧低下,意識障害	上記の1〜6)に加えて 7)生理食塩水の急速輸液。収縮期血圧90 mmHgを保つようにする。 8)5〜30分間隔でアドレナリン(ボスミン®)筋肉注射 0.3〜0.5 mg。 9)ドパミン製剤(イノバン®)2〜20 μg/kg/minの併用。

〔文献1より引用,一部改変〕

2) 透析時に投与する薬剤のなかでは**メシル酸ナファモスタットはアナフィラキシーの発症率が高い**。薬事法により報告された2009年(平成21年度)にアナフィラキシーショックを起こした推定原因医薬品の発症報告数では,イオパミドール(イオパミロン®)が最多であり,メシル

酸ナファモスタット（**フサン®, コアヒビター®, ストリーム®など**）は2番目に多かったことが報告されている[3]。

治 療

すぐに透析を中止する。透析を中止する際には，抗凝固薬などが原因となっている可能性もあるため，薬剤が含まれている回路内の血液は返血しない[2]。表2にアナフィラキシーのそれぞれの症状に応じた治療法を記す。

対 策

治療によりアナフィラキシーが治まっても，その**数時間後に同様の症状が再度現れることがある。これを二相性反応という**[2]。このため，アナフィラキシーが発症してから数時間は病院で経過観察をする。可能であれば24時間は入院させて経過観察をする。

参考文献

1) 宇理須厚雄，他（監），日本小児アレルギー学会食物アレルギー委員会（編）：第6章 臨床症状と関連疾患．食物アレルギー診療ガイドライン2012，pp40-45，協和企画，東京，2011
2) 西崎祐史，他：血液透析におけるアナフィラキシーの対応．腎と透析65（増刊号）：616-620，2008
3) 厚生労働省：重篤副作用疾患別対応マニュアル．アナフィラキシー．http://www.info.pmda.go.jp/juutoku/file/jfm0803003.pdf（access：2014年2月）

114. 食事療法

岡田一義

概　要

厚生労働省の日本人食事摂取基準に準拠し，日本腎臓学会が作成したCKDの食事療法を表1に示す[1]。

1．エネルギー

HDでは，保存期と同様であり，糖尿病と非糖尿病で区別していない。PDでは，腹膜からのGlu吸収エネルギー量は，使用透析液濃度，総使用液量，貯留時間，腹膜機能などの影響を受けるため，腹膜吸収エネルギー量を考慮し，糖尿病の場合には30～32 kcal/kg標準体重/dayを目安にする[2]。

2．たんぱく質

進行した保存期では，腎機能を保護するために厳しい制限(0.6～0.8 g/kg標準体重/day)が必要である。HDでは，たんぱく質の原料となるアミノ酸が透析液中に失われ，アミノ酸を補充するために一定量のたんぱく質を取り，良好な栄養状態を維持する必要があり，0.9～1.2 g/kg標準体重/dayに増加する。一方，PDでは，排液中へのたんぱく質の喪失は，PD処方により影響を受け，交換する液量が増えるとたんぱく質とアミノ酸の損失は増加する。以前は，たんぱく質摂取量は1.2 g/kg標準体重/day以上を目標とすることが提唱されていたが，適正なエネルギー摂取を前提とした場合，0.9～1.2 g/kg標準体重/dayを推奨している[2]。なお，厚生労働省の日本人食事摂取基準では，健常日本人のたんぱく質摂取量は0.9 g/kg実体重/dayとなっている[3]。

3．塩分

塩分の過剰摂取は心血管病および死亡のリスクを増加させるため，HDでは，保存期と同様に6 g/日未満に制限する。PDの

表1 CKD患者における食事療法

ステージ（GRF）	エネルギー (kcal/kgBW/day)	たんぱく質 (g/kgBW/day)	食塩 (g/day)	K (mg/day)
ステージ1 (GFR≧90)	25～35	過剰な摂取をしない	3≦ ＜6	制限なし
ステージ2 (GFR 60～89)	25～35	過剰な摂取をしない	3≦ ＜6	制限なし
ステージ3a (GFR 45～59)	25～35	0.8～1.0	3≦ ＜6	制限なし
ステージ3b (GFR 30～44)	25～35	0.6～0.8	3≦ ＜6	≦2,000
ステージ4 (GFR 15～29)	25～35	0.6～0.8	3≦ ＜6	≦1,500
ステージ5 (GFR＜15)	25～35	0.6～0.8	3≦ ＜6	≦1,500
5D (透析療法中)	別表			

注） エネルギーや栄養素は，適正な量を設定するために，合併する疾患（糖尿病，肥満など）のガイドラインなどを参照して病態に応じて調整する。性別，年齢，身体活動度などにより異なる。
注） 体重は基本的に標準体重（BMI=22）を用いる。

ステージ 5D	エネルギー (kcal/kgBW/day)	たんぱく質 (g/kgBW/day)	食塩 (g/day)	水分	K (mg/day)	P (mg/day)
血液透析 (週3回)	30～35 [注1,2]	0.9～1.2 [注1]	＜6 [注3]	できるだけ少なく	≦2,000	≦たんぱく質 (g)×15
腹膜透析	30～35 [注1,2,4]	0.9～1.2 [注1]	PD除水量(L)×7.5 ＋尿量(L)×5	PD除水量＋尿量	制限なし [注5]	≦たんぱく質 (g)×15

注1） 体重は基本的に標準体重（BMI=22）を用いる。
注2） 性別，年齢，合併症，身体活動度により異なる。
注3） 尿量，身体活動度，体格，栄養状態，透析間体重増加を考慮して適宜調整する。
注4） 腹膜吸収Gluからのエネルギー分を差し引く。
注5） 高K血症を認める場合には血液透析同様に制限する。

〔文献1）より引用〕

塩分摂取量は，［除水量（L）×7.5g］＋［残存腎尿量1Lにつき5g］としている[1]。PD処方によってもNa除去量は異なるため，実測して指導することが望ましいが[2]，一般的にはHDと同様にすることが多い。

4．水分

水分の過剰摂取は避け，HD では，透析間体重増加を 5% 以内にするためにできるだけ少なくし，PD では，尿量＋除水量とする[1]。

5．K

高 K 血症および低 K 血症は，死亡リスクを増加させるため，4.0〜5.4 mEq/L の範囲内で管理する[4]。HD では，透析液の K 濃度が 2 mEq/L であり，2,000 mg/day 以下の制限が必要になるが，PD では，透析液に K は含有されておらず，高 K 血症を認めない限り，制限は必要ないが，過剰摂取をしないように指導する。

6．P

高 P 血症は，心血管病および死亡のリスクを増加させるため，HD および PD ともたんぱく質（g）×15 mg/day 以下に制限するが[1]，P 摂取量はたんぱく質摂取量との関係が強いので，たんぱく質の制限のみになった[5]。

対　策

近年，透析患者のエネルギー必要量は健常人と同程度となり，年齢，性別，身体活動度により概ね 30〜35 kcal/kg 標準体重/day[1]，糖尿病透析患者では 25〜35 kcal/kg 標準体重/day の範囲（肥満解消を目指す場合には下限値，るい痩・低栄養の改善を目指す場合には上限値）を推奨している[6]。日本での体重 kg あたりとは，〔身長（m）〕^{2}×22 で求められる標準体重であるが，ランダム化比較試験などでは，栄養指導の際には標準体重ではなく，実体重（body mass index：BMI 18.5〜24.9 の範囲である場合）もしくは BMI≧25 で BMI＝25，BMI≦18.5 で BMI＝18.5 を用いている。腎臓病予後改善イニシアチブ（Kidney Disease Outcomes Quality Initiative：K/DOQI）ガイドラインでは，エネルギーを HD と PD とも 60 歳未満で 35 kcal/kg 実体重/day，60 歳以上で 30〜35 kcal/kg 実体重/day，たんぱく質を HD で 1.2 g/kg 実体重/day，PD で 1.2〜1.3 g/kg 実体重/day を推奨している[7]。日本独自の標準体重に基づいた食事療

表2 簡便な透析療法導入期の食事療法（私案）

	エネルギー	たんぱく質	塩分	水分	K
HD	30～35 kcal/kg/day 肥満の有無，血糖コントロール状態，性別，年齢，身体活動レベルで調整	0.9～1.0 g/kg/day	3 g/day以上～6 g/day未満	尿量+700 mL/day 透析間体重増加6%以内（中2日）になるように調整	1,500 mg/day 血清K濃度4～5.4 mEq/Lになるように調整
PD	30～35 kcal/kg/day 肥満の有無，血糖コントロール状態，性別，年齢，身体活動レベルで調整	0.9～1.0 g/kg/day	3 g/day以上～6 g/day未満	尿量+700 mL/day ブドウ糖濃度が低い透析液の使用で調整	過剰摂取を回避 血清K濃度4～5.4 mEq/Lになるように調整

体重は標準体重。

法は窒素平衡や生命予後の観点からの検証が必要であるが，るい瘦は強い予後規定因子とされているので，30～35 kcal/kg標準体重/dayから開始するのが望ましいと考えている．なお，血糖コントロールが不良な場合や肥満の場合には，JSDT糖尿病治療ガイド[6]に準じてエネルギー制限を行う．われわれが実施している簡便な日本人透析療法導入期の食事療法（私案）を表2に示す．エネルギーは，HDおよびPDとも30～35 kcal/kg標準体重/dayで，肥満の有無，血糖コントロール状態，性別，年齢，身体活動レベルで，調整する．たんぱく質を多く摂取すると，塩分，K，Pの摂取も増えてしまうので，導入期にはまず0.9～1.0 g/kg標準体重/dayから開始するのがよいと考えている．塩分と水分は3～6 g/dayと尿量+700 mL/dayから開始し，HDでは透析間体重増加6%以内（中2日）になるように調整し，PDではすべてGlu濃度が低い透析液を使用して体液量をコントロールできるように調整する．Kは，HDではまず1,500 mg/dayから開始し，PDでは制限はないが過剰摂取を回避し，血清K濃度4～5.4 mEq/Lになるように調整する．

透析患者の食事療法についてのエビデンスは少なく，糖尿病

の有無にかかわらず，**維持期の食事療法は，肥満の有無・血糖コントロール状態・体液量・体重・血清K濃度・栄養状態・性別・年齢・身体活動レベル別に，個々の患者で設定し，適正量となっているかを経時的に調整すること**が重要である。食事療法も重要であるが，**十分な透析量を確保する**ことに注意が必要である。

参考文献

1) 日本腎臓学会：慢性腎臓病に対する食事療法基準2014年版（案）．http://www.jsn.or.jp/member/news/_2724.php（access：2014年5月23日）
2) 2009年度版日本透析医学会腹膜透析ガイドライン．日透析医学会誌 42：285-315，2009
3) 厚生労働省の日本人食事摂取基準（2010年度版）．http://www.mhlw.go.jp/bunya/kenkou/syokuji_kijyun.html（access：2014年4月1日）
4) 日本腎臓学会（編）：エビデンスに基づくCKD診療ガイドライン2013，東京医学社，東京
5) 日本腎臓学会（編）：CKD診療ガイド2012，東京医学社，東京，2012
6) 血液透析患者の糖尿病診療ガイド2012．日透析医学会誌 46：311-357，2013
7) Clinical Practice Guidelines for Nutrition in Chronic Renal Failure (NKF KDOKI Guidelines 2000). https://www.kidney.org/professionals/kdoqi/guidelines_updates/doqi_nut.html（access：2014年4月1日）

115. カリウムの多い食品と飲物

岡田一義

　血清K値が高くなりすぎると，危険な不整脈によって心停止が起こる可能性があり，**5.4 mEq/L 以下**にコントロールする必要がある。薬物療法を行う前に，Kが多い食品と飲物に注意する(表)。米飯，食パン，うどんなどの主食にも含まれており，自分のK1日摂取量を理解し，食品と飲物のK含有量を把握して，摂取量に注意する必要がある。また，摂取量を少なくする工夫も重要であり，野菜の断面が大きくなるように細く切り（千切り，みじん切り），お湯でゆでて，ゆでた野菜を絞り，水に10〜20分さらしている間に水を2〜3回替え，時々軽くかき混ぜ，流水でよく洗い，水気を絞り，ゆで汁を捨てる。鍋などの雑炊も避けるようにする。便からもKが排泄されるため，**便秘に注意**する。

表　Kの多い食品と食物

1. 野菜：干した野菜（切干大根，干ししいたけなど），生野菜（ほうれん草，かぼちゃ，とうもろこしなど）
2. 果物：干した各種果物（干し柿，レーズン，プルーンなど），生果物：バナナ，すいか，りんご，缶詰のシロップなど）
3. 芋類：とろろ芋，里芋，さつま芋，じゃが芋など
4. 豆類：乾燥黒豆，乾燥大豆，大豆，ゆであずき，あずき，うずら煮豆，納豆，きなこ，ゆば，そらまめ，煮豆，枝豆，豆腐，おからなど
5. 海草類：干した海藻（ひじき，干しわかめ），わかめ，めかぶ，こんぶ，のり，つくだ煮など
6. 魚：あじ，ぶり，さけ，さば，まぐろ，かつお，いわし，うなぎなど
7. 脂肪の少ない肉：ヒレ肉，ささみ肉など
8. 乳製品：ヨーグルト，牛乳：低脂肪牛乳・普通牛乳など，豆乳など
9. ジュース：青汁，トマトジュース，野菜ジュース，濃縮天然果汁
10. お茶・コーヒー・ココア：抹茶，玉露，インスタントコーヒー，インスタントココアなど
11. せんべい・スナック菓子：ポテトチップス，芋かりんとう，ポップコーン，あられ，塩せんべいなど
12. ナッツ・種実類：ピーナッツ，アーモンド，カシューナッツ，くるみ，ピスタチオ，ごま，くりなど
13. その他：甘納豆，チョコレート，中華肉まんじゅう，ホットケーキ，キャラメル，無塩しょうゆ，きな粉，黒砂糖，漢方薬，健康食品，サプリメントなど

Column

116. 旅行先での食事管理

岡田一義

　旅行先での食事管理の不安で，旅行を躊躇するCKD患者は少なくはない。また，知らない土地の知らない施設でHDを受けることへの不安，急病になったときの不安，旅行計画が立てにくいことへの不安もある。

　そこで，旅先として人気のある沖縄で，医師が代表取締役を勤めている株式会社Tripod Travel（電話098-988-9688，FAX 098-988-9655，URL：http://www.tripod-okinawa.jp/）という旅行会社がある。ここでは，CKD患者が安心して旅行に行けるように**管理栄養士による食事管理，緊急時の24時間on call，透析施設との連携，HD前の血清K濃度の測定**ができる体制を整備した。

　患者が通院している透析スタッフは旅行スケジュールを確認して旅先の透析施設との調整が必要になるが，患者がこの会社に連絡すれば，**患者の希望に沿った旅行中のマネジメントとHDの手配も行う**ため，透析スタッフは事前に紹介状と透析条件を旅先の透析施設にFAXするだけでよい。

　Tripod Travelは保存期CKD患者やPD患者の食事管理も実施している。

　患者に安心を提供する旅行会社が増えることを期待している。

117. 経腸栄養

岡田一義

概　要

栄養補給は，通常，経口摂取，経腸栄養，中心静脈栄養の順に考える。食べる行為は，栄養を補給するのみではなく，食欲を満たし，精神を安定させ，脳の活性化にもつながる。経腸栄養は中心静脈栄養と比較すると，カテーテルの挿入や留置についての危険（気胸など）や合併症（感染など）がなく，腸管粘膜バリア機構の維持や消化管機能や免疫能の維持に役立つ利点があるが，透析患者では消化管運動の低下があるので，腸管蠕動異常を十分にコントロールすることも重要である[1,2]。

投与ルート

経鼻経腸栄養法（経鼻胃管栄養法，経鼻十二指腸/経鼻空腸管栄養法）と胃・腸瘻造設術による経管栄養法（胃瘻造設術，空腸瘻造設術）がある。経鼻チューブによる経腸栄養は，鼻腔・咽頭・食道にびらんや潰瘍を形成することが多く，食道下部の括約筋が緩んで胃食道逆流も起こりやすく，4～6週間以上の長期間の経管栄養を施行する場合には，胃瘻や腸瘻を選択し，経皮内視鏡的胃瘻造設術（percuatneous endoscopic gastrostomy：PEG）を行うことが多い。なお，胃食道逆流が生じる場合には，経腸栄養のアクセスを十二指腸から空腸に置くのが効果的である[1]。

腎不全用経腸栄養剤

市販される経腸栄養剤のほとんどが，非蛋白カロリー/窒素比（NPC/N）が150前後で，K，Pが比較の多く含まれている。一方，透析患者では，水分過剰，高K血症，高P血症が問題となることが多く，経腸栄養剤の水分量，K，P，たんぱく質を抑えることが求められる。また，腎不全では，比較的十分なエネ

ルギーを投与することが必要であるが，通常の 1 kcal/mL の濃度で十分なエネルギーを投与しようとすると水分過剰になるため，より濃厚な 1.5～2.0 kcal/mL のものが求められる。さらに，蛋白異化亢進や高カリウム血症を防ぎ，適切な窒素利用レベルを確保するために NPC/N を高くする必要がある。特に透析前の保存期 CKD 患者では，NPC/N を 350 以上に設定するが，透析が十分に行われていて，異化亢進も認めない状況では 150 程度でもよい。

　CKD 用の経腸栄養剤が計 4 種類あるが，分類上は薬剤ではなく食品であり，濃厚栄養流動食あるいは経腸栄養食品に分類される。基本的には，低たんぱく質，低 P，低 K，低 Na であり，NPC/N は 400 以上で，水分は抑えられ 1.6 kcal/mL となっている。ただし，リーナレン® M は標準的なたんぱく質量に設定されている（表 1）。

　経口摂取に使用する場合，レナウェル®A はココア味かミックスフルーツ味，レナウェル®3 はプレーン味とコーヒー味から選択可能である。**レナウェル® の特徴はたんぱく質含有量の低さであり，1,600 kcal 投与するとしてもレナウェル® A では 8 パックでたんぱく質は 6 g，レナウェル® 3 でも 8 パックで 24 g とかなり低く抑えられており**，単独で使用するとたんぱく質の投与不足になるため，一般の経腸栄養剤と組み合わせて使用する。

　低たんぱく質のリーナレン® L（1 g/100 kcal）と中程度のたんぱく質量を含有したリーナレン® M（3.5 g/100 kcal）は，病期に応じてたんぱく質量を調整できるように，2 種類の製剤を組み合わせて投与する。表 2 に組み合わせ投与例を示す。リーナレン® L は保存期 CKD のたんぱく質制限食に組み合わせて，補助的に使用するようにも設計されており，**リーナレン® M は透析期の患者においては単独で用いられることを前提につくられている**。いずれも，高エネルギー摂取時にも水分が制限できるように，1.6 kcal/mL と高濃度になっており，1 パック 125 mL が 200 kcal に相当する。経管投与だけでなく，経口投

表1 CKD用経腸栄養剤

		リーナレン®L	リーナレン®M	レナウェル®A	レナウェル®3
熱量	(kcal)	200	200	200	200
タンパク質	(g)	2	7	0.75	3
糖質	(g)	34.8	29.8	32.3	30
脂質	(g)	5.6	5.6	8.9	8.9
食物繊維	(g)	2	2	3	3
Na	(mg)	60	120	60	60
	(mEq)	2.625	5.25	2.625	2.625
K	(mg)	60	60	20	20
	(mEq)	1.5	1.5	0.5	0.5
Ca	(mg)	60	60	10	10
	(mEq)	3	3	0.5	0.5
Mg	(mg)	30	30	3	3
	(mEq)	2.5	2.5	0.25	0.25
Cl	(mg)	15	15	15	15
	(mEq)	0.425	0.425	0.425	0.425
	(mg)	40	70	20	20
Zn	(mg)	1.5	1.5	0.05	0.06
Cu	(mg)	0.1	0.1	0	0
Se	(μg)	6	6	0	0
鉄	(mg)	1.76	1.76	2.5	2.5
浸透圧	(mOsm/L)	720	730	410	340
水分	(mL)	94.8	94.4	94	94

〔文献3）より引用．一部改変〕

与にも対応可能で味はコーヒー風味1種類である．また，1パック250 mL/400 kcalのリーナレン®LZパック400K，MZパック400Kも用意されている．

透析例などでは，一般の栄養剤を使用することもある．この際にポイントとなるのは，K含有量である．一般の経腸栄養剤でも，Kの含有量が少ないものがある．なかでも，プロキュアZ(1.6 kcal/mL)は100 kcalあたりのKが5 mgと非常に低く，前述したCKD用経腸栄養剤であるリーナレン®（30 mg/100 kcal）やレナウェル®（10 mg/100 kcal）よりも少ないので，特に厳重なK制限が必要な場合に有用である．また，テルミール®ミニ（1.6 kcal/mL）とテルミール® 2.0α（2.0 kcal/mL），メイバランス® 2.0（2.0 kcal/mL）は50 mg/100 kcal，テルミー

表2 リーナレン®の投与例

合計8パック (1,600 kcal)							
リーナレン®L	リーナレン®M	エネルギー(kcal)	タンパク質(g)	Na(mg)	K(mg)	Ca(mg)	P(mg)
0パック	8パック	1,600	56	960	480	480	560
2パック	6パック	1,600	46	840	480	480	500
4パック	4パック	1,600	36	720	480	480	440
6パック	2パック	1,600	26	600	480	480	380
8パック	0パック	1,600	16	480	480	480	320

合計10パック (2,000 kcal)							
リーナレン®L	リーナレン®M	エネルギー(kcal)	タンパク質(g)	Na(mg)	K(mg)	Ca(mg)	P(mg)
0パック	10パック	2,000	70	1200	600	600	700
2パック	8パック	2,000	60	1080	600	600	640
4パック	6パック	2,000	50	960	600	600	580
6パック	4パック	2,000	40	840	600	600	520
8パック	2パック	2,000	30	720	600	600	460
10パック	0パック	2,000	20	600	600	600	400

〔文献3〕より引用〕

ル®ミニα (1.6 kcal/mL) は75 mg/100 kcal と一般の栄養剤よりは低く抑えられている。いずれもたんぱく質とPは標準量含有しているので、たんぱく質制限、P制限にならないことを理解して使用する必要がある[3]。

投与方法

1．24時間連続投与

濃度を1.0 kcal/mLとし、投与開始日は速度を20 mL (20 kcal)/h、エネルギー量を480 kcal/day とし、その後は状態に応じて投与速度を20 mL (20 kcal)/hずつ増量し、5日後には80 mL/h、2,000 kcal/day とする。

2．間欠投与

下痢がなく患者が腹満を訴えなければ、1日3回で100～400 mL/hで投与する[4]。

対　策

経腸栄養剤は経口的にも摂取することもできるため、**食事に**

よる栄養摂取では不十分な場合にKとPの含有量が少ないCKD用経腸栄養剤を捕食として利用する。**経腸栄養剤は**高浸透圧であり，投与速度が速いと下痢が出現するので，**投与速度をゆっくりにしたり，投与量を1/3程度から開始したり，低濃度に希釈したり，適温にしたりする**。なお，下痢止めは無効とされている。NaとKが調整されているため，定期的に血清濃度を確認してコントロールする。高齢者や意識障害者では嚥下機能が低下しているので誤嚥性肺炎に注意し，長期使用では必須脂肪酸や微量元素の欠乏に注意する[4,5]。

参考文献

1) 佐々木雅也，他：静脈・経腸・経口栄養の選択方法．臨牀透析 25：1779-1785，2009
2) 日本静脈経腸栄養学会：静脈経腸栄養ガイドライン，第3版，照林社，東京，2013
3) 安藤亮一：経腸栄養：病態別経腸栄養剤：腎不全用栄養剤．http://www.peg.or.jp/lecture/enteral_nutrition/03-03.html（access：2014年3月22日）
4) 田部井薫，他：経腸栄養療法の現状と課題（1）保存期腎不全患者．臨牀透析 25：1815-1822，2009
5) 森山幸枝：経腸栄養療法の現状と課題（2）透析患者．臨牀透析 25：1823-1828，2009

118. 中心静脈栄養

岡田一義

概　要

中心静脈栄養（total parenteral nutrition：TPN）は，腎機能に応じて基本液，アミノ酸製剤，電解質製剤，ビタミン製剤，微量元素製剤，脂肪乳剤を適切に使い分ける。透析患者は複数の要因により異化を亢進させるため，適正なカロリーとアミノ酸の補給が行われないと，容易に体蛋白がエネルギー源として動員され，栄養状態の悪化を招いてしまう[1~3]。

実施方法

1．必要カロリー量の推定

エネルギーの補充は，個々の患者によって異なるため，理想的には基礎代謝量を算出し，必要エネルギー量を推定する。エネルギーは主に Glu で補い，短期間の TPN であれば一般的には 30 kcal/kg 程度で問題はない。

2．適正な中心静脈栄養の輸液量の決定

TPN で適正なエネルギーを補充すると輸液量が増加するので，水分蓄積の許容量を考え，投与カロリー量を最終決定する。

3．適切な基本液の選択

1) 現在広く使用されている総合ビタミン剤配合 TPN 製剤（フルカリック® など）は，アミノ酸なども含有しているため，重篤な腎障害のある患者には代謝性アシドーシスや高窒素血症などの副作用の危険性があり，禁忌である。透析患者には，CKD 用 TPN 基本液（**ハイカリック RF®**）や**高濃度 Glu 液**（50～70％Glu 液）を使用する。

2) 末梢組織のインスリン抵抗性を伴うため，容易に高血糖に陥りやすく，インスリン製剤投与を必要とすることがあり，**定期的に血糖を測定する**。糖尿病のある患者は，適

量の速効型インスリンを加えて血糖値をモニターする。

4. 選択した基本液に応じた各種製剤（アミノ酸製剤，電解質製剤，総合ビタミン製剤，微量元素製剤，脂肪乳剤，カルチニン製剤）の選択

1) 通常のアミノ酸製剤を使用すると，重篤な代謝性アシドーシスや高窒素血症などが発現するので，CKD用アミノ酸製剤（**ネオアミュー®**など）を用いる。投与したアミノ酸に比してエネルギー量が少ない場合，アミノ酸はエネルギー源として利用され，アミノ酸本来の目的である蛋白合成に利用されなくなるため，通常は非蛋白カロリー窒素比（NPC/N）は150～200であるが，CKD患者では窒素を多くできないため，**NPC/Nが300程度**（異化亢進状態では400～500）の目標となるようアミノ酸製剤を使用する。

2) KやPが入っていない腎不全用基本液は，適量のNa, Mg, Ca, Cl, 亜鉛などを配合しているが，高濃度Glu液には，これらの電解質と亜鉛は未含有であり，病態に応じて1日の必要量を適宜添加する必要がある。

3) 血清K濃度が5.5 mEq/L以上の場合には，Kを含有しない基本液に変更する。4.0 mEq/L以下の場合には，K製剤10～20 mEq/dayを基本液のなかに入れ，コントロール目標を4.5～5 mEq/L前後とする。

4) 血清P濃度が低下するが，補充製剤にはKが含まれているので，血清K濃度を考えてPの補充を行うか決定する。

5) 各種総合ビタミン製剤の基本的なビタミン含有率は一定であるが，ビタミンKを含むか否かによる相違がある。ビタミンKは肝臓における凝固因子産生に必要不可欠のビタミンであるが，腸内細菌により合成が行われるため通常不足することはない。しかし抗菌薬が投与されると，腸内細菌による合成が行われず，欠乏すると出血傾向が出現するため，ビタミンKを補充したほうが安全である。

6) ビタミンB_1は，ピルビン酸脱水素酵素の補酵素の前駆体

であり，TPN 施行中にビタミン B_1 が欠乏すると酵素活性の低下をきたし乳酸アシドーシスが起こる。総合ビタミン製剤を含有している TPN 製剤以外の製品を使用する場合には，必ず総合ビタミン製剤を投与する必要がある。

7) 微量元素とは，生体に存在する元素のなかで，存在比率が 0.01％（100 ppm）以下，かつ生体の恒常性維持に不可欠なものである。高濃度 Glu 液に微量元素はなく，腎不全用基本液にもすべての微量元素は含まれておらず，鉄，亜鉛，銅，マンガン，ヨウ素を含有した TPN 用微量元素製剤（エレメンミック® など）を使用する。1 アンプル中には，TPN 管理下における成人の維持量が含まれているが，添付文書では腎障害のある患者には慎重投与となっている。微量元素製剤を 1 日に 1 A 使用した場合，予想以上に血中濃度および組織含有量が上昇して過剰症を引き起こす可能性も否定はできない。

8) 必須脂肪酸の欠乏防止などを目的として，必須脂肪酸を含む脂肪乳剤の投与が行われている。脂肪乳剤を含まない TPN を 2 週間以上行うと，体内で合成されない必須脂肪酸の欠乏が発生し，皮膚炎などが問題になる。必須脂肪酸を補給する目的であれば，20％製剤 250 mL を週に 1〜2 回投与すれば十分である。血栓症や高脂血症などでは禁忌であり，血栓症や高脂血症の合併頻度が高い透析患者では慎重に投与すべきであるが，1 日の総エネルギーの 20％程度を脂肪粒子が十分に吸収されるように時間をかけて（80 mL/h）隔日または連日投与し，血清脂質濃度や栄養状態などから効果判定を行う[4]。カテーテルが閉塞しないように，他の輸液製剤と混合せずに，脂肪製剤のみを別のルートから投与するのが望ましい。

9) カルニチン欠乏を予防することが必要であるが，高用量のレボカルニチン経口剤の長期投与により，トリメチルアミンなどの有害な代謝物が蓄積するおそれがあり，透析患者での安全性は十分に評価されていない。**レボカル**

ニチン（エルカルチン®）は透析液中に除去されるため，透析終了後に 10〜20 mg/kg を，過剰にならない程度に一定期間投与し，定期的にバイタルサイン，臨床検査（血液検査，肝機能検査，腎機能検査など），カルニチンの欠乏状態のモニタリングを行うことが望ましい（「91. カルニチン代謝異常」の項を参照）。

対 策

TPN を開始する前に血糖がコントロールされていることを確認し，いきなり高濃度の基本液を使用せずに，徐々に投与エネルギー量を増加させる。**TPN 開始後は，定期的に検査や栄養状態の評価を行い**，データに応じて各種製剤（アミノ酸製剤，電解質製剤，総合ビタミン製剤，微量元素製剤，脂肪乳剤など）を調整する。

参考文献

1) 岡田一義，他：透析導入時の食事療法．腎と透析 1992；33：428
2) 岡田一義（編著）：腎不全患者へのアミノ酸製剤投与．薬物療法と禁忌，p279，東京医学社，東京，2005
3) 日本静脈経腸栄養学会：静脈経腸栄養ガイドライン，第3版，照林社，東京，2013
4) 中村典雄：脂肪酸輸液の指針．臨牀透析 25：1975-1800，2009

119. 透析中経静脈栄養

根岸英理子

概要

透析患者における低栄養は予後不良因子である[1]。低栄養状態の原因を表1に示す。食事での栄養摂取を改善できないときには速やかに栄養補給を考慮すべきである。透析中経静脈栄養（intradialytic parenteral nutrition：IDPN）は，経口および経腸栄養が困難なときなどに行う[2,3]。

IDPNの適応

HD患者の栄養補給としては，透析中に高カロリー輸液とCKD用アミノ酸製剤をVA経由で経静脈投与するIDPNが簡便である。ただし，その適応にあたっては，経口摂取がまず優先されるべきであるが，①蛋白またはエネルギーの栄養不良が明らかである場合，または食事中の蛋白またはエネルギー摂取不良が明らかである場合，②経口での栄養補給（補助）食品や経腸栄養などが不可能な場合，③経口または経腸栄養とIDPNの

表1　低栄養状態の原因

尿毒症	代謝性アシドーシスによる蛋白異化亢進など
慢性炎症	異化亢進，食欲低下
合併症	消化管疾患（胃炎，胃癌など） 糖尿病 内分泌・代謝疾患 心血管疾患 精神科疾患
高齢者	寝たきり，嚥下障害，味覚減衰
薬物の副作用	P低下薬は消化器系に影響しやすい 味覚障害をきたす薬物にはACE阻害薬，利尿薬，抗不安薬，尿酸生成阻害薬などがある
電解質異常	亜鉛欠乏など

〔文献1）より引用〕

表2 実際の透析中経静脈栄養（IDPN）処方

IDPN処方例	
50〜70%Glu液 200〜400 mL	合計 600〜1,200 kcal/回
＋	
CKD用アミノ酸製剤（ネオアミュー®, キドミン®）200〜300 mL	アミノ酸 15〜40 g/回
＋	
20%乳脂肪剤 250 g など	エネルギーを追加したいときに投与
＋	
電解質	電解質濃度に合わせて Na, P, K, Cl などを IDPN バッグに添加
＋	
レギュラーインスリン	血糖値に合わせて適量

〔文献 1, 2）より引用, 一部改変〕

組合せが患者個々の栄養の必要性に適合する場合, の3つの基準を満たす場合, IDPN による栄養補給を考慮することが, K/DOQI ガイドラインで推奨されている[4]。

投与法

経腸栄養剤（リーナレン®, レナウェル®, レナジービット®など）を用いても栄養不十分のとき, 透析中に血液回路内経由での IDPN を行う（表2）。透析中にアミノ酸を投与すると筋肉蛋白の合成が促進されるため, 透析開始時から持続的に投与する[1]。栄養では, 水分, K, Mg, P の制限が必要であることが多いので, これらの含有量が調整された腎不全用の高カロリー輸液基本液と CKD 用アミノ酸製剤を組み合わせて投与することも多い。

合併症

1) 高浸透圧の IDPN 溶液は, 急速静注すると有痛性の筋痙攣が起こりうる。この場合は透析時間を延長する[2]。
2) Glu 含有の IDPN を突然止めると低血糖が起こりうる。低血糖が頻回にみられるときは, 透析が完了するまでは IDPN を中止すべきではない[4]。
3) IDPN を長く続けると, 感染リスクを増加させ, 脂肪組織の増加をきたすことがある[4]。

4) アミノ酸を IDPN の組成の一部として投与すると，一般に Kt/V は約 0.2 減少する[4]。Kt/V の低下はアミノ酸点滴静注の結果，急に尿素産生が増加するためであり，透析後の BUN は上昇する。
5) IDPN は低栄養状態の患者に対して考慮されるが，脂肪製剤の投与を受けている患者では高 TG 血症，肝機能検査の変動，網内系機能の障害について監視する必要がある（脂肪乳剤は高脂血症，血栓症，重篤な血液凝固異常，ケトーシスを伴った糖尿病には禁忌であるため）。通常はブドウ糖製剤とアミノ酸製剤の 2 剤で開始することが多い。
6) 脂肪製剤は P を含有しているので，透析中に投与したほうがよい。

対 策

高濃度 Glu 液持続注入療法のランダム化比較研究はなく，有用性のエビデンスはまだない。また，IDPN に脂肪製剤を使用したときの安全性についても証明された研究はない。IDPN は合併症に注意し，透析治療の支障をきたさないように行うことが重要である。

参考文献

1) 加藤明彦：透析治療について，これだけは知っておこう．若手医師のための透析診療のコツ，pp80-82，文光堂，東京，2011
2) K/DOQI National Kidney Foundation：Clinical practice guidelines for nutrition in chronic renal failure. Am J Kidney Dis 35：S1-S140, 2000
3) 阿部雅紀，他：高齢透析患者の栄養管理．臨床栄養 118：601-607，2011
4) Daugirdas JT，他：臨床的な諸問題　栄養．飯田喜俊，他（監）：臨床透析ハンドブック，pp372-379，メディカルサイエンスインターナショナル，東京，2009

120. 肝硬変合併時のアミノ酸補充

小林伸一郎

　CKDの蛋白・アミノ酸代謝異常の原因には，CKD由来と透析療法由来がある[1]。合併症のない維持HD患者では，対策として蛋白1.0〜1.2 g/day，エネルギー27〜39 kcal/dayの摂取で異化亢進を抑制する。経口摂取不十分な場合はCKD用アミノ酸製剤（ネオアミュー®，キドミン®など）を補充する[2]。しかし，**肝硬変合併時に使用すると高アンモニア血症をきたす危険性が高く，禁忌**となっている。肝硬変では特に非代償期のアルブミンの維持がHD患者の病態を重篤にしないために重要である。そのため，炭水化物中心の適量エネルギーを摂取したうえで，食事中の蛋白量を制限し，分枝鎖アミノ酸（BCAA）の補充を余儀なくされる。血清アルブミン値3.5 mg/dL以下ではアミノ酸顆粒（リーバクト®），肝不全用経腸栄養剤（アミノレバンEN®，ヘパンED®），経口摂取不可能であれば静脈栄養として肝不全用アミノ酸製剤（アミノレバン®，モリヘパミン®など）を使用する[2]。**添付文書上，HD患者で安全に投与可能なアミノ酸製剤はリーバクト®とアミノレバンEN®のみ**である。ヘパンED®は慎重投与，アミノレバン®とモリヘパミン®は禁忌となっている。これらの慎重投与と禁忌の理由については，高窒素負荷となりうることから高窒素血症や原病悪化の懸念があるためであるが，透析患者の薬物療法などの著書では投与可能とされている[3]。

　HD患者の肝硬変合併時のアミノ酸補充は，**CKD用アミノ酸製剤ではなく，肝不全用アミノ酸製剤のほうが望ましく**，経口可能であれば内服薬として，経口不可能であれば静脈栄養として，**高窒素血症や意識レベルに注意しながら**使用するのがよいと考えられる。

参考文献

1) 鈴木正司（監），信楽園病院腎センター（編）：代謝異常 蛋白質・アミノ酸代謝．透析療法マニュアル，改訂第7版，pp343-344，日本メディカルセンター，東京，2010
2) 岩田加壽子，他：合併症を伴った維持透析患者の栄養管理 内科系慢性疾患 慢性肝炎・肝硬変．臨牀透析 23：31-35，2007
3) 平田純生，他（編著）：輸液・電解質用薬 アミノ酸・脂肪乳剤．透析患者への投薬ガイドブック 慢性腎臓病（CKD）の薬物療法，改訂2版，p479，じほう，東京，2009

121. 栄養障害の評価法

岡田一義

概　要

　栄養障害の原因には，食事摂取量の低下，透析による栄養素の喪失，代謝性アシドーシスによる蛋白合成の低下や異化亢進などの炎症以外の原因も多い．The International Society of Renal Nutrition and Metabolism（ISRNM）は，これらにより惹起される体蛋白の喪失やエネルギー源（筋肉量，脂肪量）が不足した病態を protein-energy wasting（PEW）とした．一方，不十分な食事摂取量によるのを malnutrition（栄養不良）または undernutrition（低栄養）とし，血清アルブミン濃度の低下は軽度にとどまる[1~3]．

　栄養障害の評価法には，食事摂取量調査，body mass index（BMI）などの身体計測，生化学的検査（アルブミンなど）だけではなく，より総合的に評価をすることが必要であるととも

表1　透析患者における PEW の診断基準

カテゴリー	該当項目
生化学的検査	・血清アルブミン＜3.8 g/dL（BCG 法） ・血清プレアルブミン＜30 mg/dL ・TC＜100 mg/dL
体格検査	・body mass index（BMI）＜18.5 kg/m^2 ・体重減少：3カ月で5％以上，6カ月で10％以上 ・体脂肪率＜10％
筋肉量	・筋肉量の減少：3カ月で5％以上，あるいは6カ月で10％以上 ・上腕筋面積：健常者の中央値付近で10％以上の減少 ・Cr 産生量：筋肉量と肉摂取量により影響
食事摂取量	・たんぱく質摂取量の低下：0.8 g/kg/day 未満が2カ月以上 ・エネルギー摂取量の低下：25 kcal/kg/day 未満が2カ月以上

PEW の診断：4カテゴリー中，1項目でも該当するカテゴリーが3つ以上．

〔文献3〕より引用，一部改変

PEW の診断基準

表1に診断のためのカテゴリーと該当項目を示すが，日本人の透析患者用に BMI, 22 kg/m²未満（65歳未満）・23 kg/m²未満（65歳以上）を 18.5 kg/m²未満に変更している[3]。

透析患者用栄養障害の評価法

1．主観的包括的評価（Subjective Global Assessment：SGA）

Detsky らは，問診，身体計測，病歴と4点数式身体所見を組み合わせて評価する簡便な栄養スクリーニング法を開発した[5]。原法を透析患者用に内容と1〜7点数式に改定され，透析患者でも予後の予測に有用であると報告された（表2）[4,6]。しかし，各項目の点数は主観的に1〜7点でつけるうえ，6項目の点数を合計するのではなく，それぞれの点数をみて最終的に3段階で評価しているので，**指標には適していない**と考える。

2．Malnutrition Inflammation Score（MIS）

透析患者は malnutrition-inflammation-complex syndrome（MICS）になりやすく（「122. MICS と MIA 症候群」の項を参照），MICS のスクリーニング法として，SGA の7項目に BMI と生化学検査（アルブミン，総鉄結合能）を加え，10個の評価項目からなる MIS が作成された[5]。透析歴や合併症なども評価され，アルブミン値と総鉄結合能値などの客観的な指標もあり，透析患者の栄養指標として優れているが，やや煩雑で手間がかかり，BMI を使用するため身長の測定が必要である（表3）[7,8]。

3．Geriatric Nutritional Risk Index（GNRI）

高齢者の栄養状態スクリーニング法として身長測定は必要でなく，体重，膝高，アルブミン値を用いた簡便な指標であるが，問診による主観的な病歴が反映されない（表4）[4,9]。透析患者では，原法の現体重を DW として計算し，原法により評価すると栄養障害が多くなりすぎるため，日本人では GNRI＜91 の場合に栄養傷害リスク群とする[10]。MIS はエネルギーおよびたんぱ

表2 透析患者における主観的包括的評価（SGA）

<病歴>
1. 体重変化
   - 6カ月前のドライウェイト ： _____ kg
   - 現在のドライウェイト ： _____ kg
   - 過去6カ月の体重減少量 ： _____ kg
   - 過去2週間の体重変化 ：□変化なし　□増加　□減少

点数 1～7　_____

2. 食事摂取状況　□変化なし（適切）　□変化なし（不足）
   - 変化：□食事摂取状況 _____ kcal たんぱく質 _____ g 期間： _____ 週
   - 　　　□流動食　□水分補給＋α程度の流動食　□絶食

点数 1～7　_____

3. 消化器症状
   - 症　状：　　頻　度：　　持続期間：
   - □なし
   - □悪心　　　_____　　_____
   - □嘔吐　　　_____　　_____
   - □下痢　　　_____　　_____
   - □食欲不振　_____　　_____
   - 　　なし，毎日，2～3回/週，1～2回/週，>2週間，<2週間

点数 1～7　_____

4. 身体機能
   - 状　態：□障害なし　□障害あり
   - □歩行可能　□日常活動可能　□軽い活動可能
   - □ベッド・椅子上での生活　□寝たきり

点数 1～7　_____

5. 疾患および栄養必要量との関係
   - 初期診断： _____　合併症： _____
   - 栄養必要量　：□標準　□増加　□減少
   - 急性代謝ストレス：□なし　□軽度　□中等度　□重度

点数 1～7　_____

<身体所見>
   - 皮下脂肪の減少（下眼瞼，上腕三頭筋，上腕二頭筋，胸部）：
     □複数箇所　□全個所
   - 筋肉量の減少　（こめかみ，鎖骨，肩甲骨，肋骨，大腿四頭筋，ふくらはぎ，
                   膝，骨間）：
     □複数箇所　□全個所
   - 低栄養に関連した浮腫/体重変化時にみる：
     □なし　□あり

点数 1～7　_____

<SGA 栄養状態評価>
   - □軽度栄養障害から栄養状態良好：6～7点が最も多い，改善傾向
   - □中等度栄養障害：3～5点が最も多い，良好とも重度栄養障害ともいえない
   - □重度栄養障害：1～2点が最も多い，明らかな栄養障害

〔文献4〕より引用〕

表 3 透析患者における MIS

(A) 患者の病歴

1. DWの変化量：過去3〜6カ月におけるドライウエイトの変化

0	1	2	3
0＜体重減少＜0.5 kg	0.5≦体重減少＜1 kg	体重減少1 kg以上 ただし＜5%	体重減少＞5%

2. 食事摂取：

0	1	2	3
食欲低下なく摂取良好	やや摂取不良	中等度摂取不良または流動食のみ摂取可能	少量の流動食または絶食

3. 消化器症状：

0	1	2	3
問題なし 食欲良好	食欲不振から嘔気などの軽度症状あり	時々、嘔吐などの中等度症状あり	頻回の嘔吐・下痢・重度の食欲不振あり

4. 栄養に関連する身体機能：

0	1	2	3
正常もしくは改善傾向 気分不快なし	時々、歩行困難や倦怠感あり	日常生活に一部介助必要（入浴など）	自立生活困難 ベッド／車椅子上での生活

5. 透析年数と合併症：

0	1	2	3
透析導入1年以内 健康状態良好	透析歴1〜4年軽度合併症あり（MCC*は除く）	4年を超える透析歴中等度合併症あり（MCC*を1つ含む）	重症で多数の合併症あり（MCC*2つ以上）

* MCC：major comobid conditions（重症心不全 class Ⅲ または Ⅳ、心筋梗塞、エイズ、中等度から重症慢性閉塞性肺疾患、脳血管障害、悪性腫瘍の転移または化学療法の施行など）

表3 つづき

	0	1	2	3
(B) 身体所見（主観的包括的評価（SGA）の基準に適合する）				
6. 脂肪蓄積または皮下脂肪の減少：下眼瞼，三頭筋，二頭筋，胸部				
	変化なし	軽度	中等度	重度
7. 筋肉量の減少：こめかみ，鎖骨・肩甲骨・肋骨・膝蓋の突出，大腿四頭筋部				
	変化なし	軽度	中等度	重度
(C) body mass index (BMI)				
8. BMI＝体重 (kg)/身長^2 (m)				
	BMI≧20 kg/m^2	BMI：18〜19.99 kg/m^2	BMI：16〜17.00 kg/m^2	BMI＜16 kg/m^2
(D) 検査データ				
9. 血清アルブミン (Alb)				
	Alb≧4.0 g/dL	Alb：3.5〜3.9 g/dL	Alb：3.0〜3.4 g/dL	Alb：＜3.0 g/dL
10. 血清総鉄結合能 (TIBC)**				
	TIBC≧250 mg/dL	TIBC：200〜249 mg/dL	TIBC：150〜199 mg/dL	TIBC：＜150 mg/dL
総合評価：10項目の合計 (0〜30)				

**：血清トランスフェリンの場合は，＞200 mg/dL（0），170〜200 mg/dL（1），140〜170 mg/dL（2），＜140 mg/dL（3）
栄養障害の評価 栄養状態良好群：0〜5点，軽度栄養障害リスク群：6〜10点，中等度・重度栄養障害リスク群：11点以上 〔文献8）より引用，一部改変〕

表4 透析患者における GNRI

GNRI＝[1.489×血清アルブミン（g/dL）]＋[41.7×（DW/理想体重）]
　理想体重は Lorentz equations（WLo）の式（下記），もしくは BMI＝22 となる体重とする。
　　男性：理想体重＝身長－100－[（身長－150）/4]
　　女性：理想体重＝身長－100－[（身長－150）/2.5]
　身長はわからない場合は下記で計算する。
　　男性：身長（cm）＝[2.02×膝高（cm）]－[0.04×年齢（歳）]＋64.19
　　女性：身長（cm）＝[1.83×膝高（cm）]－[0.24×年齢（歳）]＋84.08
　ただし，DW が理想体重よりも多いときには，現体重/理想体重を 1 とする。

＜原法での評価法＞

GNRI	評価
82 未満	重度栄養リスク
82～91	中等度栄養リスク
92～98	軽度栄養リスク
99 以上	リスクなし

＜熊谷らの評価法＞

GNRI	評価
91 以下	栄養障害リスク
92 以上	リスクなし

〔文献 4）より引用，一部改変〕

く質摂取量と相関するが，GNRI は食事摂取量と相関していないため[11]，GNRI の栄養リスク群に対し，食事摂取量を含めた栄養評価も必要である。

対　策

PEW に進行する前に，栄養障害を早期に発見して，治療介入することが重要であり，**透析チームは，栄養サポートチーム (nutrition support team：NST) と類似の栄養介入を早期に実施**すべきである。

参考文献

1) Fouque D, et al：A proposed nomenclature and diagnostic criteria for protein-energy wasting in acute and chronic kidney disease. Kidney Int 73：391-398, 2008
2) 加藤明彦：栄養障害の定義と現状．臨牀透析 25：1759-1767, 2009
3) 熊谷裕通：透析患者の栄養障害とは？　臨牀透析 29：1169-1174, 2013

4) 田北貴子, 他：栄養評価（SGA）. 臨牀透析 24：822-824, 2008
5) Detsky AS, et al：What is subjective global assessment of nutritional status? J Parent Enter Nutr 11：8-13, 1987
6) Visser R, et al：Reliability of the 7-point subjective global assessment scale in assessing nutritional status of dialysis patients. Adv Perit Dial 15：222-225, 1999
7) Kalantar-Zadeh K, et al：A malnutrition-inflammation score is correlated with morbidity and mortality in maintenance hemodialysis patients. Am J Kidney Dis 38：1251-1263, 2001
8) 山田康輔, 他：栄養スクリーニング法. 臨牀透析 23：1995-2003, 2007
9) Bouillanne O, et al：Geriatric Nutritional Risk Index：a new index for evaluating at-risk elderly medical patients. Am J Clin Nutr 82：777-783, 2005
10) Yamada K, et al：Simplified nutritional screening tools for patients on maintenance hemodialysis. Am J Clin Nutri 87：106-113, 2008
11) Beberashvili I, et al：Comparison analysis of nutritional scores for serial monitoring of nutritional status in hemodialysis patients. Clin J Am Soc Nephrol 8：443-51, 2013

Column

122. MICSとMIA症候群

馬場晴志郎

　透析患者は，透析膜と血液の接触に起因してリンパ球が炎症性サイトカインを放出するなどの，慢性炎症状態にある。このような慢性炎症状態において，炎症性サイトカインが異化的に作用して栄養障害を惹起する。栄養障害と炎症の関連はmalnutrition（栄養不良）-inflammation（炎症）-complex syndrome（MICS）と呼ばれている[1]。また，これに動脈硬化を同時に合併する透析患者が多いことから，malnutrition-inflammation-atherosclerosis（動脈硬化）（MIA）症候群とも呼ばれている[2]。これらの症候群は，心血管系疾患の合併を進展させる関連因子として，透析患者の生命予後に影響を及ぼすと考えられている[3]。

　CKD患者の栄養障害には，不適切なエネルギーおよび蛋白摂取，GFRの低下と尿毒症物質の蓄積による食欲低下，代謝性アシドーシスなどからのアルブミン合成障害，酸化ストレスや慢性炎症に起因する蛋白異化の亢進，サイトカインなどの負の因子が関連している[3]。透析導入後は透析膜の蛋白喪失や生体適合性不良，慢性炎症，酸化ストレス，炎症性サイトカインなどが増長をきたし，蛋白合成能の低下や異化亢進が混在して栄養障害が進行する[4]。CKD患者では血清のCRPやIL-6（インターロイキン-6：interleukin-6），TNF-α（腫瘍壊死因子：tumor necrosis factor-α）などの炎症性マーカーを示すサイトカインが上昇し，これらは独立した死亡予測因子となる[3]。透析患者に発症する栄養障害や心血管系疾患は独立して進展するが，これらの進展機序に慢性炎症が大きく関係している[3]。

　MIA症候群の発症後には有効な治療法はなく，予防策が基本となり，適切な食事療法，適切な血糖・脂質・尿酸・貧血・血清Ca・P・PTHのコントロール，十分な透析量，透析液の清浄

化,透析関連機器の生体適合性の向上などがあり,感染症や心血管病の合併にも注意し,栄養状態の評価などの包括的な対策が必要となる.

参考文献

1) Kalantar-Zadeh K, et al：Comparing outcome predictability of markers of malnutrition-inflammation complex syndrome in hemodialysis patients. Nephrol Dial Transplant 19：1507-1519, 2004
2) Stenvinkel P, et al：Strong association between malnutrition, inflammation, and atherosclerosis in chronic renal failure. Kidney Int 55：1899-1911, 1999
3) 渡辺　誠, 他：MIA (malnutrition-inflammation-atherosclerosis) 症候群. 臨牀透析 24：1253-1261, 2008
4) 樋口輝美, 他：血液透析患者の geriatric nutritional risk index (GNRI) と各種パラメーターとの関連. 日透析医学会誌 45：937-945, 2012

1 急性腎障害と血液浄化療法

123. 急性腎障害と急性腎不全

阿部雅紀

概要

ARFは，救急医療や集中治療室の医療現場で多く遭遇する病態で，数時間から数日単位という短期間での腎機能低下の進行に伴い，体内老廃物の排泄，水・電解質調節，酸塩基平衡調節など体液恒常性維持機能が破綻し，尿毒症や電解質異常が出現する症候群と定義されている。しかし，これまでARFに統一された診断基準はなく，過去の文献からARFの定義が35種類も使用されていることが示され[1]，疫学的調査や治療法の比較においてまとまりがなく，ARFの臨床研究において大きな支障となっていた。わずかな血清Cr値の変化が予後に影響を与えるとした報告を踏まえ，早期の診断・治療が重要であることが示されたため，**わずかな腎機能の変化からRRTを要するものまでを包括するものとしてAKIという概念が提唱されるようになった**[2]。

病態分類

Acute Dialysis Quality Initiative（ADQI）は，ARFの診断基準として2004年に**RIFLE分類**を作成した（**表1**）[3]。2005年にはADQIのメンバーを中心にAKIネットワーク（AKIN）が組織され，RIFLE分類の欠点を考慮し，2007年に**AKI診断基準であるAKIN分類**を作成した（**表2**）[2]。さらに，2012年にはAKIN分類を改定したKidney Disease：Improving Global Outcomes（KDIGO）による**AKI病期分類**が作成された（**表3**）[4]。

対策

AKIの概念を普及させ，統一された診断基準によって，AKIの治療法を確立する必要がある。

表1 RIFLE 分類（ADQI，2002 年，2004 年改定）

	血清 Cr 値（sCr） GFR	尿量
Risk	sCr が 1.5 倍以上に増加 もしくは GFR 低下>25%	<0.5 mL/kg/h が 6 時間以上
Injury	sCr が 2 倍以上に増加 もしくは GFR 低下>50%	<0.5 mL/kg/h が 12 時間以上
Failure	sCr が 3 倍以上に増加 もしくは GFR 低下>75% もしくは sCr≧4 mg/dL で sCr 上昇≧0.5 mg/dL を伴う	<0.3 mL/kg/h が 24 時間以上 もしくは 無尿が 12 時間以上
Loss	腎機能の完全喪失が 4 週間以上	
ESRK	末期腎臓病（3 カ月以上）	

〔文献 3）より引用，一部改変〕

表2 AKIN 分類（AKIN，2007 年）

Stage 分類	血清 Cr 値（sCr）	尿量
Stage 1	0.3 mg/dL 以上の増加 もしくは 基礎値の 1.5～2 倍までの増加	<0.5 mL/kg/h が 6 時間以上
Stage 2	基礎値の 2～3 倍までの増加	<0.5 mL/kg/h が 12 時間以上
Stage 3	基礎値の 3 倍以上の増加 もしくは sCr 上昇 0.5 mg/dL を伴って sCr≧4 mg/dL もしくは RRT の実施	<0.3 mL/kg/h が 24 時間以上 もしくは 無尿が 12 時間以上

診断基準：突然（48 時間以内）に sCr 値が 0.3 mg/dL 以上，もしくは 50%以上上昇，もしくは尿量が6時間以上にわたって 0.5 mL/h 以下に低下。

〔文献 2）より引用〕

参考文献

1) Kellum JA, et al：Developing a consensus classification system for acute renal failure. Curr Opin Crit Care 9：509-514, 2002
2) Metha RL, et al（Acute Kidney Injury Network）：Report of an initia-

表3 AKI 病期分類（KDIGO，2012年）

病期	血清 Cr 値（sCr）	尿量
1	基礎値の 1.5〜1.9 倍までの増加 もしくは 0.3 mg/dL 以上の増加	6〜12 時間で <0.5 mL/kg/h
2	基礎値の 2.0〜2.9 倍までの増加	12 時間以上で <0.5 mL/kg/h
3	基礎値の 3 倍以上の増加 もしくは sCr≧4 mg/dL もしくは RRT の開始 または，18 歳未満の患者では eGFR<35 mL/min/1.73 m^{2}の低下	24 時間以上で <0.3 mL/kg/h もしくは 12 時間以上の無尿

AKIの定義：48時間以内に sCr 値が 0.3 mg/dL 以上上昇した場合，または sCr 値がそれ以前 7 日以内にわかっていたか，予想される基礎値より 1.5 倍以上の増加があった場合，または尿量が 6 時間にわたって 0.5 mL/kg/h未満に減少した場合。〔文献 4）より引用〕

tive to improve outcomes in acute kidney injury. Crit Care 11：R31, 2007
3) Bellomo R, et al(Acute Dialysis Quality Initiative Workgroup)：Acute renal failure-definition, outcome measures, animal models, fluid therapy and information technology needs：the Second International Consensus Conference of Acute Dialysis Quality Initiative (ADQI) Group. Crit Care 8：R204-212, 2004
4) KDIGO clinical practice guideline for acute kidney injury. Kidney Int Suppl 2：1-138, 2012

124. 急性腎不全の鑑別診断

岡田一義

概　要

ARF は，突然に GFR が低下し，腎機能検査値（BUN, Cr）が急激に上昇して診断され，体の恒常性維持にかかわる体液や電解質の異常（尿量の急激な減少，溢水など）を生じる病態である。

ARF は，病理生理学的に 3 つの成因から分類され，①血圧低下などにより**腎血流量の減少で発症する腎前性 ARF**，②糸球体

表 1　AFR の分類とその成因

	腎前性		腎実質性		腎後性
A	循環血液量減少 ショック， 出血， 脱水， 利尿薬， 下痢， 火傷	A	急性尿細管壊死 1　虚血 2　腎毒性物質 　抗菌薬，抗癌剤 　（CDDP），造影剤， 　免疫抑制薬（CsA， 　FK506），ヘモグロ 　ビン，ミオグロビン	A	膀胱の閉塞 抗コリン性薬， 自律神経障害， 腫瘍， 感染
B	心機能低下，心筋梗塞， うっ血性心不全， 不整脈， 心タンポナーデ	B	間質性障害， 腎盂腎炎， 薬物（NSAIDs，ハーブ）	B	尿管の閉塞 後腹膜線維症， 腫瘍，結石，凝血塊
C	腎血管の閉塞 解離性大動脈瘤， 動脈塞栓症（コレステロール塞栓）， 腎動脈血栓，腫瘍	C	血管炎および糸球体病変 急速進行性糸球体腎炎，PN，SLE，TTP，PSS	C	尿道の閉塞 前立腺肥大， 前立腺癌， 尿道狭窄

CDDP：cis-diamine dichloroplatinum（cisplatin）　シスプラチン，CsA：cyclosporin A　シクロスポリン A，FK506：tacrolimus　タクロリムス，NSAIDs：non-steroidal anti-inflammatory drugs　非ステロイド性抗炎症薬，PN：periarteritis nodosa　結節性多発動脈炎，TTP：thrombotic thrombocytopenic purpura　血栓性血小板減少性紫斑病，PSS：progressive systemic sclerosis　進行性全身硬化症

〔文献 1）より引用，一部改変〕

疾患などによる**腎固有の病態や障害で発症する腎実質性ARF**，③両側尿管閉塞などによる**尿路の通過障害により尿路内圧が上昇し，糸球体濾過圧が低下して発症する腎後性ARF**がある（表1）[1]。

原因により治療法が異なるため，鑑別診断が重要である。また，通常は経過中に乏尿（400 mL/day以下）や無尿（100 mL/day以下）となるが，尿量が1日1,000 mL以上もありながらARFと診断される非乏尿性もあり，抗菌薬，造影剤，麻酔薬などによる腎毒性物質で非乏尿性となりやすい傾向がある。

鑑別診断

1) 腎臓のエコーかCTを実施し，両側の水腎症の有無を確認する。**両側の水腎症を認めれば，腎後性と診断**し，泌尿器科にコンサルトする。骨盤腔内手術や骨盤腔内悪性腫瘍の既往，肉眼的血尿，排尿困難，24時間以上の無尿などは参考所見となる。一側性の水腎症だけではARFを発症しない。

2) **両側の水腎症を認めない場合，腎前性と腎実質性の鑑別**を行う（表2）[1]。腎前性の参考所見は，嘔吐，下痢，発熱，出血，火傷，利尿薬の投与，心筋梗塞などの既往歴，循環血漿量の減少を示唆する所見（体重減少，血圧低下，頻脈，脱水など）など，腎実質性の参考所見は，手術後，抗菌薬や抗癌剤の投与，外傷などである。

対　策

腎前性では利尿薬の投与や輸液など，腎実質性では副腎皮質ステロイドの投与など，腎後性では尿路変更術などを施行することがあり，ARFの原疾患を早期に診断し，原疾患に対する治療を早期に行うことが重要である。

臨床経過は，発症期，無・乏尿期，利尿期，回復期に分かれ，利尿期は障害尿細管細胞の再生による多量の低・等張尿を認めるため，脱水や電解質の失調にならないように水分および電解質バランスをチェックして適切な補液を行い，回復期には尿浸透圧の上昇による尿量の正常化を認めるため，むやみに多量の

表2 腎前性と腎実質性 ARF の鑑別

	腎前性 ARF	腎実質性 ARF
Uosm (mOsm/kg/H$_2$O)	>500	<350
比重	>1.020	1.010〜1.012
U$_{Na}$ (mEq/L)	<20	>40
Cr U/P	>40	<20
FE$_{NA}$ (%)	<1	>2
RFI	<1	>2
BUN/Cr	>20	10〜20

・$FE_{Na}\,(\%) = \dfrac{C_{Na}}{C_{Cr} \times 100} = \dfrac{\dfrac{U_{Na} \times UV}{P_{Na}}}{\dfrac{U_{Cr} \times UV}{P_{Cr}}} \times 100 = \dfrac{U_{Na} \times P_{Cr}}{P_{Na} \times U_{Cr}} \times 100$

・$C_{Na} = \dfrac{U_{Na} \times UV}{P_{Na}}$

・$C_{Cr} = \dfrac{U_{Cr} \times UV}{P_{Cr}}$

・$RFI = \dfrac{U_{Na}}{U_{Cr}/P_{Cr}} = \dfrac{U_{Na} \times P_{Cr}}{U_{Cr}}$

Uosm:urinary osmolality 尿浸透圧,U$_{Na}$:urinary natrium 尿 Na,U$_{Cr}$:urinary creatinine 尿 Cr,CrU/P:creatinine urine/plasma ratio 尿/血清 Cr 比,FE$_{Na}$:fractional excretion of natrium Na 排泄率,RFI:renal failure index 腎不全指数,BUN:blood urea nitrogen 血液尿素窒素,C$_{Na}$:natrium clearance Na クリアランス,C$_{Cr}$:creatinine clearance Cr クリアランス,P$_{Na}$:plasma natrium 血清 Na,P$_{Cr}$:plasma creatinine 血清 Cr,UV:urinary volume 尿量

〔文献 1) より引用,一部改変〕

補液を継続しないように注意が必要である.ARF に対して,高用量フロセミドは予後改善と透析回避効果がなく[2,3)],低用量ドパミンのメタ解析では軽度の利尿効果を認めたが,予後改善と透析回避効果はなく[4)],**無・乏尿期には適切なタイミングで RRT を導入**することが重要である(「125. 血液浄化療法の導入基準」の項を参照).

参考文献

1) 野入英世:急性腎不全/AKI. 門脇 孝,他(編):内科学,pp1539-1542,西村書店,東京,2012
2) Cantarovich F, et al:High-dose furosemide for established ARF:a prospective, randomized, double-blind, placebo-controlled, multi-center trial. Am J Kidney Dis 44:402-409, 2004
3) Mehta RL, et al:Diuretics, mortality, and nonrecovery of renal func-

tion in acute renal failure. JAMA 27 : 2547-2553, 2002
4) Friedrich JO, et al : Meta-analysis : low-dose dopamine increases urine output but does not prevent renal dysfunction or death. Ann Intern med 142 : 510-524, 2005

125. 血液浄化療法の導入基準

阿部雅紀

概要

AKIとARFにおけるRRT開始基準は確立されておらず，今後の検討課題である。現在使用されているRRT開始基準としては，絶対適応として他の治療に反応しないpH＜7.2の代謝性アシドーシス，K＞6.5 mEq/Lの高K血症があり，相対的基準として6～12時間持続する乏尿，BUN＞60～80 mg/dLの尿毒症，溢水などがある。

RRT開始基準

以下に示す，乏尿（利尿薬に抵抗性），尿毒症（高BUN血症，高Cr血症），高K血症（治療抵抗性），溢水（利尿薬に抵抗性）の4項目を一般臨床におけるRRT開始基準と考えてよいと思われる[1]。

1．成書における開始基準

1)『Harison内科学』(表1)[2]
2)『Miller麻酔科学』(表2)[3]
3)『透析療法マニュアル』(表3)[4]

2．大規模臨床試験における開始基準

1) Acute Renal Failure Trial Network (ATN) Study (表4)[5]

表1 『Harrison内科学』におけるRRTの絶対適応

1．尿毒症の症状および徴候：BUN≧100.0 mg/dLであればRRTを開始することが一般的である
2．難治性の体液過剰
3．高K血症
4．アシドーシス

〔文献2) より引用，一部改変〕

表2 『Miller麻酔科学』におけるRRT開始基準

1. 乏尿（尿量＜200 mL/12 h）
2. 高BUN血症（BUN＞80.0 mg/dL）and/or 高Cr血症（Cr＞4.0 mg/dL）
3. 高K血症（K＞6.5 mEq/L）
4. 尿毒症症状
5. 血清Na異常（Na＜115 mEq/L，＞160 mEq/L）
6. 内科的治療に反応しない高体温（＞40℃）
7. 溢水
8. 腎機能障害を伴う多臓器不全，全身性炎症反応症候群（SIRS），敗血症，敗血症性ショック

〔文献3）より引用，一部改変〕

表3 『透析療法マニュアル』におけるRRTの適応

＜検査所見＞
1. BUN 80.0 mg/dL以上，またはBUN上昇＞20.0 mg/dL/day
2. 血清K 6.0 mEq/L以上
3. HCO_3^- 15.0 mEq/L以下の代謝性アシドーシス
4. 血清Cr 5.0 mg/dL以上，またはC_{CR}＜30.0 mL/min以下

＜臨床症状＞
1. 乏尿・無尿期間2日以上，利尿薬に反応しない
2. 1日2 kg以上の体重増加
3. 脳症（頭痛，嘔吐，意識障害），出血傾向，消化器症状の出現
4. 体液過剰（肺水腫，うっ血性心不全，浮腫）が保存的治療で改善しない

〔文献4）より引用，一部改変〕

表4 ATN StudyにおけるRRT開始基準

1. 乏尿（尿量≦20 mL/h）が24時間以上継続，または4日以内のCrの急激な上昇（男性≧2 mg/dL，女性≧1.5 mg/dL）
2. BUN＞60.0 mg/dL
3. 体液過剰
4. 高K血症（K＞6.2 mEq/Lまたは心電図異常あり）の持続
5. 重症代謝性アシドーシス（pH＜7.2 または HCO_3^-＜15.0 mEq/L）
6. 尿毒症症状や徴候

〔文献5）より引用，一部改変〕

2) Randomized Evaluation of Normal versus Augmented Level（RENAL）Study（表5）[6]

3．ガイドライン・学会からの声明

1) KDIGOのAKIガイドラインにおける開始基準は，①体液量，電解質，酸塩基平衡の致死的になりうる変化がある場

表5 RENAL Study における RRT 開始基準

1. 輸液負荷に反応しない乏尿（尿量＜100 mL/6h）
2. 高 K 血症（K＞6.5 mEq/L）
3. 重症アシドーシス（pH＜7.2）
4. BUN＞70.0 mg/dL
5. Cr＞3.4 mg/dL
6. AKI における臨床上問題となる臓器浮腫（肺水腫など）

〔文献6）より引用，一部改変〕

合は速やかに RRT を開始する（グレードなし），②RRT を開始する場合は，単に血清 BUN と血清 Cr の値だけでなく，広く臨床症状や RRT によって改善される病態，臨床検査値の変化の傾向を考慮する（グレードなし），と記載されている[7]。

2) American Thoracic Society（ATS）/European Respiratory Society（ERS）/European Society of Intensive Care Medicine（ESICM）/Society of Critical Care Medicine（SCCM）/Societe de Reanimation de langue Francaise（SRLF）が2010年に合同で発表した集中治療症例における ARF 管理に関する声明には，RRT 開始の適応として，①代謝異常および溢水の是正と他の不全臓器へ有害な影響を与える病態の改善，②治療および栄養のために必要な水分量の確保のため，と記載されている[8]。

3) 「日本急性血液浄化学会標準マニュアル[1]」
   ・絶対適応：他の治療に反応しないpH＜7.2の代謝性アシドーシス，K＞6.5 mEq/L の高 K 血症。
   ・相対的適応：6〜12時間持続する乏尿，BUN＞60〜80 mg/dL の尿毒症，溢水。

対策

AKI と ARF における RRT 開始基準は確立されていないが，症例ごとに適切なタイミングで適切な RRT を選択して実施することが重要と思われる。

1．RRT の導入のタイミング

尿毒症や尿量で RRT 開始時期を早期と晩期に分けて検討した研究がいくつか報告されている。Bouman らの無作為化比較試験では RRT 開始時期と透析量により，early high volume hemofiltration, early low volume hemofiltration, late low volume hemofiltration の 3 群に分けて無作為化比較試験(randomized controlled trial：RCT) を施行したが，死亡率に有意差は認められなかった[9]。Program to Improve Care in Acute Renal Disease (PICARD) Study では，粗死亡率に有意差は認めないが，相対危険度が晩期群で有意に高いことから，RRT 開始時の尿毒症の程度と死亡率に相関があると考察している[10]。Beginning and Ending Supportive Therapy for the Kidney (BEST Kidney) Study では，死亡率に有意差は認めなかったが，晩期群では RRT 期間と在院日数が長くなり，退院時に維持透析へ移行する割合が高くなると報告している[11]。

SOFA スコア (「133. 多臓器不全と多臓器機能障害」の項を参照) を基準とした検討では，スコア 12 未満で RRT を開始した群で予後は良好とされ[12]，メタ解析でも AKI に対し早期群での予後改善効果が報告される[13]一方，重症敗血症に対し早期の RRT の導入が臓器不全の進行を早め，その結果，予後を悪化させる可能性があることが指摘される[14]など，RRT 開始のタイミングについては"不明"という結論である。

2．血液浄化量

慢性維持透析患者では，血液浄化量をある一定のレベルで維持している場合の生命予後は良いが，それ以上に血液浄化量を増やしても予後に関しては変わらない。一方，多臓器不全(multiple organ failure：MOF) などで AKI を生じている患者の血液浄化量に関しては一定の見解は得られていない。

2000 年の Ronco らの大規模 RCT では，集中治療室(intensive care unit：ICU) に収容された重症患者の AKI に対し，濾液量を無作為に 3 群に割りつけ (20, 35, 45 mL/kg/h)，生命予後を比較した結果，20 mL/kg/h 群では他の 2 群に比し，有意に

死亡率が高かったが，35 mL/kg/h 群と 45 mL/kg/h 群では生存率に差は認められなかった[15]。

その後，対象を敗血症患者に限定したサブ解析では，45 mL/kg/h 群で生存率が良好であった。その結果から高濾液量での予後改善効果が期待されてきた。しかしながら，2008 年（ATN Study）[5]，2009 年（RENAL Study）[6]に発表された 2 つの RCT の結果では，通常浄化量群と大量浄化量群との間に予後の差がないことが報告された。

ATN Study では，ICU に入室した敗血症を合併した AKI 症例か，2 臓器以上の MOF 患者 1,124 例を対象とした。無作為に通常治療群と強化治療群の 2 群に分け，循環動態が不安定な患者には CRRT として CHDF（20 mL/kg/h vs 45 mL/kg/h），または長時間低効率血液透析（sustained low-efficiency dialysis：SLED）（3 回/週 vs 6 回/週）を行い，循環動態が安定している患者では IHD（3 回/週 vs 6 回/週）を選択した。結果として 60 日までの死亡率が 53.6% と 51.5% で有意な差は認めず，腎予後に関しても差は認められなかった。

RENAL Study では，AKI を伴う重症患者 1,508 例を対象に，CHDF（透析液量と濾液量比率を 1：1 にした後希釈）として，通常浄化群（25 mL/min/h）と大量浄化群（40 mL/kg/h）の 2 群に無作為に分け，90 日後の予後を比較した。結果として予後に関しては 2 群間で差は認められず（44.7% vs 44.7%），血液浄化量を多くしても生命予後の改善には至らなかった。

これまでの RCT を踏まえ，20 mL/kg/h 程度の濾過量が必要であると考えられるが，それ以上の大量の血液浄化量は現在のところ予後には関与しないと考えられている。

KDIGO ガイドラインでは，AKI における間欠的または長時間 RRT では Kt/V が 3.9/週になるよう実施することを推奨し，AKI における CRRT では濾過液流量が 20〜25 mL/kg/h を達成するよう施行することを推奨している。なお，血行動態が不安定な患者に対しては標準的な間欠的 RRT よりも CRRT が望ましいと記載されている[7]。

参考文献

1) 日本急性血液浄化学会（編）：日本急性血液浄化学会標準マニュアル，pp144-149，医学図書出版，東京，2013．
2) Braunwald E, et al：Harrison's Principles of Internal Medicine, 15th ed, p1598, 2003
3) Miller RD, et al：Miller's Anesthesia, 7th ed, p1035, Churchill Livingstone, Philadelphia, 2009
4) 鈴木正司（監），信楽園病院腎センター（編）：透析療法マニュアル，第7版，日本メディカルセンター，東京，2010
5) The VA/NIH Acute Renal Failure Trial Network：Intensity of renal support in critically ill patients with acute kidney injury. N Engl J Med 359：7-20, 2008
6) The RENAL Repracement Therapy Study Investigators：Intensity of continuous renal-replacement therapy in critically ill patients. N Engl J Med 361：1627-1638, 2009
7) KDIGO Clinical Practice Guideline for Acute Kidney Injury. Kidney Int Suppl 2：1-138, 2012.
8) Brochard L, et al：An official ATS/ERS/ESICM/SCCM/SRLF Statement：prevention and management of acute renal failure in the ICU patient. Am J Respir Crit Care Med 181：1128-1155, 2010
9) Bouman CS, et al：Effects of early high-volume continuous venovenous hemofiltration on survival and recovery of renal function in intensive care patients with acute renal failure：a prospective, randomized trial. Crit Care Med 30：2205-2211, 2002
10) Liu KD, et al：Timing of initiation of dialysis in critically ill patients with acute kidney injury. Clin J Am Soc Nephrol 1：915-919, 2006
11) Bagshow SM, et al：Timing of renal replacement therapy and clinical outcomes in critically ill patients with severe acute kidney injury. J Crit Care 24：129-140, 2009
12) Vincent JL, et al：Use of the SOFA score to assess the incidence of organ dysfunction/failure in intensive care units：results of a multicenter, prospective study. Working Group on "sepsis-related problems" of the European Society of Intensive Care Medicine. Crit Care Med 26：1793-1800, 1998
13) Seabra VF, et al：Timing of renal replacement therapy initiation in acute renal failure：a meta-analysis. Crut Care Med 52：272-284, 2008
14) Payen D, et al：Impact of continuous venovenous hemofiltration on organ failure during the early phase of severe sepsis：a randomized controlled trial. Crit Care Med 37：803-810, 2009
15) Ronco C, et al：Effect of different doses in continuous veno-venous hemofiltration on outcomes of acute renal failure：a prospective randomized trial. Lancet 356：26-30, 2000

126. 急性血液浄化療法の適応と種類

阿部雅紀

概要

急性血液浄化療法とは，患者の急激な病態変化に伴い体内に蓄積した病因関連物質を除去することにより，病態改善・治癒を図る治療法である。急性血液浄化法の対象となる疾患の多くは AKI を合併している。そのため，欧米では AKI に対する治療の範疇を RRT として表現されるのが一般的である。しかし集中治療領域では一般的ではなく，また腎不全を合併していない肝不全や急性膵炎なども対象疾患となるため，総括する表現として血液浄化法（blood purification）を用いている。また最近では腎補助のみならず，血液浄化法が炎症性メディエータの制御を目的に用いられることが多い（non-renal indication）。

急性血液浄化の適応

現在，表 1 に示すような多彩な疾患や病態に対して各種の急性血液浄化法が施行されている[1]。

急性血液浄化の種類

急性血液浄化としての RRT は 24 時間持続的に施行する CRRT と 1 回 3〜4 時間程度で週 3〜4 回施行する IRRT に大別される[2]（図）。集中治療領域における血液浄化療法としては，循環動態の安定性，電解質の緩徐な補正などを目的とし，連日 24 時間かけて行う CRRT が広く行われている。一方，状態が安定している慢性維持透析患者には IRRT である 1 回 4 時間の間欠的 HD（intermittent hemodialysis：IHD）を週 3 回施行することが一般的である。表 2 に IHD と CRRT の特徴の比較を示す。さらに，連日 24 時間連続か隔日 4 時間かという選択でなく，CRRT と IRRT の中間的な治療法として長時間低効率 HD（sustained low-efficiency dialysis：SLED，欧州では extended

表1 急性血液浄化法の適応病態および疾患

1. 急性腎障害
2. 慢性維持透析患者の急性増悪,周術期管理
3. 水・電解質異常,酸塩基平衡異常
4. 劇症肝炎
5. 多臓器不全(MOF)
6. 敗血症・エンドトキシン血症
7. 急性呼吸促迫症候群(ARDS)
8. 重症急性膵炎
9. うっ血性心不全
10. 急性薬物中毒
11. 急性代謝異常および先天性代謝異常の急性増悪
12. 血栓性血小板減少性紫斑病(TTP)/溶血性尿毒症症候群(HUS)
13. 自己免疫疾患の急性増悪(SLE,重症筋無力症)
14. 神経・筋疾患
15. 中毒性表皮壊死症(TEN)
16. その他

〔文献1〕より引用,一部改変〕

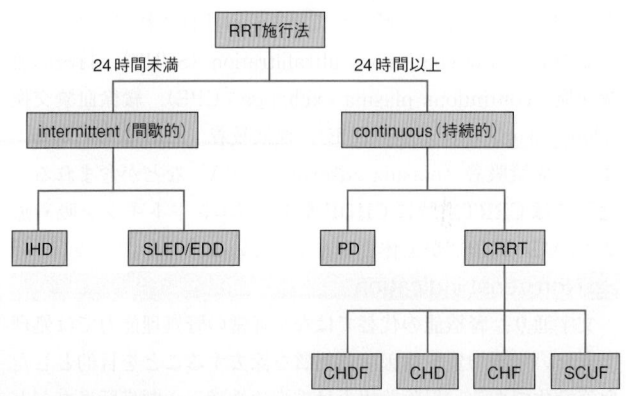

図 RRTの分類

SLED:sustained low-efficiency dialysis 長時間低効率血液透析,EDD:extended daily dialysis 長時間(低効率)連日血液透析,IHD:intermittent hemodialysis 間欠的血液透析,SCUF:slow continuous ultrafiltration 持続緩徐式限外濾過

〔文献2〕より引用〕

表2 間欠的HD（IHD）とCRRTの特徴比較

	IHD	CRRT
長所	1. 溶質除去能に優れる。 2. 急速な電解質，酸塩基平衡の是正が可能。 3. 出血リスクが少ない。 4. 検査・手術の計画が容易。	1. 血行動態の安定；血清浸透圧の変化が少ない。 2. 高窒素血症，電解質，酸塩基平衡が安定状態にある。 3. 体液除去に有利。輸液スペースの確保。 4. 頭蓋内圧への影響が少ない。
短所	1. メディエーターの除去に不利。 2. 血行動態の不安定；血清浸透圧の変化が大きい。	1. 検査・手術による中断。 2. 長時間におよぶ患者の拘束。 3. 抗凝固薬曝露による出血リスク。 4. 透析液・置換液バッグの交換，排液処理。
人的労力	小	大
コスト	安	高
場所	透析室	ICU
RO装置	必要	不要

daily dialysis：EDDと呼ばれている）も注目されている[3]。

その他，slow continuous ultrafiltration（SCUF），持続的血漿交換（continuous plasma exchange：CPE），緩徐血漿交換（slow plasma exchange：SPE），血液吸着（hemoadsorption：HA），血漿吸着（plasma adsorption：PA）などが含まれる。近年ではCRRT，特にCHDFやHA（エンドトキシン吸着療法：PMX-DHP）が主体となってきている。

Non-renal indication

文字通り，腎機能の代替ではなく通常の腎処理能力では処理できない病因物質や病因関連物質を除去することを目的とした血液浄化である。保険診療上は重症急性膵炎や劇症肝炎などが適用となっている[1]。

参考文献

1) 日本急性血液浄化学会（編）：日本急性血液浄化学会標準マニュアル，医学図書出版社，東京，2013
2) O'Reilly P, et al：Renal replacement therapy Ⅲ：IHD, CRRT, SLED.

Crit Care Clin 21：367-378, 2005
3) 阿部雅紀，他：急性血液浄化療法における Sustained low-efficiency dialysis (SLED). 日本急性血液浄化学会雑誌 4：120-127, 2013

2 急性血液浄化療法

127. 持続的腎代替療法

阿部雅紀

定 義

持続的血液浄化（continuous blood purification：CBP）は1日あたり24時間持続的に行うことを開始時に設定した場合であるが，不可抗力で24時間施行できなかった場合も持続的とする。CBPは国外ではCRRTと呼称されることが多い。CBPは大量の透析液を必要としないため，透析設備のないICUや手術室においても施行可能な利点があり，CHF，CHD，CHDFなどがある。

コンソール

24時間以上の長時間の治療となるため，使用する装置にもポンプの耐久性や安全性を高めるための警報類の充実が必要である。また，透析液・置換液・濾液・除水の各ポンプ類のポンプ吐出力の精度が良く，in-outバランスが保たれていることが重要となる。CHDFの場合，重症患者のベッドサイドで使用するため，大型装置ではスペースをとるため不適切である。また，病棟間の移動時を考えた場合，重量にも留意すべきであり，小型・軽量のコンパクト設計が望まれる。代表的なCRRT用コンソールを前項の表2（→ p458）に示す。

CHD

分子拡散を主たる原理とするため，小分子溶質の除去に優れているが，サイトカインなどの大分子溶質の除去はほとんど期待できない。小分子溶質の除去効率はダイアライザに流入するQ_B，Q_Dに依存し，そのクリアランスはQ_B，Q_Dの小さい値を超えられない。例えば$Q_B = 80$ mL/min，$QD = 1,000$ mL/h = 16.7 mL/minであれば，すべての溶質のクリアランスは16.7 mL/minより小さい。積極的な小分子溶質の除去が必要な場合，高

Q_D 条件（$Q_D > 2 \times Q_B$ が目安）の間歇的血液透析を施行すべきである。

CHF

限外濾過を主たる原理とするため，IL-1，IL-6 などのサイトカインの除去に有利である。一方，尿素などの小分子溶質の除去効率は低い。補充液との置換療法が原則となり，その濾過・置換液流量は血球成分の存在のため，Q_B の25％以下で操作するのが一般的で，治療効果を得るために治療は長時間要することが多い。治療による血漿浸透圧の変化が HD に比べ少なく，循環動態が不安定な患者にも適用可能である。

CHDF

CHD と CHF の併用療法であり，両者の特徴を兼ね備えている。使用する透析液流量と補充液流量の総量が保険で規定されているため，低透析液流量，低置換液流量を余儀なくされる場合が多い。日本急性血液浄化学会調査によると，急性血液浄化の治療法として最も多いのが CRRT で，そのうち CHDF が49％を占めており，わが国では最も多く用いられている[1]。

補充液と透析液

現在，無菌バッグ製剤として市販されているのは補充液のみであり，CRRT（特に透析液を流す CHDF や CHD）の場合，透析液は補充液で代用することになる。保険で認められた14〜16 L/day 程度の市販の補充液を CHDF に使用する場合，これをどのように透析液と補充液に分配するかは施設により異なる。

ヘモフィルタ

血液濾過器（ヘモフィルタ）は濾過性能と生体適合性に優れ，長時間使用に最適化されたものを用いる。材質や膜面積の異なる製品の選択が可能であり，HD に用いられるダイアライザと似ているが，中空糸形状，表面処理，容器設計など，濾過性能と抗血栓性能に優れた専用設計になっている。膜面積の小さな濾過器は血液充填量が少なく，血行動態不安定な場合や小児などに選択される。また，ポリメチルメタクリレート（PMMA）膜では低分子量蛋白の吸着能を持ち，サイトカインの吸着によ

る除去も期待される[2]。

参考文献

1) 海津嘉蔵, 他：Current status of blood purification in critical care in Japan. 日本急性血液浄化学会誌 2：152-158, 2011
2) 日本急性血液浄化学会（編）：日本急性血液浄化学会標準マニュアル, 医学図書出版, 東京, 2013

Column

128. 持続緩徐式血液濾過器

岡田一義

持続緩徐式血液濾過器は,CRRT に専用で使用する(表)。循環動態が不安定で重篤な状態の患者に施行されるため,長時間

表 持続緩徐式血液濾過器の仕様

メーカー	品名	膜面積 m²	膜素材	内径 μm	膜厚 μm	血液容量 mL	滅菌法	Dry/Wet	限外濾過性能 (mL/h)
ニプロ	UT-300	1.1	CTA	200	15	20	γ線	Dry	1,320
	UT-500	1.3	CTA	200	15	35	γ線	Dry	1,380
	UT-700	1.5	CTA	200	15	45	γ線	Dry	1,590
	UT-1100	1.7	CTA	200	15	65	γ線	Dry	2,040
	UT-1500	1.9	CTA	200	15	90	γ線	Dry	2,530
	UT-2100	2.1	CTA	200	15	125	γ線	Dry	3,550
	UT-300S	2.5	CTA	200	15	20	γ線	Dry	1,470
	UT-500S	1.1	CTA	200	15	35	γ線	Dry	1,560
	UT-700S	1.3	CTA	200	15	45	γ線	Dry	1,860
	UT-1100S	1.5	CTA	200	15	65	γ線	Dry	2,490
	UT-1500S	1.7	CTA	200	15	90	γ線	Dry	3,230
	UT-2100S	1.9	CTA	200	15	125	γ線	Dry	4,880
旭化成メディカル/ 川澄化学工業	AEF-03/PS-03CF	0.3	PS	225	40	26	γ線	Wet	1,410
	AEF-07/PS-07F	0.7	PS	225	40	52	γ線	Wet	2,500
	AEF-10/PS-10CF	1.0	PS	225	40	70	γ線	Wet	2,720
	AEF-13/PS-13CF	1.3	PS	225	40	91	γ線	Wet	2,800
旭化成メディカル (製造:ミンテック)	HFジュニア	0.09	グリセリンフリーPS	200		9	EOG	Dry	

使用でき，低容量で生体適合性（特に抗血栓性）が高く，透水性が良く，溶質除去能が維持できる性能がある。

参考文献

1) 塚本 功, 他：持続緩徐式血液濾過器. 臨牀透析 29（増刊号）：773-776, 2013

表 つづき

メーカー	品名	膜面積 m²	膜素材	内径 μm	膜厚 μm	血液容量 mL	滅菌法	Dry/Wet	限外濾過性能 (mL/h)
JUNKEN MEDICAL (製造：JMS)	FS-04D	0.4	PES	200	30	30	EOG	Dry	1,610
	FS-08D	0.8	PES	200	30	45	EOG	Dry	2,130
	FS-11D	1.1	PES	200	30	68	EOG	Dry	2,360
	FS-15D	1.5	PES	200	30	88	EOG	Dry	2,630
東レ・メディカル	CH-0.3N	2.1	PMMA	240	30	22	γ線	Wet	550
	CH-0.6N	1.3	PMMA	200	30	38	γ線	Wet	1,150
	CH-1.0N	1.5	PMMA	200	30	58	γ線	Wet	2,000
	CH-1.0SX	2.1	PMMA	200	30	58	γ線	Wet	2,000
	SHG-0.8	0.8	PS	200	40	53	γ線	Wet	2,520
	SHG-0.8	1.0	PS	200	40	67	γ線	Wet	2,760
	SHG-0.8	1.0	PS	200	40	85	γ線	Wet	3,000

〔文献 1〕より引用〕

2 急性血液浄化療法

129. 間欠的腎代替療法と長時間低効率血液透析

阿部雅紀

概 要

腎代替療法は大きくIRRTとCRRTの2つに大別される。しかし、近年CRRTとIRRTの中間的な治療法として長時間低効率HD (sustained low-efficiency dialysis: SLED) も注目されている。治療時間の定義から分類するとSLEDはIRRTの1つに分類される。本稿ではSLEDの定義と実際について概説する。

IRRT

持続的でない場合はすべて間欠的とする。開始時に中断することを設定している場合は間欠的とする。主に間欠的HD (intermittent hemodialysis: IHD), 間欠的HDF (intermittent hemodiafiltration: IHDF), および間欠的HF (intermittent hemofiltration: IHF) の3種類がある (「126. 急性血液浄化療法の適応と種類」の項を参照)。

SLED

1. 定義

SLEDは、従来のIRRTのQ_Dである500 mL/minを1/2程度の200〜300 mL/minへ減少させ、その一方で治療時間を従来の4時間から2倍程度の8〜10時間に延長させている。これまでのSLEDに関する報告を表1に示す。さまざまな名称で呼ばれているが、modalityとしてはいずれも同様のものである[1]。また、SLEDに濾過を加えHDFモードにし、中分子量物質の除去を企図したものをsustained low-efficiency dialysis with filtration (SLED-f) と呼んでいる[2]。CRRTにおいて、Q_B, Q_D, 置換液流量 (Q_S) が個々の症例、あるいは施設で異なるのと同様に、このSLEDにおいても施行条件は症例あるいは施設によりある程度の差は認められる。SLEDはQ_B 100〜200 mL/

表1 長時間低効率HD（SLED）の施行条件

著者	年	療法名	治療時間 (h/day)	治療日数 (day/week)	Q_B (mL/min)	Q_D (mL/min)	Q_S (mL/min)
Schlaeper	1999	SCD	24	daily	100～200	100～300	―
Lonnemann	2000	Extended daily HD	18	6～7	70	70	―
Kumar	2000	EDD	7.5	6～7	200	300	―
Marshall	2001	SLED	12	6～7	100	200	―
Marshall	2002	SLED	12	5～7	200	100	―
Marshall	2004	SLEDD-f	8	4～7	200	200	100
Naka	2004	PDIRRT	6～8	daily	100	200	21～33
Kielstein	2004	Extended dialysis	12	6～7	200	100	―
Finkel	2005	C-SLED	24	7	150	100	―
Ratanarat	2005	SLED	6～12	5～7	200～250	67～150	―
Berbece	2006	SLED	8	6	200	350	17
Baldwin	2007	EDDf	8	daily	100	279	21

C-SLED：continuous SLED, EDD：extended daily dailysis, EDD-f：extended daily dialysis with filtration, HD：hemodialysis, PDIRRT：prolonged daily intermittent renal replacement therapy, SCD：slow continuous dialysis, SLEDD-f：sustained low-efficiency daily diafitration.

min, Q_D 100 mL/min, 治療時間8～12時間と紹介されている[3]ものもあれば，SLEDはIHDの方法で治療時間を6～10時間へ延長し，Q_BとQ_Dを減じて行う方法で，典型例としてはQ_B 200 mL/min, Q_D 100～300 mL/minでIHDと同じ血液浄化装置を使用する，と記載されている[3]ものもある．

2．SLEDの実際

SLEDとCRRTの大きな違いはQ_Dにある．Q_Dを200～300 mL/minへ減量したとはいえ，CRRTのQ_Dに比較すると10倍以上の差がある．現行のCRRT用血液浄化装置でもQ_D 100～166.6 mL/min（6～10 L/h）までの設定が可能であるが（表2），わが国では無菌的HF用補充液の使用が14～16 L/dayに限られているため，CRRT用血液浄化装置によるSLEDでは2～3時間しか施行できないことになる．そのため，SLEDを施行するためには，十分量の透析液の供給が必要となるため，個人用透析装置が必要となる．わが国で使用可能な透析装置とHDF対

表2 CRRT用血液浄化装置の比較

機種名	TR-55X	ACH-Σ	Plasauto IQ 21	KM9000
販売元	東レ・メディカル	旭化成メディカル	旭化成メディカル	川澄化学工業
ローラーポンプ	4ローラー方式	3ローラー方式	2ローラー方式	
血液ポンプ	1〜250 mL/min	1〜250 mL/min	5〜250 mL/min	5〜250 mL/min
濾液ポンプ	0.01〜6 L/h	0.01〜6 L/h	0.01〜12 L/h	0.01〜15 L/h
透析液ポンプ	0.01〜4 L/h	0.01〜6 L/h	0.01〜10 L/h	0.01〜10 L/h
	0〜66.6 mL/min	0〜100 mL/min	0〜166.6 mL/min	0〜166.6 mL/min
補液ポンプ	0.01〜3 L/h	0.01〜6 L/h	0.01〜10 L/h	0.01〜5 L/h
シリンジポンプ注入量設定範囲	20・30・50 mL対応(サイズ自動検知)	20・30・50 mL対応(サイズ自動検知)	20・30・50 mL対応(サイズ自動検知)	(サイズ自動検知)
除水制御機構	0.1〜15.0 mL/h 容量計量方式	0.1〜15.0 mL/h 重量制御方式	0.1〜15.0 mL/h 重量制御方式	0.5〜15.0 mL/h 重量制御方式

表3 透析装置の比較

機種名	TR-3000MA	GC-110N	DCS-27	NCV-1i
販売元	東レ・メディカル	JMS	日機装	ニプロ
モード	HD, ECUM	HD, ECUM	HD, ECUM	HD, ECUM
血液ポンプ	0〜400 mL/min	30〜500 mL/min	40〜600 mL/min	30〜500 mL/min
透析液ポンプ	400〜600 mL/min	300〜600 mL/min	300〜700 mL/min	300〜600 mL/min
除水速度	0〜5 L/h	0〜6 L/h	0〜4 L/h	0〜5 L/h

応装置を表3,4に示す。表2に示されるように,過去の報告ではSLEDのQ_Dは100〜300 mL/minに設定されているが,わが国で頻用されている透析装置のQ_Dの最小設定値は1機種(NDF-01)を除いては300 mL/minであるため,Q_Dを100〜200 mL/minに設定することは困難である。

SLEDの実施場所であるが,RO装置と原水の排管(透析用水処理装置)が整備されている透析室などでは容易に実施可能である。また,図に示すように,われわれの施設ではICU内の水道水を個人用RO装置へ配水し,個人用透析装置を用いてICU内でSLEDを実施している[2]。このように,個人用RO装置があれば,透析用の配管設備の整っていないICU内でもSLEDは実施可能となる。現在,われわれの施設ではQ_B 100〜

表4 HDF対応透析装置の比較

機種名	TR-7000M	TR-7700M	DCG-03	NDF-01
販売元	東レ・メディカル		日機装	ニプロ
モード	HD, HDF, HF, ECUM	HD, HDF, HF, ECUM	HD, HDF, HF, ECUM	HD, HDF, HF, ECUM
血液ポンプ	0〜600 mL/min	20〜400 mL/min	40〜600 mL/min	30〜500 mL/min
透析液ポンプ	400〜600 mL/min	300〜600 mL/min	300〜700 mL/min	300〜600 mL/min 100〜300 mL/min
補液ポンプ	0〜8 L/h	0〜8 L/h（除水量との合計）	0〜6 L/h（除水量との合計）	0〜8 L/h 0〜6 L/h
除水速度	HD, ECUM時 0〜6 L/h HF, HDF時 0〜2 L/h	HD, ECUM時 0〜5 L/h HF, HDF時 0〜2 L/h	0〜4 L/h HF, HDF時, 補液速度との合計8 L/h以下	HDF, HF, CHDF, CHF時は補液速度との合計8 L/h以下

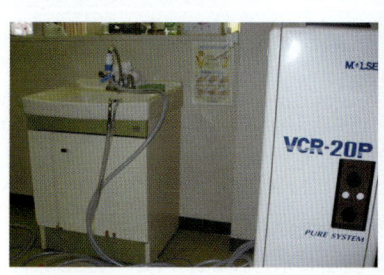

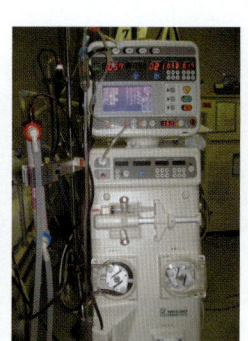

図 集中治療室（ICU）での長時間低効率HD（SLED）
ICU内の水道水を個人用RO装置へ送水し，透析液を作製。個人用透析装置を用い，ICU内のベッドサイドでSLEDを施行。

200 mL/min, Q_D 300 mL/min, 治療時間6〜8時間の条件でSLEDを施行している。

SLEDは通常の透析装置を使用して行うため，日中は慢性維持透析患者のIHDで使用し，夜間にSLED用として使用することも可能である。同じ機器であるため，透析専従看護師は操作にも慣れているため，スタッフの指導にも効率的であり，CRRT装置がない場合，あるいはCRRTを施行できない施設でもSLEDはCRRTと同等の効果を得られる治療手段となりう

3. SLED の適応

　急性血液浄化を施行する施設が，すべて ICU を完備しているとは限らず，CRRT の選択が不可能となっている症例も多く存在する。循環動態が不安定で週 3〜4 回の IHD は困難だが，必ずしも 24 時間持続の CRRT を要さない症例も存在するため，そのような場合 SLED の良い適応になると考えられる。

　SLED は ICU で管理が必要な重症患者においても良好な溶質，水分除去が可能であり，かつ循環動態に与える影響も CRRT と同等である可能性がある。また，治療を行っていない時間帯も増えることから，適切な理学療法を行えるようになり，ICU 滞在日数の短縮につながる可能性も考えられる。さらに，全身状態は改善したが，腎機能が回復しない場合に，CRRT から IRRT へ移行する際にも SLED の適応になると考えられる。

　急性期を脱した場合であれば，SLED の変法として，SLED または SLED-f モードで開始し，循環動態の安定が確認できれば 30〜60 分後に Q_B を 300 mL/min から 500 mL/min へ増加させる IHD モードや HDF モードへ変更することで治療時間の短縮も可能となる[4,5]。代謝性アシドーシスが高度な場合，酢酸フリー透析液を用いた SLED も効果的である[6]。

参考文献

1) 阿部雅紀，他：持続緩徐式血液透析濾過．飯田喜俊，他，（監訳）：臨床透析ハンドブック，第 4 版，pp176-197，メディカル・サイエンス・インターナショナル，東京，2009
2) 阿部雅紀，他：急性血液浄化療法における Sustained low-efficiency dialysis（SLED）．日本急性血液浄化学会雑誌 4：120-127，2013
3) Metha RL：Continuous renal replacement therapy in the critically ill patient. Kidney Int 67：781-795, 2005
4) 阿部雅紀，他：急性腎障害患者に対する長時間血液濾過透析（sustained hemodiafiltration：SHDF）の有用性．日本急性血液浄化学会雑誌 1：87-93，2010
5) Abe M, et al：Comparison of sustained hemodiafiltration with continu-

ous venovenous hemodiafiltration for the treatment of critically ill patients with acute kidney injury. Artif Organs 34:331-338, 2010
6) 阿部雅紀, 他:急性腎障害に対する酢酸フリー透析液の効果. 日本急性血液浄化学会雑誌 2:81-86, 2011

130. 急性呼吸窮迫症候群

岡田一義

概要

急性肺損傷（acute lung injury：ALI）と急性呼吸促迫症候群（acute respiratory distress syndrome：ARDS）は肺の炎症と透過性亢進を特徴とし，肺炎や敗血症などで肺または全身性の炎症がサイトカインおよび他の炎症性分子の全身性放出を引き起こしたときに生じると考えられている。ALI/ARDSは低酸素血症および胸部X線上のびまん性浸潤によって特徴づけられるが，左房圧は上昇しておらず心原性肺水腫とは異なる病態である。ALIおよびARDSは同一の臨床症候群であり，低酸素血症が重症なものをARDS，軽いものをALIとし，低酸素血症の程度においてのみ異なる。

診断基準

American-European Consensus Conference on ARDS（AECC）による診断基準は，①急性の経過，②胸部X線写真上の両側性浸潤影，③低酸素血症（動脈血酸素分圧（PaO$_2$）/吸入酸素濃度（FiO$_2$）：P/F ratio）≦200 mmHg），④左心不全否

表1 急性肺損傷（ALI）/急性呼吸促迫症候群（ARDS）の診断基準

	経過	酸素化	胸部X線写真所見	肺動脈楔入圧
ALI	急性	PaO$_2$/FiO$_2$≦300 mmHg（PEEPの値によらず）	両側性の肺浸潤影	測定時には≦18 mmHgまたは理学的に左房圧上昇の臨床所見がない
ARDS	急性	PaO$_2$/FiO$_2$≦200 mmHg（PEEPの値によらず）	両側性の肺浸潤影	測定時には≦18 mmHgまたは理学的に左房圧上昇の臨床所見がない

PaO$_2$：partial pressure of arterial oxgen tension　動脈血酸素分圧
FiO$_2$：fraction of inspired oxgen　吸入酸素濃度
PEEP：positive end-expiratory pressure　終末呼気陽圧　　〔文献1より引用〕

表2 急性呼吸促迫症候群（ARDS）のベルリン定義

発症時期	既知の臨床的侵襲，あるいは呼吸器症状の発症または悪化から1週間以内
胸部画像所見[a]	両側肺野の不透過像（胸水，肺葉/肺の虚脱，または結節のみでは説明できない）
浮腫の由来	心不全または水分過負荷のみでは説明できない呼吸不全 危険因子が存在しない場合は，静水圧性浮腫を除外するための客観的評価（心エコーなど）が必要
酸素化[b]	
軽度	PEEP または CPAP≧5 cmH$_2$O で 200 mmHg＜PaO$_2$/FiO$_2$≦300 mmHg[c]
中等度	PEEP≧5 cmH$_2$O で 100 mmHg＜PaO$_2$/FiO$_2$≦200 mmHg
高度	PEEP≧5 cmH$_2$O で PaO$_2$/FiO$_2$≦100 mmHg

CPAP：continuous positive airway pressure　持続陽圧呼吸療法
PEEP：positive end-expiratory pressure　呼気終末陽圧
FiO$_2$：fraction of inspired oxygen　吸入酸素濃度
PaO$_2$：partial pressure of arterial oxygen　動脈酸素分圧
[a]胸部 X 線像またはコンピュータ断層撮影像．
[b]海抜1,000 m 以上の地域では，次のとおり補正係数を考慮する必要がある：[PaO$_2$/FiO$_2$×（大気圧/760）]．
[c]軽症群では非侵襲的に可能。

〔文献3）を翻訳〕

定の4項目を満たせば，原因疾患はいずれであれ ALI/ARDS と診断できた（表1）[1,2]．

しかし，急性の定義や P/F ratio と終末呼気陽圧（positive end-expiratory pressure：PEEP）との合致性のなさなどの問題点が存在したため，European Society of Intensive Care Medicine から ARDS の新定義（ベルリン定義）が発表され[2]，ALI という用語は削除された。酸素化の程度から3つの独立カテゴリーとして軽度 ARDS（200 mmHg＜P/F ratio≦300 mmHg），中等度 ARDS（100 mmHg＜P/F ratio≦200 mmHg），重度 ARDS（P/F ratio≦100 mmHg）に分類されることとなった（表2）。

鑑別診断

非心原性で急性の低酸素血症があり，胸部 X 線上両側の肺浸潤影を呈する疾患はすべて ARDS として差し支えないが，臨床状の予後の違いから鑑別すべき疾患もあり，心原性肺水腫（左心不全），肺炎，肺結核/粟粒結核，急性間質性肺炎，慢性経過

の間質性肺炎/肺線維症の急性増悪，特発性器質化肺炎，過敏性肺炎，急性好酸球性肺炎，びまん性肺胞出血，癌性リンパ管症，薬剤性肺障害などがある[1]。

対策

多臓器不全や DIC などの合併も多く，予後不良の疾患であり，原疾患の治療に加え，呼吸管理，薬物療法（副腎皮質ステロイド薬，感染症対策，好中球エラスターゼ選択的阻害薬），全身管理が行われている[1]。**透析患者でも好中球エラスターゼ選択的阻害薬（シベレスタット Na 水和物：エラスポール®）の減量は必要なく**，4.8 mg/kg/day を 250～500 mL の輸液で希釈し，24 時間（0.2 mg/kg/h）で点滴静注（投与期間 14 日以内）を行う[4]。サイトカイン除去のために血液浄化療法も実施されているが，有用性は証明されていない。

参考文献

1) 日本呼吸器学会 ARDS ガイドライン作成委員会：ALI/ARDS 診療のためのガイドライン，第 2 版，秀潤社，東京，2010
2) Rubenfeld GD, et al（The American-European Consensus Conference on ARDS）：definitions, mechanisms, relevant outcomes, and clinical trial condition. Am J Respir Crit Care Med 152：818-824, 1994
3) The ARDS Definition Task Force：Acute Respiratory Distress Syndrome Berlin Definition. JAMA 307：2526-2533, 2012
4) Drugs in Japan 2014，じほう，東京，2014

2 急性血液浄化療法

131. 劇症肝炎

岡田一義

概要

劇症肝炎とは、肝炎のうち症状発現後8週以内に高度の肝機能障害に基づいて肝性昏睡II度以上の脳症をきたし、プロトロンビン時間40％以下を示すものとし、肝性脳症の昏睡度分類は表に示す犬山分類（1982年）に基づく。そのうちには発病後10日以内に脳症が出現する急性型と、それ以降に出現する亜急性型がある[1]。なお、PTは40％以下であるが、肝性昏睡I度までの症例は急性肝炎重症型と診断する。急性肝炎重症型は、その30％が昏睡II度以上の肝性脳症を併発することが知られており、劇症肝炎の前駆状態として重要である。また、肝性脳症が出現するまでの期間が8～24週の症例は遅発性肝不全に分類し、劇症肝炎の類縁疾患として扱われる[2]。

対策

肝細胞の急激な壊死から肝臓の代謝・合成・解毒機能の低下、エンドトキシンの血中への移行に伴う炎症性サイトカインの増加、DICが引き起こされ、肝不全対策（人工肝補助など）、肝障害進展防止（成因により、核酸アナログ製剤、副腎ステロイド薬、免疫抑制薬など）、肝再生促進（グルカゴン・インスリン療法：エビデンスなし）、合併症対策（脳浮腫、DIC、消化管出血、感染症など）が行われる。

肝性脳症を改善し、凝固因子などを補充するために置換液にFFPを使用したPEが選択され、FFPに含まれるクエン酸やNaなどを除去するためにHDなどを直列で併用することも多い（「136. 血漿交換療法」の項を参照）。また、PE単独では肝性脳症の改善には不十分であり、アンモニアを代表とする小から中分子量昏睡起因物質を除去し、水・電解質バランスの是正

表 肝性昏睡 第12回犬山シンポジウム

昏睡度	精神症状	参考事項
I	睡眠・覚醒リズムの逆転 多幸気分，時に抑うつ状態 だらしなく，気にとめない態度	retrospectiveにしか判定できない場合も多い
II	指南力（時・場所）障害，物をとり違える（confusion）	興奮状態がない
	異常行動（例：お金をまく，化粧品をゴミ箱に捨てるなど）	尿・便失禁がない
	時に傾眠傾向（普通の呼びかけで開眼し，会話ができる）	羽ばたき振戦あり
	無礼な言動があったりするが，医師の指示には従う態度をみせる	
III	しばしば興奮状態，せん妄状態を伴い，反抗的態度をみせる	羽ばたき振戦あり
	嗜眠傾向（ほとんど眠っている）	指南力障害は高度
	外的刺激で開眼しうるが，医師の指示に従わない，または従えない（簡単な命令には応じる）	
IV	昏睡（完全な意識の消失） 痛み刺激には反応する	刺激に対して，払いのける動作，顔をしかめる
V	深昏睡 痛み刺激には反応しない	

〔文献1）より引用〕

にも有用であるHDFまたはCHDFなどの有用性が期待されている[3]。

参考文献

1) 劇症肝炎の診断基準．A型肝炎，劇症肝炎：第12回犬山シンポジウム，110-230，中外医学社，東京，1982
2) 日本急性血液浄化学会（編）：日本急性血液浄化学会標準マニュアル，pp188-189，医学図書出版，東京，2013
3) 遠藤龍人，他：劇症肝炎に対する血液浄化療法の有用性．臨消内科 23：1781-1787，2008

2 急性血液浄化療法

132. 急性膵炎/重症急性膵炎

岡田一義

概要

急性膵炎とは膵臓の急性炎症で、他の隣接する臓器や遠隔臓器にも影響を及ぼしうるものである。重症化すると膵臓から分泌される蛋白分解酵素が膵臓や他臓器を障害するのみならず、全身性炎症反応症候群（systemic inflammatory response syndrome：SIRS）から、敗血症、多臓器機能障害症候群（multiple organ dysfunction syndrome：MODS）に進行する重篤な疾患であり、診断基準を表1に、重症度判定基準を表2に示す。アルコールや総胆管結石が原因のことが多く、上腹部痛、背部痛、吐気が三大症状である。

対策

禁食を基本とし、十分な補液を行い、蛋白分解酵素阻害薬と鎮痛薬を投与する。急性膵炎と診断したら、成因を特定し、重症度判定を速やかに行い、胆管ドレナージや手術の適応を判断する。病態は時間単位で変化するため、経時的に重症度判定を繰り返す。抗菌薬は軽症例では不要であるが、重症例では予防

表1 急性膵炎の診断基準

1. 腹部に急性腹痛発作と圧痛がある。
2. 血中または尿中の膵酵素の上昇がある。
3. 超音波、CT、または MRI で膵に急性膵炎に伴う異常所見がある。

上記3項目のうち2項目以上を満たし、他の膵疾患および急性腹症を除外したものを急性膵炎と診断する。
慢性膵炎の急性増悪は急性膵炎に含める。
注）膵酵素は特性の高いもの（膵アミラーゼ、リパーゼなど）を測定することが望ましい。

〔文献1）より引用〕

表2 急性膵炎の重症度判定基準

1. 予後因子（予後因子は各1点とする）

1) Base excess≦－3 mEq/L、またはショック（収縮期血圧≦80 mmHg）
2) 動脈血酸素分圧≦60 mmHg（room air）または呼吸不全（人工呼吸管理が必要）
3) 血液尿素窒素≧40 mg/dL（or Cr≧2.0 mg/dL）、または乏尿（輸液後も一日尿量が400 mL以下）
4) LDH≧基準値上限の2倍以上
5) 血小板≦10万/mm^3
6) 総Ca≦7.5 mg/dL
7) CRP≧15 mg/dL
8) 全身性炎症反応症候群（SIRS）診断基準における陽性項目≧3
9) 年齢≧70歳

* 全身性炎症反応症候群（SIRS）診断基準項目 (1) 体温＞38℃または＜36℃、(2) 脈拍＞90回/min、(3) 呼吸数＞20回/min、または動脈血二酸化炭素分圧＜32 mmHg、(4) 白血球数＞12,000/mm^{3}か＜4,000/mm^{3}または10%幼弱球出現

2. 造影CT Grade

1) 炎症の膵外進展度

　　前腎傍腔　　　　　0点
　　結腸間膜根部　　　1点
　　腎下板以遠　　　　2点

2) 膵の造影不良域

　　膵を便宜的に3つの区域（膵頭部、膵体部、膵尾部）に分け判定する。
　　各区域に限局している場合、または膵の周辺のみの場合　　　　0点
　　2つの区域にかかる場合　　　　　　　　　　　　　　　　　　1点
　　2つの区域全体を占めるあるいはそれ以上の場合　　　　　　　2点

炎症の膵外進展度と膵の造影不良域の合計スコア

　　1点以下　　Grade 1
　　2点　　　　Grade 2
　　3点以上　　Grade 3

重症の判定

①予後因子が3点以上、または②造影CT Grade 2以上の場合は重症とする。

〔文献1）より引用〕

的にも投与する[2]。

重症急性膵炎では、厳格な呼吸循環管理下で、「十分な初期輸液にもかかわらず、循環動態が不安定で利尿の得られない症例に対しては、CHDFの導入を考慮すべきである（推奨度B）」と「**重症急性膵炎発症早期のCHDFは、多臓器不全への進展を防止する可能性がある（推奨度C1）**」と「急性膵炎診療ガイドライン2010」に記載されている。エンドトキシン吸着法も有用と

思われ，今後エビデンスを積み重ねていく必要がある．なお，重症急性膵炎には公費補助がある．

参考文献

1) 武田和憲，他：急性膵炎の診断基準・重症度判定基準最終改訂案．厚生労働科学研究補助金難治性疾患克服研究事業難治性膵疾患に関する研究調査，平成17年度総括・分担研究報告書 27-34（診断レベル 3b），2006
2) 急性膵炎診療ガイドライン 2010 改訂出版委員会：急性膵炎診療ガイドライン 2010，金原出版，東京，2004

2 急性血液浄化療法

133. 多臓器不全と多臓器機能障害

阿部雅紀

概　要

多臓器不全（multiple organ failure：MOF）とは，生命維持に必要不可欠な重要臓器の機能不全が2臓器以上にまたがった状態である．ところが，臨床の現場では臓器不全という最終段階だけが問題になるのではなく，その過程，つまり障害が起きた時点から問題は生じており，また臓器障害といえどもさまざまな段階があるため，多臓器機能障害（multiple organ dysfunction syndrome：MODS）という概念が提唱されてきた．MOFには生体への侵襲そのものが臓器障害をもたらし発症する一次性MOFと，侵襲に対する全身性炎症反応の結果発症する二次性MOFの2つの発症パターンがある．1つの臓器不全は他の臓器へ影響し，悪循環をすることも知られている（図）[1,2]．MOFは集中治療領域における最重症病態であり，不全臓器数が多くなるにつれて，病態は複雑化し，転帰も悪くなる．MOFに対

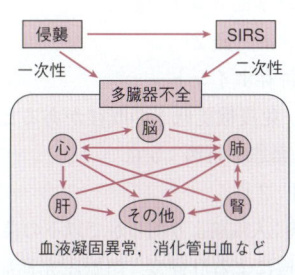

図　多臓器不全（MOF）の発症機序
SIRS：systemic inflammatory response syndrome　全身性炎症反応症候群
〔文献1，2）より引用，一部改変〕

する血液浄化法の目的は多彩であり，病因物質の除去，不全臓器の補助，体液電解質・酸塩基平衡の補正，有用物質の投与スペースの確保などがあげられる。

対 策

APACHE Ⅱ スコア[3]と SOFA スコア[4]の指標を用いて，重症患者の重症度や臓器障害の程度を評価し，早期から治療介入することが重要である。

1．APACHE Ⅱ スコア

APACHE (acute physiology and chronic health evaluation) Ⅱスコアは 12 の生理学的パラメータ，年齢，併存する慢性病態をそれぞれ点数化することにより，客観的に集中治療室 (intensive care unit：ICU) 入室患者の重症度を判定し，また予後を予測する評価法である。このスコアを用いることにより，外因性・内因性の疾患の区別なく，ICU 入室適応判断，家族への説明の参考に利用できるだけでなく，ICU 入室患者の重症度比較，多施設間や新しい治療の有効性などの比較評価を可能にする。

生理学パラメータによるポイント【A】，年齢ポイント【B】，併存する慢性疾患のポイント【C】を非手術例・緊急手術後か待機手術後かに分けて，それぞれ加算して算出する。APACHE Ⅱ スコアは 0～71 点となり，点数が高いほど重症である。

【A】急性期生理学的スコア（表 1）
【B】年齢ポイント（表 2）
【C】慢性疾患併存ポイント
臓器機能不全，免疫機能低下の既往があるとき
1）非手術例，緊急手術例：5 点
2）待機手術例：2 点
慢性疾患の定義：入院前より明らかで以下の条件を満たすこと。
1）肝疾患：生検による肝硬変，門脈圧亢進症，門脈圧亢進症による上部消化管出血，肝不全，肝性脳症，昏睡の既往。
2）心血管系：NYHA class Ⅳ の心不全。
3）呼吸器系：慢性拘束性・閉塞性または血管疾患で重度の運

表1 急性期生理学的スコア

生理学的パラメータ	上方異常 4	上方異常 3	上方異常 2	上方異常 1	0	下方異常 1	下方異常 2	下方異常 3	下方異常 4
1. 直腸温（℃）	≥41	39〜40.9		38.5〜38.9	36〜38.4	34〜35.9	32〜33.9	30〜31.9	≤29.9
2. 平均血圧（mmHg）	≥160	130〜159	110〜129		70〜109		50〜69		≤49
3. 心拍数（回/min）	≥180	140〜179	110〜139		70〜109		55〜69	40〜54	≤39
4. 呼吸数（回/min）	≥50	35〜49		25〜34	12〜24	10〜11	6〜9		≤5
5. $FiO_2 ≥ 0.5$ の時 $A-aDO_2$（Torr） $FiO_2 < 0.5$ の時 PaO_2（Torr）	≥500	350〜499	200〜349		≤199 >70	61〜70	55〜60	<55
6. pH（動脈血ガス分析） 動脈血ガス分析非実施時は血清 HCO_3^-（mEq/L）	≥7.7	7.6〜7.69		7.5〜7.59	7.33〜7.49		7.25〜7.32	7.15〜7.24	<7.15
	≥52	41〜51.9		32〜40.9	22〜31.9		18〜21.9	15〜17.9	<15
7. 血清Na（mEq/L）	≥180	160〜179	155〜159	150〜154	130〜149		120〜129	111〜119	≤110
8. 血清K（mEq/L）	≥7.0	6〜6.9		5.5〜5.9	3.5〜5.4	3〜3.4	2.5〜2.9		<2.5
9. 血清Cr値（mg/dL） （AKI時はスコア2倍）	≥3.5	2〜3.4	1.5〜1.9		0.6〜1.4		<0.6		
10. Ht（%）	≥60		50〜59.9	46〜49.9	30〜45.9		20〜29.9		<20
11. 白血球数×1,000（/μL）	≥40		20〜39.9	15〜19.9	3〜14.9		1〜2.9		<1
12. 15-GCS*									

FiO_2：吸入酸素濃度
$A-aDO_2$：肺胞気動脈血酸素分圧較差
*【65. 意識障害の評価方法】の項を参照。15点から GCS 合計点数を引いた点数とする。
【A】生理学的パラメータ＝上記12項目の合計点数

（文献3）より引用．一部改変（筆者訳）

表2 年齢ポイント

年齢（歳）	点数
≦44	0
45〜54	2
55〜64	3
65〜74	5
≧75	6

〔文献3) より引用，一部改変（筆者訳）〕

動障害（階段を上れない，家事ができないなど）があること。慢性低酸素血症，慢性高炭酸ガス血症，二次性多血症，慢性肺高血圧（＞40 mmHg），人工呼吸器離脱不能例。
4) 腎疾患：維持透析症例。
5) 免疫機能低下：免疫抑制薬，化学療法，放射線療法，長期間のステロイド投与などによる，感染に対する免疫力が低下する治療を受けている。白血病，リンパ腫，後天性免疫不全症候群（AIDS）などの感染に対する免疫力が低下する疾患。

APACHE II スコア＝【A】＋【B】＋【C】の合計

2．SOFAスコア

Sepsis-related Organ Failure Assessment（SOFA）として1994年に提唱され，当初は敗血症に起因するMODSに対して用いられていたが，その後，敗血症に限らず広く有用性が認められるようになり，Sequential Organ Failure Assessment（SOFA）と改名され，MODSの重症度評価に用いられている。6臓器・系に対して0〜4点までの5段階で評価を行い，それぞれの点数を加算して重症度を評価しようとするものである。SOFAの特徴は心血管系の評価法にあり，カテコラミンの使用目的により点数区分が設けられている。カテコラミンの使用開始時点はスコア2とされ，血圧の維持を目的としたカテコラミンの投与になれば，その投与量に応じてスコア3，4になる。SOFAスコアは0〜24点となり，点数が高いほど重症である（表3）。

表3 Sequential Organ Failure Assessment (SOFA) スコア

SOFAスコア		0	1	2	3	4
呼吸器系	PaO_2/FiO_2 (mmHg)	>400	≦400	≦300	≦200	≦100
凝固系	血小板数 ($\times 10^3/\mu L$)	>150	≦150	≦100	≦50	人工呼吸器補助下 ≦20
肝	ビリルビン値 (mg/dL)	<1.2	1.2〜1.9	2.0〜5.9	6.0〜11.9	≧12.0
心血管系	血圧低下	なし	MAP <70 mmHg	ドパミン≦5γまたは ドブタミン(投与量は問わず*)	ドパミン>5γまたは エピネフリン≦0.1γまたは ノルエピネフリン≦0.1γ	ドパミン≧15γまたは エピネフリン>0.1γまたは ノルエピネフリン>0.1γ
中枢神経系	GCS	15	13〜14	10〜12	6〜9	<6
腎機能	血清Cr値 (mg/dL) または尿量 (mL/day)	<1.2	1.2〜1.9	2.0〜3.4	3.5〜4.9 <500 mL/day	>5 <200 mL/day

PaO_2:動脈酸素分圧
FiO_2:吸入酸素濃度
MAP:平均血圧=(収縮期血圧−拡張期血圧)÷3+拡張期血圧

〔文献4)より引用(筆者訳)〕

MOF あるいは MODS 患者の臓器障害の程度は SOFA スコアを用いて評価することで，これまで施設ごとに異なっていた臓器障害の重症度判定基準が統一され，病状の推移を経時的にとらえることができるようになった。さらに施設間での患者比較，予後予測，治療法の選択基準や治療効果の判定にも応用可能となっている。

参考文献

1) 平澤博之：多臓器不全．日本集中医療医学会（編）：集中治療医学，pp 365-378，秀潤社，東京，2001
2) 日本急性血液浄化学会（編）：日本急性血液浄化学会標準マニュアル，pp 208-214，医学図書出版，東京，2013
3) Knaus WA, et al：APACHE II：a severity of disease classification system. Crit Care Med 13：818-829, 1985
4) Vincent JL, et al：The SOFA (Sepsis-related Organ Failure Assessment) score to describe organ dysfunction/failure. Intensive Care Med 22：707-710, 1996

Column

134. 吸入器酸素濃度計算式

根岸英理子

概　要

　吸入酸素濃度（FiO$_2$）は吸気に含まれる酸素濃度のことで，大気下酸素濃度（room air）は 0.21 である。酸素投与は動脈血酸素飽和度（SpO$_2$）でモニタリングしながら，鼻カニューラ，酸素マスクなどを使用して行う。

　以下は吸入器を使用したときの FiO$_2$ である。ローフローシステム（鼻カニューラ，酸素マスク，リザーバー付き酸素マスク）（表 1）とハイフローシステム（ベンチュリーマスク）（表 2）に分類される[1]。吸入器酸素濃度の計算式を表 3 に示す[1]。

表 1　ローフローシステム

	酸素（L/min）	吸入酸素濃度（FiO$_2$）
鼻カニューラ	1	0.24
	2	0.28
	3	0.32
	4	0.36
	5	0.4
	6	0.44
酸素マスク	5〜6	0.24
	6〜7	0.28
	7〜8	0.32
リザーバー付き酸素マスク	6	0.6
	7	0.7
	8	0.8
	9	0.8 以上
	10	0.8 以上

一定の FiO$_2$ が得られる目安　1 回換気量：300〜700 mL。呼吸回数：25 回/min 以下。呼吸パターン：規則的で一定

〔文献 1）より引用，一部改変〕

表2 ハイフローシステム

ベンチュリーマスク (空気/酸素)	酸素流量 (L/min)	ダイリュータ	吸入酸素濃度 (FiO_2)
25/1	4	青	0.24
10/1	4	黄	0.28
5/1	6	白	0.34
3/1	8	緑	0.40
1/1	8	赤	0.60
0.6/1	10	橙	0.70

一定のFiO_2を得るための酸素と空気の比。　　〔文献1)より引用,一部改変〕

表3 吸入器による吸入酸素濃度 (FiO_2) の計算式

1. 鼻カニューラ:FiO_2=酸素流量×0.04+0.2
2. 酸素マスク:FiO_2=(酸素流量-1)÷10
3. リザーバー付き酸素マスク:FiO_2=酸素流量×0.1

酸素流量の単位はL/min。　　〔文献1)より引用,一部改変〕

参考文献

1) 赤柴恒人:呼吸の仕組みとその管理,照林社,東京,1999

135. アフェレシスと適用疾患

岡田一義

概　要

　アフェレシスは，保存的療法では病態が改善しない場合に，血液中の病因物質を体外循環により除去し，保存的療法と併用して病態を改善させる治療法であり，各種疾患の病因物質によってアフェレシスの種類が異なる。病因物質が蛋白領域に存在する分子量の場合，分離した血漿から病因物質を含む血漿を除去する血漿交換療法（PE，DFPP）と選択的に病因物質を吸着するPAがあり，病因物質が蛋白領域に存在しない場合や明確でない場合にはこれらの適用にはならない。

　血漿交換療法の**保険適用疾患**において，PE，DFPP，PAのすべての療法が保険適用となっている疾患もあり，また，そのなかでも推奨レベルが異なる療法もある（表1）。さらに，血漿交換療法の開始基準が適用疾患別に定められており，実施に際しては注意が必要である[1]。

　一方，ターゲット物質が蛋白領域に存在し，アフェレシスが有効と報告されている疾患であっても，**保険非適用疾患**もある。アフェレシスにより効果を認めることが報告されており，保存的療法で病態が改善せず実施を検討する場合には，患者に適切な情報を提供して同意を文書で得た後に実施を考慮する（表2）。

対　策

　表2以外にも，免疫異常を呈する多くの疾患でアフェレシスの効果が報告されており，保存的療法で病態が悪化する場合，アフェレシスで病因物質が除去可能なときには，施設責任者の許可と患者の同意を得たうえで，アフェレシスを実施する。

表1 アフェレシスの保険適用疾患

保険適用疾患		ターゲット物質
疾患分野	疾患名	
肝疾患	劇症肝炎（ビリルビンおよび胆汁酸の除去を目的とした場合に限る） 術後肝不全 急性肝不全	肝臓により解毒・排泄される物質
	慢性C型ウイルス肝炎	HCV
血液疾患	多発性骨髄腫	IgG, IgA, IgD, IgM, IgE
	マクログロブリン血症	IgM
	血栓性血小板減少性紫斑病	超高分子量 von Willebrand 因子多重体
	溶血性尿毒症症候群	
	インヒビターを有する血友病	インヒビター
膠原病	悪性関節リウマチ	リウマチ因子, 免疫複合体
	SLE	抗DNA抗体, 免疫複合体
神経疾患	重症筋無力症	抗AChR抗体, 抗MuSK抗体
	多発性硬化症 慢性炎症性脱髄性多発根神経炎 ギラン・バレー症候群	脱髄因子, 抗体
腎疾患	巣状糸球体硬化症	LDL-C, IgM, C3
皮膚疾患	天疱瘡	抗表皮細胞間抗体
	類天疱瘡	抗表皮基底膜部抗体
	中毒性表皮壊死症	可溶性 Fas リガンド
	スティーブンス・ジョンソン症候群	各種サイトカイン
循環器疾患	川崎病	各種サイトカイン
	閉塞性動脈硬化症	LDL-C
	家族性高コレステロール血症	
移植	ABO血液型不適合間または抗リンパ球抗体陽性の同種腎移植 ABO血液型不適合間または抗リンパ球抗体陽性の同種肝移植	抗ABO抗体, 抗リンパ球抗体
その他	重度血液型不適合妊娠	Rh血液型不適合で感作された抗体
	薬物中毒	薬物

参考文献

1) 診療点数早見表, 2012年4月版,【医科】, 医学通信社, 東京, 2012

| 保険適用の手法 ||| 保険算定の頻度と期間 |
PE	DFPP 推奨銘柄	PA	
◎			一連につき概ね 10 回
◎	○	◎	一連につき概ね 7 回
◎	○		
○	◎カスケードフロー™ EC-50 W など		直近のインターフェロン(INF)療法より 5 回を限度(INF 療法に先行して施行)
○	◎カスケードフロー™ EC(各種)など ◎カスケードフロー™ EC-40 W など		一連につき週 1 回,3 月
◎	○		一連につき週 3 回,3 月
◎	○		規定なし
○	○カスケードフロー™ EC-30 W など	◎	週 1 回 月 4 回
○	○カスケードフロー™ EC-30 W など	◎	一連につき月 7 回,3 月
○	◎カスケードフロー™ EC-50 W など	○	一連につき 12 回,3 月
○	◎カスケードフロー™ EC-30 W など		一連につき週 2 回,3 月(3 月後も重症度が中等度以上の場合は,さらに 3 月可)
			一連につき週 2 回,3 月
◎	○		一連につき 8 回
◎	○		一連につき 6 回
○	○カスケードフロー™ EC-50 W など	◎	一連につき 10 回,3 月 週 1 回
	◎カスケードフロー™ EC-30 W など		一連につき術前 4 回,術後 2 回
○	◎カスケードフロー™ EC-30 W など		規定なし
○			一連につき概ね 8 回

◎:第一選択,○:第二選択 〔文献 1〕より引用,一部改変〕

表2 アフェレシスの保険適用疾患

疾患分野	疾患名	ターゲット物質	手法
肝疾患	肝性脳症	肝性昏睡惹起因物質	PE
膠原病	関節リウマチ	リウマチ因子、免疫複合体、自己抗体	DFPP
	全身性硬化症（強皮症）	抗トポイソメラーゼI抗体（抗Scl-70抗体）、抗セントロメア抗体、抗RNAポリメラーゼIII抗体	DFPP
神経疾患	中枢神経ループス	免疫複合体、抗DNA抗体	PE
	脳炎（重症脳炎、自己免疫脳炎）、辺縁系脳幹脳炎、傍腫瘍性小脳変性症	自己抗体（抗NMDA型GluR抗体、抗VGKC抗体、抗LGI1抗体、抗Caspr 2抗体など）	
腎疾患	顕微鏡的多発血管炎	MPO-ANCA	PE
	ANCA関連血管炎 アレルギー性肉芽腫性血管炎（Churg-Strauss症候群）		
	Wegener肉芽腫症	PR3-ANCA	
	Goodpasture症候群	抗糸球体基底膜（GBM）抗体	
	ネフローゼ症候群	リンパ球由来の液性因子、抗原抗体複合物	
皮膚疾患	ポルフィリン症	ポルフィリン代謝関連産物	PE
循環器疾患	急性心筋炎	各種サイトカイン	PE
移植	心臓移植後拒絶反応	移植片への抗体	PE
	骨髄移植後GVHD		DFPP

注）ターゲット物質によってはPEとDFPPのどちらでも有用な疾患もあるが、DFPPによる出血傾向に注意が必要である。

136. 血漿交換療法

逸見聖一朗

概要

血漿交換療法は，血漿分離器によって分離された血漿成分に含まれる病因物質の除去や生体に必要な血漿成分を補充する治療で，PEとDFPPがある。血漿交換療法は，特殊血液浄化療法と位置づけられ，保険適用疾患（「135. アフェレシスと適用疾患」の項を参照）の補助的な治療として行われており，その効果はさまざまである。

治療

PEでは分離された血漿成分を破棄し，置換液を補充する[1]。DFPPでは分離された血漿成分を血漿成分分画器（二次膜）で濾過し，病因物質を含む分画のみを取り除き，濾過された血漿成分を置換液，血球成分とともに返還する[2]。

1．PE（図1）

1) 血漿分離器：プラズマフロー® OP-08 W
2) 抗凝固薬：
    - ヘパリンNa® 初回投与　1,000～2,000単位
      　　　　　　持続投与　1,000～2,000単位/h
    - フサン®，コアヒビター® 持続投与　20～40 mg/h
3) Q_B：80～100 mL
4) 血漿分離速度（Q_F/Q_B）：15～25%
5) 置換液：FFPもしくは3～5％アルブミン溶液。肝不全などで凝固因子の補充を必要とする場合，血栓性微小血管障害（血栓性血小板減少性紫斑病，溶血性尿毒症症候群）などでADAMTS13活性や正常von Willebrand因子の補充が必要な場合，出血性病変や出血傾向，重症感染症などではFFPを置換液としたPEを選択する。このような

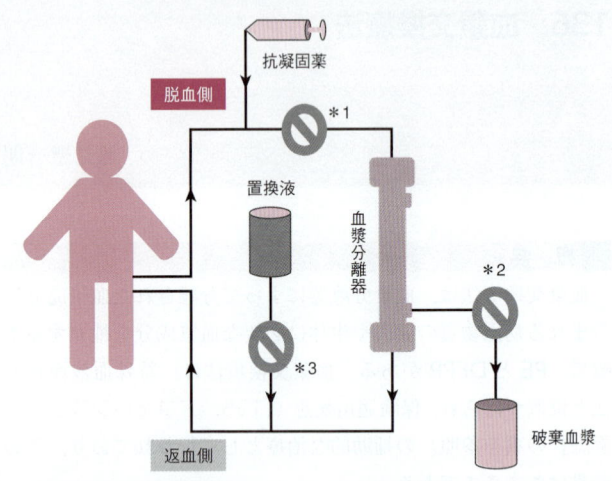

*1：血液ポンプ，*2：濾過ポンプ，*3：補液ポンプ

図1　PEの血液回路図
脱血された血液は血漿分離器で分離され，血漿成分が破棄される。血球成分は置換液とともに患者に返血する。

病態以外では基本的にはアルブミン溶液が第一選択となる。

6) **置換液量**：自己免疫疾患では，患者の循環血漿量を下式(1)，(2) より算出し，循環血漿量の1～1.5倍を血漿処理量として設定する。PEでは血漿処理量に相当するFFPもしくは3～5%に希釈したアルブミン溶液を用いる。肝不全など凝固因子の補充が目的の場合は，血液検査でPTやヘパプラチンテストを指標に適宜調整する。通常，置換液量として 4,000～5,000 mL 用いることが多い。

$$循環血漿量(mL) = 循環血液量 \times (1 - Hct/100) \cdots 式(1)$$
$$循環血液量(mL) = 体重(kg)/13 \times 1000 \cdots\cdots\cdots\cdots 式(2)$$

2．DFPP（図2）

1) 血漿分離器：プラズマフロー® OP-05 W
2) 血漿成分分画器：カスケードフロー® EC-20 W，EC-30 W，EC-40 W，EC-50 W

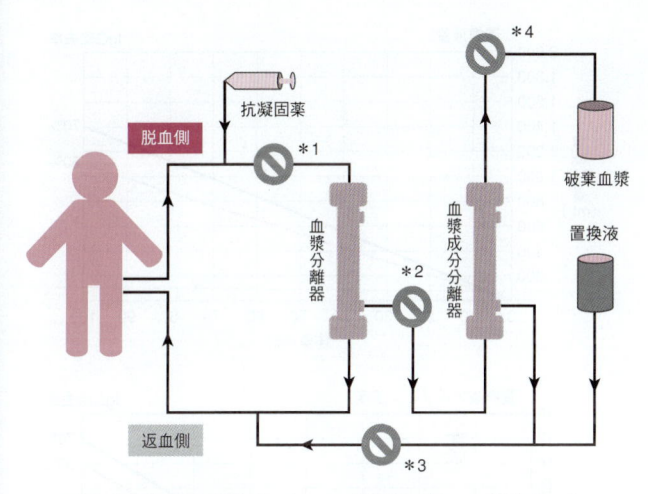

*1：血液ポンプ，*2：濾過ポンプ，*3：返漿ポンプ，*4：排液ポンプ

図2　DFPPの血液回路図

血漿分離器によって分離された血漿を血漿成分分画器で濾過し，病因物質を含む分画を分離する。血漿成分分画器で濾過された血漿成分を，血球成分，置換液とともに患者に返血する。

除去する病因物質の分子サイズにあわせて選択する。
3) 抗凝固薬：
 ・ヘパリン Na® 初回投与　1,500〜2,000 単位
 　　　　　　　持続投与　1,000〜1,500 単位/h
 ・フサン®，コアヒビター® 持続投与　30〜40 mg/h
4) Q_B：80〜100 mL
5) 血漿分離速度（Q_F/Q_B）：15〜25％
6) 血漿排液速度（Q_D/Q_F）：20％ただし one way 法*では0％
 *大分子領域の除去を目的とした DFPP（one way 法）ではアルブミンの回収率が高く，置換液を必要としない。
7) 置換液：5〜10％アルブミン溶液
8) 置換液量：DFPPにおける置換液量とアルブミン溶液の濃度設定は，体重および治療前の血清アルブミン値をもとに算出する（図3）。使用する二次膜の孔径によりアル

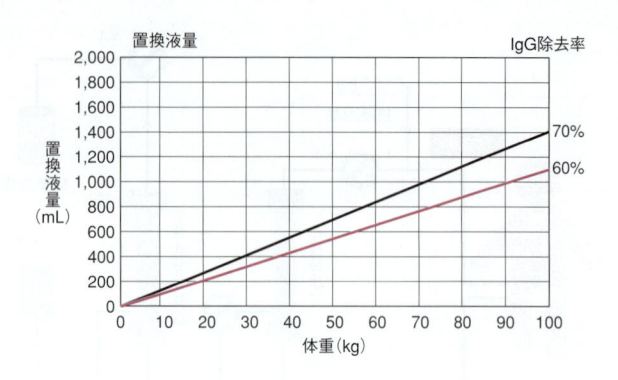

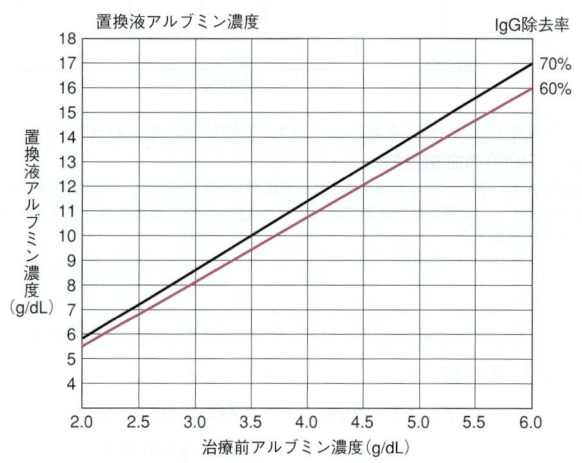

図3 DFPPの置換液量設定早見表（EC-20 W）

例　患者：体重50 kg，治療前アルブミン値4.0 g/dL，血漿成分分画器EC-20 Wを使用する場合
IgG除去率70％を目標　置換液量：約700 mL，置換液アルブミン濃度：約11.4 g/dL
IgG除去率60％を目標　置換液量：約550 mL，置換液アルブミン濃度：約10.7 g/dL
〔文献3）より引用，一部改変〕

ブミンの回収率は異なるため，クリットラインモニターを装着し，循環血漿量の変化に対処する。

対　策

1．FFP に含まれるクエン酸 Na による副作用

　FFP には保存液としてクエン酸 Na が含まれており，大量に置換することによりクエン酸が体内に流入し，低 Ca 血症，高 Na 血症，代謝性アルカローシスを惹起する可能性がある[1,4]。CKD 合併例や肝不全の患者，ネフローゼ症候群の患者などでは後述するように，体液バランスの調整ができる HD や HDF の併用で対応することが望ましい。また，その他の場合ではグルコン酸 Ca（カルチコール®）を PE の静脈回路または患者の末梢点滴ルートより持続投与し，低 Ca 血症の予防を行う。グルコン酸 Ca® の投与量は，FFP 20 単位あたり 1 A を目安に投与する。症状と血清 Ca 値またはイオン化 Ca 値により適宜増減する。

2．膠質浸透圧の変化による循環動態への影響

　置換液で用いる FFP は，健常人の血漿より希釈されている。このため，血漿交換療法施行時には膠質浸透圧の低下が，循環動態を変動させる可能性があるため注意する。置換液としてアルブミン溶液を使用する際にも，不適切な濃度設定で行うと膠質浸透圧の急激な変化をもたらすため注意を要する。ネフローゼ症候群など極端な低アルブミン血症の患者では，急激な膠質浸透圧の上昇により，溢水傾向を示すことがある[4]。特に FFP を用いる際には濃度調整ができないため注意を要する。このような患者に施行する場合は，血漿交換の速度を緩徐にし，HD や HDF を併用するなどして，体液量の調節を行いながら血漿交換を施行するなどの対処が必要である。

3．凝固因子，免疫グロブリンの喪失

　置換液にアルブミン溶液を使用する際には，破棄した血漿中に凝固因子や免疫グロブリンが含まれる一方で，血漿成分として補充されるアルブミン溶液に，これらの成分は含まれていない。そのため，凝固因子や免疫グロブリンの喪失が問題となる場合がある[4]。血漿交換療法を安全に施行するため，定期的な凝固系や免疫グロブリンのモニタリングを行い。必要に応じ

て，治療スケジュールの間隔を空ける，免疫グロブリンの投与，置換液の FFP への変更や FFP の補充などを検討する．

4．血液製剤の輸注に伴う合併症　感染症，アレルギーなど

FFP を用いた PE は，ヒト由来の血液製剤を多量に使用した治療法となる．輸血特有の合併症には十分に注意を払う必要がある．輸血に伴う感染症のリスクとアレルギー反応の可能性を患者に十分説明してから施行する．アレルギー反応には，ステロイド注射や強力ネオミノファーゲンシー® の注射などで対応することもあるが，アナフィラキシーショックには十分注意する．

参考文献

1) 松金隆夫：単純血漿交換法．Clinical Engineering 別冊　アフェレシスマニュアル，改訂 3 版，pp69-73，学研メディカル秀潤社，東京，2010
2) 山路　健：二重膜濾過法．Clinical Engineering 別冊　アフェレシスマニュアル，改訂 3 版，pp74-77，学研メディカル秀潤社，東京，2010
3) 中園和子：アフェレシスデバイス使用マニュアル（簡易版）．日アフェレシス会誌 30：384-385，2011
4) 荒川哲次，他：置換液．Clinical Engineering 別冊　アフェレシスマニュアル，改訂 3 版，pp178-183，学研メディカル秀潤社，東京，2010

137. 二重膜濾過血漿交換療法によるウイルス除去療法

及川 治

概 要

DFPPによるウイルス除去療法（virus removal and eradication by DFPP：VRAD）は，**HCVの難治症例を対象にDFPPの原理を応用してウイルス除去を目的とした治療法である**[1~4]。

適 応

インターフェロンの再治療，ゲノタイプ1b，HCV-RNA量100 KIU/mL以上となる高ウイルス量の難治症例を対象として，2008年より保険適用となっている[1,2]。実施頻度は直近のインターフェロンより5回を限度としている（「135. アフェレシスと適用疾患」の項を参照）。多施設共同前向き試験は施行されているが，現時点では明確なエビデンスは得られていない[2,3]。

治療法

DFPPが実施可能な装置で，膜は血漿分離器（一次膜）孔径300 nm，血漿成分分画器（二次膜）孔径10～30 nmを使用する。体外循環から一次膜で血漿成分と血球成分を分離して，分離した血漿成分を二次膜によって分離する[2]。膜孔より小さい分画は血球成分とともに体内に返血され，膜孔より大きい分画は血漿より除去される[2]。VRADでは，通常のDFPPと異なり，二次膜の廃棄血漿側を完全に遮断して，血漿成分を廃棄しないため，**アルブミン製剤の補充を必要としない**[2]。HCV粒子の直径は55～65 nmであるため，HCVは二次膜を通過できないで除去される（図）[2]。

対 策

HCV-RNA量はVRAD後数時間で上昇するため，インターフェロン療法と併用する[1,2]。

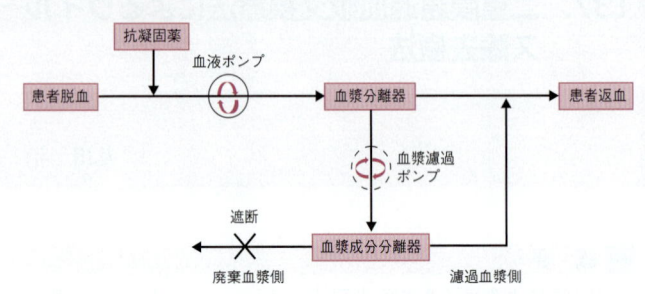

図 DFPPによるウイルス除去療法（VRAD）の簡単血液回路図
〔文献2）より引用，一部改変〕

参考文献
1) 透析患者のC型ウイルス肝炎の治療ガイドライン．日本透析医学会誌 44：481-531，2011
2) 菊池　勘：Virus removal and eradication by DFPP（VRAD）療法．人工臓器 39：85-87，2010
3) Fujiwara K, et al（The Virus Reduction Therapy Study Group）：Double filtration plasmapheresis and interferon combination therapy for chronic hepatitis C patients with genotype 1 and high viral load. Hepatol Res 37：701-710, 2007
4) 横山　仁，他：C型慢性肝炎に対する二重膜濾過血漿交換療法を用いたウイルス除去療法（VRAD）．日アフェレシス会誌 29：253-258，2010

138. クリオフィルトレーション

及川 治

概　要

　血漿冷却濾過法（クリオフィルトレーション）は，血漿分離器で分離した血漿を冷却し，そこで形成された冷却沈降物（クリオゲル）を血漿成分分画器で除去する方法であり，**DFPPの一変法である**[1]。

適　応

　クリオグロブリン血症，悪性関節リウマチ，全身性エリテマトーデスなどの自己免疫疾患，多発性骨髄腫，ABO不適合腎移植などで適応となる[1]。実施頻度には制限があり，その制限は適用疾患におけるDFPPを参照に実施する（「135. アフェレシスと適用疾患」の項を参照）。

治療法

　DFPPが実施可能な装置で，膜は血漿分離器（一次膜）孔径300 nm，血漿成分分画器（二次膜）孔径10～30 nmを使用する[1]。当院での冷却法は氷水に食塩を混ぜて，一次膜で分離した血漿が**4℃以下に冷却**したところで血漿を二次膜に通すようにしている（図）。膜分離された血漿が冷却することによってクリオゲルを形成するため，**抗凝固薬は必ずヘパリンを用いる**。当院でのクリオフィルトレーションの血液浄化療法の設定条件を表に示す。

対　策

　血液血漿成分の分離の際には，溶血をきたすことがある。アルブミン喪失に伴い膠質浸透圧を低下させるため，クリットラインモニターを装着して循環血液量の変化を観察する必要がある[1]。膜の目詰まりには細心の注意を払いながら血漿成分分画器の膜洗浄を適宜行う。

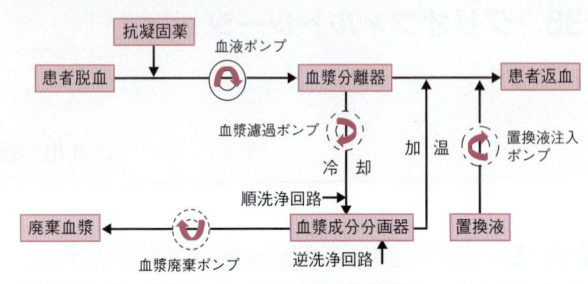

図 クリオフィルトレーションの簡単血液回路図

〔文献2〕より引用，一部改変〕

表 当院におけるクリオフィルトレーションの血液浄化療法の設定条件

項目	設定条件
治療方法	DFPP
浄化機器	血漿分離器：プラズマフロー®OP-05W 血漿成分分画器：カスケードフロー®EC-50W
Q_B	80～120 mL/min
血漿分離速度（Q_F/Q_B）	20～40 mL/min（Q_B の 20～30%　max 30%）
血漿処理目標量	4 L
置換液（適宜）	25%アルブミン 50 mL×2～3 本（適宜）
置換液量/血漿処理量 比	3～4%
血漿分離器 TMP 上限	60 mmHg 以下
血漿成分分画器入口圧	200～250 mmHg 以上で血漿成分分画器の 順洗浄と逆洗浄を 2～10 回行う
抗凝固薬 ヘパリン	初回 2,000 単位 持続 2,000 単位/h
ACT 目安	開始後 1 時間以降　200～250 秒
冷却温度	4℃以下

〔文献1〕より引用，一部改変〕

参考文献

1) 土濃塚広樹：クライオフィルトレーション：冷却濾過法．日アフェレシス会誌 30：220-225, 2011
2) 及川 治, 他：特殊血液浄化とは何ですか？ どういう時に使うのですか？ 富野康日己（編）：これだけは知っておきたい 透析ナーシングQ & A. 第2版, pp75-77, 総合医学社, 東京, 2012

139. エンドトキシン吸着療法

丸山範晃

概要

エンドトキシン吸着療法は，ポリミキシンBが固定化された血液浄化器による直接血液灌流法（polymyxin B-immobilized fiber column-direct hemoperfusion：PMX-DHP または PMX 療法：以下 PMX）であり，血中のエンドトキシンを選択的に吸着除去することを目的とした治療法である。PMX は高度な集中治療が必要な，グラム陰性桿菌を起炎菌とした重症敗血症を伴う病態を中心に行われ，有効との報告が多い[1]。

特徴

PMX は，血中エンドトキシン除去向け吸着型血液浄化用浄化器（トレミキシン®）を用いて行われる。この浄化器の内側にはエンドトキシン吸着担体であるポリミキシンB固定化繊維がロール状に巻きつけられ，グラム陰性桿菌の細胞壁を構成するリポ多糖に結合することで吸着除去できる。

保険適用

グラム陰性菌感染あるいはエンドトキシン血症を伴う全身性炎症反応症候群（systemic inflammatory response syndrome：SIRS）の診断基準を満たすことが条件となる（表）。

効果

PMX 療法について種々の効果が報告されている。2007 年に Cruz らは，多施設における PMX の臨床効果について解析を行った。その結果は，PMX 併用群では平均動脈圧の上昇や昇圧薬の減量，動脈血酸素分圧/吸入酸素濃度（arterial oxygen tension（PaO$_2$）/fraction of inspirel oxygen（FiO$_2$）ratio：P/F ratio）の上昇，死亡率の改善などの有効性が認められ，**グラム陽性菌による敗血症にも効果がみられた**との解析結果を報告し

表 エンドトキシン吸着療法の保険適用

エンドトキシン選択除去用吸着式血液浄化法は，次のアからウのいずれにも該当する患者に対して行った場合に算定する。
ア）エンドトキシン血症であるものまたはグラム陰性菌感染症が疑われるもの
イ）次の（イ）～（ニ）のうち2項目以上を同時に満たすもの
　（イ）体温が38度以上または36度未満
　（ロ）心拍数が90回/min以上
　（ハ）呼吸数が20回/min以上またはPaCO$_2$が32mmHg未満
　（ニ）白血球数が12,000/mm^{3}以上もしくは4,000/mm^{3}未満または桿状核好中球が10%以上
ウ）昇圧薬を必要とする敗血症性ショックであるもの[肝障害が重症化したもの（総ビリルビン10mg/dL以上かつヘパプラスチンテスト40%以下であるもの）を除く。]

吸着式血液浄化用浄化器（エンドトキシン除去用）は2個を限度として算定する。

〔文献2）より抜粋〕

ている[3]。

また，**特発性間質性肺炎や膠原病肺の急性増悪病態に対しても，呼吸状態の改善にPMX療法が有効であるという報告も多い**。特発性間質性肺炎の急性増悪の病態は，従来の報告では初回の急性増悪での死亡率約80%，改善例でも平均6カ月で死亡するとされており，予後不良である[4]。

厚生労働科学研究による難治性疾患克服研究事業びまん性肺疾患に関する調査研究では，わが国の多施設後ろ向き試験において，PMX療法により間質性肺炎の急性増悪症例の酸素化能指数（P/F ratio）の改善効果，生存率の改善効果（1カ月後70.1%の生存，3カ月後34.4%の生存）が報告されている[5]。

対 策

PMXの早期併用は，循環動態が改善することにより酸素化能や血圧維持につながり，全身症状の改善が期待されている。敗血症性ショックの場合，通常2時間PMXを実施するが，循環動態と酸素化能が改善するまで長時間施行することが有用であるという意見もあり[6]，至適施行時間についてはいまだ結論は出ていない。今後の検討が必要である。

間質性肺炎の急性増悪症例に対する報告[3]では，PMXを6時間以上施行した群で有意にP/F ratioの改善がみられ，長時間

のPMXの施行が間質性肺炎の急性増悪症例において生命予後の改善に寄与する可能性があることが示唆されているが,現時点では保険適用はない.

参考文献

1) Kellum AJ, et al：Controversies in acute kidney injury：the 2011 Brusseles Roundtable. Crit Care 15：155, 2011
2) 診療点数早見表（2012年4月版）【医科】,医学通信社,東京,2012
3) Cruz DN, et al：Effectiveness of polymyxin B-immobilized fiber column in sepsis：a systematic review. Crit Care 11：R47, 2007
4) 日本呼吸器学会びまん性肺疾患　診断・治療ガイドライン作成委員会（編）：特発性間質性肺炎診断と治療の手引,改訂第2版, pp70-73, 南江堂,東京, 2011
5) 吾妻安良太,他：間質性肺炎の急性増悪に対するPMX治療―IPFの後ろ向き解析と今後の展望. 厚生労働科学研究難治性疾患克服研究事業びまん性肺疾患に関する調査研究班　平成21年度研究報告書, pp85-92, 2009
6) 松田兼一,他：多臓器不全と血液浄化法. ICUとCCU 25：573-583. 2001

140. LDL 吸着療法

村田悠輔

概　要

　LDL 吸着療法は脂質を輸送するリポ蛋白である LDL と超低比重リポ蛋白（VLDL）を除去する血漿吸着療法の1つである。原理は陽性荷電している表面のアポ蛋白Bと陰性荷電しているリガンドにイオン結合させる方法である。HDL はアポ蛋白Bを含有していないため吸着されない。保険適用は家族性高コレステロール血症，慢性閉塞性動脈硬化症，巣状分節性糸球体硬化症である（「135. アフェレシスと適用疾患」の項を参照）。

効　果

LDL 吸着療法により，以下の効果が期待される[1,2]。

1) 脂質の急速な低下により，血液，血漿粘度が低下し，赤血球の変形能が改善する。
2) 酸化 LDL の減少，LDL の酸化抑制により，血管内の抗炎症効果が発揮され，血管内皮細胞機能が回復する。
3) フィブリノゲンなどの凝固因子を除去することにより，微小循環を改善させる。
4) 膜表面の強い陰性荷電によりブラジキニンを産生させ，血管拡張効果をもたらす。

治療法

当院における指示内容例を下記に示す（回路は図を参照）。

1) 血漿分離器：プラズマフロー® OP-05 W または OP-08 W
2) 血漿吸着器：リポソーバ® LA-15 または LA-40S
3) 抗凝固薬：
　　・ヘパリン Na®　初回投与量　1,000〜2,000 単位
　　　　　　　　　　持続投与量　1,000〜2,000 単位/h
　　・コアヒビター®　持続投与量　30〜40 mg/h

ヘパリン使用時は開始前，開始1時間後にACTを測定し，投与量の確認を行う。

4) Q_B：80～100 mL/min
5) **血漿分離速度（Q_F/Q_B）**：15～25%（15～25 mL/min）
   最大血漿分離速度は25%とする。
6) **血流処理量**：
   ・約4,000～5,000 mL（リポソーバ® LA-15）
   ・約3,000 mL（リポソーバ® LA-40S）

注意点

ACE阻害薬を服用している患者では，ブラジキニン血中濃度が上昇し，血圧低下やショックを起こすことがある[2]。そのため，LDL吸着療法を行う際には，必ずACE阻害薬の服用を聴取し，中止または変更することが必要である[2]。

対策

LDL吸着療法は補助療法としての有効性を期待されている。保険適用症例以外ではコレステロール結晶塞栓症発症例に対す

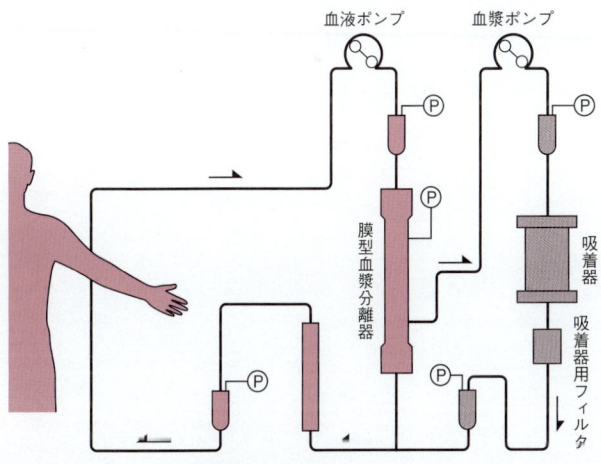

図 LDLアフェレシスの回路

〔カネカメディックス（ホームページ）より抜粋〕

る有効性が報告されているが[3]，明確なエビデンスはないため保険適用外となっている．原因疾患の治療としては第一選択に基本治療を行い，補助治療は慎重に評価したうえで行うことが大切となる．

参考文献

1) 伊丹儀友，他：HD 患者の PAD に対するアフェレシス．日アフェレシス会誌 30：102-109，2011
2) 田辺 寛：LDL アフェレーシス．日臨 71（増刊号 3）：639-645，2013
3) 安田佳子，他：LDL アフェレシスとステロイド療法の併用が有効であったコレステロール結晶塞栓症の 1 例．日透析医学会誌 44：1185-1191，2011

141. 免疫吸着療法

奈倉千苗美

概 要

免疫吸着療法（immunoadsorption plasmapheresis：IAPP）とは，免疫性疾患の病因関連物質を吸着除去することで，病態の改善を図る血漿吸着療法である。単独で施行すると病因関連物質が産生されるため，ステロイドや免疫抑制薬による薬物治療の補助治療として行われる。

適 応

IAPPに用いられる吸着器には，セレソーブ®とイムソーバTR®（TR-350），イムソーバ®（PH-350）があり，セレソーブ®は，セルロースゲルを担体として，デキストラン硫酸をリガンドとして，またイムソーバ®（TR-350, PH-350）は，多孔質のポリビニルアルコールゲルを担体として，それぞれトリプトファン，フェニルアラニンをリガンドとして用いている。各吸着器の適応疾患，吸着対象物質を表1に示す。

治 療

血漿分離器で血球成分と血漿成分に分離する。血球成分はそのまま返血し，血漿成分だけを血漿吸着器に通し返血する。当院での免疫吸着療法の設定条件を表2に示す。

イムソーバTR®では，血漿処理量が1,500 mL前後でC5a，ブラジキニンの脱着を認め，また2,000 mLを超えると抗体の脱着も起こるため[2]，基本的に**血漿処理量は2,000 mLを超えない**ことが望ましい。実際はIgGサブクラスによって吸着率が異なるため，各サブクラスによって血漿処理量を決定する必要がある（表3）。また，治療中のイムソーバTR®に生理食塩水を流入させると，いったん吸着されたIgGなどの吸着物質が脱着するため，**治療中の回路内への生理食塩水の補液および生理食**

表1 吸着器と適応疾患

吸着器	吸着様式	リガンド	吸着物質	適応疾患
セレソーブ®	静電結合	デキストラン硫酸	抗カルジオリピン抗体 抗DNA抗体 免疫複合体	SLE
イムソーバTR® (TR-350)	主に疎水結合	トリプトファン	抗アセチルコリン受容体抗体 自己抗体	重症筋無力症 ギラン・バレー症候群 慢性炎症性脱髄性多発根神経炎 多発性硬化症
イムソーバ® (PH-350)		フェニルアラニン	リウマチ因子 免疫複合体 抗DNA抗体	悪性関節リウマチ SLE ギラン・バレー症候群 慢性炎症性脱髄性多発根神経炎 多発性硬化症

〔文献1)より引用,一部改変〕

表2 当院での免疫吸着療法の設定条件

1. 血漿分離器:
   プラズマフロー®OP-05W
2. 吸着器:
   イムソーバTR® (TR-350), イムソーバ® (PH-350)
3. 抗凝固薬:
   ①ヘパリンNa®:初回投与量 1,000~2,000単位
   　　　　　　　　持続投与量 1,000~2,000単位/h
   ②コアヒビター®:
   　　　　　　持続投与量 30~40 mg/h
4. Q_B・血漿分離速度 (Q_F/Q_B):
   Q_B:80~100 mL/min
   Q_F/Q_B:10~15% (10~15 mL/min)
   ※血漿流速が速いと補体の活性化に伴うブラジキニンの産生が増加するため,血漿流速は15 mL/min以下で治療を行う。
5. 血漿処理量:
   1,000~2,000 mL

塩水での血漿回収は禁忌となる[3]。

対　策

　セレソーブ®,イムソーバ®は陰性荷電であるため,吸着カラ

表3 IgGサブクラスと血漿処理量

疾患名	自己抗体	サブクラス	処理量
重症筋無力症	抗MuSK抗体	IgG4	500 mLまで,IAPPは適しておらずDFPPが望ましい
	抗Ach受容体抗体	IgG1,IgG3	2,000 mL程度
ギラン・バレー症候群	抗GQ1b抗体	IgG3	
	抗GM1抗体	IgG1,(IgG3)	1,500 mLまで
視神経脊髄炎	抗AQP4抗体	IgG1	

MuSK:muscle specific tyrosine kinase, Ach:acetylcholine, AQP4:aquaporin 4, IAPP:immunoadsorption plasmapheresis 免疫吸着療法, DFPP:double filtration plasmapheresis 二重濾過血漿交換療法 〔文献2)を参考に作成〕

ム内でブラジキニンの産生が亢進する。ACE阻害薬はブラジキニンの分解を阻害するため,ブラジキニンが体内に貯留しショック症状を誘発する。そのため **ACE阻害薬を服薬中の患者は事前に服薬を中止する必要がある。**

また,イムソーバTR®はフィブリノゲンにも高い吸着率を示すため,頻回に吸着療法を行う場合にはフィブリノゲン値も確認する[3]。

参考文献

1) 中園和子,他:吸着療法の基礎(種類と適応).日本アフェレシス学会(編):アフェレシスマニュアル,改訂第3版,pp119-124,学研メディカル秀潤社,東京,2010
2) 野村恭一:神経疾患.日本アフェレシス学会(編):アフェレシスマニュアル,改訂第3版,pp336-362,学研メディカル秀潤社,東京,2010
3) イムソーバ® TR添付文書,第7版,2013年10月改訂,旭化成メディカル

142. ビリルビン吸着療法

及川 治

概　要

ビリルビン吸着療法は血漿吸着法の1つである。**直接ビリルビン**は血液中に単分子として溶存しているので活性炭でも吸着可能であるが，間接ビリルビンはアルブミンなどの血中蛋白と結合しているため吸着できない。

適　応

保険適用疾患は術後肝不全（血漿交換療法も含め一連につき7回まで），劇症肝炎（単純血漿交換療法も含め一連につき10回まで）である（「135. アフェレシスと適用疾患」の項を参照）。

保険適用上，血漿交換が施行できる条件は，①総ビリルビン**5 mg/dL以上かつ持続的上昇**，②ヘパプラスチンテスト**40%以下**または**昏睡Ⅱ度以上**のうちどちらか1つを満たすことになっている[1]。ただし，術後肝障害の外科的閉塞性機序と急性肝不全を除く[2]。

治　療

血液浄化装置で，血液回路には血漿分離器と吸着器を用いて行う（図）。ビリルビン吸着器は多孔性陰イオン交換樹脂（スチレン・ジ・ビニルベンゼン共重合体）を用い，陰性に荷電しているビリルビンを直接，間接関係なく吸着し，同様に陰性に荷電している胆汁酸も吸着する[3]。ビリルビンの吸着率は約50%で，2〜5 Lの血漿処理量で100〜600 mgが除去される[3]。

当院でのビリルビン吸着法の血液浄化療法設定条件を表に示す。

対　策

吸着器プラソーバ®は陰性に荷電しており，陽性荷電である

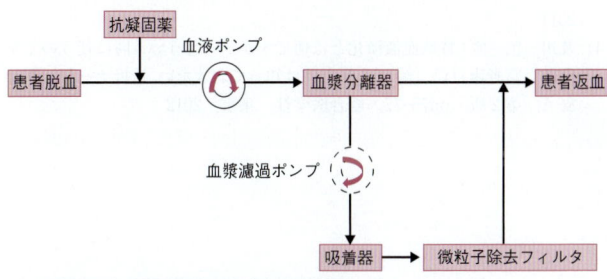

図　ビリルビン吸着療法の簡単血液回路図〔文献3, 4）を参考にして作成〕

表　当院でのビリルビン吸着法の血液浄化療法設定条件

項目	設定条件
治療方法	ビリルビン吸着法
浄化機器	血漿分離器：プラズマフロー®OP-05 W 吸　着　器：プラソーバ®BRS-350
Q_B	80～100 mL/min
血漿分離速度（Q_F/Q_B）	15～25 mL/min（Q_Bの15～25％，max 25％）
血漿処理目標量	3～5 L
血漿分離器 TMP 上限	60 mmHg 以下
吸着器入口圧	300 mmHg 以下
抗凝固薬 ヘパリンNa®	初回 1,000～2,000 単位 持続 1,000～2,000 単位/h
ACT	開始後1時間以降　200～250 秒を目安

ヘパリンも一部吸着されるため，抗凝固薬としてヘパリンを使用する場合，プライミング時に，若干多めのヘパリンを生理食塩水に添加する。

参考文献

1) 鈴木正司（監），信楽園病院腎センター（編）：多臓器不全　劇症肝炎，重症肝不全増悪．透析療法マニュアル，改訂第7版，pp611-613，日本メディカルセンター，東京，2010
2) 中園和子：アフェレシスデバイス使用マニュアル（簡易版）2011．日アフェレシス会誌 30：369-387，2011
3) 岩本ひとみ，他：血漿吸着法．日アフェレシス会誌 30：253-263，

2011
4) 及川　治，他：特殊血液浄化とは何ですか？　どういう時に使うのですか？　富野康日己（編）：これだけは知っておきたい　透析ナーシングQ & A，第2版，pp75-77，総合医学社，東京，2012

143. $β_2$-ミクログロブリン吸着療法

井下篤司

概　要

$β_2$-ミクログロブリン吸着療法は $β_2$-ミクログロブリン（$β_2$-MG）を積極的に吸着除去することが可能な治療法である。$β_2$-MG は分子量 11,800 Da の低分子量蛋白であり，透析患者の長期的な合併症である**透析アミロイドーシス**を引き起こす。透析アミロイドーシスは長期透析患者の生命あるいは日常生活の予後に影響を及ぼす重大な合併症の 1 つであり，その診断と治療は重要である。

近年では生体適合性の良い膜やハイパフォーマンス膜，あるいは on-line HDF などの普及により $β_2$-MG の除去効率は以前と比べ飛躍的に向上してきている。

方　法

わが国では吸着型血液浄化器（**リクセル®**）が発売されている。患者の時間的な負担を避けるため，リクセル® は透析と同時治療が可能な**直接血液灌流**（direct hemoperfusion：DHP）方式を採用している[1]。つまりダイアライザの前に直列に接続して使用することができる。$β_2$-MG だけでなく，疎水性の分子量 4,000〜20,000 程度の蛋白も除去され，炎症性サイトカインなどの除去も期待できるが，アルブミンなどの大分子量蛋白はほとんど吸着されない[2]。

リクセル® は充填容積の違いにより S-15（150 mL），S-25（250 mL），S-35（350 mL）の 3 種類があるが，通常は S-35 を使用する。しかし 60 歳以上の高齢者，低血圧，心不全を合併して昇圧薬投与を必要とする患者，低体重患者など，S-35 を使用すると体外循環血液量が増加し，血圧低下などの副作用をきたす可能性の高い場合には，必要に応じて S-15，S-25 を使用す

表　β_2-MG 吸着療法の保険適用基準

以下の a〜c までのいずれの要件も満たしている患者に対して，人工腎臓（血液透析に限る）を行う際に用いた場合に，初回の使用日から 1 年を限度として算定する。
また，透析アミロイド症の治癒または軽快により，いったん使用を終了した後再び疼痛などの症状の出現を認めた場合は，以下の b および c の要件を満たすことを確認した場合に限り，さらに 1 年を限度として算定できる。
3 度目以降の使用にあっても同様の取扱いとする。

a．手術または生検により，β_2-MG によるアミロイド沈着が確認されている。
b．透析歴が 10 年以上であり，以前に手根管開放術を受けている。
c．画像診断により骨囊胞像が認められる。

なお，本材料を使用した場合は，診療報酬明細書の摘要欄に本材料の使用開始日を記載する。

〔文献 3) より引用〕

る[3]。

適　応

表に β_2-MG 吸着療法の保険適用基準を示す[3]。実情では，手根管症候群の手術時にアミロイド沈着を確認するケースが最も多い。β_2-MG 吸着療法はすでに発症した透析アミロイドーシスで，高度の運動障害などにより日常生活が著しい制限を受けている重篤な患者に対し[3]，骨関節痛の軽減，関節可動域の改善，骨囊胞の数や大きさを改善する効果がある[4]。β_2-MG が持続的に高値であり，将来透析アミロイドーシスを引き起こす可能性のある症例の予防には保険適用がなく，使用できない。

副作用

透析の際にダイアライザの前に直列に接続して使用するため，プライミングボリュームの増加による血圧低下や直接血液灌流による血小板低下，溶血，凝血などに注意が必要である。

対　策

透析療法においては尿素窒素や K などの低分子量物質の除去だけでなく β_2-MG のクリアランスも考えた透析処方が必要である。透析アミロイドーシスが発症する前に，可能な限りハイパフォーマンス膜を使用するなどして，最大間隔透析前血清 β_2-MG 濃度を 30 mg/L 未満に維持してその予防に努める[5]。発

症してしまった場合には β_2-MG 吸着療法によって再発を防止することが重要である。

参考文献

1) リクセル®添付文書，第7版，2013年1月改訂
2) 影山博之：アフェレシスマニュアル，改訂第3版，日本アフェレシス学会，pp121, 127-129, 学研メディカル秀潤社，東京，2010
3) 診療点数早見表（2012年4月版）【医科】，pp707-708, 医学通信社，東京，2012
4) 透析療法合同専門委員会（委員長：佐中　孜）：血液浄化療法ハンドブック，pp231-300, 協同医書，東京，2012
5) 日本透析医学会（編）：維持血液透析ガイドライン　血液透析処方．日透析医学会誌 46：603-605, 2013

144. 白血球・顆粒球除去療法

佐々木裕和

概要

白血球系細胞除去療法(leukocyte removal therapy:LRT)である白血球除去療法(leukocyte apheresis:LCAP)および顆粒球除去療法(granulocyte apheresis:GCAP)は,体外循環にて末梢血液で誘因となる白血球系細胞を特異的に除去することを目的とした**血球吸着療法**として行われる。

LCAP は血球吸着器セルソーバ® を用いて,顆粒球と単球のほぼ 100%,リンパ球の 60%の吸着除去が可能であり[1],潰瘍性大腸炎と関節リウマチの保険適用となっている(表1)。

GCAP は血球吸着器アダカラム® を用いて,潰瘍性大腸炎とクローン病,膿胞性乾癬の保険適用となっている(表2)。アダカラム® は顆粒球吸着器であり,顆粒球・単球の吸着能力に比べ,リンパ球はあまり吸着しない特性を持つ[1]。

治療

当院における実際の治療法を表1,2に示す。

施行上の留意点

1. 併用禁忌

LCAP で用いるセルソーバ® は陰性荷電を有するため,吸着カラム内でブラジキニン値が上昇する。通常体内で速やかに分解されるが,ACE 阻害薬を併用する場合は,ブラジキニンの分解が阻害される。ブラジキニン値が上昇して血圧低下などのショック症状をきたすので,**ACE 阻害薬内服患者は禁忌**である[1]。

一方,GCAP では ACE 阻害薬内服患者は慎重投与となっているが,ショックを起こしたことがあるとの報告もあり,**ACE 阻害薬内服中の患者は他薬に変更後に実施**する。

表1 白血球除去療法（LCAP）の治療法

吸着器	病名	抗凝固薬	Q_B	血液処理量
セルソーバ® EX	潰瘍性大腸炎	メシル酸ナファモスタット（コアヒビター®）：生理食塩水500 mLに5% Glu液で溶解したメシル酸ナファモスタット50 mgを混注，これをQ_Bの12〜15%の比率で血液回路内に持続注入する。	30〜50 mL/min	1,500〜3,000 mL
セルソーバ® CS-180S	関節リウマチ	ヘパリン（ヘパリンNa®）：生理食塩水500 mLにヘパリンNa® 2,000単位を混注，これをQ_Bの12〜15%の比率で血液回路内に持続注入する。 ＊EXはメシル酸ナファモスタットを使用する。CSも原則メシル酸ナファモスタットを使用する。まれにヘパリンの使用で心悸亢進，血圧低下が出現することがある。		3,000〜5,000 mL（100 mL/kg）

注）治療開始30分以内と終了時に血圧低下，嘔気，体熱感などの症状が出現しやすい。症状発現時は血流量を20〜30 mL/minへ低下させる。また血小板低下に注意する。
〔文献2）より引用，一部改変〕

2．VA

潰瘍性大腸炎については，頻回の下痢による脱水症状などの理由でVAに使用する末梢静脈の確保が困難な場合，治療前に補液などで対応する。

低Q_Bのためカテーテル内血液凝固の可能性があり，カテーテルでの治療は推奨されない[1]。

表2 顆粒球除去療法（GCAP）の治療法

吸着器	病名	抗凝固薬	Q_B	治療時間
アダカラム®	潰瘍性大腸炎 クローン病 膿疱性乾癬	メシル酸ナファモスタット（コアヒビター®）：生理食塩水50 mLに5% Glu液で溶解したメシル酸ナファモスタット30 mgを混注，これを血液回路の動脈側から輸液ポンプを用いて50 mL/hで持続注入する。 ヘパリン（ヘパリンNa®）：生理食塩水100 mLにヘパリンNa® 1,000単位を混注，これを血液回路の動脈側から輸液ポンプを用いて100 mL/hで血液回路内に持続注入する。 ＊セルソーバと異なりヘパリンの使用が可能である。ただし，出血傾向のある場合は注意が必要である。	20〜30 mL/min	1時間（Q_B：30 mL/minの場合）

注）顆粒球数 2,000/mm³以下では施行禁忌である。〔文献2）より引用，一部改変〕

有害事象

一過性に頭痛，めまい，発熱，顔面発赤，嘔気，全身倦怠感などが出現したという少数の報告はある。これらの症状は体外循環に伴うものであり，重篤なものは報告されていない。

対 策

LCAP，GCAPは重篤な副作用がなく，外来で安全・簡便に施行できる利点がある。しかし，適応の見極めや治療効果の持続性，複数回の施行の有用性などについての評価，また治療適

応の拡大は今後の課題である。

参考文献

1) 澤田康史：技術編　白血球・顆粒球除去．日本アフェレシス学会（編）：アフェレシスマニュアル，改訂第3版，pp139-148，秀潤社，東京，2011
2) 中園和子：アフェレシスデバイス使用マニュアル（簡易版）2011，日アフェレシス会誌 30：369-387，2011

145. 腹水濾過濃縮再静注療法

丸山範晃

概　要

　腹水濾過濃縮再静注療法（cell-free and concentrated ascites reinfusion therapy：CART）は難治性腹水患者の腹水を排液して回収し，回収した腹水を腹水濾過器で濾過して細菌・血球・癌細胞成分などを除去する．その後，腹水濃縮器で除水を行って濃縮し，再静注して体内にもどす療法である（図）．この治療法により，これまで廃棄されていた腹水中のアルブミンなどの有用な自己蛋白を再利用することができるため，アルブミン製剤の節減と全身状態および栄養状態の改善が期待できる．

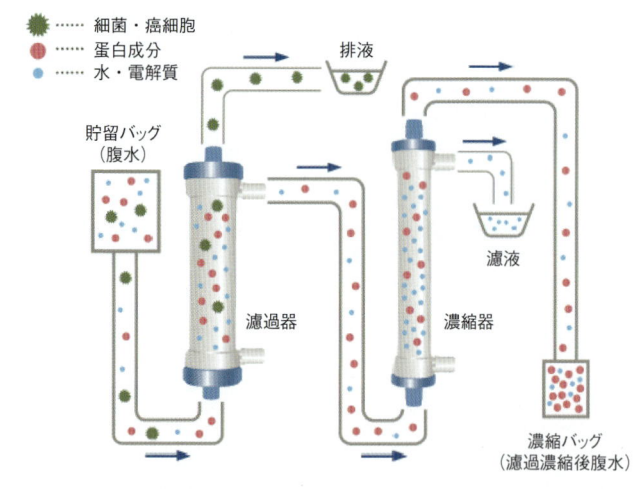

図　腹水濾過濃縮再静注療法（CART）の原理
〔旭化成メディカルホームページより引用，一部改変〕

適応疾患

利尿薬やアルブミン補充などの薬物治療に抵抗性を示し，頻回の腹腔穿刺排液が必要となる難治性腹水を呈する肝硬変や癌性腹水などの疾患が適応である[1]。

保険適用

一連の治療過程中，第1回目の実施日に，1回に限り算定する。なお，一連の治療期間は2週間を目安とし，治療上の必要があって初回実施後2週間を経過して実施した場合は改めて所定点数が算定される[1]。

推奨される施行方法

腹水の採取量は約3,000 mL/回，腹腔穿刺排液速度は1,000～2,000 mL/hを目安とし，採取した腹水はその日のうちに腹水濾過濃縮処理を行う[1]。腹水処理速度は1,000～2,000 mL/hで行い，腹水の濃縮倍率は10倍を目安とする。濾過濃縮処理後の腹水再静注は高濃度の蛋白を含むため，輸血セットを使用して100～150 mL/hの速度で再静注する。

副作用

濾過濃縮後腹水を再静注する際に比較的高頻度に体温上昇（発熱）が認められる[2]。

禁忌

細菌性腹膜炎などの病態で，腹水中に多量のエンドトキシンが検出された場合や検出される可能性がある場合，骨髄移植後などにおける高度の免疫不全状態にある場合[1]。

注意事項

血性腹水では，溶血した赤血球から分離された遊離ヘモグロビンを濃縮後に再静注した際に，腎機能障害を生じる可能性がある。また，総ビリルビン5 mg/dL以上の顕性黄疸では，腹水中のアルブミンと結合しているビリルビン（間接ビリルビン）が濃縮されて再静注されるため，黄疸が増悪する可能性がある。高度な食道静脈瘤の合併では，循環動態の急速な変化によって静脈瘤破裂の可能性がある[1]。

対　策

　副作用の発熱対策は，非ステロイド性抗炎症薬（アセトアミノフェンなど），ステロイドなどの投与が有効である。高松ら[2]は発熱の原因として，腹水濾過濃縮の速度が早過ぎる場合に白血球の活性化が亢進し，炎症性サイトカインの産生が増加するためではないかと考察している。CARTの副作用を減らすためには，腹水濾過濃縮の過程を推奨される施行条件で行うことがすすめられる。なお，濾過濃縮後腹水を冷蔵庫に保存して翌日再静注している施設もあるが，効果および安全性は明らかではない。

参考文献

1) 加藤道夫(監)：腹水濾過濃縮再静注療法について．旭化成メディカル，2012
2) 高松正剛，他：難治性腹水症に対する腹水濾過濃縮再静注法（CART）の現状．肝胆膵 46：663-669，2003

146. 周術期管理

及川 治

概要

透析患者における緊急および待機外科的手術は、貧血や栄養状態、高K、補液管理などに十分注意し、全身管理を行わなければならない。

管理

1. 術前の検査項目と目標値

術前チェックの主な項目は、血液および生化学、動脈血ガス分析、感染症・血液型、胸部X線、心電図および心臓超音波などの検査やDW、CTRなどである。術前の主な検査項目と目標値について表1に示す[1]。慣習的に行われてきた術前にHb値を10 g/dL以上に維持することは、近年では根拠のないものと

表1 術前の主な検査項目と目標値

1. 血液検査
    - *Hb値：10〜12 g/mL
    - *Ht値：35%以上
2. 生化学検査
    - *BUN値：50 mg/dL以下
    - *Cr値：5.0 mg/dL以下
    - *K値：4.0〜4.5 mEq/L
    - *アルブミン値：3.5 mg/dL以上
3. 動脈血ガス分析
    - **HCO_3^-：24.0 mEq/L以上
4. 感染症（慢性B型およびC型ウイルス肝炎、梅毒）およびABO・Rh血液型
5. 胸部X線検査
    - **CTR 50%以下
6. 心電図検査
7. 心臓超音波検査
8. 術前体重
    - **DW（術後は術中検体量によって変わるので注意が必要）

*：手術当日、**：手術直前透析後 〔文献1）より引用、一部改変〕

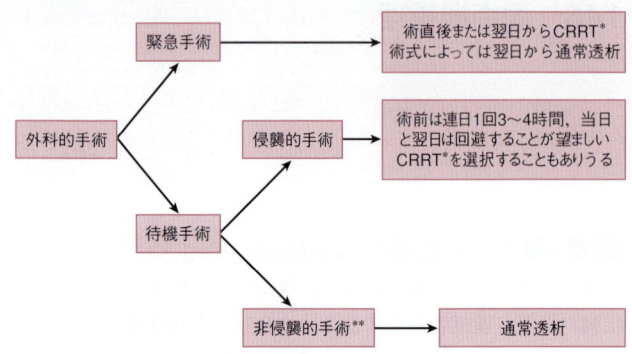

図 周術期における血液浄化療法のスケジュール調節

CRRT:continuous renal replacement therapy　持続的腎代替療法
 *:主に心臓血管外科疾患手術領域
**:眼科や皮膚疾患領域,その他

されているが,透析患者は術後に体外循環を安全に行う必要があり,心肺機能が低下している患者も少なくはなく,10〜12 g/dL に維持できるように ESA 投与量を調節する。

2．血液浄化療法のスケジュール調節と抗凝固薬

血液浄化療法のスケジュール調節は,緊急手術と待機手術,非侵襲的手術と侵襲的手術で異なる(図)。

術直後の血液浄化療法の種類と必要性は,循環動態や血清 K 値,アシドーシス,体液貯留の有無などで,総合的に判断するが,抗凝固薬を使用するため,術直後と翌日の透析は回避することが望ましい。術後の抗凝固薬は,可能な限り,メシル酸ナファモスタット(フサン®,コアヒビター®など)へ変更する。

3．術中・術後の補液

術中・術後輸液の基本原則は K を含まない輸液製剤を用い,1 日 1,000〜1,500 mL 程度の総輸液量(禁飲食の場合)となる(表2)[1]。

■対　策

透析患者における侵襲性のある待機外科的手術は,週初め(特に月曜日)を回避することが望ましい。やむをえず,月曜日

表2 周術期における輸液処方（禁飲食の場合）

1. 維持液（1号液） 500 mL
2. 50%Blu液 250 mL
3. 腎不全用アミノ酸輸液（ネオアミュー®など） 200 mL
4. 抗菌注射薬〔1回溶液 50 mL（抗菌薬の種類による）〕

上記以外は，総合ビタミン製剤，K製剤，10%塩化Na注射薬，胃粘膜保護薬などを適宜追加する．
糖尿病患者は血糖スケール値に応じたインスリン注射薬を主要点滴内に混注する．

〔文献1）より引用，一部改変〕

の手術予定の場合は，前週土曜日に血液浄化法を必ず実施し十分な血液浄化を行うとともに，術前に採血を実施して手術が可能か検討する．

Hb，K，BUN，Cr，HCO_3^-，CTRなどは，透析療法および薬物療法により，術前目標値に到達することは可能であるが，血清アルブミン値が低い場合には，ウイルス感染の危険性を完全に排除することはできない．アルブミン製剤の補充が必要であるので，慎重に判断する．

メシル酸ナファモスタットによりアナフィラキシーショックを予防するためには，術前にアレルギーの有無を確かめ，不明な場合には，使用前にアレルギーテストを実施できるフサン®を選択すべきである．

参考文献

1) 鈴木正司（監），信楽園病院腎センター（編）：透析患者の外科手術　外科手術時の患者管理．透析療法マニュアル．改訂第7版，pp490-494，日本メディカルセンター，東京，2010

147. 赤血球濃厚液の適正使用

岡田一義

概　要

　赤血球濃厚液（red cell concentrate：RCC）は，急性あるいは慢性の出血に対する治療および貧血の急速な補正を必要とする病態に使用し，末梢循環系へ十分な酸素を供給し，循環血液量を維持する[1]。

非透析患者における輸血の目安

1．慢性貧血に対する適応（主として内科的適応）

1）血液疾患に伴う貧血

　貧血の原因を明らかにし，鉄欠乏などの輸血以外の方法で治療可能である疾患については，原則として輸血は行わない。**Hb 7 g/dL が輸血を行う 1 つの目安**とされているが，貧血の進行度や合併症（特に循環器系や呼吸器系の合併症）の有無などにより異なり，Hb 7 g/dL 以上で輸血が必要な場合もあれば，それ未満で不必要な場合もある。高度の貧血の場合，循環血漿量が増加し，心臓に負担がかかっていることから，一度に大量の輸血を行うと心不全，肺水腫をきたすことがあるので，RCC 1～2 単位/day の輸血量とし，腎障害を合併している場合には特に注意が必要である。いずれの場合でも，Hb 値を 10 g/dL 以上にする必要はない。

2）慢性出血性貧血

　消化管などからの少量長期的な出血により時に高度の貧血をきたす。この貧血は鉄欠乏性貧血であり，鉄剤投与で改善することから，日常生活に支障をきたす循環器系の臨床症状（労作時の動悸や息切れなど）がない場合には，原則として輸血を行わない。症状がある場合には RCC 2 単位の輸血を行い，臨床所見の改善の程度を観察する。全身状態が良好な場合は，**Hb 値**

6 g/dL 以下が 1 つの目安となる。

2．急性出血に対する適応（主として外科的適応）

急速出血では，Hb 値低下と，循環血液量の低下が発生してくる。循環血液量の 15％の出血では，軽い末梢血管収縮あるいは頻脈を除くと循環動態にはほとんど変化は生じず，15〜30％の出血では，頻脈や脈圧の狭小化がみられ，患者は落ち着きがなくなり不安感を呈するようになる。さらに，30〜40％の出血では血圧が低下し，40％を超える出血では，嗜眠傾向となり，生命的にも危険な状態となる。Hb 値が 10 g/dL を超える場合は輸血を必要とすることはないが，6 g/dL 以下では輸血はほぼ必須とされる。**Hb 値が 6〜10 g/dL のときの輸血の必要性は患者の状態や合併症によって異なる**ので，Hb 値のみで輸血の開始を決定することは適切ではない。

投与量

RCC の投与によって改善される Hb 値は，以下の計算式から求めることができる[1]。

予測上昇 Hb 値（g/dL）＝投与 Hb 量（g）／循環血液量（dL）
循環血液量：70 mL/kg［循環血液量（dL）＝体重（kg）×70 mL/kg/100］

例えば，体重 50 kg の成人（循環血液量 35 dL）に Hb 値 19 g/dL の血液を 2 単位（400 mL 由来の RCC LR「日赤」の容量は約 280 mL である。したがって，1 バッグ中の含有 Hb 量は約 19 g/dL×280/100 dL＝約 53 g となる）輸血することにより，Hb 値は約 1.5 g/dL 上昇することになる。

副作用

1．溶血性輸血副作用

1）即時型（あるいは急性型）副作用

輸血開始後数分から数時間以内に発症してくる即時型（あるいは急性型）の重篤な副作用としては，型不適合による血管内溶血などがある。このような症状を認めた場合には，直ちに輸血を中止し，輸血セットを交換して生理食塩水または細胞外液類似輸液剤の点滴に切り替える。

2) 遅発型副作用

輸血後24時間以降，数日経過してからみられる，血管外溶血による遅発型溶血性輸血副作用（delayed hemolytic transfusion reaction：DHTR）がある。

2．非溶血性輸血副作用

1) 即時型（あるいは急性型）副作用

アナフィラキシーショック，細菌汚染血輸血による菌血症やエンドトキシンショック，播種性血管内凝固，循環不全，輸血関連急性肺障害（TRALI）などがあげられる。TRALIは輸血中もしくは輸血後6時間以内（多くは1～2時間以内）に起こる，非心原性の肺水腫を伴う呼吸困難を呈する重篤な非溶血性輸血副作用である。

このような症状を認めた場合には，直ちに輸血を中止し，輸血セットを交換して生理食塩水または細胞外液類似輸液剤の点滴に切り替える。

2) 遅発型副作用

輸血後数日から数カ月後に発症してくる移植片対宿主病（2000年以降，放射線照射血液製剤による輸血後移植片対宿主病の確定症例の報告はない），輸血後紫斑病，各種のウイルス感染症（輸血後肝炎，ヒト免疫不全ウイルス感染，ヒトTリンパ球向性ウイルス感染など）がある。

透析患者への輸血

1．適応

透析患者ではESAによりHbがコントロールされている点と体外循環を安定して実施する点が異なり，**貧血特有の症候や症状を有する重症貧血症例や極端なESA低反応例，不安定な血液循環動態に関連した出血や溶血による急激な貧血の進行症例，出血量の多い手術患者，進行性の貧血を認める重症狭心症患者などに限られるべきである**[2]。

2．注意点

1) MHC抗原感作

2007年1月16日以降，日本赤十字社から供給されるRCCは

白血球除去フィルターによる処理が施されている。しかし，わずかに混入する白血球による MHC 抗原感作は皆無とはいえない。したがって，将来移植を受ける可能性のある患者への輸血は慎重にすべきであり，輸血が必要と想定される手術が計画されている場合，事前に ESA の計画的投与による造血と計画的血液採取・保存を行い，手術時に自己血輸血も行われている。将来移植を受ける可能性のある患者や，移植手術を待機中の患者に輸血が必要なときは白血球除去フィルターを使用するなど，MHC 抗原の感作を最小限にする手段が講じられるべきである[2]。

2) 鉄過剰症

RCC 1 単位（200 mL 由来）中には，約 100 mg の鉄が含まれている。人体から 1 日に排泄される鉄は 1 mg であることから，RCC の頻回投与は体内に鉄の沈着をきたし，鉄過剰症を生じる。また，Hb 1 g はビリルビン 40 mg に代謝され，そのほぼ半量は血管外に速やかに拡散するが，肝障害のある患者では，投与後の遊離 Hb の負荷が黄疸の原因となりうる[1]。

■ 対　策

貧血による臨床症状の現れ方は，出血の有無，出血量，合併症の有無，日常生活や社会的活動状況などによって患者ごとに異なり，重篤な副作用がある輸血による貧血治療は，患者の状態を注意深く観察し，個々の患者ごとに必要最小限の輸血量に留めて実施することが重要である。なお，輸血を行う場合には**文書による同意の取得**が義務づけられているので，患者に輸血の必要性とリスクをわかりやすく説明し，同意を得たうえで実施しなければならない。

HD 患者への輸血を動脈側ラインから実施し，HD 終了 30 分前までに終了する理由は，放射線照射 RCC の輸血では，X 線による血球の破壊によって高 K 状態である輸血バッグ内から透析で K を除去することと，輸血により循環血漿量が増加するので心臓に負担をかけないようにすることであるが，エビデンスは明らかではない。

参考文献

1) 日本赤十字社:「輸血療法の実施に関する指針」(改定版) および「血液製剤の使用指針」(改定版), 平成17年9月. http://www.jrc.or.jp/vcms_lf/iyakuhin_benefit_guideline_sisin090805.pdf (access:2014年4月1日)
2) 慢性腎臓病患者における腎性貧血治療のガイドライン. 日透析医学会誌 41:661-716, 2008

148. 定期的な画像検査

岡田一義

概 要

HD 患者と PD 患者は，CTR の測定や不整脈などの確認のため，定期的に胸部 X 線や心電図の検査を実施している。日本透析医学会の統計調査では，2012 年における**透析患者の死因は CVD，感染症，悪性腫瘍が多い**ことが報告された[1]。CVD に関しては，心不全，虚血性心疾患，不整脈，心臓弁膜症などの合併が問題となっている[2]。また，透析患者は免疫能が低下しており，悪性腫瘍の相対危険度は一般住民に比較して，男性 2.48 倍，女性 3.99 倍高いと報告され，消化器系悪性腫瘍（胃癌，大腸癌など）と尿路系悪性腫瘍（腎癌など）が半数以上を占め，肝癌や肺癌と続いている[3,4]。よって，CVD と悪性腫瘍についての画像検査を定期的に実施し，早期に診断して治療することが重要である。

対 策

各種画像検査が定期的に実施されているが，必要と思われる頻度を示す。

1．胸部 X 線

HD 患者は，月 1 回検査を実施して，DW を毎月検討する施設が多い。PD 患者は，体液量の増加所見（体重増加，浮腫増強）や除水量の急激な低下を認めなければ，数カ月に 1 回の検査でも問題は認めない。CTR だけを測定するのではなく，合併しやすい肺癌や異所性石灰化なども確認する。

2．心電図

不整脈の有無を確認する目的で実施するのであれば，医師・看護師，患者自身でも確認できるため，年数回の検査でも問題はない。糖尿病患者では無痛性の心筋梗塞を発症することがあ

り，定期的な胸部X線で，急激なCTRの増加や肺うっ血などの所見を認めた場合には，至急検査して心筋梗塞発症の有無を確認する。

3．心エコー検査

すべての患者に実施し，心機能，弁膜症，弁の石灰化などについて把握することが重要である。HD患者ではバスキュラーアクセスによる静脈環流量の増加，PD患者では体液量の増加などによる心負荷があるため，年1回程度の検査が望ましい。長期透析継続による心機能の著明な低下や重症大動脈弁狭窄症などの合併が問題となっており[2]，異常を認める場合には年数回の検査が必要である。

4．頸動脈エコー

すべての患者に実施し，頸動脈プラーク，内膜中膜肥厚，頸動脈狭窄などについて把握しておくことが重要である。数年に1回程度の検査で十分であるが，頸動脈狭窄を認める場合には，その程度によって年1回から数回の検査が必要である。

5．頭部CT・MRI・MRA

頭部CT・MRI（可能であればMRI）をすべての患者に実施し，ラクナや脳萎縮などについて把握しておくことが重要である。原疾患が，**多発性嚢胞腎である場合には，脳動脈瘤の合併の有無を確認**するために，MRAは必須の検査である。

6．腹部エコー・CT・MRI

すべての患者に腹部エコーを実施して，腎臓，肝臓，胆嚢，膵臓，卵巣，膀胱などのスクリーニングを行い，異常を認める場合には，CTまたはMRIを実施する。**長期透析継続患者では多嚢胞化萎縮腎とそれに合併する腎癌，B型肝炎とC型肝炎の患者では肝癌の発症率が高くなる**ため，これらの患者では年1回程度の腹部エコーは必要である。肉眼的血尿を認める場合にも精査を実施する。

7．消化管内視鏡検査

胃癌と大腸癌の発症率が高いため，消化器系症状を訴えた場合には検査を実施する。特に胃癌の合併が多いため上部消化管

内視鏡検査はすべての患者に実施することが望ましく，心窩部痛，悪心，ESA抵抗性腎性貧血などを認めれば実施すべきである。便秘や下痢などの大腸癌の症状は，透析患者でもよく訴えるため，便潜血反応が陽性の場合には下部消化管内視鏡検査を実施する。

参考文献

1) 日本透析医学会統計調査委員会：わが国の慢性透析療法の現況（2012年12月31日現在）．日透析医学会誌 47：1-56，2014
2) 日本透析医学会：血液透析患者における心血管合併症の評価と治療に関するガイドライン．日透析医学会誌 44：337-425，2011
3) Iseki K, et al：Evidence for cancer deaths in chronic dialysis patients. Am J Kidney Dis 22：308-313, 1993
4) 山内真之，他：悪性腫瘍の診断と対策．透析患者の合併症ケア 2012—診断とその対策．腎と透析 72：611-614，2012

149. 腫瘍マーカーの異常値

及川 治

概　要

　わが国の透析患者の死亡原因は，透析医会統計調査委員会による 2012 年全患者死亡分類をみると第 1 位心不全 24.2％，第 2 位感染症 20.2％，第 3 位悪性腫瘍 9.1％であり，悪性腫瘍死の年次別推移は 1990 年代が 7〜8％，2004 年以降が 9.0％以上となり，徐々に上昇している[1]。悪性腫瘍を疑った場合，画像検査などとともに腫瘍マーカーを測定し，確定診断につなげていることが多い。腫瘍マーカーは有用な検査であるが，透析患者では異常値を示すことが少なくはなく，画像検査では異常所見を認めないが，腫瘍マーカーは異常値を呈することがある。多くの腫瘍マーカーは分子量が大きいため透析で除去されないが，除水による濃縮で血中濃度が上昇することがある[2,3]。ESA は胎児性ヘモグロビンを増加させ，胎児性蛋白である癌胎児性抗原（carcinoembryonic antigen：CEA），αフェトプロテイン（α-fetoprotein：AFP）などの血中濃度を上昇させることがあるので注意が必要である[2,3]。代表的な疾患の主要な腫瘍マーカーの健常者および透析患者の基準値や透析性などについて表に示す[2,3]。

対　策

　透析患者で異常値を呈する腫瘍マーカーを理解しておくとともに，その腫瘍マーカーがすべての透析患者で異常値を示すとは限らず，腫瘍マーカーが表に示す範囲の異常値であっても，悪性腫瘍の存在は否定できないことを念頭に入れて，悪性腫瘍が疑われる場合には必ず画像検査なども実施することが重要である。また，腫瘍マーカーが異常値を呈しても画像検査で異常所見を認めない場合には，腫瘍は存在しない症例と，腫瘍は存

表 代表的な疾患の主要な腫瘍マーカー 健常者基準値，透析患者基準値および透析性

	CEA	CA19-9	AFP	PIVKA-II	DUPAN-2	SCC	Pro-GRP
健常者基準値	5.0 ng/mL以下	37 単位/mL以下	10 ng/mL以下	40 mAl/mL未満	150 U/mL以下	1.5 ng/mL以下	46 pg/mL未満
透析患者基準値	10 ng/mL以下	76 単位/mL以下	健常者と同じ	健常者と同じ	健常者と同じ	6.5 ng/mL以下	偽陽性になりやすい
透析性	なし	なし	なし	なし	なし	なし	不明
主な測定法	EIA法	IRMA法	*LPIA法	EIA法 ECLIA法	EIA法	*CLIA法	EIA法 ELISA法 *CLEIA法
代表的な主な保険適用疾患	胃癌 乳癌 肺癌 消化器系癌 膵胆管癌	消化器系癌 膵臓癌 胆管癌 卵巣癌 子宮癌	原発性肝癌 転移性肝癌 胎児性癌 悪性奇形種 肝硬変	肝臓癌 ビタミンK欠乏 ワルファリン	消化器系癌 膵臓癌 胆管癌 胆道癌	扁平上皮癌 (肺癌) (食道癌) (膀胱癌) (皮膚癌)	肺小細胞癌

	NSE	シフラ	SLX	エラスターゼ1	PSA	CA125	CA15-3
健常者基準値	10 ng/mL以下	38 単位/mL以下	10 ng/mL以下	100〜400 ng/mL以下	4.0 ng/mL以下	25〜40 単位/mL以下	25〜30 単位/mL以下
透析患者基準値	高値になりやすい	47 単位/mL以下	高値になりやすい	131〜707 ng/mL以下	健常者と同じ	健常者と同じ	健常者と同じ
透析性	不明	不明	不明	不明	なし	腹膜透析で除去	不明
主な測定法	RIA法 EIA法	*ECLIA法	IRMA法	RIA法	EIA法 ECLIA法 CLIA法	*CLEIA法	*CLIA法 *CLEIA法
代表的な主な保険適用疾患	肺小細胞癌	肺癌 (扁平上皮癌) (腺癌) (大細胞癌) 食道癌 子宮頸癌	肺癌 卵巣癌 膵臓癌	膵臓癌	前立腺癌	卵巣癌	乳癌

*：主な測定法のうち近年の主流となっている。

CEA：carcinoembryonic antigen 癌胎児性抗原，CA19-9：carbohydrate antigen 19-9，AFP：α-fetoprotein αフェトプロテイン，PIVKA-II：protein-induced by vitamin K absence ビタミンK欠乏関連性蛋白，SCC：squamous cell carcinoma antigen 扁平上皮癌関連抗原，Pro-GRP：pro-gastrin-releasing peptide ガストリン放出ペプチド前駆体，NSE：neuron-specific enolase 神経特異エノラーゼ，SLX：sialyl Lewis x 抗原 癌胎児性糖鎖抗原，PSA：prostate specific antigen 前立腺特異抗原，CA125：carbohydrate antigen 125，CA15-3：carbohydrate antigen 15-3 〔文献2, 3) を参考にして作成〕

在するが早期のため実施した画像検査で診断できない症例があり，その判断は慎重でなければならない。

　検査実施は保険適用疾患に限定し，測定法はキット間較差を生じることもありえるため，観察期間中は同一キットを用いることも重要となる。

参考文献

1) 日本透析医学会統計調査委員会　わが国の慢性透析療法の現況（2012年12月31日現在）．日透析医学会誌 47：1-56，2014
2) 石黒千鶴：透析患者さんの腫瘍マーカーの評価はどのようにするのですか？　富野康日己（編）：CKD 診療テキスト，pp312-316，中外医学社，東京，2013
3) 安藤亮一，他：腫瘍マーカー．秋澤忠男（監），深川雅史（編）：透析患者の検査値の読み方，改訂第3版，pp370-391，日本メディカルセンター，東京，2013

150. 添付文書上の禁忌薬

岡田一義

概要

添付文書上，透析患者に禁忌となっている主な薬を表1に示す[1]。一方，添付文書上，透析患者に禁忌となっているが，その理由が臨床試験を透析患者で実施していない場合などもあり，薬物の代謝経路と代謝物の活性の有無および透析での除去率などを考慮し，適切な投与量に調節し，患者に情報を提供して同意を得たうえで慎重に投与する医師もいる。

なお，多くの非ステロイド性抗炎症薬が透析患者に禁忌になっている。ピラゾロン系の配合薬（SG®），アニリン系の配合薬（PL顆粒®）などは禁忌薬と同じ成分が含有されているが，原則長期投与を行わずに頓用で使用されるために慎重投与になっている。血液浄化療法とACE阻害薬併用の禁忌について

表1 透析患者の禁忌薬一覧表

1．アルミニウム含有薬
ケイ酸アルミニウム（アドソルビン®など），健胃薬（SM®など），水酸化アルミニウムゲル（アルミゲル®），水酸化アルミニウムゲル・水酸化マグネシウム（マーロックス®，コランチル®），スクラルファート（アルサルミン®）など

2．Mg含有薬
クエン酸Mg（マグコロール®），硫酸Mg・酸化Mg（セチロ®），酸化Mg（マグラックス®，カマ®）などのMg含有薬による高マグネシウム血症により，意識障害などをきたすため，原則禁忌と考える。使用する場合には，定期的にMg濃度を測定しなければならない。

3．Ca製剤
乳酸Ca（乳酸カルシウム®），アスパラギン酸Ca（アスパラ-CA®），グルコン酸Ca（カルチコール®）

4．K製剤
塩化K（スローケー®），アスパラギン酸K（アスパラカリウム®），グルコン酸K（グルコン酸K®）

5．糖尿病治療薬
　1）スルホニル尿素薬

表1 つづき

  グリクラジド（グリミクロン®），グリベンクラミド（オイグルコン®，ダオニール®），グリメピリド（アマリール®）など
 2）速効型インスリン分泌促進薬
  ナテグリニド（スターシス®，ファスティック®）
 3）チアゾリジン誘導体
  ピオグリタゾン（アクトス®）
 4）ビグアナイド薬
  メトホルミン（グリコラン®，メデット®，メトグルコ®など），ブホルミン（ジベトスB®など）
 5）グルカゴン様ペプチド-1受容体作動薬
  エキセナチド（バイエッタ®，ビデュリオン®）

6．非ステロイド性抗炎症薬
 1）サリチル酸系
  アスピリン（バイアスピリン®）など
 2）アントラニル酸系
  メフェナム酸，ジクロフェナクナトリウム（ボルタレン®），インドメタシン（インダシン®），モフェゾラク（ジソペイン®），エトドラク（ハイペン®），ナブメトン（レリフェン®）など
 3）プロピオン酸系
  イブプロフェン（ブルフェン®），ロキソプロフェンナトリウム（ロキソニン®）など
 4）オキシカム系
  ピロキシカム（フェルデン®），メロキシカム（モービック®）など
 5）コキシブ系
  セレコキシブ（セレコックス®）など
 6）塩基性
  エピリゾール（メブロン®）など
 7）ピラゾロン系（ピリン系）
  スルピリン（メチロン®）
 8）アニリン系
  アセトアミノフェン（カロナール®）

7．痛風治療薬
 プロベネシド（ベネシッド®），ベンズブロマロン（ユリノーム®）

8．不整脈治療薬
 ジソピラミド徐放剤（リスモダンR®，ノルペースCR®），シベンゾリン（シベノール®），ソタロール（ソタコール®）

9．フィブラート系
 フェノフィブラート（リパンチル®），ベザフィブラート（ベザトールSR®，ベザリップ®），フェノフィブラート（リピディル®）

10．ビスホスホネート
 エチドロネート（ダイドロネル®），リセドロネート（アクトネル®，ベネット®）

11．リウマチ治療薬
 メトトレキサート（リウマトレックス®），ペニシラミン（メタルカプターゼ®），ブシラミン（リマチル®），オーラノフィン（リドーラ®）

表1 つづき

12. 慢性疼痛治療薬
デュロキセチン（サインバルタ®），トラマドール/アセトアミノフェン配合錠（トラムセット配合錠®）

13. 癌治療薬
テガフール・ギメラシル・オテラシルカリウム（ティーエスワン®），カペシタビン（ゼローダ®），メトトレキサート（メソトレキセート®）

14. 抗痙攣薬
フェニトイン，フェノバルビタール（複合アレビアチン®，ヒダントールD®，ヒダントールE®，ヒダントールF®）

15. 造影剤
ガドリニウム（MRIやMRAで使用）

16. 他の薬
セフォセリス（ウィンセフ®），エプレレノン（セララ®），デュロキセチン（サインバルタ®），トリメタジン（ミノアレ®），スルチアム（オスポロット®），アマンタジン（シンメトレル®），リチウム（リーマス®），ジフェニドール（セファドール®），リザトリプタン（マクサルト®），ナラトリプタン（アマージ®），メサラジン（ペンタサ®），ダナゾール（ボンゾール®），バルデナフィル（レビトラ®），ワルファリン（ワーファリン®），ダビガトランエテキシラートメタンスルホン酸塩（プラザキサ®），リバーロキサバン（イグザレルト®），アピキサバン（エリキュース®），デフェラシロクス（エクジェイド®），リバビリン（レベトール®），シアナミド（シアナマイド）

MRA：magnetic resonance angiography 磁気共鳴血管造影法

表2 血液浄化療法とACE阻害薬併用の禁忌

1. HD
ポリアクリロニトリル（AN69，PAN）

2. アフェレシス療法
1) デキストラン硫酸セルロース
　　リポソーバ®（適用疾患：家族性高コレステロール血症，閉塞性動脈硬化症，巣状糸球体硬化症）
　　セレソーブ®（適用疾患：全身性エリテマトーデス）
2) フェニルアラニン
　　イムソーバ®（適用疾患：膠原病，自己免疫疾患）
3) トリプトファン
　　イムソーバTR®（適用疾患：免疫性神経疾患）
4) ポリエチレンテレフタレート
　　セルソーバ®E（適用疾患：潰瘍性大腸炎）
　　セルソーバ®CS（適用疾患：関節リウマチ）
5) 酢酸セルロース製ビーズ
　　アダカラム®（適用疾患：潰瘍性大腸炎，クローン病，膿疱性乾癬）

＊フェニルアラニン固定化ポリビニルアルコールゲルのイムソーバ®（適用疾患：悪性関節リウマチ，全身性エリテマトーデス，多発性硬化症，慢性炎症性脱髄性多発根神経炎，ギラン・バレー症候群）と酢酸セルロース製ビーズのアダカラム®（適用疾患：潰瘍性大腸炎，クローン病，膿疱性乾癬）はACE阻害薬と併用注意。

は表2に示す。

対 策

表1, 2に示した以外にも禁忌薬はあり，透析患者では，減量や投与間隔延長などが必要な薬物も多いため，**薬物動態を理解していない薬物については，投与する前に必ず添付文書を確認し，常に安全な薬物療法を心がけなければならない。**

参考文献

1) 日本医薬品集ファーラム（監）：日本医薬品集医療薬 2014 年度版，じほう，東京，2013

151. トラマドール/アセトアミノフェン配合錠の透析用量

及川 治

概要

トラマドール/アセトアミノフェン（トラムセット®）配合錠は，1錠あたりの成分含有量としてトラマドール 37.5 mg，アセトアミノフェン 325 mg であり，効能効果として非オピオイド鎮痛薬で治療困難な**非癌性慢性疼痛や抜歯後疼痛における鎮痛**に用いられている。透析患者では，トラマドールは蓄積するうえ，透析性がほとんどなく，アセトアミノフェンも長期間使用すると健常者の約3倍の血中濃度になると報告されている[1]。配合錠は透析患者では禁忌となっているが，トラマドールに準じて使用されている[2]（アセトアミノフェンについては「第Ⅷ章 透析患者の禁忌薬」の章を参照）。整形外科的疾患などにより，慢性疼痛を訴える透析患者が増加しており，**減量および慎重投与とすることを前提に透析患者への使用は可能**と思われる[2,3]。

用量

トラマドール/アセトアミノフェン配合錠の腎機能別用量および透析性については表に示す[2]。

副作用

市販元の 2013 年 7 月，改訂第 5 版，添付文書上，慢性疼痛および抜歯後疼痛を有する患者を対象に実施した国内臨床試験における主な副作用と頻度は，悪心（41.4%），嘔吐（26.2%），傾眠（25.9%），便秘（21.2%），浮動性めまい（18.9%）であった。重篤な肝障害が発現することに注意し，やむをえず長期間投与する場合は，定期的に肝機能検査を実施する。

対策

透析患者を対象にした国内臨床試験が実施されていないため，**患者に十分な情報を提供したうえで，短期間低用量の投与**

表 トラマドール/アセトアミノフェン配合錠の腎機能別用量および透析性

Cr クリアランス (mL/min)	>50	*10~50	*<10	*透析患者	透析性
1日投与量 1. 非癌性慢性 　疼痛 2. 抜歯後疼痛	1回1錠 1日4回まで 1回2錠 1日8回まで	*1回1錠 *1日2~4回 まで	*1回1錠 *1日1~2回 まで	*1回1錠 *1日1~2回 まで	なし

*明確な記載がないため筆者ら（案）。　　　　　　　　　　〔文献 2, 3）を参考にして作成〕

を行う。また，臨床上でプレガバリン（リリカ®）とトラマドール/アセトアミノフェン（トラムセット®）を併用処方することもあるが，初期の単独処方は神経障害性疼痛のみに有効なプレガバリンを第一選択にしたほうがよいと思われる。

参考文献

1) Martin U, et al：The disposition of paracetamol and the accumulation of its and sulphate conjurates during multiple dosing in patients with chronic renal failure. Eur J Clin Pharmacol 41：43-46, 1991
2) 日本腎臓学会（編），日本腎臓病薬物治療学会（監）：付表：腎機能低下時の薬剤投与量．CKD 診療ガイド 2012, p106, 東京医学社, 東京, 2012
3) 菊池修一, 他：慢性疼痛対策としての新しい薬．腎と透析 72：615-619, 2012

152. ピオグリタゾンの透析用量

岡田一義

概要

　インスリン抵抗性を改善するチアゾリン誘導体であるピオグリタゾン（アクトス®）は，peroxisome proliferator-activated receptor (PPAR)-γを活性化し，末梢（筋肉組織，脂肪組織）および肝臓におけるインスリン抵抗性を改善することにより，末梢では糖の取り込みおよび糖の利用を促進し，肝臓では糖の放出を抑制して血糖を低下させる．添付文書上，日本では，重篤な腎障害があると禁忌となっているが[1]，米国では，腎障害患者でも減量せずに，透析患者にも常用量が投与されている．

　日本での禁忌理由は，製薬会社が重篤なCKD患者で治験を実施しなかったためであり，われわれは，倫理委員会の承認を得て，HD患者から文書で同意を得たうえで臨床研究を実施した．HD患者でのピオグリタゾンの蓄積性を検討するため，30 mg/day を12週間投与したが，蓄積性は認めなかった[2]．HD患者の血糖コントロールやインスリン抵抗性が改善するだけではなく，TG，血圧，TNF-α，IL-6，HS-CRP が低下し，HDL-C，アディポネクチンを上昇させ，ESA投与量も減少し，副作用は認めずに安全であり[3,4]，一般的にピオグリタゾンが投与された患者の約10％に，近位尿細管と遠位尿細管の Na 再吸収亢進による体液貯留を認めるため[5]，**心機能が低下している場合には禁忌**となっている．

　なお，ピオグリタゾンの長期服用により膀胱癌の発症リスクが増加するとの疫学研究があり，因果関係は明らかではないが，適切な情報を提供して同意を得て処方し，膀胱癌を疑わせる症状（血尿，排尿痛，尿意切迫など）を認めた場合にはすぐに報告するように指導しておくことが必要である．

対策

ピオグリタゾンは，残存腎機能が著明に低下した透析患者では安全に使用できる。残存腎機能が維持されている透析患者で，心機能が低下している場合と体重増加が多い場合には，他の糖尿病薬で血糖コントロールが困難な場合には慎重に使用する。なお，心機能の低下が軽度な患者では，週3回のHD患者で体重増加が多くない場合には，週3回の除水により体液のコントロールができるため，使用は可能であるが，PD患者とCKD保存期患者での使用は控えるべきである。

参考文献

1) 日本医薬品集ファーラム（監）：日本医薬品集医療薬2014年度版，じほう，東京，2013
2) Abe M, et al：Plasma concentration of pioglitazone in patients with type 2 diabetes on hemodialysis. Ther Apher Dial 13：238-239, 2009
3) Abe M, et al：Efficacy of pioglitazone on type 2 diabetic patients with hemodialysis. Diabetes Res Clin Pract 80：432-438, 2008
4) Abe M, et al：Clinical effectiveness and safety evaluation of long-term pioglitazone treatment for erythropoietin responsiveness and insulin resistance in type 2 diabetic patients on hemodialysis. Expert Opin Pharmacother 11：1611-1620, 2010
5) Endo Y, et al：Thiazolidinediones enhance sodium-coupled bicarbonate absorption from renal proximal tubules via PPARγ-dependent nongenomic signaling. Cell Metabolism 13：550-561, 2011

索引

数字

4T's スコアリングシステム	282
Ⅱ度房室ブロック	211
Ⅲ度房室ブロック	211

欧文

A

α-fetoprotein	349
α フェトプロテイン	349
ABO 式血液型不適合生体腎移植	18
acetate-free biofiltration	43
acquired immune deficiency syndrome	371
ACS	184
acute coronary syndrome	184
acute kidney injury	443
acute lung injury	471
acute renal failure	443
acute respiratory distress syndrome	471
ADA	354
Adams-Stokes 症候群	212
adenosine deaminase	354
ADH	201
AFB	43
AFBF	24
AFP	349
AIDS	371
AKI	443, 456
AKIN 分類	443
AKI 病期分類	443
ALI	471

angiotensin converting enzyme	58
antidiuretic hormone	201
APACHE Ⅱ スコア	480
ARDS	471
ARF	443, 446
AVF	96
AVG	96

B

β_2-MG	55
β_2-ミクログロブリン吸着法	513
β 遮断薬	199, 217
Beck の三徴	204
blood volume	32
BMI	435
body mass index	435
BV	32
BV 計による測定法	100
B 型肝炎ウイルス	344
B 型肝炎ウイルスマーカー	345

C

CAPD	104
CART	520
CCPD	104
CD4 陽性リンパ球数モニタリング	371
cell-free and concentrated ascites reinfusion therapy	520
CGA 分類	2
CGM	294
CKD-MBD	313
CKD の重症度分類	1
CLI	245
continuous plasma exchange	458
CPE	458
critical limb ischemia	245
CRIT-LINE® 法	99
CRRT	456
CT	532
CTR	33

項目	ページ
C 型肝炎ウイルス	348
C 型肝炎ウイルスマーカー	349
C 型肝炎患者の管理	349

D
項目	ページ
DFPP	491
DFPP 血液回路図	493
DHP	513
diabetic ketoacidosis	299
dialysis related amyloidosis	323
direct hemoperfusion	513
DKA	299
DRA	323
Durack の不明熱分類	375

E
項目	ページ
ECMO	222
ECUM	25
endotoxin retentive filter	50, 377
EPS	150
ESA 療法	275
ESA 療法低反応	277
ESKD	21
ETRF	51, 377
extracorporeal membrane oxygenation	222

F
項目	ページ
fast PET	123
Fever of unknown origin	375
FFP	495
FGF23	319
fibroblast growth factor	319
FiO_2	485
frequently and short time PET	123
FUO	375

G
項目	ページ
GA	291
GCAP	518
GCS	240
Geriatric Nutritional Risk Index	435
GLP-1 受容体作動薬	307
GNRI	435
granulocyte apheresis	518

H
項目	ページ
HA	331, 458
HAART	371
HANP	32
HbA1c	128, 291
HBV キャリア	344
HCV 患者のスクリーニング	348
HD	21
HDF	23, 468
HD 導入時の選択	56
hemagglutinin	331
hemoadsorption	458
HF	22
HHD	29
highly active anti-retroviral therapy	371
HIT	281
HIV 感染者	371

I
項目	ページ
IDA	259
idiopathic dialysis ascites	259
IDPN	429
IE	379
infective endocarditis	379
interventional radiology	255
intradialytic parenteral nutrition	429
IRRT	21, 456, 465
IVR	255

J
項目	ページ
JCS	240

K
項目	ページ
K	415
Klotho	319

L
項目	ページ
LCAP	517
LDL 吸着療法	504

leukocyte apheresis	517

M

Malnutrition Inflammation Score	435
malnutrition-inflammation-atherosclerosis	441
malnutrition-inflammation-complex syndrome	435
MIA	441
MIA 症候群	441
MICS	435, 441
MIS	435
Mobitz 型房室ブロック	211
MODS	476
MOF	479
MRA	532
MRI	532
MRSA	358
multiple organ dysfunction syndrome	476
multiple organ failure	479

N

NA	331
neuraminidase	331
NYHA 心機能分類	220

O

off-line HDF	23
on-line HDF	23

P

P	415
PA	458
PAD	245
pain	245
pallor	245
paralysis	245
paresthesia	245
PCPS	222
PCR	352
PD	104
PD holiday	111
PD 休息日	112
PE	491
PEKT	19
percutaneous cardiopumonary support	222
peritoneal dialysis	150
peritoneal equilibration test	119
PET	119
PEW	434
PE 血液回路図	492
PIVKA	349
plasma adsorption	458
PMX	382
polymerase chain reaction	352
PPI	270
preemptive kidney transplantation	19
protein-energy wasting の診断基準	434
protein-induced by vitamin K absence	349
proton pump inhibitor	270
pulselessness	245
P 吸着薬	316

Q

QT 延長症候群	213

R

RA 系阻害薬	199
restless legs syndrome	395
reversible posterior leukoencephalopathy syndrome	237
RIFLE 分類	443
RLS	395
RPLS	237
RRT	6, 450, 456
RRT 開始基準	450
RRT の導入のタイミング	453

S

SAAG	259
SCUF	458

serum-ascites albumin gradient	259
SGA	435
SIRS	288, 379, 476
SLED	465
slow continuous ultrafiltration	458
slow plasma exchange	458
SMAP 法	16
SMBG	294
SOFA スコア	482
SPE	458
spKt/V	36
SpO_2	156
Subjective Global Assessment	435
systemic inflammatory response syndrome	288, 379, 476

V

VAIVT	96
vancomycin resistant enterococci	362
VA の狭窄	77
virus removal and eradication by DFPP	497
VRAD	497
VRE	362

W

WPW 症候群 A type	213
WPW 症候群 B type	214

和 文

あ

アクセストラブルの管理	93
アシクロビル脳症	341
亜硝酸薬	187
アスペルギルス症	366
アセスメント	250
アセテートフリーバイオフィルトレーション	24
アナフィラキシー	410
アフェレシス	487
アミノ酸補充	432
アルガトロバン	40
アルコール摂取	5
アルテプラーゼ静注療法	228
アンジオテンシンⅡ	1
アンジオテンシン変換酵素	58
アンジオテンシン変換酵素阻害薬	410

い

イコデキストリン透析液	108
意識障害	236, 240
異所性石灰化	313
イレウス	257
インスリン抵抗性	1, 297
インスリン抵抗性改善薬	303
インスリン投与量	297
インスリンの代謝	297
インフォームドコンセント	15
インフルエンザウイルス	331

う

運動	5
運動障害	245

え

栄養障害	434
エネルギー	413
炎症	1
エンドトキシン吸着療法	382, 501
エンドトキシン捕捉フィルタ	50
塩分	413

お

横隔膜交通症	154
オーバーナイト血液透析	27
オープンシャワー	135
オープン入浴	135

か

外的衝撃による膜破損	68
外部漏出	66
回路接続部の外れ	66

回路接続部の緩み	66
回路内血液凝固	72
可逆性後白質脳症症候群	237
顎骨壊死	320
核酸増幅法	352
下大静脈径	32
活性型ビタミンD製剤	317
合併症治療	4
カテーテルの固定	134
カリウム	418
顆粒球除去療法	516
カルニチン代謝異常	326
簡易法PET	119
簡易法腹膜平衡検査	121
簡易法腹膜平衡試験	116
間欠的腎代替療法	21, 465
カンジダ症	366
カンジダ腹膜炎	366
患者教育	16
肝性昏睡	475
感染性心内膜炎	379
完全房室ブロック	211
漢方薬	268

き

喫煙	5
気泡検知器動作不良	64
急性冠症候群	165, 184
急性血液浄化療法	456
急性呼吸窮迫症候群	471
急性呼吸促迫症候群	471
急性心筋梗塞	185
急性腎障害	443, 456
急性腎不全	443, 446
急性膵炎	476
急性膵炎の重症度判定基準	477
急性膵炎の診断基準	476
急性大動脈解離	166
急性肺血栓塞栓症	166
急性肺損傷	471
急性腹症	255

吸入器酸素濃度計算式	485
休薬法	195
凝固因子の喪失	495
胸水貯留	162
胸背部痛	165
胸部X線	531
胸膜癒着術	155
虚血性心疾患	184
虚血性心疾患の危険因子	189
虚血性臓器障害	286
虚血性腸疾患	255
起立性低血圧	174
筋痙攣	390
緊張性気胸	166

く

空気混入	62
空気塞栓症	62
くも膜下出血	231
グラスゴー・コーマ・スケール	240
クランプ解放忘れ	77
クリアランスギャップ法	100
クリオフィルトレーション	499
グリコアルブミン	291
クリプトコッカス症	366
クロルヘキシジングルコン酸塩	133

け

計画導入	16
経口血糖降下薬	297, 302
経口抗凝固薬	191
経腸栄養	420
頸動脈エコー	532
経皮的血管形成術	96
経皮的心肺補助装置	222
経皮的動脈血酸素飽和度	156
劇症肝炎	474
血液異常	1
血液回路陰圧部分からの混入	63

血液回路のプライミング操作ミス ……… 63	抗凝固薬の投与量不足 ……… 73
血液吸着 ……… 458	抗菌薬透析用量 ……… 386
血液再循環 ……… 98	抗菌薬のスペクトル ……… 386
血液浄化器の凝固 ……… 77	抗菌薬の透析用量 ……… 387
血液浄化量 ……… 453	抗菌薬の腹腔内投与量 ……… 147
血液浄化療法の導入基準 ……… 450	高血圧 ……… 169
血液透析 ……… 21	抗結核菌薬 ……… 355
血液透析拒否時 ……… 11	抗血小板薬 ……… 189
血液透析導入時期の判断 ……… 9	高血糖 ……… 299
血液透析濾過 ……… 23, 47, 59	抗酸化物質 ……… 278
血液透析濾過器 ……… 59	膠質浸透圧の変化 ……… 495
血液透析濾過対応透析装置 ……… 468	抗真菌薬の通常用量 ……… 368
血液内部漏出時の対処 ……… 69	抗認知症薬の透析用量 ……… 243
血液漏出 ……… 66	高濃度透析液 ……… 80
血液濾過 ……… 22	抗不整脈薬 ……… 215
血液濾過器 ……… 59	抗利尿ホルモン ……… 201
血液濾過用補充液 ……… 47	呼吸困難 ……… 156
結核菌 ……… 352	骨病変 ……… 313
結核菌ガフキー ……… 352	**さ**
血管内治療 ……… 255	再循環率 ……… 98
血球吸着療法 ……… 516	再循環率測定 ……… 98
血漿吸着 ……… 458	在宅血液透析 ……… 29
血漿交換療法 ……… 491	酸素 ……… 186
血漿冷却濾過法 ……… 499	残存ネフロンへの負荷軽減 ……… 3
血清指標 ……… 186	**し**
血糖異常 ……… 128	ジギタリス ……… 198
血糖管理 ……… 291	糸球体濾過量 ……… 1
血糖コントロール ……… 297	自己血管 ……… 96
血糖自己測定 ……… 294	脂質異常症 ……… 309
血糖値 ……… 291	事前指示書の雛型 ……… 12
下痢症 ……… 266	持続緩徐式血液濾過器 ……… 463
検査値異常 ……… 313	持続血糖モニタリング ……… 294
献腎移植 ……… 18	持続性心室頻拍 ……… 209
原水 ……… 49	持続的血漿交換 ……… 458
こ	持続的腎代替療法 ……… 21, 463
抗MRSA薬 ……… 359	持続的腎代替療法用血液浄化装置 ……… 467
抗インフルエンザ薬 ……… 333	実血流量不足 ……… 73
高カリウム血症 ……… 328	至適透析 ……… 36
抗凝固薬の投与ミス ……… 73	自動腹膜透析 ……… 104

シナカルセト塩酸塩	317	人工腎臓用補充液	47
しゃっくり	392	腎後性	446
ジャパン・コーマ・スケール	240	腎実質性	446
シャワー	135	腎実質性急性腎不全	448
周術期管理	523	滲出性胸水	163
重症急性膵炎	476	滲出性腹水	260
重症虚血肢	245	腎性貧血	274
重症敗血症	379	腎前性	446
終夜血液透析	26	新鮮凍結血漿	495
収斂薬	268	心臓弁膜症	218
主観的包括的評価	435	腎代替療法	456
熟眠障害	400	心停止	181
腫瘍マーカーの異常値	534	心電図	184
循環器症状	7	心電図モニター	330
循環血液量	32	心不全	198
消化管穿孔	256	腎不全症候	7
消化管内視鏡検査	532	腎不全用経腸栄養剤	420
消化器症状	7	心房粗動2:1	209

す

常時低血圧	174	水質基準	50
消毒液	133	水痘・帯状疱疹	341
静脈圧の異常	76	水分	415
静脈圧の上昇	76	水分摂取量	5
静脈圧の低下	77	睡眠	5
静脈側エアトラップチャンバ	76	睡眠障害スクリーニング	
静脈側回路の屈曲	77	フローチャート	407
食事療法	6, 413	スキンケア	250
食道破裂	166	スワンネック型	
食品媒介感染	338	腹膜透析カテーテル	130

せ

ショック	178	生活指導	5
徐脈性心房細動	210	製造時の不良	67
徐脈性不整脈	207	生体腎移植	18
視力障害	7	整腸薬	268
塵埃感染	338	赤血球凝集素	331
腎移植術	19	赤血球濃厚液の適正使用	526
心エコー検査	532	接触感染	338
腎機能障害	1	セルフケア	250
心筋梗塞	184	線維芽細胞増殖因子	319
真菌症	366	先行的腎移植	19
神経症状	7		
人工血管	96		

全身性炎症反応症候群
　　　　　　　　288, 379, 477
専用透析液 43
そ……………………………
増殖因子 1
早朝覚醒 399
蒼白 245
僧帽弁 219
僧帽弁狭窄症 220
僧帽弁閉鎖不全症 220
瘙痒症 407
尊厳生の立場 12
た……………………………
ダイアライザの種類 55
体液異常 7
体液貯留 7
体外限外濾過法 25
体外式膜型人工肺 222
対症療法 3
大動脈解離の分類 167
大動脈弁 218
大動脈弁狭窄症 219
大動脈弁閉鎖不全症 219
多臓器機能障害 479
多臓器機能障害症候群 476
多臓器不全 479
脱血不良 73, 77
単純血漿交換療法 491
たんぱく質 413
蛋白分解酵素阻害薬 382
ち……………………………
チエノピリジン系薬剤 187
知覚障害 245
中心静脈栄養 425
中途覚醒 399
中皮下組織の肥厚 151
超音波指示希釈法 100
腸管運動抑制薬 268
長期腹膜透析 150
長時間低効率血液透析 465

腸閉塞 257
直接血液灌流 513
鎮痛薬 187
つ……………………………
ツインバックシステム 121
て……………………………
低カルシウム血症 321
定期的な画像検査 531
低血圧 173
低脂血症 311
低浸透圧ブドウ糖 152
低濃度透析液 79
低分子ヘパリン 40
適正指標 125
出口部感染ケア 136
出口部感染スコア 136
出口部ケア 133
出口部の保護 134
鉄剤補充 278
鉄補充療法 275
添付文書上の禁忌薬 537
と……………………………
動静脈瘻 84
糖新生障害 297
洞性頻脈 208
透析アミロイドーシス 323, 513
透析液安全管理体制 51
透析液温度異常 82
透析液水質確保加算 49
透析液水質基準 49
透析液生物学的汚染管理基準 50
透析液濃度異常 79
透析開始前の随時血糖値 291
透析型人工腎臓灌流液 44
透析患者禁忌 216
透析起因性高血糖 299
透析至適量 216
透析前血糖値 291
透析中経静脈栄養 429
透析中血糖値異常 299

透析中の低血圧	237
透析低血圧	174
透析不均衡症候群	233
透析用水	50
透析用水化学物質管理基準	49
透析療法導入期の食事療法	416
疼痛	245
糖尿病性ケトアシドーシス	299
糖尿病性腎症病期分類2014	2
糖尿病治療—注射薬	305
糖尿病治療—経口薬	301
頭部CT	532
洞不全症候群	210
動脈側エアトラップチャンバ	77
動脈表在化	85
特定積層型膜の選択	57
特発性心室細動	209
ドライウェイト	32, 169
トラマドール/アセトアミノフェン配合錠	541
トルバプタン	201
トロンビン	39

な

内部漏出	67

に

二重膜濾過血漿交換療法	491
二重濾過血漿交換療法	497
入眠障害	399
尿異常	1
尿素 Kt/V	125
尿素希釈法	99
尿毒症性脳症	237
認知症	242

ね

ネイルケア	251

の

ノイラミニダーゼ	331
脳血管障害	225, 238
脳血管障害診断のアルゴリズム	226
脳梗塞	228
脳出血急性期	227
ノロウイルス	337

は

肺結核	352
敗血症	379
敗血症性ショック	380
排泄の遅延	297
ハイフローシステム	486
播種性血管内凝固症候群の診断基準	286
バスキュラーアクセス	156
バスキュラーアクセスインターベンション治療	96
バスキュラーアクセスカテーテルの操作不良	64
バスキュラーアクセスの種類	84
バソプレシン V_2 受容体拮抗薬	201
白血球除去療法	516
バリデーションの構築	51
バンコマイシン耐性腸球菌	362

ひ

ピオグリタゾン	303
ピオグリタゾンの透析用量	543
ビグアナイド薬	303
微小細管内血栓形成	286
ビスホスホネート製剤	320
非定型的大腿骨骨幹部骨折	320
ヒト心房性ナトリウム利尿ペプチド	32
ヒト免疫不全ウイルス感染症	371
被嚢性腹膜硬化症	150
皮膚乾燥	409
皮膚清潔	409
非分画ヘパリン	39
飛沫感染	338
標準法 PET	119
標準法腹膜平衡試験	116
ビリルビン吸着療法	510

貧血の鑑別	274	便秘症	262
頻脈性心房細動	208	**ほ**	
頻脈性不整脈	207	ボタンホール	90
ふ		発作性上室性頻拍	208
不均衡症候群	238	ポビドンヨード	133
副交感神経遮断薬	268	**ま**	
腹水貯留	259	末期腎臓病	21
腹水濾過濃縮再静注療法	520	末梢動脈疾患	245
腹部エコー	532	慢性ウイルス肝炎	278
腹膜炎	140	慢性腎臓病	15
腹膜炎の治療	143	**み**	
腹膜機能検査	114, 119	味覚障害	273
腹膜石灰化	151	ミネラル骨代謝異常	313
腹膜透析液の種類	108	未分画ヘパリン	187
腹膜透析休息日	111	脈拍触知不能	245
腹膜透析の種類	104	ミルキング法	102
腹膜平衡機能試験	119	**む**	
腹膜平衡試験	114	無形性骨	320
不整脈	206, 238	無症候性心筋虚血	184
フットケア	250	**め**	
ブドウ糖吸収エネルギー量	128	メシル酸ナファモスタット	40
ブドウ糖透析液	108	メチシリン耐性黄色ブドウ球菌	358
不眠症	399	免疫吸着療法	507
不明熱	375	免疫グロブリン製剤	382
ブルガダ症候群	213	免疫グロブリンの喪失	495
プレガバリンの透析用量	404	**も**	
プロカルシトニン	384	門脈大循環シャントによる肝性脳症	238
プロトンポンプ阻害薬	270	**や**	
へ		薬剤	238
ヘパリン起因性血小板減少症	281	**よ**	
ヘプシジン	279	溶血	69, 71
ヘモグロビン A1c	128	予防的フットケア	248
ヘモダイアフィルタ	59	**り**	
ヘモフィルタ	59	利尿薬	199
ヘリコバクター・ピロリ除菌	270	留置用カテーテル	85
ペリトネアルアクセス	130	旅行	419
返血時の操作ミス	64	**れ**	
返血側留置針内の血液凝固	76	レストレスレッグス症候群	395
返血側留置針の抜針	77		
ベンザルコニウム塩化物	133		

レニン・アンジオテンシン系阻害薬 …… 199	漏出性腹水 …… 260
	ローフローシステム …… 485

ろ

漏血検知器の誤作動 …… 70

血液浄化療法ポケットハンドブック

定価（本体4,000円＋税）

2014 年 7 月 15 日 第 1 版第 1 刷発行

監　修　　岡田一義
発行者　　蒲原一夫
発行所　　株式会社 東京医学社
　　　　　www.tokyo-igakusha.co.jp

〒 113-0033　東京都文京区本郷 3-35-4
編集部　　TEL 03-3811-4119　FAX 03-3811-6135
販売部　　TEL 03-3265-3551　FAX 03-3265-2750
振替口座　00150-7-105704

Printed in Japan ©Kazuyoshi OKADA 2014

印刷・製本／三報社印刷
乱丁, 落丁などがございましたら, お取り替えいたします.

- 本誌に掲載する著作物の複製権・翻訳権・上映権・譲渡権・公衆送信権（送信可能化権を含む）は (株)東京医学社が保有します.

- **JCOPY**〈(社)出版社著作権管理機構委託出版物〉

本誌の無断複写は著作権法上での例外を除き禁じられています. 複写される場合は, そのつど事前に (社)出版社著作権管理機構（☎ 03-3513-6969, FAX 03-3513-6979）, e-mail: info@jcopy.or.jp の許諾を得てください.
正誤表を作成した場合はホームページに掲載します.

ISBN978-4-88563-234-1 C3047 ¥4000E